国家卫生健康委员会住院医师规范化培训规划教材

内科学 心血管内科分册
Cardiology

第 2 版

主 编 葛均波 王建安
副主编 陈 红 高海青 何 奔 周玉杰 于 波

人民卫生出版社
·北 京·

图书在版编目（CIP）数据

内科学. 心血管内科分册 / 葛均波，王建安主编
. —2 版. —北京：人民卫生出版社，2022.10（2023.9 重印）
国家卫生健康委员会住院医师规范化培训规划教材
ISBN 978-7-117-32469-4

Ⅰ. ①内…　Ⅱ. ①葛…②王…　Ⅲ. ①内科学—职业
培训—教材②心脏血管疾病—诊疗—职业培训—教材
Ⅳ. ①R5

中国版本图书馆 CIP 数据核字（2021）第 241515 号

人卫智网　www.ipmph.com	医学教育、学术、考试、健康， 购书智慧智能综合服务平台	
人卫官网　www.pmph.com	人卫官方资讯发布平台	

内科学　心血管内科分册
Neikexue Xinxueguan Neike Fence
第 2 版

主　　编：葛均波　王建安
出版发行：人民卫生出版社（中继线 010-59780011）
地　　址：北京市朝阳区潘家园南里 19 号
邮　　编：100021
E - mail：pmph @ pmph.com
购书热线：010-59787592　010-59787584　010-65264830
印　　刷：廊坊一二〇六印刷厂
经　　销：新华书店
开　　本：850×1168　1/16　　印张：26
字　　数：880 千字
版　　次：2016 年 5 月第 1 版　　2022 年 10 月第 2 版
印　　次：2023 年 9 月第 2 次印刷
标准书号：ISBN 978-7-117-32469-4
定　　价：98.00 元

编　者　名　单

编　　委（按姓氏笔画排序）

于　波　哈尔滨医科大学附属第二医院

马依彤　新疆医科大学第一附属医院

马根山　东南大学附属中大医院

王建安　浙江大学医学院附属第二医院

华　伟　中国医学科学院阜外医院

李　凌　郑州大学第一附属医院

李建平　北京大学第一医院

吴立群　上海瑞金医院

何　奔　上海交通大学附属胸科医院

张　钲　兰州大学第一医院

张抒扬　中国医学科学院北京协和医院

陈　红　北京大学人民医院

陈　茂　四川大学华西医院

陈明龙　南京医科大学第一附属医院

周玉杰　首都医科大学附属北京安贞医院

夏云龙　大连医科大学附属第一医院

钱菊英　复旦大学附属中山医院

高海青　山东大学齐鲁医院

葛均波　复旦大学附属中山医院

蒋建刚　华中科技大学附属同济医院

出 版 说 明

为配合 2013 年 12 月 31 日国家卫生计生委等 7 部门颁布的《关于建立住院医师规范化培训制度的指导意见》，人民卫生出版社推出了住院医师规范化培训规划教材第 1 版，在建立院校教育、毕业后教育、继续教育三阶段有机衔接的具有中国特色的标准化、规范化临床医学人才培养体系中起到了重要作用。在全国各住院医师规范化培训基地四年多的使用期间，人民卫生出版社对教材使用情况开展了深入调研，全面征求基地带教老师和学员的意见与建议，有针对性地进行了研究与论证，并在此基础上全面启动第二轮修订。

第二轮教材依然秉承以下编写原则。①坚持"三个对接"：与 5 年制的院校教育对接，与执业医师考试和住培考核对接，与专科医师培养与准入对接；②强调"三个转化"：在院校教育强调"三基"的基础上，本阶段强调把基本理论转化为临床实践、基本知识转化为临床思维、基本技能转化为临床能力；③培养"三种素质"：职业素质、人文素质、综合素质；④实现"三医目标"：即医病、医身、医心；不仅要诊治单个疾病，而且要关注患者整体，更要关爱患者心理。最终全面提升我国住院医师"六大核心能力"，即职业素养、知识技能、患者照护、沟通合作、教学科研和终身学习的能力。

本轮教材的修订和编写特点如下：

1. 本轮教材共 46 种，包含临床学科的 26 个专业，并且经评审委员会审核，新增公共课程、交叉学科以及紧缺专业教材 6 种：模拟医学、老年医学、临床思维、睡眠医学、叙事医学及智能医学。各专业教材围绕国家卫生健康委员会颁布的《住院医师规范化培训内容与标准（试行）》及住院医师规范化培训结业考核大纲，充分考虑各学科内亚专科的培训特点，能够符合不同地区、不同层次的培训需求。

2. 强调"规范化"和"普适性"，实现培训过程与内容的统一标准和规范化。其中临床流程、思维与诊治均按照各学科临床诊疗指南、临床路径、专家共识及编写专家组一致认可的诊疗规范进行编写。在编写过程中反复征集带教老师和学员意见并不断完善，实现"从临床中来，到临床中去"。

3. 本轮教材不同于本科院校教材的传统模式，注重体现基于问题的学习（PBL）和基于案例的学习（CBL）的教学方法，符合毕业后教育特点，并为下一阶段专科医师培养打下坚实的基础。

4. 充分发挥富媒体的优势，配以数字内容，包括手术操作视频、住培实践考核模拟、病例拓展、习题等。通过随文或章节二维码形式与纸质内容紧密结合，打造优质适用的融合教材。

本轮教材是在全面实施以"5+3"为主体的临床医学人才培养体系，深化医学教育改革，培养和建设一支适应人民群众健康保障需要的临床医师队伍的背景下组织编写的，希望全国各住院医师规范化培训基地和广大师生在使用过程中提供宝贵意见。

融合教材使用说明

本套教材以融合教材形式出版,即融合纸书内容与数字服务的教材,读者阅读纸书的同时可以通过扫描书中二维码阅读线上数字内容。

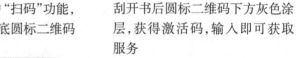

如何获取本书配套数字服务?

第一步:安装 APP 并登录	第二步:扫描封底二维码	第三步:输入激活码,获取服务

扫描下方二维码,下载安装"人卫图书增值"APP,注册或使用已有人卫账号登录

使用 APP 中"扫码"功能,扫描教材封底圆标二维码

刮开书后圆标二维码下方灰色涂层,获得激活码,输入即可获取服务

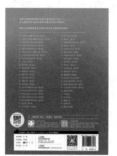

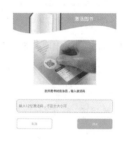

配 套 资 源

➤ **配套精选习题集:**《内科分册》 主编:杨金奎
➤ **电子书:**《内科学 心血管内科分册》(第 2 版) 下载"人卫"APP,搜索本书,购买后即可在 APP 中畅享阅读。
➤ **住院医师规范化培训题库** 中国医学教育题库——住院医师规范化培训题库以本套教材为蓝本,以住院医师规范化培训结业理论考核大纲为依据,知识点覆盖全面、试题优质。平台功能强大、使用便捷,服务于住培教学及测评,可有效提高基地考核管理效率。题库网址:tk.ipmph.com。

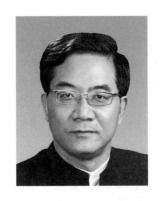

葛均波

中国科学院院士。现任复旦大学附属中山医院主任医师、教授、心内科主任，上海市心血管病研究所所长。兼任世界心脏联盟理事会常务理事、中国医师协会心血管内科医师分会会长、中国心血管健康联盟主席、中国胸痛中心监督委员会主席。担任 *Cardiology Plus* 主编、*Herz* 副主编、《内科学》（第8版、第9版）主编、《实用内科学》（第15版）主编及多家国际学术刊物的国际编委或顾问。担任国家"863计划"首席科学家。

从事教学工作至今近40年。国家杰出青年科学基金获得者。教育部"长江学者奖励计划"特聘教授，2004年获"卫生部有突出贡献中青年专家"称号，2007年被授予新世纪百千万人才工程国家级人选，2012年获全国五一劳动奖章，2017年被授予白求恩奖章，2019年当选中国医学科学院学部委员、美国哥伦比亚大学客座教授。以第一作者或通信作者身份发表SCI论文431篇，被 *NEJM*、*JAMA* 等他引6 000余次；获国家发明专利授权15项；承担重点重大科研项目20项；以第一完成人获各级科技奖励13项。

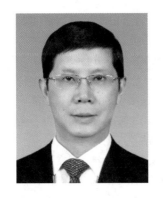

王建安

主任医师、教授、博士生导师，浙江省特级专家。现任浙江大学医学院附属第二医院党委书记、心脏中心主任，浙江大学医学院副院长（兼）。担任美国心脏病学会杂志亚洲刊（*JACC: Aisa*）主编，欧洲心脏先天结构与瓣膜介入大会（CSI）共同主席，国家心血管病区域医疗中心（建设）主任、中华医学会心血管病学分会副主任委员；国家"973计划"首席科学家，第3版全国高等学校长学制统编教材《内科学》共同主编，*World Journal of Emergency Medicine* 主编、《中华急诊医学杂志》顾问、《中华心血管病学杂志》顾问。

从事教学工作至今30余年。长期围绕动脉粥样硬化、冠心病、心肌梗死、心力衰竭、及瓣膜病的介入治疗等领域开展研究及临床新技术推动工作，以第一完成人获国家科技进步奖二等奖1项、省科学技术一等奖3项；以通讯作者身份在 *NEJM*、*JACC*、*Circulation Research*、*PNAS* 等期刊发表论著150余篇。获何梁何利奖、吴阶平医药创新奖、谈家桢临床医学奖和白求恩奖章等。

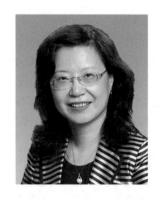

陈红

现任北京大学人民医院教授、主任医师、博士生导师，心脏中心主任、心内科主任。兼任北京大学医学部心血管内科学系副主任、急性心肌梗死早期预警和干预北京市重点实验室主任、中国研究型医院学会心血管循证与精准医学专业委员会主任委员、中华医学会心血管病学分会高血压病学组副组长、北京医学会内科学分会主任委员、北京医学会心血管病学分会副主任委员等。享受国务院政府特殊津贴。

从事教学工作 30 余年，荣获"卫生部有突出贡献中青年专家"、2008 年联合国教科文组织颁发的"中国十大管理英才"称号、高等教育国家级教学成果奖一等奖、北京市教学名师奖，以及中华医学科技奖、中华预防医学会科技奖、北京市科学技术奖、华夏医学科技奖、第十二届吴杨奖、第八届药明康德生命化学研究奖等奖励。先后主持完成 20 余项国家级和省部级课题，在国内外期刊发表论文 130 余篇，主编和主译论著 18 部，申请获得国内和国外专利 11 项。

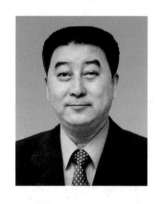

高海青

现任山东大学教授、博士生导师，山东省心血管疾病蛋白质组学重点实验室主任。兼任中国康复总会无创心功能研究会副主任委员、中国老年医学中心联盟副主席、华北老年医学中心联盟主席、国家自然科学基金委员会特邀评审专家、山东省老年学与老年医学学会副会长、山东省医学会老年医学分会名誉主任委员、山东省医学会骨质疏松与骨矿盐疾病分会名誉主任委员、山东省心功能研究会常务副会长、山东省微量元素科学研究会副理事长、山东省卫生保健协会会长、山东省药学会常务理事等。享受国务院政府特殊津贴。

从事老年医学及心血管内科的临床、教学和科研工作 30 余年，创立了山东省第一个老年医学硕士和博士点，多年来致力于心血管临床和基础研究，在国内率先创立心脏远程监护中心。近 5 年在国内、国际重要期刊发表论文 100 余篇，多篇被 SCI 收录。获省部级科技成果奖 10 余项，持有多项国际和国内发明专利。

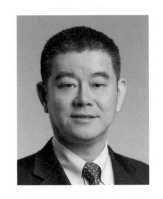

何奔

现任上海交通大学医学院附属胸科医院心脏中心主任、心内科主任，主任医师、博士生导师、二级教授。国务院特殊津贴获得者。国家卫生健康委有突出贡献中青年专家，上海市领军人才，上海市优秀学科带头人。美国心脏病学会专家会员（FACC），欧洲心脏病学会专家会员（FESC），中国研究型医院学会心血管循证与精准医学专业委员会副主任委员，中华医学会心血管病学分会常务委员等。

从医执教37年，曾获中国十大口碑医生、上海市十佳医生、上海市五一劳动奖章等荣誉。主持多项国家级重点科研项目，以第一或通讯作者发表SCI收录论文100多篇，总影响因子500多分，论文H指数36。荣获中华医学科技奖二等奖、教育部科技进步一等奖等多个奖项。

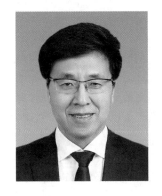

周玉杰

现任首都医科大学附属北京安贞医院常务副院长、北京市心肺血管疾病研究所常务副所长，主任医师、教授、博士生导师，国家临床研究中心及国家临床重点专科学术负责人。兼任中国老年学和老年医学学会老年病学分会候任主任委员，中国医师协会介入医师分会、心血管内科医师分会副会长等。

从事教学工作近30年。主编教材、专著20余部，发表SCI 500余篇。主持"十三五"国家重点研发计划、国家自然科学基金等20余项重点课题。获得国际国内专利20余项，主持制定冠心病诊疗国家标准/指南/公示等20余部。曾获美国复杂心血管治疗大会终身成就奖、"国家级百千万人才"、"国家有突出贡献中青年专家"、"北京学者"等多项荣誉。

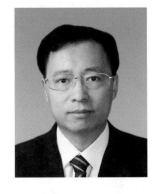

于波

现任哈尔滨医科大学附属第二医院心血管病医院院长兼心内科主任，主任医师、教授、博士生导师，心肌缺血教育部重点实验室主任。兼任中华医学会心血管病学分会副主任委员、黑龙江省医学会心血管病学分会主任委员等。

从事教学工作至今30余年。主要从事冠心病介入诊疗与腔内影像学的临床应用。作为首席科学家牵头国家"十三五"重大慢性病专项1项，主持国家自然科学基金项目6项，其中重大仪器研发项目和重点项目3项。作为第一完成人获得国家科技进步奖二等奖、何梁何利基金科学与技术进步奖、中华医学科技奖一等奖和华夏医学科技奖一等奖各1项。

前　言

住院医师规范化培训是培养临床医学人才、提高我国医疗工作水平的重要措施之一，同时已成为培养临床医师所必经的毕业后医学教育阶段。住院医师规范化培训是一个医学生从院校教育向医师转化的过程，既要再次巩固基本的理论知识，又要学会临床思维，将理论知识运用于临床实践。因此，基本理论知识如何向临床应用转换、基本技能如何向临床能力转化都是在住院医师规范化培训阶段需要培养的能力。住院医生规范化培训的最终目的是培养高素质、高水平、应用型的医学人才。在这个关键的培训阶段需要重视临床思维能力的培养，让住院医师能够发现问题、分析问题并解决问题。

第 2 版《内科学 心血管内科分册》在国家卫生健康委员会科教司的领导、关心和指导下，按照《住院医师规范化培训内容与标准（试行）》的要求，由中国心血管病领域的众多具备丰富教学经验的专家们共同编写。本书的编写延续了第 1 版的编写思路。编委会充分考虑住院医师在培训前的知识储备和在培训期间面临的主要任务，以及住院医师在培训期间的实际需求，以案例为引导，按照临床诊治流程，循序渐进地指导对疾病的诊疗，包括询问病史要点、查体要点、分析病情、诊断、鉴别诊断、制订治疗方案、病情交代、病情观察（有效或无效）、治疗方案调整、出院等常规模块，并在整个诊断思路中穿插重要的知识点。这种引导性的编写方式旨在将相关知识点提取、横向或者纵向结合，将学到的基础知识运用到临床实践中，围绕发现问题、分析问题、解决问题这一主线，符合诊治流程与实际工作中的需要，使住院医师明确每一个临床流程或步骤的目的、意义、方法、重点、注意事项等。

本版仍然分为症状篇、疾病篇和操作篇 3 大篇共 30 章，比上一版增加了几种目前临床常见的疾病和操作。全书内容涵盖了心血管内科学中常见病和多发病的病因、发病机制、临床表现、诊断和鉴别诊断、处理方法和临床路径；危重病症的识别与紧急处理技巧；基本药物和常用药物的合理使用等。对本科阶段教育中提及较少但临床实践中十分重要的内容加以强化。同时，对本科学习的重要知识点予以再次回顾、强调、整理及扩展，以求达到重点突出、内容翔实。

本版的另一个特色是进一步完善了数字内容。以纸质教材为载体，通过书内二维码引入数字内容，阅读纸书时就可以学习数字资源，将纸数融合的理念融入了整本教材。数字内容包括了影像学资料、临床操作、查房的视频资料和模拟自测等。

本书在编写过程中，全体编者高度负责、一丝不苟、精益求精，数易其稿，充分体现了科学性、严谨性和实用性。但因编者水平和能力有限及经验不足，加之编写时间仓促，为了进一步提高本书质量，恳请同行专家、使用本教材的广大师生和读者多提宝贵意见，以便进一步修正。

葛均波　王建安

2022 年 8 月

目　录

**第三篇
操作篇**

住培考典………………………………………………………………

考核大纲………………………………………………………………

六站式实践考核………………………………………………………

教学查房………………………………………………………………

大赛视频………………………………………………………………

模拟自测………………………………………………………………

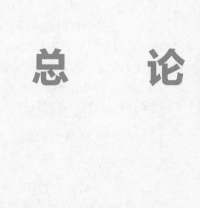

总　论

临床医生需要培养临床思维,掌握医学科学思维方法。临床思维(clinical thinking)指临床医生在诊治疾病的过程中,对病例进行信息获取、分析推理、判断决策、处理治疗,并对疗效加以分析的思维活动方式与过程。它包括医生与患者沟通、获取病史和患者体征、分析与判断患者病情、根据循证医学指南数据与患者个体情况进行匹配和独立分析、医疗方案制订与实施、治疗效果评价、根据前一轮治疗效果的反馈对下一轮治疗方案进行调整,如此形成诊疗循环周期。因此,从症状、体征或者异常指标入手,抽丝剥茧,层层分析,进行鉴别诊断,并制订个体化的治疗方案是最适合临床的教学方式。临床思维是科学与经验相结合的实践性智慧,通过反思总结每一个病例,在临床实践中不断积累得来。

在形成正确有效的临床思维前,扎实的理论基础也非常重要。了解和掌握心血管系统和各种心血管疾病的病因、发病机制、临床表现、诊断、治疗与预防,是整个临床实践的基础。临床医师要高度重视基础知识和技能的学习,学习过程中要善于抓住要点,总结归纳,并与临床实践紧密结合,按照"理论—实践—再理论—再实践"的方法,不断深化对知识体系的整体把握。临床医师要掌握基于循证医学的临床诊断和治疗技术,从多元化信息资源途径获取循证医学的证据,不断更新疾病相关诊疗指南。

一、心脏的解剖和生理

(一)心脏的解剖

1. **结构**　心脏是一个中空器官,分为左、右心房和心室四个腔。全身的静脉血由上、下腔静脉口入右心房,而心脏本身的静脉血由冠状窦口入右心房。右心房的静脉血经三尖瓣口流入右心室,再经右心室前上方肺动脉瓣流入肺动脉,由肺进行气体交换后形成动脉血液,然后经左右各两个肺静脉口流入左心房,再经二尖瓣流入左心室,最后由左心室上方主动脉瓣口射入主动脉(图0-1-1)。

2. **心脏传导系统**　某些心肌细胞可以自发地发生动作电位,具有自律性和兴奋性。心脏传导系统包括窦房结、房室结、房室束和浦肯野纤维。窦房结是心脏正常的起搏点,自律性最高,位于右心房壁内,窦房结发出兴奋传至心房肌,使心房肌收缩。同时兴奋可经结间束下传至房间隔下部的房室结。由房室结发出房室束进入心室。房室束进入室间隔分成左、右束支,分别沿心室内膜下行,最后以细小分支(即浦肯野纤维)分布于心室肌,引起心室收缩。

3. **冠状动脉**　冠状动脉是供应心脏本身血液的血管,分为左、右冠状动脉(图0-1-2)。

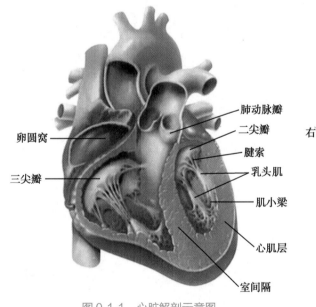

图0-1-1　心脏解剖示意图

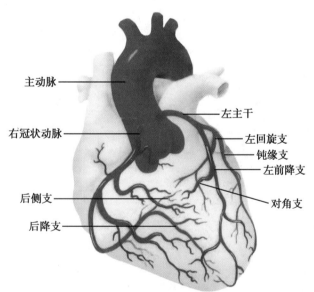

图0-1-2　冠状动脉解剖示意图

(1)左冠状动脉

1)左主干:起源于主动脉根部左冠窦,然后分为左前降支和左回旋支,有时亦发出第三支血管,即中间支。

2）左前降支：沿肺动脉前行至前室间沟，下行至心尖或绕过心尖。其主要分支包括间隔支动脉和对角支。

3）左回旋支：绕向后于左心耳下到达左房室沟。其主要分支为钝缘支。

（2）右冠状动脉：大部分起源于主动脉根部右冠窦，下行至右房室沟，绝大多数延续至后室间沟。其分支包括圆锥支、窦房结动脉、锐缘支，远端分为后降支和左室后支。

（二）心脏的生理

1．心肌动作电位　心肌动作电位分为以下几类：

（1）除极过程（0相）。

（2）复极过程：①1期（快速复极初期）；②2期（平台期）；③3期（快速复极末期）；④4期（静息期）。

了解动作电位对各类抗心律失常药物及离子通道疾病有重要意义。

2．压力容积曲线变化　通过对心房、心室、主动脉压力和容积曲线的认识可以很好地理解整个收缩舒张过程（图0-1-3）。

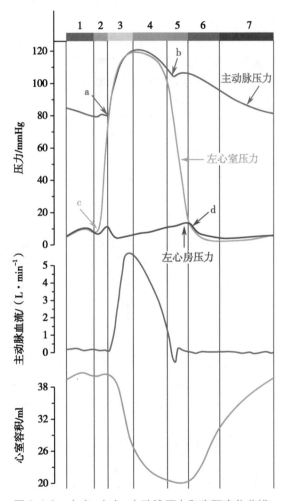

图 0-1-3　心房、心室、主动脉压力和容积变化曲线

a. 主动脉瓣开放；b. 主动脉瓣关闭；c. 二尖瓣关闭；d. 二尖瓣开放。

（1）心室收缩期

1）等容收缩期：室内压大幅度升高，心室容积不变。

2）快速射血期：由于大量血液进入主动脉，主动脉压相应增高。约占总射血量的 70%，心室容积迅速缩小。

3）减慢射血期：心室内压和主动脉压都相应由峰值逐步下降。约占总射血量的 30%，心室容积继续缩小。

（2）心室舒张期

1）等容舒张期：心室内压急剧下降，心室容积不变。

2）快速充盈期：血液由心房快速流入心室，心室容积增大。

3）减慢充盈期：血液充盈速度减慢，心室容积进一步增大。

二、心血管疾病的诊断

诊断心血管疾病应根据病史、临床症状和体征、实验室检查和辅助检查等资料作出综合分析。

（一）症状

心血管疾病的主要症状有发绀、呼吸困难、胸闷、胸痛、心悸、水肿、晕厥等，其他症状还包括咳嗽、头痛、头昏或眩晕、上腹胀痛、恶心、呕吐、声音嘶哑等。多数症状也见于一些其他系统的疾病，因此分析时要仔细鉴别。

（二）体征

体征对诊断多数心血管疾病具有特异性，尤其有助于诊断心脏瓣膜病、先天性心脏病、心包炎、心力衰竭和心律失常。心血管疾病常见体征包括以下几个方面：

1. 望诊　主要观察一般情况、呼吸状况（是否存在端坐呼吸等），是否存在发绀、贫血、颈静脉怒张、水肿等。此外，环形红斑、皮下结节等有助于诊断风湿热，两颧呈紫红色有助于诊断二尖瓣狭窄和肺动脉高压，皮肤黏膜的瘀点、奥斯勒结节（Osler 结节）、詹韦损害（Janeway 损害）等有助于诊断感染性心内膜炎，杵状指 / 趾有助于诊断右向左分流的先天性心脏病。

2. 触诊　主要观察是否存在心尖搏动异常、毛细血管搏动、静脉充盈或异常搏动、脉搏的异常变化、肝 - 颈静脉回流征、肝脾大、下肢水肿等。

3. 叩诊　主要观察是否存在心界增大等。

4. 听诊　主要观察是否存在心音的异常变化、额外心音、心脏杂音和心包摩擦音、心律失常、肺部啰音、周围动脉的杂音和"枪击声"等。

（三）实验室检查

实验室检查主要包括：①血常规、尿常规；②各种常规生化检查，如血脂检查；③心肌损伤标志物血肌钙蛋白、肌红蛋白和心肌酶的测定；④心力衰竭标志物脑钠肽的测定等。此外，微生物和免疫学检查，如感染性心脏病时微生物培养、病毒核酸及抗体等检查；风湿性心脏病时有关链球菌抗体和炎症反应[如抗链球菌溶血素 O（简称"抗 O"）抗体、红细胞沉降率（简称"血沉"）、C 反应蛋白]的检查。

（四）辅助检查

1. 非侵入性检查

（1）血压测定：包括诊所血压、家庭自测血压和动态血压监测。诊所血压包括传统的医生测量血压和较新研究中采用的诊所自测血压，诊所自测血压比医生测量要低。24 小时动态血压监测有助于早期高血压病的诊断，可协助鉴别原发性、继发性、难治性、白大衣高血压，以及隐匿性高血压，指导合理用药。家庭自测血压简便易行，适合患者进行自我监测。

（2）心电图检查：包括常规心电图、24 小时动态心电图、运动负荷试验、遥测心电图、心室晚电位和心率变异性分析等。

1）常规心电图：分析内容主要包括心率、节律、各传导时间、波形振幅、波形形态等，了解是否存在各种心律失常、心肌缺血 / 梗死、房室肥大或电解质紊乱等。

2）运动负荷试验：是目前诊断冠心病最常用的一种辅助手段。通过运动增加心脏负荷而诱发心肌缺血，从而出现缺血性心电图改变的试验方法。常用运动平板试验。

3）动态心电图：又称 Holter 监测，可连续记录 24～72 小时心电信号，这样可以提高对非持续性心律失常及短暂的心肌缺血发作的检出率。

（3）心脏超声检查

1）M 型超声心动图：把心脏各层的解剖结构回声以运动曲线的形式予以显示，有助于深入分析心脏的活动。目前主要用于重点检测主动脉根部、二尖瓣和左室的功能活动。

2）二维超声心动图：是各种心脏超声检查技术中最重要和最基本的方法，也是临床上应用最广泛的检查。它能实时显示心脏的结构和运动状态。常用的切面包括胸骨旁左室长轴切面、胸骨旁主动脉短轴切面，以及心尖四腔切面等。

3）多普勒超声心动图：包括彩色多普勒血流成像（color Doppler flow imaging，CDFI）和频谱多普勒，可分析血流发生的时间、方向、流速，以及血流性质。在二维超声基础上应用多普勒技术可很好地观察心脏各瓣膜的功能。另外，近年来组织多普勒超声心动图（tissue Doppler imaging，TDI）技术快速进步，日益成为评价心脏收缩、舒张功能，以及左心室充盈血流动力学的主要定量手段。

4）经食管超声心动图：由于食管位置接近心脏，因此提高了许多心脏结构，尤其是后方心内结构，如房间隔、左侧心瓣膜及左侧心腔病变（如左房血栓等）的可视性和分辨率。

5）心脏声学造影：声学造影是将含有微小气泡的溶液经血管注入体内，把对比剂微气泡作为载体，对特定的靶器官进行造影，使靶器官显影，从而为临床诊断提供重要依据。右心系统声学造影在发绀型先天性心脏病的诊断上具有重要价值。而左心系统与冠状动脉声学造影则有助于确定心肌灌注面积，了解冠状动脉血流状态及储备能力，判定存活心肌，了解侧支循环情况及评价血运重建的效果。

6）实时三维心脏超声：可以更好地对心脏大小、形状及功能进行定量，尤其是为手术计划中异常病变进行定位，还可指导某些心导管操作，包括右心室心肌活检等。

（4）X线胸片：可显示出心脏大血管的大小、形态、位置和轮廓，可观察心脏与毗邻器官的关系和肺内血管的变化。

（5）心脏计算机体层摄影（computed tomography，CT）：以往心脏CT主要用于观察心脏结构、心肌、心包和大血管的改变。而近几年，冠状动脉CT血管成像（computed tomography angiography，CTA）逐渐成为评估冠状动脉粥样硬化有效的无创成像方法，是筛查和诊断冠心病的重要手段。

（6）心脏磁共振成像（magnetic resonance imaging，MRI）：心脏MRI除可以观察心脏结构、功能、心肌心包病变外，采用延迟增强技术可定量测定心肌瘢痕大小，识别存活的心肌，也可用于各种心肌疾病的鉴别诊断。

（7）心脏核医学：正常或有功能的心肌细胞可选择性摄取某些显像药物，摄取量与该部位冠状动脉灌注血流量成正比，也与局部心肌细胞的功能或活性密切相关。心脏核医学可以定量分析心肌灌注、心肌存活和心脏功能。显像技术包括心血池显像、心肌灌注显像、心肌代谢显像等。临床上常用的显像剂包括 ^{201}Tl、^{99m}Tc-甲氧基异丁基异腈（^{99m}Tc-methoxy isobuty lisonitrile，^{99m}Tc-MIBI）及 ^{18}F-脱氧葡萄糖（^{18}F-fluorodeoxyglucose，^{18}FDG）等。常用的成像技术包括单光子发射计算机体层摄影（single-photon emission computed tomography，SPECT）和正电子发射计算机体层摄影（positron emission tomography，PET）。与SPECT相比，PET的特异度、灵敏度更高。

2. 侵入性检查

（1）右心导管检查：是一种有创介入技术。将心导管经周围静脉送入上、下腔静脉、右心房、右心室、肺动脉及其分支，在腔静脉及右侧心腔进行血流动力学、血氧饱和度和心输出量测定，经导管内注射对比剂进行腔静脉、右心房、右心室或肺动脉造影，以了解血流动力学改变，用于诊断先天性心脏病、判断手术适应证和评估心功能状态。

临床上可应用漂浮导管在床旁经静脉（多为股静脉或颈内静脉）利用压力变化将气囊导管送至肺动脉的远端，可持续床旁血流动力学测定，主要用于急性心肌梗死、心力衰竭、休克等有明显血流动力学改变的危重患者的监测。

（2）左心导管检查

1）左心导管检查：在主动脉、左心室等处进行压力测定和心血管造影，可了解左心室功能、室壁运动及心腔大小、主动脉瓣和二尖瓣功能。

2）选择性冠状动脉造影：是目前诊断冠心病的"金标准"。可以动态观察冠状动脉血流及解剖情况，了解冠状动脉病变的性质、部位、范围、程度等。

（3）心脏电生理检查：是以记录心内心电图、标测心电图和应用各种特定的电脉冲刺激，诊断和研究心律失常的一种方法。对射频导管消融治疗心律失常更是必需的检查。

（4）腔内成像技术

1）心腔内超声：将带超声探头的导管经周围静脉插入右心系统，显示的心脏结构图像清晰，对瓣膜介入及房间隔穿刺等有较大帮助。

2）血管内超声（intravascular ultrasound，IVUS）：将小型超声换能器安装于心导管顶端，送入血管腔内，可显示冠状动脉的横截面图像，可评价冠状动脉病变的性质，定量测定其最小管径面积、斑块大小、血管狭窄百分比，以及病变性质等，对估计冠状动脉病变严重程度、指导介入治疗等有重要价值。

3）光学相干断层扫描（optical coherence tomography，OCT）：将利用红外光的成像导丝送入血管内，可显示冠状动脉的横截面图像，其成像分辨率较血管内超声提高约 10 倍。

（5）血管狭窄功能性判断

1）血流储备分数（fractional flow reserve，FFR）：是指在冠状动脉存在狭窄病变的情况下，该血管所供心肌区域能获得的最大血流与同一区域理论上正常情况下所能获得的最大血流之比。通过置入压力导丝测定病变两端的压力获得。常用于临界病变的评估。

2）定量血流分数（quantitative flow ratio，QFR）：是一种不需要使用压力导丝和腺苷，通过冠状动脉造影的三维重建与血流动力学分析获得血流储备分数的新技术。

（6）心内膜和心肌活检：利用活检钳夹取心脏组织，以了解心脏组织结构及其病理变化。一般多采用经静脉右心室途径，偶用经动脉左心室途径。对于心肌炎、心肌病、心脏淀粉样变性、心肌纤维化等疾病的确诊具有临床意义。对心脏移植后排斥反应的判断及疗效的评价具有重要意义。

（7）心包穿刺：是借助穿刺针直接刺入心包腔的诊疗技术。其目的是：①引流心包腔内积液，降低心包腔内压，是急性心脏压塞的急救措施；②通过穿刺抽取心包积液，做生化测定，涂片寻找细菌和病理细胞，做细菌培养，以鉴别诊断各种性质的心包疾病；③通过心包穿刺注射抗生素等药物进行治疗。

三、心血管疾病的治疗

（一）药物治疗

1. 肾素 - 血管紧张素 - 醛固酮系统（renin-angiotensin-aldosterone system，RAAS）抑制剂

（1）血管紧张素转换酶抑制剂（angiotensin converting enzyme inhibitor，ACEI）：通过抑制血管紧张素转换酶（ACE）减少血管紧张素Ⅱ（angiotensin Ⅱ，ATⅡ）生成，并通过抑制缓激肽降解而增强缓激肽活性及缓激肽介导的前列腺素生成扩张血管作用，可改善心室重塑。ACEI 为普利类药物，用于冠心病、高血压和心力衰竭的治疗。

（2）血管紧张素Ⅱ受体阻滞剂（angiotensinⅡreceptor blocker，ARB）：ARB 可阻断经 ACE 和非 ACE 途径产生的 ATⅡ与 ATⅠ受体结合，阻断 RAS 的效应。无抑制缓激肽降解作用，因此干咳和血管性水肿的副作用较少见。ARB 为沙坦类药物。和 ACEI 相同，用于冠心病、高血压和心力衰竭的治疗。

（3）醛固酮受体拮抗剂：螺内酯等抗醛固酮制剂作为保钾利尿剂，能阻断醛固酮效应、抑制心血管重塑、改善心力衰竭的远期预后。常用于高血压和心力衰竭的治疗。

（4）肾素抑制剂：阿利吉仑（aliskiren）为直接肾素抑制剂，有待进一步研究以获得更广泛的循证依据，目前不推荐作为 ACEI/ARB 的替代治疗。

2. 血管紧张素受体脑啡肽酶抑制剂　血管紧张素受体脑啡肽酶抑制剂（angiotensin receptor neprilysin inhibitor，ARNI）通过沙库巴曲代谢产物 LBQ657 抑制脑啡肽酶，同时通过缬沙坦阻断 ATⅠ受体，抑制血管收缩，改善心肌重构，显著降低心力衰竭的住院和心血管死亡风险，改善心力衰竭的症状和患者的生活质量。

3. β受体阻滞剂　β受体阻滞剂有选择性（β$_1$）、非选择性（β$_1$与β$_2$）和兼有α受体阻滞三类。通过抑制β受体、抑制交感神经激活，可减慢心率、减弱心肌收缩力、降低血压，进而降低心肌耗氧量，从而减少心绞痛发作概率并增加运动耐量。对心肌梗死后患者及心力衰竭患者长期应用β受体阻滞剂能减轻症状、改善预后、降低死亡概率和住院率。β受体阻滞剂也是常用的抗心律失常药物。常用口服β受体阻滞剂包括选择性β$_1$受体阻滞剂（美托洛尔、比索洛尔）与非选择性α$_1$、β$_1$和β$_2$受体阻滞剂（卡维地洛），静脉制剂主要为超短效的艾司洛尔。

4. 利尿剂

（1）袢利尿剂：作用于髓袢升支粗段，排钠排钾，为强效利尿剂，主要包括呋塞米、托拉塞米等。主要用于心力衰竭的治疗。

（2）噻嗪类利尿剂：以氢氯噻嗪为代表，作用于肾远曲小管近端和髓袢升支远端，抑制钠的重吸收，并

因 Na^+-K^+ 交换同时降低钾的重吸收。肾小球滤过率（glomerular filtration rate，GFR）<30ml/min 时作用明显受限。主要用于高血压和心力衰竭患者的治疗。

（3）保钾利尿剂：作用于肾远曲小管远端，通过拮抗醛固酮或直接抑制 Na^+-K^+ 交换而具有保钾作用，利尿作用弱，多与上述两类利尿剂联用。常用的有螺内酯、氨苯蝶啶、阿米洛利。

（4）血管升压素（AVP）受体拮抗剂：以托伐普坦为代表，通过结合 V_2 受体减少水的重吸收，因不增加排钠而优于利尿剂，因此可用于伴有低钠血症的心力衰竭的治疗。

5．硝酸酯类药　为非内皮依赖性血管扩张剂，能减少心肌需氧量和改善心肌灌注，从而降低心绞痛发作的频率和程度。包括硝酸甘油、硝酸异山梨酯和单硝酸异山梨酯。

6．钙通道阻滞剂　根据药物核心分子结构和作用于 L 型钙通道不同的亚单位，钙通道阻滞剂（calcium channel blocker，CCB）分为二氢吡啶类和非二氢吡啶类，前者以硝苯地平、氨氯地平等为代表，后者包括维拉帕米和地尔硫䓬。本类药物抑制钙离子进入细胞内，也抑制心肌细胞兴奋 - 收缩耦联中钙离子作用，从而抑制心肌收缩，减少心肌氧耗量；扩张冠状动脉，解除冠状动脉痉挛，改善心内膜下心肌的供血；扩张周围血管，降低动脉压，减轻心脏负荷；改善心肌的微循环。

7．抗血小板药物

（1）环氧化酶（cyclooxygenase，COX）抑制剂：通过抑制 COX 活性而阻断血栓素 A2（TXA2）的合成达到抗血小板聚集的作用，包括不可逆 COX 抑制剂（阿司匹林）和可逆 COX 抑制剂（吲哚布芬）。吲哚布芬可逆抑制 COX-1，同时减少血小板因子 3 和血小板因子 4，减少血小板的聚集，且对前列腺素抑制率低，胃肠反应小，出血风险少，更适合用于有胃肠道反应和高出血风险的患者的治疗。

（2）P2Y12 受体拮抗剂：通过阻断血小板的 P2Y12 受体抑制 ADP 诱导的血小板活化。目前，我国临床上常用的 P2Y12 受体拮抗剂包括氯吡格雷和替格瑞洛。

（3）血小板膜糖蛋白Ⅱb/Ⅲa（glycoprotein Ⅱb/Ⅲa，GPⅡb/Ⅲa）受体拮抗剂（GP receptor inhibitor，GPI）：激活的血小板通过 GPⅡb/Ⅲa 受体与纤维蛋白原结合，导致血小板血栓的形成，这是血小板聚集的最后、唯一途径。包括阿昔单抗、替罗非班和依替非巴肽。

（4）环核苷酸磷酸二酯酶抑制剂：如西洛他唑。

8．抗凝药物

（1）静脉或皮下抗凝药物

1）普通肝素。

2）低分子量肝素：低分子量肝素具有强烈的抗 Xa 因子和Ⅱa 因子活性的作用，常用药物包括依诺肝素钠、达肝素钠和那曲肝素钙等。

3）选择性 Xa 因子间接抑制剂：如磺达肝癸钠。

4）直接抗凝血酶制剂：以比伐卢定为代表，其有效成分为水蛭素衍生物片段，通过直接并特异性抑制Ⅱa 因子活性，使活化凝血时间明显延长而发挥抗凝作用。

5）溶栓药物：包括链激酶、重组组织型纤溶酶原激活物（recombinant tissue plasminogen activator，rtPA）等。

（2）直接口服抗凝药物

1）非选择性口服抗凝药物：以华法林为代表，既可作用于凝血瀑布反应上游的凝血因子（Ⅶ、Ⅸ和Ⅹ）抑制凝血酶产生，同时也能抑制Ⅱ因子活化和获得活性。

2）直接 Xa 因子抑制剂：包括利伐沙班、依度沙班和阿哌沙班等。

3）直接Ⅱa 因子抑制剂：如达比加群。

9．调脂药物

（1）主要降低低密度脂蛋白胆固醇（low density lipoprotein cholesterol，LDL-C）的药物

1）羟甲基戊二酰辅酶 A（hydroxy methylglutaryl coenzyme A reductase inhibitor，HMG-CoA）还原酶抑制剂：以他汀类药物为代表，竞争性抑制胆固醇合成早期过程中的限速酶（3- 羟 -3- 甲基戊二酰辅酶 A 还原酶）的活性，继而上调细胞表面 LDL 受体，加速血浆 LDL 的分解代谢，此外还可抑制极低密度脂蛋白（very low density lipoprotein，VLDL）的合成。

2）胆固醇吸收抑制剂：以依折麦布为代表，选择性抑制肠道胆固醇吸收的降脂药物，其作用于小肠绒毛

刷状缘,有效地抑制胆固醇和植物固醇的吸收,减少胆固醇向肝脏的释放,促进肝脏 LDL 受体的合成,加速了 LDL 的代谢。

3)前蛋白转化酶枯草溶菌素 9(proprotein convertase subtilisin/kexin 9, PCSK9)抑制剂:增加 LDL 受体的再循环,增加 LDL 清除,从而降低 LDL-C 水平。目前在中国上市的有依洛尤单抗(evolucumab)和阿利西尤单抗。

4)烟酸:烟酸是一种水溶性 B 族复合维生素,当用量超过作为维生素作用剂量时,具有明显的降脂作用。烟酸的调脂作用机制尚不明确。可降低甘油三酯(triglyceride, TG)和 LDL-C、升高高密度脂蛋白(high density lipoprotein cholesterol, HDL-C)。临床较少使用。

5)胆酸螯合剂:如考来烯胺等。胆酸螯合剂在肠内与胆酸不可逆结合并促进其排出,阻碍胆酸的肝肠循环,阻断胆汁酸中胆固醇的重吸收。胆酸螯合剂可反馈性地刺激肝细胞表面 LDL 受体上调,加速血液中 LDL 清除。

(2)主要降低 TG 的药物

1)贝特类:贝特类药物通过激活过氧化物酶增生体活化受体 α(peroxisome proliferator-activated receptor alpha, PPARα),刺激脂蛋白脂酶(lipoprotein lipase, LPL)的脂解活性,有利于清除血液循环中富含 TG 的脂蛋白,降低 TG 和升高 HDL,促进胆固醇逆转运,并使 LDL 亚型由小而密的颗粒向大而疏松的颗粒转变。包括非诺贝特、苯扎贝特和吉非贝齐等。

2)高纯度鱼油:足够剂量的高纯度二十碳五烯酸(EPA)在临床研究中显示可降低 TG 水平,并减少心脑血管事件发生。

10. 抗心律失常药物

(1)Ⅰ类药物:膜抑制剂,主要降低心肌细胞中 Na^+ 的通透性。根据对动作电位过程的作用分为 A、B 和 C 类。Ⅰ A 类药物可以延长动作电位时程,如奎尼丁等;Ⅰ B 类药物能缩短动作电位时程,如利多卡因、美西律等;Ⅰ C 类药物几乎不影响动作电位时程,如普罗帕酮、莫雷西嗪等。

(2)Ⅱ类药物:β 受体阻滞剂,主要通过减低或者阻断交感神经对心脏的作用,降低起搏细胞自动除极斜率(4 相),延长房室结传导时间,从而减低冲动频率。

(3)Ⅲ类药物:主要阻断钾离子跨膜转运,通过延迟复极时间延长动作电位从而延长不应期和 QT 间期。包括胺碘酮、索他洛尔、伊布利特等。

(4)Ⅳ类药物:为非二氢砒啶类钙通道阻滞剂,主要是拮抗细胞内流后的钙离子跨膜转运,从而减低传导速度及延长有效不应期(effective refractory period, ERP)。

11. 肺动脉高压药物

(1)钙通道阻滞剂。

(2)内皮素受体拮抗剂:包括波生坦、安立生坦和马替腾坦。

(3)5 型磷酸二酯酶抑制剂:包括西地那非、他达拉非和伐地那非。

(4)鸟苷酸环化酶激动剂:如利奥西呱。

(5)前列环素类似物:包括依前列醇、伊洛前列素、曲前列环素和贝前列素。

(6)前列腺 IP 受体激动剂:如司来帕格(slexipag)。

12. 正性肌力药

(1)洋地黄类药物:洋地黄类药物通过抑制 Na^+-K^+-ATP 酶发挥药理作用。①正性肌力作用;②电生理作用:可抑制心脏传导系统;③迷走神经兴奋作用;④作用于肾小管细胞减少钠的重吸收并抑制肾素分泌。

(2)β 受体激动剂:多巴胺与多巴酚丁胺是常用的静脉制剂。

(3)磷酸二酯酶抑制剂:包括米力农、氨力农等,通过抑制磷酸二酯酶活性促进 Ca^{2+} 通道膜蛋白磷酸化,Ca^{2+} 内流增加,从而增强心肌收缩力。

13. 其他

(1)伊伐布雷定:选择性特异性窦房结起搏电流抑制剂,减慢窦性心律,延长舒张期,改善左心室功能及生活质量,对心脏内传导、心肌收缩或心室复极化无影响。可用于心力衰竭和冠心病治疗的治疗。

(2)曲美他嗪:通过抑制脂肪酸氧化和增加葡萄糖代谢,提高氧的利用效率而治疗心肌缺血。

(3)尼可地尔:一种钾通道开放剂,与硝酸酯类制剂具有相似的药理特性,对稳定型心绞痛治疗有效。

（4）雷诺嗪：抑制心肌细胞晚期钠电流，从而防止钙超载负荷和改善心肌代谢活性，也可用于改善心绞痛症状。

（二）介入治疗

介入治疗已经成为心脏疾病非常重要的治疗手段，其技术不断发展，适应证不断扩大，极大地改善了患者的预后和生活质量。

1. 经皮冠状动脉介入治疗　经皮冠状动脉介入治疗（percutaneous coronary intervention，PCI）是目前治疗冠心病的最常用、最成熟的介入技术，它是在血管造影仪的引导下，通过特制的导管、导丝、球囊、支架等，对狭窄或阻塞的冠状动脉进行血运重建的治疗方法。操作器械的改进，尤其是药物支架的出现大大改善了患者的预后和生活质量。目前还有药物球囊、生物可吸收支架等新技术应用于临床。

2. 射频导管消融术　射频导管消融术是将电极导管经静脉或动脉送入心腔特定部位，释放射频电流导致局部心内膜及心内膜下心肌凝固性坏死，达到阻断快速性心律失常异常传导束和起源点的介入性技术。这种方法创伤小，并且随着三维标测系统的出现，手术成功率显著提高，已成为治疗各种快速性心律失常（包括心房颤动等）的重要治疗策略。

3. 冷冻消融　是心律失常治疗的新技术。通过液态制冷剂的吸热蒸发，带走组织热量，使目标消融部位温度降低，异常电生理的细胞组织遭到破坏，从而消除心律失常。和传统射频导管消融相比，冷冻消融更易于医生操作，有助于缩短手术时间，提高治疗有效性，并减少血栓等严重并发症的发生，降低患者疼痛度。目前主要应用于阵发性心房颤动的介入治疗。

4. 经皮导管消融肾动脉去交感神经术（catheter-based renal sympathetic denervation，RDN）　通过阻断肾脏传出神经从而中断肾上腺素神经系统、肾素 - 血管紧张素轴和血压升高的恶性循环。目前主要用于治疗顽固性高血压，其有效性和安全性仍有待于更多临床研究结果的进一步支持。

5. 埋藏式心脏起搏器植入术

（1）治疗缓慢性心律失常的埋藏式起搏器：心脏起搏器在临床的应用已有四十余年的历史，已经成为现代心脏病学的重要组成部分。主要用于病态窦房结综合征和高度房室传导阻滞患者的治疗。埋藏式起搏器主要分为单腔、双腔起搏器。单腔起搏器是指在右心房或右心室内放置一根电极导线。双腔起搏器是指在右心房和右心室内放置两根导线，它能按照正常的顺序依次起搏心房和心室，故又称为生理性起搏。

（2）心脏再同步化治疗（cardiac resynchronization therapy，CRT）：近年来，CRT 在临床的应用越来越广泛。CRT 使用三腔起搏器，需要将三根电极分别植入右心室、右心房和左心室（通过冠状窦进入靠近左室侧壁或者后壁的静脉，在心外膜起搏），主要通过双心室起搏纠正室间或心室内不同步，增加心室排血量和充盈量，减少二尖瓣反流，提高射血分数，从而改善患者心功能。近年来发展的希氏束起搏的电激动沿心脏正常传导系统下传，保持了相对正常的心室电激动顺序和心室收缩同步性。

（3）植入型心律转复除颤器（implantable cardioverter defibrillator，ICD）：ICD 能明显降低心脏性猝死（sudden cardiac death，SCD）高危患者的病死率，是目前防止 SCD 的最有效方法。近年来，对 ICD 的研究取得了迅速的发展，适应证不断扩大。ICD 可以联合 CRT 功能，称为 CRT-D。

6. 先天性心脏病经皮封堵术　包括室间隔缺损、房间隔缺损和动脉导管未闭的封堵术。这类手术创伤小、康复快，效果可以和外科修补手术相媲美。我国先天性心脏病的介入治疗水平处于世界领先地位。

7. 左心耳封堵术　封堵器可防止左心耳的血栓进入血液循环，从而起到降低卒中风险的作用。左心耳封堵术的适应证为需要抗凝的心房颤动患者，但不适合长期口服抗凝者、口服抗凝药物达标基础上仍发生卒中或栓塞事件者、出血高风险患者。

8. 心脏瓣膜的介入治疗　从 20 世纪 80 年代开始的瓣膜病球囊扩张成形技术到 21 世纪初的经皮瓣膜植入或修补技术，瓣膜病的介入治疗技术进展迅速。目前发展最迅速的是针对高危主动脉瓣狭窄患者的经导管主动脉瓣植入（transcatheter aortic valve implantation，TAVI）和二尖瓣关闭不全患者的经皮修补术（如 Mitraclip、ValveClamp 等）。TAVI 治疗的有效性和安全性现已得到肯定，适应证范围不断扩大。

（三）外科治疗

包括冠状动脉搭桥手术、心脏各瓣膜修补及置换手术、先天性心脏病矫治手术、心包剥离术、心脏移植等。

（四）其他治疗

筛选致病基因对于遗传性或家族倾向性心脏病的防治具有重要意义。干细胞移植和血管新生治疗在动物实验中取得了长足进展，具有良好的应用前景。分子心脏病学也终将为临床实践带来更多更新的诊疗方案。

（葛均波）

第一篇
症状篇

第一章 胸 痛

胸痛是很常见的症状，临床上胸痛包括了任何原因所导致的胸部范围内的任何不适，也包括了由胸部疾病引起的其他部位的疼痛。心、肺、食管和大血管的传入神经冲动经由同一胸段自主神经节，且在背根神经节中重叠。这些器官的疼痛刺激常被感觉为起源于胸部，并可能被感觉为从脐部到耳部之间任何部位的疼痛（即放射性痛）。由于胸痛可能是具有潜在致命性疾病的警告，而且胸痛剧烈程度与疾病的严重程度并不相关，因此要重视胸痛患者的主诉，及时作出诊断、鉴别诊断和相应的处理，尤其是急性胸痛。

一、急性胸痛的病因

急性胸痛是急诊内科常见的主诉之一，占三级医院急诊内科患者的 20%～30%。导致胸痛的病因复杂，病情的严重程度相差很大（表 1-1-1）。有些疾病可立刻危及生命，包括急性冠脉综合征（acute coronary syndrome，ACS）（包括急性心肌梗死 / 不稳定型心绞痛）、胸主动脉夹层、急性心脏压塞、张力性气胸、肺栓塞（pulmonary embolization，PE）、食管破裂；而其他疾病的危险程度从有潜在致命危险到仅为不适感（图 1-1-1），部分患者即使经过很多的检查也可能无法确定病因，其症状可能并非器质性疾病导致，如心脏神经症。由急性心肌缺血所导致的 ACS 约占急性胸痛病因的 20%。近年来，旨在提高急性胸痛患者诊治水平的胸痛中心的建立对规范急性胸痛患者的救治及降低其死亡率起到了很重要的作用。

表 1-1-1　胸痛的常见病因、危险程度、疾病特点和诊断方法

病因/疾病部位	危险程度	疾病特点	诊断方法
心血管疾病			
心肌缺血（急性心肌梗死/不稳定型心绞痛、心绞痛）	立刻危及生命	急性、持续性压榨性胸痛，向下颌或上肢放射，可伴有呼吸困难、濒死感、出冷汗（急性心肌梗死） 劳力性胸痛，休息后可缓解（心绞痛） 心功能不全时可有第四心音奔马律 有时有收缩晚期杂音 常有危险信号[①]表现	系列心电图（动态和特征性改变）和心肌标志物 负荷试验（心电图及心肌标志物正常的低中危者） 影像学检查：冠状动脉 CTA 或经导管冠状动脉造影、超声心动图
急性心脏压塞	立刻危及生命	胸痛伴气急、低血压、心动过速和出汗 部分为心脏介入手术的并发症（冠状动脉或心脏穿孔） 可作为急性心肌梗死或胸主动脉夹层分离的并发症 常有危险信号[①]表现	超声心动图 胸部 CT
胸主动脉夹层分离	立刻危及生命	突发的撕裂样胸痛向后背放射 可有晕厥、卒中或下肢缺血 四肢的脉搏或血压可能不相同 年龄大者更多见（多数 >55 岁） 高血压病史 常有危险信号[①]表现	X 线胸片有提示诊断的发现 主动脉增强 CT 可确诊 经胸或经食管超声心动图

病因／疾病部位	危险程度	疾病特点	诊断方法
心包炎	潜在致命危险	固定性或间歇性锐痛，呼吸、吞咽食物或平卧位可加重，前倾坐位可减轻 心包摩擦音 颈静脉怒张	心电图通常可作出诊断 血清心肌标志物（表现为肌钙蛋白升高而 CK 正常） 超声心动图可评估心包积液
心肌炎	潜在致命危险	发热、气急、乏力、胸痛 近期病毒或其他感染病史 有时可出现心力衰竭、心包炎，或两者均有（见于重症心肌炎）	心电图 血清心肌标志物 血沉、C 反应蛋白 超声心动图 心脏 MRI
肺部疾病			
肺栓塞	立刻危及生命	常有胸膜性疼痛、气急、心动过速 有时轻度发热，咯血 休克，可能有晕厥史 可有高危因素 存在危险信号①表现	D- 二聚体 肺通气灌注扫描 肺动脉 CTA 下肢静脉超声 心电图 超声心动图（肺动脉高压和右心室负荷增加）
张力性气胸	立刻危及生命	明显的气急，进行性加重 低血压，颈静脉怒张 单侧呼吸音消失，叩诊过清音 气管移位 有时有皮下气肿 存在危险信号①表现	通常临床可诊断 X 线胸片表现明显
肺炎	潜在致命危险	发热、寒战、咳嗽和脓痰 常有气急、心动过速 肺实变的体征	X 线胸片 胸部 CT
气胸	潜在致命危险	胸痛、气急 单侧呼吸音消失、皮下气肿	X 线胸片
胸膜炎	通常无危险	此前可有肺炎、肺栓塞或呼吸道病毒感染 呼吸、咳嗽时胸痛 查体无明显表现	常临床评估
消化道疾病			
食管破裂	立刻危及生命	剧烈呕吐或经食管器械检查后（如胃镜或经食管超声心动图）突发、严重的胸痛 偶见于房颤射频导管消融术后 听诊有皮下捻发音 多个危险信号①表现	X 线胸片可提示诊断 用水溶性对比剂食管摄片可确诊
胰腺炎	潜在致命危险	上腹部或下胸部疼痛，平卧后恶化，前倾后缓解 常伴呕吐 上腹部触痛 休克 常有酒精滥用或胆道疾病史	血清淀粉酶和脂肪酶 腹部 CT
消化性溃疡	通常无危险	反复发生的、模糊的上腹部或右上腹不适感 饥饿痛、夜间痛 部分有黑便 食物或抑酸剂或两者均可使症状缓解	临床评估 内镜检查 检查幽门螺杆菌 黑便者检查大便隐血

续表

病因/疾病部位	危险程度	疾病特点	诊断方法
食管反流	通常无危险	反复发生的烧灼样疼痛,从上腹部向咽部放射,弯腰或平卧后加重,抑酸剂可使其缓解	临床评估 内镜检查 有时需要动力性检查
胆道疾病	通常无危险	反复发生的右上腹或上腹部不适感,进食后发生(但不是劳力后)	腹部超声
胸壁疾病			
肌肉骨骼性胸壁疼痛(包括创伤、劳损、肋软骨炎)	通常无危险	常为持续性胸痛(可持续数天或更久),被动或主动运动时加重 弥散性或局限性压痛 可有外伤等病史	临床评估:局部压痛
带状疱疹	通常无危险	锐利、束带状疼痛,单侧胸部,夜间静息时加重 水疱样皮疹,典型的为线性,不超过胸部或背部中线,常在胸痛数天后发生	临床评估

注:ECG. 心电图;CTA. 计算机体层血管成像;CT. 计算机体层摄影;CK. 肌酸激酶;MRI. 磁共振成像。

①危险信号包括生命体征异常(心动过速、心动过缓、气急、低血压),低灌注的体征(如意识模糊、皮肤苍白和出汗),气短,呼吸音或脉搏不对称,新发心脏杂音或奇脉(吸气时动脉收缩压较吸气前下降大于10mmHg)。

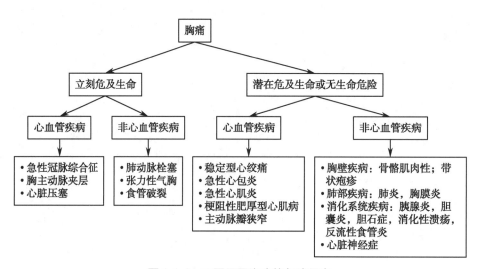

图 1-1-1　不同原因胸痛的危险程度

急性胸痛患者中需要特别注意那些可能提示疾病危险程度的危险信号,这些危险信号包括生命体征的异常(心动过速、心动过缓、气急、低血压)、低灌注的表现(如意识模糊、皮肤苍白和出汗)、气短、呼吸音或脉搏不对称、新发心脏杂音或奇脉(吸气时动脉收缩压较吸气前下降大于10mmHg)。

二、胸痛的临床评估

(一)年龄

不同年龄的患者胸痛病因不同,儿童和青年成人(<30岁)的胸痛由心肌缺血所致的较少,其病因更可能为肌肉骨骼或肺部疾病。ACS虽然也可在年轻的患者中发生,但更常见于年龄更大的中老年患者。随着年龄增加,胸痛患者罹患严重和危及生命的疾病的可能性也增加。

(二)病史

重点询问胸痛的部位、性质、持续时间、诱发和缓解因素(包括体位)。怀疑缺血性胸痛时需要特别注意胸痛是发生于劳动的过程中还是休息时,是否有精神因素的紧张,是否伴有气急、心悸、晕厥、出汗。注意胸痛是否发生于呼吸或咳嗽时,是否有吞咽困难,与进食的关系,是否伴有咳嗽、发热和寒战、恶心或呕吐。

询问可能与病因相关的情况或症状，冠状动脉粥样硬化性心脏病（冠心病）相关的危险因素包括高血压、高脂血症、糖尿病、吸烟、家族史；PE 相关的危险因素包括下肢的损伤、近期外科手术、制动、癌症、妊娠、久坐或长途飞行等；同时询问是否有下肢疼痛、肿胀（与下肢深静脉血栓有关），是否有慢性虚弱，全身乏力和体重下降（与癌症），是否有肺部疾病（如肺大疱）病史。主动脉夹层常发生于有高血压的患者，某些药物可能激发冠状动脉痉挛（如可卡因）或引发胃肠道疾病[如阿司匹林或其他非甾体抗炎药（nonsteroidal antiinflammatory drugs，NSAID）]。

持续数周或数月的长时间胸痛通常是肌肉骨骼疾病，或胃肠道疾病和肿瘤，尤其在老年患者，很少会立刻危及生命。同样，持续时间短至数秒的间歇性锐痛或刺痛往往也很少是由于严重的疾病所致。需要特别注意急性起病，持续数分钟至数小时的胸痛，包括反复发作者（如 ACS 患者的胸痛可在 1 天内发作数次）。

（三）查体

应该首先迅速判断是否有心动过速、心动过缓、呼吸增快、低血压或低血流灌注体征（如神志不清、脸色灰白、出汗）等危险信号，这些表现虽无病因特异性，但显著增加罹患可立刻危及生命的严重疾病的可能性。记录一般情况（如是否有苍白、出汗、发绀、焦虑、烦躁）和生命体征，生命体征是否稳定反映了疾病的严重程度。

测量双侧上肢血压，疑诊主动脉夹层者应测定四肢血压，心脏压塞者有奇脉。检查是否有颈静脉怒张和肝 - 颈静脉回流征，以及静脉波形，同时听诊颈动脉的杂音。检查胸部的皮肤病变，包括皮肤的损伤或带状疱疹，触诊检查是否有捻发感（提示皮下气肿，见于张力性气胸和纵隔气肿）和压痛。肺部叩诊是否为过清音或实变音，听诊呼吸音是否存在，两侧是否对称，是否有肺部啰音、胸膜摩擦音。气管偏移、单侧胸廓饱满、肋间隙增宽、叩诊鼓音或过清音、呼吸音减低或消失提示气胸。心脏检查注意心音的强度和时限，心脏杂音、额外心音、心包摩擦音，以及病理性第 3 或第 4 心音，是否有奔马律。急性心肌梗死可无阳性体征，出现新发的心脏杂音意味着可能发生乳头肌功能不全或室间隔穿孔，新发主动脉瓣区舒张期杂音要考虑主动脉夹层可能。触诊腹部是否有触痛，是否有器官肿大或压痛，尤其是上腹部和右上腹区域。检查下肢动脉搏动是否减弱，是否有水肿、静脉曲张，是否有肿胀、红斑和压痛，单侧下肢肿胀提示下肢深静脉血栓可能，可导致肺栓塞。

（四）辅助检查

急性胸痛患者辅助检查的重点是必须尽快判断是否存在可立刻危及生命的疾病。需在 10 分钟之内完成心电图（electrocardiogram，ECG）检查，马上行脉搏血氧测定，立刻采血测定肌钙蛋白（troponin，Tn）和肌酸激酶（creatine kinase，CK）水平，如果怀疑有 PE 的可能，测定 D- 二聚体。

胸部 X 线检查有助于气胸、肺部疾病的诊断，食管穿孔的患者可发生纵隔气肿、皮下气肿和液气胸。主动脉增宽提示需要除外主动脉夹层。主动脉增强计算机体层血管成像（computed tomography angiography，CTA）用于诊断主动脉夹层，肺动脉 CTA 用于诊断肺动脉栓塞。超声心动图用于评估心脏的结构和功能，确定其是否有节段性室壁运动减弱、心包积液，评估肺动脉压力和右心室负荷（有助于诊断肺栓塞），可诊断累及主动脉窦部的胸主动脉夹层。

三、胸痛的诊疗流程

临床病例 1

患者，男性，59 岁，反复胸痛 1 年余，再发 1 天，加重 4 小时。

既往有活动后胸痛病史 1 年余，有高血压病史 10 年，高脂血症病史 2 年，吸烟史 40 年。

初步检查：神志清，急性患者，焦虑，血压 150/90mmHg，脉搏 98 次 /min。

【问题 1】 对于该患者，考虑什么诊断，应行哪些进一步检查？

思路　该患者既往有活动后胸痛病史，再发胸痛呈持续性，为老年男性，有高血压、高脂血症和吸烟等冠心病危险因素，因此首先考虑缺血性胸痛，根据疑似 ACS 患者的诊疗流程（图 1-1-2），应该马上行心电图检查，目标是 10 分钟内采集心电图（图 1-1-3），同时采血测定心肌坏死标志物（建议床旁快速检测），同时测定血常规、出凝血功能、肝肾功能、心功能指标、D- 二聚体水平，检测动脉血氧。

补充详细查体结果：体位、是否气急、颈部检测、心脏检查（心率、节律、心音、是否有杂音、心包摩擦音）、肺部是否有啰音、腹部检查、下肢检查。

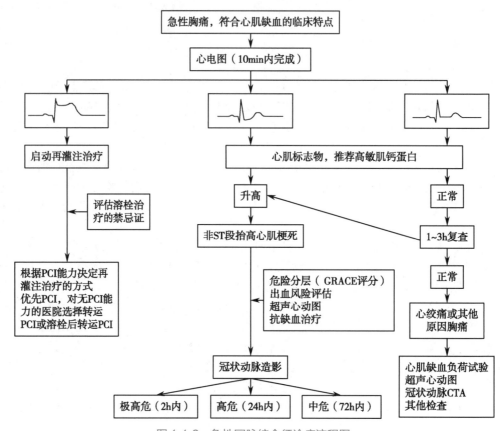

图 1-1-2　急性冠脉综合征诊疗流程图
PCI. 经皮冠状动脉介入治疗；CTA. 计算机体层血管成像。

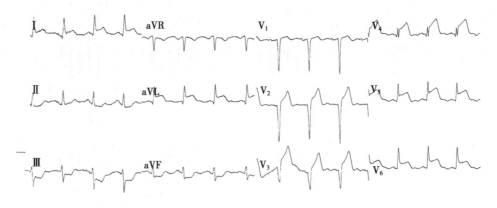

图 1-1-3　患者入院时心电图检查结果

常见危及生命的胸痛急症的鉴别诊断见表 1-1-2。

【问题 2】 患者心电图提示急性 ST 段抬高心肌梗死，请问下一步如何处理？

思路　无须等待心肌坏死标志物检测结果，而应该立即给予心电监护，尽快给予抗栓治疗，口服双联抗血小板药物，开通静脉通路，应尽快启动再灌注治疗，在有能力行直接经皮冠状动脉介入治疗（percutaneous coronary intervention，PCI）的医院，立刻启动心导管室，准备行冠状动脉介入治疗，目的是尽量缩短总缺血时间至 120 分钟内，欧洲心脏病学会的 ST 段抬高心肌梗死（ST-segment elevation myocardial infarction，STEMI）再灌注治疗流程图见图 1-1-4。

表 1-1-2 常见危及生命的胸痛急症的鉴别诊断

	鉴别项目	急性冠脉综合征	肺栓塞	主动脉夹层	张力性气胸
胸痛特点	部位	胸骨后或心前区	患侧胸部	胸背部	患侧胸部
	性质	压榨性伴濒死感	突发剧痛或绞痛	突发撕裂样剧痛	起病时撕裂样疼痛或由外伤引起
	持续时间	长	长	长	持续性疼痛多由外伤引起
	诱因	劳力、激动等	长期卧床、近期手术史等，下肢制动，长途旅行（经济舱）	劳力、激动等	劳力、外伤等
	既往类似发作	可有心绞痛发作史	一般无	一般无	自发性气胸发作史
	放射痛	向左下颌／左上肢放射	较少见	向背部、腹部放射	同侧肩部，对侧胸部或腹部
咯血		一般无	可有	一般无	一般无
呼吸困难或发绀		可有	有	夹层压迫气管时有	进行性加重
晕厥		可有	可有	常无	常无
基础疾病		高血压、高脂血症、糖尿病、动脉硬化	深静脉血栓	高血压	肺大疱、外伤史
主要阳性体征		常无阳性体征，出现并发症者可有心脏杂音变化	心动过速、呼吸急促、颈静脉充盈或异常搏动	双侧血压不对称或周围动脉搏动消失	皮下气肿、气管偏移、单侧胸部叩诊鼓音、呼吸音减低或消失
辅助检查		心电图和心肌标志物升高	心电图变化：出现$S_I Q_{III}、T_{III}$；D-二聚体升高；肺动脉 CTA 检查	胸痛明显而心电图变化无或不典型，胸部 CTA 诊断	X 线胸片

注：CTA. 计算机体层血管成像。

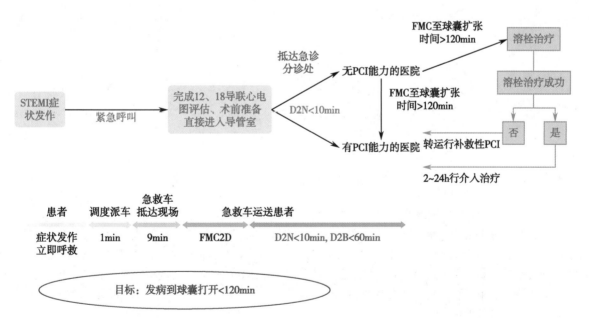

图 1-1-4 STEMI 患者再灌注治疗流程图

STEMI. ST 段抬高心肌梗死；PCI. 经皮冠状动脉介入治疗；FMC2D. 首次医疗接触至入院时间；D2N. 入院至开始溶栓的时间；D2B. 入院至球囊扩张的时间。

该患者给予上述处理，在等待转运过程中突然发生意识丧失、心脏骤停，下一步应如何处理？

立即行心肺复苏、开通气道、心脏电除颤，急送导管室造影，造影结果见图 1-1-5。造影结果提示前降支近段完全闭塞,与心电图结果提示急性前间壁、急性侧壁心肌梗死相符合,考虑罪犯血管为前降支,立即开通犯罪血管。

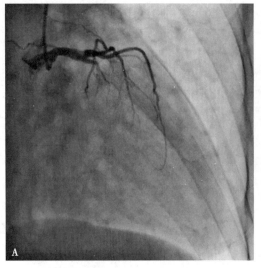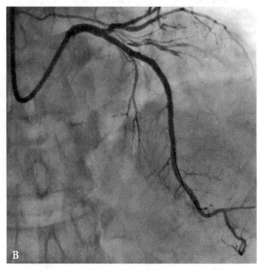

图 1-1-5 冠状动脉介入治疗前后图像

罪犯血管为前降支,A. 冠状动脉介入治疗前左前降支近段完全闭塞; B. 冠状动脉介入治疗后前降支开通。

术后送到冠心病监护室监护,术后随访心电图恢复情况(图 1-1-6)。

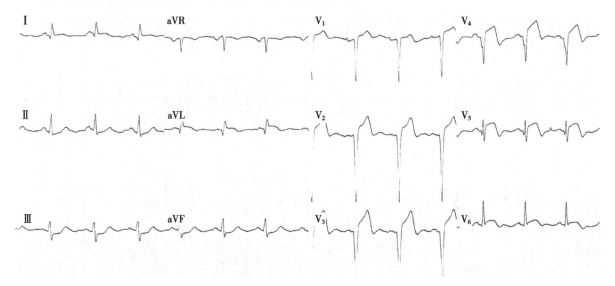

图 1-1-6 患者术后 6 小时心电图检查结果

【问题 3】 患者出院后应该给予何种治疗?

思路 AMI 患者出院后需要坚持长期药物治疗,控制缺血症状、降低心肌梗死和死亡的发生,包括服用双联抗血小板药物至少 12 个月,单个抗血小板药物终身使用,其他药物包括他汀类药物、β 受体阻滞剂和血管紧张素转换酶抑制剂(ACEI)/ 血管紧张素 Ⅱ 受体阻滞剂(ARB),严格控制危险因素,进行有计划及适当的康复及运动锻炼。根据住院期间的各种事件、治疗效果和耐受性,予以个体化治疗。所谓"ABCDE 方案"对于指导二级预防有帮助:

①"A"为抗血小板、抗心绞痛治疗和 ACEI。

②"B"为 β 受体阻滞剂预防心律失常,减轻心脏负荷等;控制血压。

③"C"为控制血脂和戒烟。

④"D"为控制饮食和糖尿病治疗。

⑤"E"为健康教育和运动。

临床病例2

患者，男性，37岁，突发胸痛9小时。患者与人争吵后突发胸痛，位于心前区，压榨样，持续性，伴一过性大汗淋漓，无头晕、黑矇。既往有高血压病史，血压控制不佳，否认糖尿病及高脂血症病史，有长期大量吸烟史，吸烟10余年。

查体：患者急病面容，伴大汗。心率126次/min，律齐，未及杂音，双肺呼吸音清。右侧血压164/90mmHg，左侧血压165/92mmHg，双侧股动脉、足背动脉可及。腹软，未及杂音，未及明显剑突下搏动。胸背部皮肤未见明显异常，胸壁无压痛。

【问题1】 对于该患者，考虑什么诊断，应做哪些进一步检查？

思路 该患者情绪激动后突发胸痛，呈持续性，既往有高血压和吸烟等冠心病危险因素，尽管年轻，但仍需首先考虑缺血性胸痛，根据疑似ACS患者的诊疗流程（图1-1-2），应该马上行心电图检查，目标是10分钟内采集心电图（图1-1-7），同时采血测定心肌坏死标志物（建议床旁快速检测），以及测定血常规、出凝血功能、肝肾功能、心功能指标、D-二聚体水平，检测动脉血氧。

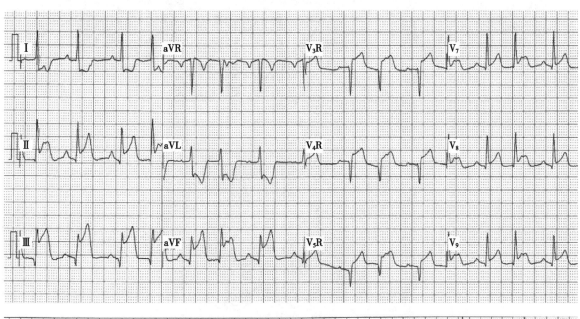

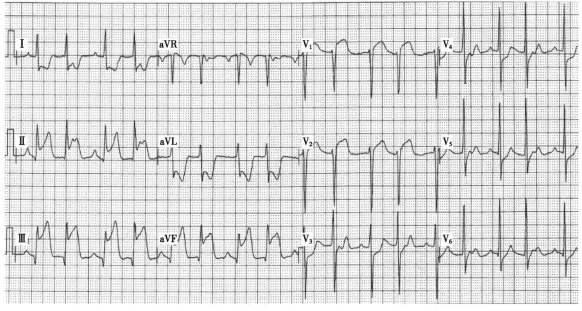

图1-1-7 患者入院时18导联心电图检查结果

【问题2】 患者心电图提示急性下壁、右心室 ST 段抬高心肌梗死,请问下一步该如何处理?

思路 此时应尽快完善冠状动脉造影,明确冠状动脉病变情况。冠状动脉造影结果见图 1-1-8。

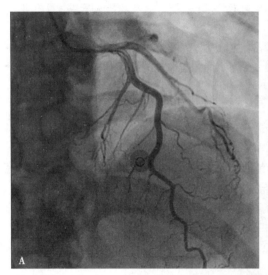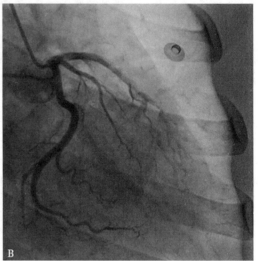

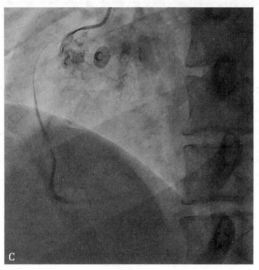

图 1-1-8 急诊冠状动脉造影结果

左冠[左主干、左前降支(A)及左回旋支(B)]未见明显狭窄,右冠(C)开口至近中段狭窄 99%,远段心肌梗死溶栓(TIMI)0～1 级,右冠窦极其宽大。

【问题3】 结合患者临床表现及造影结果,此时应考虑主动脉夹层或壁内血肿累及右冠口可能,请问下一步如何处理?

思路 此时应完善主动脉 CTA 及心脏超声等检查,胸腹主动脉 CTA 提示主动脉根部右冠窦处瘤样扩张,右冠未见显示,升主动脉至主动脉弓部壁环形低密度影。心脏超声提示主动脉右冠窦瘤样扩张。诊断为主动脉夹层(Stanford A 型)累及右冠状动脉,一经明确诊断,应尽快行外科手术治疗。外科手术治疗的目的是尽快修复破口,对夹层减压避免进一步延伸;解除冠状动脉口狭窄,必要时行冠状动脉搭桥术。

(钱菊英)

推荐阅读文献

[1] 中华心血管病杂志编辑委员会,胸痛规范化评估与诊断共识专家组. 胸痛规范化评估与诊断中国专家共识. 中华心血管病杂志,2014,42(8):627-632.

[2] 中华医学会心血管病学分会, 中华心血管病杂志编辑委员会. 急性 ST 段抬高型心肌梗死诊断和治疗指南. 中华心血管病杂志, 2015, 43（5）：380-393.

[3] IBANEZ B, JAMES S, AGEWALL S, et al. 2017 ESC guidelines for the management of acute myocardial infarction in patients presenting with ST-segment elevation: the task force for the management of acute myocardial infarction in patients presenting with ST-segment elevation of the European Society of Cardiology（ESC）. Eur Heart J, 2018, 39（2）：119-177.

[4] ZIPES D P, LIBBY P, BONOW R O, et al. Braunwald's heart disease.11th ed. Philadelphia: Elsevier, 2018.

第二章 呼吸困难

一、定义

呼吸困难（dyspnea）是指患者主观感到空气不足、呼吸费力，客观上表现为呼吸运动用力，严重时可出现张口呼吸、鼻翼扇动、端坐呼吸，甚至发绀，呼吸辅助肌参与呼吸运动，并且可以有频率、深度、节律的改变。

引起呼吸困难的原因繁多，主要为呼吸系统和心血管系统疾病。常见病因包括呼吸系统疾病引起的肺源性呼吸困难、心血管系统疾病引起的心源性呼吸困难、中毒性呼吸困难、血液病性呼吸困难、神经精神性呼吸困难。

【临床诊疗环节】

1. 详细询问患者呼吸困难的特征，包括发生、持续、加重及缓解的因素，以及既往相关病史。
2. 查体时关注呼吸系统及心血管系统相关体征，以及相关疾病特殊体征。
3. 对患者病情进行初步评估，对高危患者先予以生命体征监测及抢救。
4. 结合病史及查体进行相关辅助检查，包括 X 线胸片、心电图、超声心动图等。
5. 明确病因后到相关科室进行对因治疗。

【临床关键点】

1. 呼吸困难的诊断有赖于症状的详细询问及相关病史。
2. 由于部分呼吸困难是高危疾病的表现，因此首先要进行生命体征监测，进行危险性初步评估，以抢救生命为主。
3. 基础的胸部 X 线片及心电图检查意义重大。
4. 相关检查提示诊断方向后给予针对性治疗。

临床病例

患者，男性，52 岁，因"咳嗽、咳痰 1 周，胸闷、气短伴双下肢水肿 3 天"急诊就诊。

初步的病史采集如下：

患者自述近 1 周以来受凉感冒后出现咳嗽、咳痰，无发热，痰白色，自服阿莫西林 3 天，咳嗽略减轻。3 天前患者自感活动后胸闷、气短，休息后可缓解，无胸痛，感心悸，夜间洗脚时发现脚面水肿，次日消失，未在意，入院前 1 晚无法入睡，平躺即感气短，坐起缓解，后只能整夜坐着，次日急来就诊。既往有高血压病史 5 年，未规律服药；每到冬季有咳嗽、咳痰，服药即可缓解，未诊治。有吸烟史 30 余年，每天 10 支，未戒烟。

初步病史采集后，患者胸闷、气短不能缓解，血压 190/110mmHg，大汗，首先考虑为心血管急重症，临床上需要考虑以下 3 个相关问题。

【问题 1】 患者呼吸困难的特点是什么？生命体征是否平稳？

思路 1 该患者呼吸困难的突出特点是平卧时加重，坐起缓解，符合夜间阵发性呼吸困难的特点。夜间阵发性呼吸困难及端坐呼吸都是左心衰竭的特征性表现，主要机制与睡眠时迷走神经兴奋、冠状动脉收缩、心肌供血减少、心功能降低有关；此外小支气管收缩、仰卧时肺活量减少、肺淤血加重和呼吸中枢敏感性降低都是相关的机制。

> 知识点
>
> ### 可能引起夜间阵发性呼吸困难的病因
>
> 可导致左心衰竭的疾病都可引起夜间阵发性呼吸困难，如高血压、冠心病、心肌病、心脏瓣膜病、先天性心脏病、心律失常、心包疾病等。

思路2 呼吸困难可以是心血管或呼吸系统急重症的表现，也有可能是神经精神疾病所致或其他系统疾病在呼吸系统的表现，根据患者的症状、查体结果，结合辅助检查判断：呼吸困难伴粉红色泡沫痰，查体满肺哮鸣音，血压低，急性肺水肿；呼吸困难伴发绀，提示缺氧重，病情危急；呼吸困难伴呼吸节律改变，常为中毒或神经性呼吸困难，需紧急救治原发病；呼吸困难但无阳性体征，生命体征平稳，或仅仅表现为呼吸频率快而浅，常为精神性呼吸困难，非危重症等。

> 知识点
>
> ### 可导致呼吸困难的高危疾病，需立刻抢救
>
> 1. 急性肺水肿、心源性休克、肺栓塞、心脏压塞等心血管疾病。
> 2. 药物或化学毒物中毒所致呼吸困难。
> 3. 呼吸困难伴有呼吸节律改变及颅内高压表现。
> 4. 严重吸气性呼吸困难，尤其有异物吸入史或可能发生窒息时。
> 5. 呼吸困难伴血压降低等休克表现。

【问题2】 如何判断该患者呼吸困难是心源性还是肺源性？

思路 结合患者病史特点及入院时血压较高，心源性可能性大，但患者有反复咳嗽、咳痰病史，此次有受凉感冒诱因，鉴别有困难。需通过查体及辅助检查帮助鉴别。

> 知识点
>
> ### 心源性和肺源性呼吸困难的鉴别诊断要点
>
> 1. **病史** 心源性呼吸困难多有基础心脏疾病史如高血压、冠心病或瓣膜病等。
> 2. **特点** 与体位有关，夜间明显，坐起后缓解，肺源性与咳嗽有关。
> 3. **查体** 双侧肺底部湿啰音，随体位变化，肺源性多为单侧啰音，与咳痰有关。
> 4. **X线检查** 心源性可见 Kerley B 线等心力衰竭表现，肺源性可见浸润病变，肺间质纤维化等。
> 5. **实验室检查** 脑利尿钠肽（brain natriuretic peptide，BNP）血清水平有助于鉴别心源性及肺源性呼吸困难，心源性明显升高。

NT-proBNP 和 BNP

【问题3】 查体及初步检查应重点进行哪些方面？

思路1 查体注意事项，包括有助于判断患者病情严重程度的体征（如生命体征、意识状态等）及心肺查体可能的发现（是否有肺气肿体征、基础心脏疾病的体征等）。

思路2 呼吸困难患者重点进行的血液检查，包括血常规、D-二聚体、血气分析、BNP、心肌酶学、电解质和肾功能，同时进行 X 线胸片、心电图、床旁超声检查。

> 知识点
>
> 心力衰竭导致肺部啰音和肺部感染导致肺部啰音的鉴别见表 1-2-1。

表 1-2-1　心力衰竭导致肺部啰音和肺部感染导致肺部啰音的鉴别

啰音特点	心力衰竭	肺部感染
部位	双肺底	感染部位
单双侧	多双侧	仅病变侧
影响因素	体位（低垂部位）	咳嗽、咳痰后变化
啰音消失	减轻心脏负荷＋强心治疗	抗感染＋通畅呼吸道

知识点

脑利尿钠肽（BNP）在心源性及肺源性呼吸困难鉴别中的临床意义

1. 通过心电图检查、D- 二聚体筛查、X 线胸片检查可以很容易地鉴别心肌梗死、肺栓塞及气胸等疾病。

2. 心力衰竭所致呼吸困难患者 BNP 水平比其他原因所致呼吸困难患者 BNP 水平明显升高。故床旁 BNP 测定可快速判断心源性和非心源性呼吸困难，对呼吸困难的鉴别诊断具有重要意义，并可指导临床医生对呼吸困难患者早期予以恰当治疗，阻止病情进一步恶化，在心室合成的 BNP 水平高低是鉴别急诊呼吸困难病因的一种灵敏而特异的指标，具有较高的准确性。

D- 二聚体的检测与临床应用

查体结果

查体情况：体温 37.3℃，脉搏 110 次 /min，呼吸 22 次 /min，血压 190/110mmHg，端坐位，口唇发绀，两肺满布干湿性啰音，肺底为主，心界向左下扩大，心率 110 次 /min，律齐，心音低钝，心尖部可闻及 2/6 级柔和收缩期吹风样杂音。双下肢中度凹陷性水肿。

【问题 4】 上述记录是否准确反映了患者的体征？

思路　从"问题 3"的分析可以知道，该查体记录存在以下问题：

1. 该患者此次有咳嗽、咳痰病史，既往有每到冬季就咳嗽的病史，因此需要详细描述肺部查体结果，而不应该只有听诊结果。

2. 患者同时有高血压病史，且有心力衰竭表现，查体也有缺项。补充检查后的完整查体结果描述如下：体温 37.3℃，脉搏 110 次 /min，呼吸 22 次 /min，血压 190/110mmHg，端坐位，口唇发绀，咽部充血，双侧扁桃体不大。胸廓略呈桶状，肋间隙正常，未触及胸膜摩擦感，双侧胸部叩诊下胸部略呈浊音，两肺满布干湿性啰音，肺底为主。心尖搏动位于左锁骨中线外侧 1.5cm 处，无抬举样搏动，未触及震颤，心界向左下扩大，心率 110 次 /min，律齐，心音低钝，心尖部可闻及 2/6 级柔和收缩期吹风样杂音，未向左侧腋下传导。双下肢中度凹陷性水肿。

【问题 5】 结合上述查体结果，为明确诊断应进一步实施哪些检查？

思路 1　通过上述查体结果可以发现患者有肺部异常体征，结合患者的症状，考虑合并肺部感染，发病地区为社区，为非医疗机构，考虑社区获得性肺炎的诊断，为进一步明确应进行血常规、X 线胸片和痰培养检查。

知识点

社区获得性肺炎的诊断标准

1. 症状　咳嗽、咳痰、伴或不伴胸痛。

2. 发热。

3. 查体　肺部啰音或肺实变体征。

4. 血常规显示白细胞计数升高或降低。

5. X线胸片显示片状、斑片状或间质性病变。

上述1～4条具备1项，且伴有第5项，可诊断肺炎。

思路2　患者有高血压病史，血压控制欠佳，入院时血压很高，有夜间阵发性呼吸困难及端坐呼吸等症状，考虑并发左心衰竭，为进一步明确应进行心脏彩超、BNP及血气分析等检查，为与缺血性心肌病鉴别还需进行心肌酶谱、肌钙蛋白等检查，除外肺栓塞还需要行D-二聚体检测。

知识点

认识辅助检查在呼吸困难诊断中的价值

超声心动图可以发现基础心脏疾病并对心脏功能进行评价，还可以鉴别呼吸困难究竟是左心衰竭还是右心衰竭导致的。

血气分析不仅用于肺及支气管疾病，氧饱和度和酸碱平衡对判断呼吸困难的危险度，甚至对于病因辅助诊断都有较高的价值。

心源性呼吸困难中高血压心脏病和缺血性心肌病有时不易鉴别，除超声心动图外，心肌标志物检测也是必行检查。

辅助检查

血常规检查：白细胞计数 14.5×10⁹/L，中性粒细胞百分比 83%，中性杆状核粒细胞百分比 8%，淋巴细胞百分比 7%，单核细胞百分比 2%，血红蛋白 140g/L，血小板计数 250×10⁹/L。

心电图见图 1-2-1。

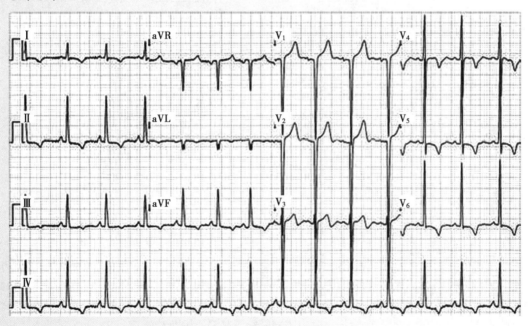

图1-2-1　患者心电图

X线胸片：肺纹理增粗，可见渗出性病变，符合肺部感染改变。

BNP 3 560ng/L。

血气分析：pH 7.32，氧分压 75mmHg，二氧化碳分压 30mmHg，剩余碱 3.2mmol/L。

床旁心脏超声：舒张末期内径 58mm，收缩末期内径 42mm，室间隔厚度 11mm，射血分数 40%，左心房内径 40mm，右心室内径 25mm，余房室径正常，肺动脉压力 30mmHg。

【问题6】 如何判断该患者的化验检查结果?

思路 患者的BNP显著升高,血气分析提示缺氧合并代谢性酸中毒,心肌酶学检查及D-二聚体水平正常。心电图提示窦性心动过速合并左心室肥厚,结合上述检查结果,患者患有高血压心脏病肺部感染诱发心力衰竭导致呼吸困难的可能性大。

【问题7】 如何分析床旁超声心动图结果?

思路 床旁心脏超声可以对心脏结构进行评价,帮助明确基础心脏疾病,同时可以对心脏功能进行评价,协助进行病情判断。该患者的心脏超声提示:左心房、左心室扩大,左心室肥厚提示高血压心脏病伴心力衰竭。

【问题8】 结合上述资料,该患者是否能明确诊断? 还需要做其他检查吗?

思路 该患者的诊断为原发性高血压3级:极高危组(病因诊断);心脏扩大(病理诊断);心功能Ⅲ级(功能评价);慢性阻塞性肺疾病(COPD):急性发作期(并发症诊断)。完整的诊断应该包括病因学诊断、病理诊断、并发症诊断、功能诊断,如患者合并心房颤动还需诊断心律失常、持续性心房颤动。还需要行动态心电图明确心律情况及是否合并缺血等。

知识点

呼吸困难的诊断程序

呼吸困难的诊断程序如图1-2-2所示。

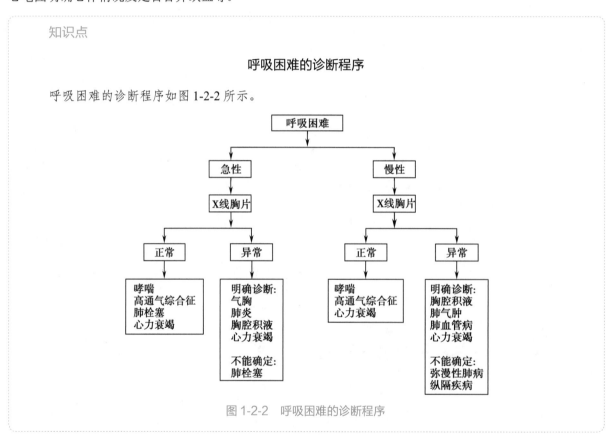

图1-2-2 呼吸困难的诊断程序

【问题9】 心源性呼吸困难和肺源性呼吸困难在治疗上有什么不同,需注意哪些问题?

思路 心源性呼吸困难的治疗以强心、利尿、扩血管减轻心脏负荷为主,有时需要用到吗啡等药物,而吗啡对于肺源性呼吸困难是禁用的,因此对于病因不明的呼吸困难不要轻易使用吗啡类药物。在诊断还不清楚之前可以使用氨茶碱,既可以扩张气道,也有微弱的强心及扩血管作用,不会导致严重后果。肺源性呼吸困难以改善通气为主,合并有心血管损害时也需同时给予减轻心脏负荷治疗。

【问题10】 夜间阵发性呼吸困难及端坐呼吸发生的机制是什么?

思路 主要是肺淤血和肺泡弹性降低:①肺淤血使气体弥散功能降低;②肺泡张力增高,刺激牵张感受器,通过迷走神经反射兴奋呼吸中枢;③肺泡弹性减退,肺活量减少;④肺循环压力升高对呼吸中枢的反射性刺激。

【问题11】 严重呼吸困难的患者进入急诊科后的诊疗流程是什么?

思路 首先通过生命体征测定进行危险程度评价,识别需要紧急救治的患者。对于无生命危险的患者通过初步诊断—危险评估—危险分层,完成对呼吸困难病因的诊断及病情严重程度的判断。

(马依彤)

推荐阅读文献

[1] 卢布朗德. DeGowin's 临床诊断学. 9 版. 潘祥林,徐伟华,译. 北京:人民军医出版社,2012.

[2] 西根塔勒. 内科鉴别诊断学. 19 版. 陆再英,苗懿德,译. 北京:中国医药科技出版社,2011.

[3] BRAUNWALD E,ANTMAN E M,BEASLEY J W,et al. ACC/AHA guidelines for the management of patients with unstable angina and non-ST-segment elevation myocardial infarction: executive summary and recommendations. A report of the American College of Cardiology/American Heart Association task force on practice guidelines(Committee on the Management of Patients with Unstable Angina). Circulation,2002,106(14): 1893-1900.

第三章 心 悸

心悸（palpitation）是患者对自身心脏或胸前区跳动不适的一种主观感觉，可由于心跳有力或频率过快导致。除外剧烈活动或情绪激动后出现的心悸属于生理现象，其余情况下出现的心悸均为病理现象。心悸是导致患者就诊常见的原因之一，心悸症状反复发作严重影响患者的生活质量及精神状况，其中心律失常为导致心悸的首位原因，结构性心脏病、心身疾病、系统性疾病、药物作用等亦可导致心悸的产生。

【临床问诊关键点】

1. 心悸发作前　活动（休息、睡眠、运动或正常活动、体位改变、运动后）、位置（平卧或站立）、诱发因素（情绪紧张、运动、下蹲或弯腰）。

2. 心悸发作初　突然或缓慢产生、之前有无其他症状（胸痛、呼吸困难、眩晕、乏力等症状）。

3. 心悸发作中　心悸的类型（规则或不规则、快速或不快、持续或不持续）、伴随症状（胸痛、晕厥或接近晕厥、出汗、肺水肿、焦虑、恶心、呕吐等）。

4. 心悸终止　突然或缓慢下降，伴随症状是否终止，持续时间，排尿；自发或迷走神经调节或药物作用。

5. 背景　首发年龄、先前发作次数和发作频率、心脏病病史、心身疾病病史、系统性疾病病史、甲状腺功能减退症病史、家族性心脏病、心动过速或猝死史；心悸时的用药、电解质紊乱情况、是否有药物滥用等。

临床病例

患者，女性，46 岁，因"间断心悸 4 年，加重 1 个月"入院。4 年前患者无明显诱因出现心悸，突发突止，自觉心跳快，无胸痛、气短症状，无黑矇、晕厥的症状，每次发作持续数分钟，休息后可自行缓解，每年发作 1～2 次，未行系统诊治。1 个月前心悸再发，伴胸痛，外院静脉用药后（具体不详）好转，此后心悸每天发作 1～2 次，每次发作持续十余分钟不等，可自行或用药后好转，现为进一步诊治入院。

知识点

引起心悸的常见心律失常

1. 室上性 / 室性期前收缩。
2. 室上性 / 室性心动过速。
3. 缓慢性心律失常，包括显著窦性心动过缓、窦性停搏、二度和三度房室传导阻滞。
4. 心脏起搏器和植入型心律转复除颤器（ICD）的功能和 / 或程序异常。

知识点

心悸的相关症状和发作情况

1. 体位突然变化后引起的心悸，通常由于对直立体位的不耐受或发生房室结折返性心动过速。

2. 结构性心脏病患者除表现心悸外，常可出现晕厥或其他症状，如极度乏力、呼吸困难或心绞痛。然而，晕厥也可能出现在无结构性心脏病的患者发生室上性心动过速时，这是触发血管迷走神经反射的结果。

3. 多尿在房性快速性心律失常，尤其是心房颤动中常见，这是由于利尿钠激素分泌过多所致。

4. 颈部快速规则的搏动常见于室上性心动过速，特别是房室结折返性心动过速，这是心房收缩遇到关闭的三尖瓣和二尖瓣的结果，与此相反，在心室期前收缩引起房室机械分离的情况下，只有一个或几个脉冲在颈部被感知，节奏多不规则。

5. 涉及房室结参与的室上性心动过速发作时，患者可通过 Valsalva 动作、颈动脉窦按摩增加迷走神经张力中断发作。

【问题 1】 心悸患者查体要注重什么，补充哪些查体内容?

思路 1 心悸发作时，查体包括心悸的频率、听诊或触摸脉搏。可以通过刺激迷走神经等方法鉴别各种类型的心动过速，如果颈动脉窦按摩使心动过速突然终止，则高度提示房室交界区参与的心动过速；如果心动过速的频率暂时降低，提示心房颤动、心房扑动（简称"房扑"）或房性心动过速。这一重要的步骤结束后，应评价患者对心律失常的耐受性（血压、心力衰竭的症状等）、评价心血管系统疾病（是否存在结构性心脏病等），以及在窦性心律和窦性心动过速时，评价系统性疾病对心悸的潜在影响。心悸不发作时，查体是为了发现可能引起心悸的结构性心脏病的相关表现（如心脏杂音、高血压的相应表现、血管疾病和心力衰竭的相应表现等），同时，要注意有无系统性疾病的表现。

思路 2 补充查体内容:

入院查体：体温 36.0℃，脉搏 76 次 /min，呼吸 17 次 /min，血压 110/80mmHg，双肺呼吸音清，未闻及干湿啰音，心率 76 次 /min，律齐，无杂音，无周围血管征，腹软，无压痛及反跳痛，双下肢不肿。

【问题 2】 针对心悸患者，可行哪些实验室检查?

思路 1 患者心悸伴有多食、消瘦、易激惹等症状，怀疑有甲状腺功能亢进症时，应测定血清 T_3、T_4 和甲状腺吸碘率。患者心悸伴有头晕、出冷汗、四肢末梢发凉，既往合并糖尿病病史，怀疑有低血糖时，应行血糖检测。患者阵发性心悸伴交感神经兴奋症状如大汗、手抖等症状，怀疑嗜铬细胞瘤时，应行血、尿儿茶酚胺检查。怀疑贫血时，可查血常规，必要时可进行骨髓穿刺检查骨髓涂片以进一步明确病因。

思路 2 患者入院后肝肾功能、电解质、血糖、甲状腺功能均正常，血常规正常。

【问题 3】 心悸的辅助器械检查有哪些?

思路 1 患者心悸时记录的十二导联心电图是诊断的"金标准"，对鉴别心律失常或非心律失常引起的心悸具有重要意义，而且精确地分析心律失常心电图可为明确心悸的机制和诊断提供重要依据。心悸不发作时记录心电图仍然能为心律失常引起的心悸提供重要的诊断信息，例如患者有阵发性快速而规则的心悸，不发作时心电图记录到预激综合征表现，同样可以考虑患者心悸源于心律失常。常规体表心电图的记录时间较短，动态心电图可以补充这一缺点，常用于检测体表心电图难以记录到的心律失常。对于怀疑有器质性心脏病的患者，为进一步明确病因，还可进行心脏多普勒超声检查，以了解心脏病变的性质及严重程度。

思路 2 患者外院心电图示窄 QRS 波心动过速（图 1-3-1）。

入院心电图提示窦性心律，正常心电图。超声心动图结果正常。

【问题 4】 结合上述病例特点，考虑患者心悸的诊断及治疗。

思路 诊断为心律失常、阵发性室上性心动过速。

阵发性室上性心动过速的心电图特点:

1. 心率为 150～250 次 /min，节律规整。

2. QRS 波形态与时限一般正常。

3. P 波逆行，通常藏于 QRS 波内或位于其终末部分，P 波与 QRS 波保持固定关系。

治疗：给予心内电生理检查及射频导管消融术。

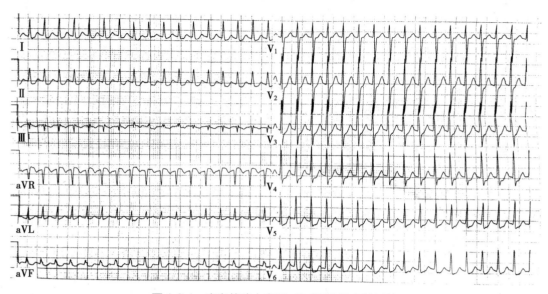

图 1-3-1 患者外院心电图：窄 QRS 波心动过速

（夏云龙）

第四章 晕 厥

晕厥是指由于脑灌注不足而导致的突发的、短暂性的意识丧失，多在短时间内自行恢复；晕厥是一种临床常见症状，其病因很多、机制复杂，涉及多学科，部分原因引起的晕厥可危及生命，需详细检查明确病因。晕厥按发生的机制分为三类：神经介导性晕厥、心源性晕厥、直立性低血压晕厥，其中神经介导性晕厥最为常见，其次是心源性晕厥，直立性低血压晕厥在 40 岁以下人群中罕见。

【临床诊疗环节】

1. 仔细询问病史 若符合晕厥的典型症状（突然发作，持续时间短的意识丧失且自行恢复），可作出晕厥诊断。典型的晕厥持续时间非常短暂，多伴前驱症状，如头晕、恶心、无力、大汗、黑朦等；若仅有这些症状而不伴有意识丧失，一般称为晕厥前兆，容易与其他原因导致的症状相混淆，在询问中应注意鉴别。

2. 鉴别诊断 除晕厥分类中的鉴别诊断外，短暂意识丧失及晕厥前兆亦可见于脑源性疾病、代谢性疾病（低血糖、低氧血症、过度通气）、中毒、栓塞和心因性假性晕厥。

3. 明确病因 诊断明确后，首先完善检查明确病因，同时要评估晕厥的风险及预后，决定治疗策略

4. 治疗 对于神经介导性晕厥及直立性低血压晕厥患者，治疗上以教育为主，尽量避免诱因，预后较好。有明确心脏疾病或有心源性猝死危险的高危人群（离子通道病、左心室致密化不全、原发性心肌病、左心室收缩功能严重减低等），晕厥可能是猝死的前兆，应高度重视，权衡风险和获益考虑可植入式循环记录仪（implantable loop recorder，ILR）或植入型心律转复除颤器（implautable cardioveter defibrillator，ICD）。

【临床关键点】

1. 所有患者均应接受全面的病史采集及标准 12 导联心电图检查，以及包含卧立位血压测量的全面查体。

2. 神经介导性晕厥和心源性晕厥占晕厥的 50% 以上。

3. 神经介导性晕厥类型及诱因多样，主要包含血管迷走晕厥、颈动脉窦过敏综合征、情境相关性晕厥，应围绕各自的发作诱因、特点进行问诊。

4. 倾斜试验用于诊断神经介导性晕厥的价值较人；对于假性晕厥和癫痫，将晕厥时的视频记录（包含院内及家庭视频）与倾斜试验相结合，可以客观反映晕厥时的伴随症状及心率/血压的关系，有助于鉴别诊断。

5. 当高度怀疑时心源性晕厥时，应进行床旁或远程心电监测，完善超声心动图等辅助检查，有条件者可行有创电生理检查。完善检查后仍不明病因的所有类型晕厥患者，目前推荐长程心电记录，如植入式循环记录仪（ILR），较常规心电记录装置具有更好的效价比。应确保所有心源性晕厥患者接受特定治疗。

临床病例

患者，女性，37 岁。13 岁起多次跑步后出现意识丧失，来门诊就诊。发作之前自觉胸部不适、有濒死感。意识丧失每次持续数分钟后自行恢复。不伴抽搐、尿便失禁、恶心呕吐、黑朦、视物旋转。每年发作 0～2 次。近来发作较前频繁，每年发作 1～3 次。否认眩晕症、癫痫病史。否认长期用药史。依据患者的症状可以初步判断晕厥。对此类患者，临床上需要对患者进行初步的评估。

【问题 1】 该患者的初步诊断是什么？

思路 1 依据患者的主诉，有明确的意识丧失、发作之前有前驱症状、持续时间短暂、能自行恢复。符合晕厥特点，可以初步诊断为晕厥。

思路 2 追问病史，26 岁行 24 小时动态心电图检查发现指室性期前收缩 1 800 个。近几年发作频繁，

前驱症状缩短为2分钟；发作前有腹部不适、便意感，随即于如厕途中出现晕厥。持续时间不足1分钟。意识恢复后自觉周身乏力、懒言。重点围绕患者意识丧失特点进行问诊，结合特征对晕厥类型进行初步评估。

【问题2】 该患者晕厥应与哪些疾病鉴别？

思路1 该患者年轻女性，无癫痫、眩晕病史，无心血管疾病史，无脑血管及脑实质病史，无一级亲属猝死家族史，多数患者仅根据病史就能排除大部分病因并制订出检查方案。故病史询问十分重要。

思路2 全面采集病史后，该患者自幼以跑步为诱因，追问病史自述发作前有排便感，考虑神经介导晕厥可能性大。

该患者鉴别诊断：

1．眩晕 感觉周围环境旋转/晃动，天旋地转感，通常无意识障碍。多需要耳鼻喉科协助诊断。

2．昏迷 意识障碍持续时间长，恢复困难。一般容易鉴别。

3．癫痫 血压和脉搏改变不明显，肢体强直性或痉挛性抽搐，而晕厥仅有肢体零星抽动，必要时视频脑电图可以协助鉴别。

【问题3】 该患者晕厥属于哪种分类？

思路1 普通人群最常见是神经介导性晕厥，其次是心源性。晕厥原因和年龄密切相关。儿童和青年人多为神经介导性晕厥和心理性假性晕厥，以及遗传性心律失常，如长QT间期综合征或Brugada综合征等离子通道病。老年人主动脉瓣狭窄、肺栓塞或器质性心脏病基础上的心律失常所导致的晕厥较多。

思路2 此患者为年轻女性，无相关基础病，诱因为排便、运动后相关，高度提示为神经介导性晕厥。

【问题4】 病史采集后对病情初步判断，该患者晕厥病因是什么？查体应注意什么？

思路 患者晕厥诱因为运动后，近期为排便。考虑情境性晕厥。该病例为年轻患者，虽直立性低血压少见，但查体时应注意监测卧位及立位血压。同时完善辅助检查排除器质性疾病。

门诊查体

体温35.6℃，脉搏72次/min；卧位血压124/80mmHg；立位血压116/74mmHg。神清，口唇无发绀。双肺呼吸音清，未及干湿啰音。心前区无隆起，心界不大，律齐，心率72次/min，各瓣膜听诊区未闻及杂音。神经系统查体（-）

【问题5】 结合上述结果，为明确病因应进一步实施哪些检查？

思路 上述结果未发现患者有心律失常、器质性疾病征象。卧立位血压不支持直立性低血压。病史不除外情境性晕厥。进一步明确诊断可观察患者是否能复制排便后情境晕厥，行倾斜试验明确是否有类型神经介导性晕厥。同时完善其他辅助检查。

辅助检查结果

倾斜试验（-）。运动过程中未诱发晕厥，运动负荷试验（-）

【问题6】 运动负荷试验及倾斜试验阴性是否能除外神经介导性晕厥？进一步明确晕厥原因还需检查什么？

思路 需要注意的是，倾斜试验阴性并不能确定或除外神经介导晕厥。

需除外心源性晕厥及神经系统疾病。相关的辅助检查包括血尿便常规、血糖、血脂、肝和肾及甲状腺功能、心电图、动态心电图、超声心动图、电生理检查、颈动脉窦按摩、头部CT或MRI、视频脑电图。

知识点

倾斜试验

倾斜试验用于诊断神经介导性晕厥，其特异度较高（90%），灵敏度较低（26%～80%）。阳性的患者如果没有心肌缺血或器质性心脏病的证据，神经介导性晕厥的可能性很大。

注意事项：

1. 倾斜试验条件　试验前停用一切可能影响自主神经功能的药物（评价药物疗效时例外），检查室应该光线暗淡、温度适宜。

2. 患者准备　试验前禁食 4～12 小时，若为首次试验，须停用心血管活性药物 5 个半衰期以上；若为评价药物疗效，重复试验时应安排在同一时刻，以减少自主神经昼夜变化所致的误差，并尽量保持药物剂量、持续时间等试验条件的一致。

3. 运动负荷试验禁忌　急性心肌梗死、重度主动脉瓣狭窄及肥厚梗阻型心肌病、严重的阿 - 斯综合征、未控制的高血压、肺栓塞、主动脉夹层、高度房室传导阻滞、急性心包炎、心肌炎。

知识点

晕厥分类及病因

1. 神经介导性晕厥（反射性晕厥）

（1）血管迷走神经性晕厥

1）情绪介导：如恐惧、疼痛、晕血。

2）直立性体位介导。

（2）情境性晕厥

1）咳嗽、打喷嚏。

2）胃肠道刺激（吞咽、排便、腹痛）。

3）排尿（排尿后）。

4）运动后。

5）餐后。

6）大笑、铜管乐器吹奏、举重。

（3）颈动脉窦过敏晕厥。

（4）不典型（无诱因）。

2. 直立性低血压　3分钟内立位较卧位时收缩压降低 20mmHg 或舒张压降低 10mmHg。

（1）原发性自主神经调节失常：单纯自主神经调节失常，多系统萎缩，伴有自主神经功能障碍的帕金森病（Parkinson disease）、路易体痴呆（dementia with Lewy body）。

（2）继发性自主神经调节失常：糖尿病神经病变、淀粉样变、尿毒症、脊髓损伤。

（3）药物诱发的直立性低血压：乙醇、血管扩张剂、利尿剂、吩噻嗪、抗抑郁药。

（4）血容量不足：出血、腹泻、呕吐等。

3. 心源性晕厥病因分类

（1）缓慢性心律失常

1）病态窦房结综合征，包括慢快综合征（图 1-4-1）。

2）房室传导功能障碍（二度Ⅱ型以上传导阻滞，包括双分支传导阻滞）。

3）起搏器功能异常（导线脱位、磨损、能源耗竭）。

（2）快速性心律失常

1）室上性心动过速。

2）室性心动过速（原发或继发于器质性心脏病、离子通道病、遗传性心律失常）。

3）起搏器介导心动过速。

（3）药物导致的快速性或缓慢性心律失常。

（4）器质性心脏病：心脏瓣膜病、急性心肌梗死、原发性心肌病、心脏肿物、心包疾病 / 心脏压塞、先天冠状动脉异常、异体瓣膜病。

4. 卒中、癫痫、肺栓塞、主动脉夹层

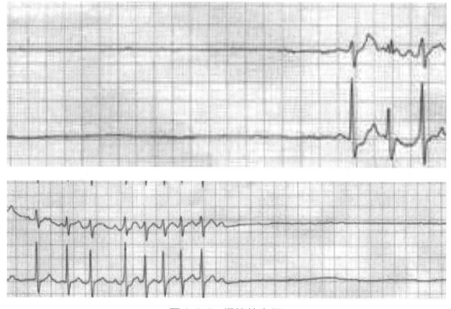

图 1-4-1　慢快综合征

为病态窦房结综合征一个特殊类型,通常缺乏病态窦房结综合征的基本特点。特征为各种主动出现的房型心律失常终止后出现一过性的窦房结功能抑制,通常表现为较长的窦性停搏。"慢"是继发于"快"的,首选射频导管消融治疗。

辅助检查结果

心电图:窦性心律,电轴不偏,心率 72 次 /min。动态心电图:偶发房性期前收缩(9 个 /24h),偶发室性期前收缩(1 个 /24h),短阵室性心动过速,持续 6.6 秒,心率 180 次 /min。超声心动图:心脏结构及功能大致正常。电生理检查示:反复诱发无快速性心律失常发作,未见窦房结,房室传导功能异常。心肌核素显像大致正常。颈动脉窦按摩(-)。头部 CT 大致正常。

【问题7】 结合上述检查结果,是否能明确晕厥的病因?

思路 运动负荷试验(-),除外心肌缺血。患者入院后,排便晕厥不能复现。动态心电图检查提示短阵室性心动过速,持续 6.6 秒,但患者当天无晕厥。因此暂不能认为室性心动过速为病因。结合心脏超声、头部 CT 结果,器质性疾病所致的晕厥依据不足。目前考虑神经介导性晕厥的可能性大,但患者动态心电图记录到与晕厥无关的室性心动过速,因此不能完全除外心律失常所致,建议植入 ILR。

【问题8】 患者植入 ILR 后晕厥再发入院,如何处理?

思路 1 明确患者晕厥发作时是否存在心律失常,回顾 ILR 记录到的晕厥发作时间的心电图为 5.2 秒窦性停搏。再次行倾斜试验。结果基础试验(-),硝酸甘油激发试验(+)(晕厥发作时体表心电图见图 1-4-2)。诊断为神经介导性晕厥。

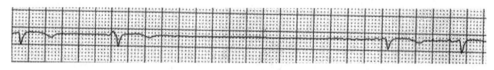

图 1-4-2　晕厥发作时体表心电图

思路 2 明确病因后,神经介导性晕厥为良性疾病,对于采用倾斜试验诊断的神经介导性晕厥患者研究显示,随访死亡率几乎为零,这些患者心脏大都正常。Framingham 研究显示神经介导性晕厥(其中包括直立性低血压和药物引起的晕厥),平均随访 17 年,心血管病发病和死亡风险未增加。该患者晕厥发作频繁,且发作时存在 5 秒停搏,心脏抑制型,为改善生活质量,降低致残率,予永久起搏器植入。

晕厥治疗

1. 心源性晕厥　心源性晕厥 1 年内猝死发生率达 20%～40%，因此必须详细评估，确保所有心源性晕厥患者能够接受特定的抗心律失常或原发疾病的治疗。

2. 直立性低血压晕厥　宣教、充足的水和盐摄入、身体反压动作、减量或停用降压药物、使用氟氢可的松。

3. 神经介导性晕厥　宣教为主，解释疾病良性过程，避免诱因，可进行倾斜训练；氟氢可的松可用于低血压型年轻患者；起搏器属于二线治疗，适合心脏抑制型的神经介导性晕厥。

（夏云龙）

第五章　水　肿

水肿（edema）是指由于人体组织间隙或休腔内积聚过多的液体而导致组织肿胀。过多液体在体内组织间隙呈弥漫性分布时，临床上多表现为可压陷性，呈全身性水肿；若液体积聚在局部组织间隙时，呈局部水肿；其中液体于体腔内积聚时称积液，临床上有胸腔积液、腹腔积液、心包积液等表现形式。水肿不是一个独立的临床疾病，而是一种重要的病理过程或症状。

【临床诊疗环节】

1．详细询问患者的水肿症状学特征及相关病史：水肿的部位、出现时间、有无改善或加重相关因素，以及用药情况等。

2．查体时重点关注水肿的特征，以及有助于判断病情严重程度的其他体征。

3．针对就诊患者进行胸部 X 线片、心脏超声多普勒等影像学检查，以及血液脑利尿钠肽（brain natriuretic peptide，BNP）或氨基末端脑利尿钠肽前体（N-terminal pro-brain natriuretic peptide，NT-proBNP）检测以确定是否可以临床诊断为心力衰竭。

4．对确诊的心力衰竭患者，选择治疗地点，如门诊、病房或者监护室。

5．对确诊的心力衰竭患者，进一步明确基础心血管疾病和其他系统疾病，以及本次心力衰竭症状加重的诱发因素。

6．结合患者的情况选择初始的心力衰竭治疗方案；在适当的时间段判断治疗效果，对于治疗效果欠佳的患者，分析可能原因，并进行相应的方案调整。

7．确定出院随访日期，以及健康宣教出院后的注意事项。

8．对初步判断为非心源性水肿的患者，进一步完善检查，明确病因并进行针对性治疗。

【临床关键点】

1．水肿是一种临床症状，需要进一步明确病因。

2．可根据病史、症状和体征选择相应的检查手段，进一步明确水肿是全身性或局限性，再进一步明确水肿是由心源性、肾脏源性、肝脏疾病或内分泌疾病等引起。

3．心力衰竭引起的水肿，需要明确合并基础心血管疾病的诊断和处理，以及心力衰竭加重的诱发因素处理。

4．部分患者的水肿存在多种病因，需要综合处理。

临床病例

患者，女性，70 岁，因"反复胸闷、气喘 1 年，加重伴双下肢水肿半个月"来门诊就诊。

初步的病史采集：患者 1 年前出现活动后胸闷、气喘，休息后改善，偶有夜间阵发性呼吸困难，坐起后缓解。于地方医院门诊胸部 CT 检查，提示双侧胸腔积液，于门诊胸腔穿刺抽取胸腔积液检查，未确诊为结核和肿瘤，症状缓解后门诊随诊。此后患者 2 次因再发胸闷、气喘住院治疗，诊断为"慢性心功能不全"，规律服用呋塞米 20mg 1 次 /d，酒石酸美托洛尔 25mg 2 次 /d，福辛普利钠 10mg 1 次 /d，地高辛 0.125mg 1 次 /d。半个月前患者劳累后再次出现胸闷、气喘，程度加重，夜间不能平卧，双下肢水肿（图 1-5-1）来院就诊。该患者有 2 型糖尿病史 8 年，服用二甲双胍缓释片 500mg 3 次 /d，阿卡波糖片 50mg 3 次 /d，自诉血糖控制在正常范围内。

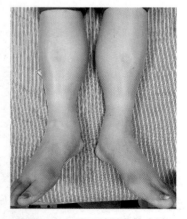

图 1-5-1　双下肢凹陷性水肿

初步病史采集后,因为患者有反复胸闷、气喘临床症状、夜间阵发性呼吸困难,以及下肢水肿体征,首先考虑为心力衰竭、慢性心功能不全。对于此类患者,临床上随之需要考虑以下相关问题。

【问题1】 该患者的水肿特征是什么? 可能的原因是什么?

思路 临床上根据水肿性质可分为凹陷性与非凹陷性水肿和炎症与非炎症性水肿。还可根据水肿范围分为全身性水肿和局限性水肿。

本例患者水肿表现为下肢水肿,呈压凹性,是否合并多浆膜腔积液需要进一步检查。

知识点

水肿分类

1. 根据水肿性质分类
(1) 凹陷性与非凹陷性水肿。
(2) 炎症与非炎症性水肿。
2. 根据水肿范围分类
(1) 全身性水肿
1) 心源性水肿:见于各种心脏疾病引起的右心衰竭、慢性缩窄性心包炎等。
2) 肾源性水肿:见于急慢性肾炎、肾病综合征等。
3) 内分泌疾病:见于垂体前叶功能减退症、皮质醇增多症(库欣综合征)、原发性醛固酮增多症等。
4) 肝病性水肿:见于肝功能不全、失代偿期肝硬化、低蛋白血症等。
5) 药物所致水肿:可见于应用肾上腺皮质激素、钙通道阻滞剂等。
6) 营养缺乏性水肿:见于罹患慢性消耗性疾病致长期营养缺乏的患者。
7) 结缔组织疾病:如系统性红斑狼疮(systemic lupus erythematosus, SLE)、硬皮病。
8) 妊娠相关性水肿。
9) 特发性水肿:多见于女性。
(2) 局限性水肿
1) 局部炎症。
2) 下肢静脉曲张。
3) 淋巴回流受阻。
4) 静脉血栓形成及血栓性静脉炎。
5) 慢性上下腔静脉阻塞综合征。
6) 黏液性水肿。
7) 血管神经性水肿。

入院检查

患者入院后检查:白细胞计数 9.5×10^9/L,血红蛋白 129g/L,中性粒细胞百分比 72.1%,中性粒细胞绝对值 6.87×10^9/L;患者体温正常,无咳嗽、咳痰,排除炎症性水肿;生化检查:钾 4.0mmol/L,钠 143mmol/L,总蛋白 73g/L,白蛋白 40g/L,谷丙转氨酶 42U/L,谷草转氨酶 45U/L,发育良好,腹部 CT 示肝脏表面光滑,各叶比例匀称,密度未见异常,排除肝病性水肿和营养缺乏性水肿;尿素 4.3mmol/L,肌酐 80μmol/L,24 小时尿蛋白定量 0.07g(正常参考值<0.2g/24h),24 小时尿微量白蛋白 7.11mg(正常参考值<19mg/24h),排除肾源性水肿;甲状腺功能检测:游离 T_3 4.48pmol/L,游离 T_4 16.89pmol/L,促甲状腺激素 2.75mU/L,排除甲状腺功能减退症所致水肿;双下肢深静脉及双侧颈静脉超声检查无异常,初步排除下肢静脉曲张、淋巴回流受阻、静脉血栓形成及血栓性静脉炎等所致水肿。

【问题2】 该患者水肿是心力衰竭、慢性心功能不全的临床表现吗?

思路 拟诊断心力衰竭、慢性心功能不全时,除了临床症状,查体信息非常重要,进一步收集该患者临床信息。血压 120/76mmHg, 呼吸 19 次 /min, 颈静脉充盈明显, 心率 100 次 /min, 心音低钝, 双肺呼吸音粗, 双肺底闻及少许湿啰音。腹平软, 肝脾肋下未触及, 腹水征阴性。双下肢及足背中度压凹性水肿。血液 NT-proBNP 4 705ng/L (正常参考值<125ng/L)。此时心力衰竭、慢性心功能不全的临床诊断确立。心脏超声检查则可以准确了解心腔大小、瓣膜结构有无异常以及测量左心室射血分数 (left ventricular ejection fraction, LVEF), 进一步明确心脏功能状况。

知识点

脑利尿钠肽 / 氨基末端脑利尿钠肽前体与心力衰竭

1. BNP 作为心力衰竭定量标志物, 不仅反映左心室收缩功能障碍, 也反左心室舒张功能和右心室功能障碍情况。

2. BNP<100ng/L、NT-proBNP<300ng/L 时通常可排除急性心力衰竭。BNP<35ng/L、NT-proBNP<125ng/L 时通常可排除慢性心力衰竭, 但其灵敏度和特异度较急性心力衰竭低。诊断急性心力衰竭时 NT-proBNP 水平应根据年龄和肾功能进行分层: 50 岁以下的患者 NT-proBNP 水平 >450ng/L, 50~75 岁 >900ng/L, 75 岁以上 >1 800ng/L, 肾功能不全 (肾小球滤过率 <60ml/min) 时 >1 200ng/L。经住院治疗后 BNP 水平无下降的心力衰竭患者预后差。

3. BNP 检测可以帮助患者进行危险分层, 有助于改善疾病管理, 减少总治疗费用, BNP 指导的治疗能提高疗效。

4. BNP 也是急性冠脉综合征患者的危险分层指标。

知识点

心力衰竭的生物标志物

1. BNP、NT-proBNP 的研究最为广泛, 是心力衰竭生物标志物中的"金标准"。

2. 半乳凝素 -3 (galectin-3, Gal-3) 为一种 β- 半乳糖苷酶结合凝集素, 通常情况下心脏的 Gal-3 表达水平较低, 但在损伤或应激情况下心脏巨噬细胞可大量表达并分泌 Gal-3。

3. 可溶性致癌抑制因子 (suppression of tumorigenicity 2, ST2), 其为白介素 -1 受体家族成员之一, 可溶性 ST2 为 ST2 的一种亚型, 心肌应力增加时其表达量上升。

4. 生长分化因子 -15 (growth differentiation factor-15, GDF-15) 是转化生长因子的细胞因子超家族成员, 生理状态下表达程度很低。心肌细胞在炎症、氧化应激、机械牵拉, 以及缺血时 GDF-15 表达量显著升高。

5. 肾上腺髓质肽 (adrenomedullin, ADM) 是降钙素基因相关肽家族中的成员, 当心室壁受到牵张或血流动力学发生变化时, 血管平滑肌或内皮细胞产生并分泌激素, 进而促进心室分泌 ADM。其前体 ADM 前体中段 (mid regional pro-ADM, MR-proADM) 更具有现实意义。

【问题3】 心力衰竭、慢性心功能不全的具体病因是什么?

思路 所有临床诊断为心力衰竭、慢性心功能不全的患者都需要查找原发病, 如原发性高血压、冠心病、心肌病、瓣膜病、先天性心脏病, 以及是否合并贫血、甲状腺功能异常等, 针对该患者, 需要进一步详细收集信息、进行查体及必要的辅助检查。如【问题 1】所述, 根据检测结果, 该患者初步排除贫血、甲状腺功能异常所致心脏功能不全。

该患者有 2 型糖尿病史 8 年, 目前仍然在服用降糖药物, 2 型糖尿病诊断明确, 需要考虑糖尿病性心肌病。糖尿病性心肌病是指发生于糖尿病患者, 不能用高血压、冠心病、心脏瓣膜病及其他心脏病变来解释的心肌疾病。糖尿病性心肌病目前尚无统一诊断标准, 参考诊断标准包括: ①临床确诊有糖尿病 (尤其是 1 型糖尿病); ②有心力衰竭临床表现; ③心脏扩大伴心脏收缩功能受损, 心脏无扩大者则有舒张功能障碍; ④排除了高血压、冠心病及心脏瓣膜病等其他心脏病引起的心力衰竭；⑤心肌活检发现微血管病变及高碘酸希夫染色（periodic acid-Schiff stain，PAS）阳性者可确诊；⑥合并其他微血管病变，如视网膜、肾血管病变者则支持糖尿病性心肌病诊断。对于该患者现有临床表现，糖尿病性心肌病诊断不能排除。

该患者生化项目：总胆固醇 4.92mmol/L，甘油三酯 1.44mmol/L，高密度脂蛋白 0.96mmol/L（低于正常参考值），低密度脂蛋白 3.86mmol/L（高于治疗目标值）。双下肢超声检测存在动脉硬化伴斑块形成：双下肢动脉内膜连续性有间断现象，内膜增厚，内膜中层厚度（intima-media thickness，IMT）0.7～1.2mm，下肢动脉内可见多个直径 5～15mm 的强回声及低回声斑块，主要位于股动脉分叉处。双侧颈总动脉分叉处可见强回声，大小为 2.3mm×4.1mm。心脏超声多普勒检查：左心房前后径 41mm，左心室舒张期前后径 55mm，二尖瓣轻度反流，左心室前壁节段性运动减弱，LVEF 38%（Simpson 法）。心电图：窦性心律，心率 100 次 /min，完全性左束支传导阻滞。胸部 CT 证实存在双侧胸腔积液。全套肿瘤指标正常。

该患者既往无高血压病史，本次入院查体血压正常，排除高血压所致靶器官损害引起水肿。心脏超声检测排除瓣膜病、先天性心脏病。患者致动脉粥样硬化性血脂升高，保护性脂蛋白降低，存在外周动脉粥样硬化，同时合并的 2 型糖尿病是冠心病的等危症，心脏超声检查证实左心室前壁节段性运动减弱，据此分析，患者存在合并冠状动脉狭窄性病变可能，而冠心病则可能是导致心力衰竭、心功能不全的基本病因，在病情允许时需要进行相应的病因鉴别（如无创冠状动脉 CT 造影或微创选择性冠状动脉造影）。

知识点

心力衰竭的分类和诊断标准见表 1-5-1。

表 1-5-1　心力衰竭的分类和诊断标准

诊断标准	HFrEF	HFmrEF	HFpEF
1	症状和 / 或体征	症状和 / 或体征	症状和 / 或体征
2	LVEF<40%	LVEF 40%～49%	LVEF≥50%
3		利钠肽升高[①] 并符合以下至少一条： （1）左心室肥厚和 / 或左心房扩大 （2）心脏舒张功能异常	利钠肽升高[①] 并符合以下至少一条： （1）左心室肥厚和 / 或左心房扩大 （2）心脏舒张功能异常
备注	随机临床试验主要纳入此类患者，有效的治疗已得到正式	此类患者临床特征、病理生理、治疗和预后尚不清楚，单列此组有利于对其开展相关研究	需要排除患者的症状是由非心脏疾病引起的，有效的治疗尚未明确

注：HFrEF，射血分数降低的心力衰竭；HFmrEF，射血分数中间值的心力衰竭；HFpEF，射血分数保留的心力衰竭；LVEF，左心室射血分数。

[①]利钠肽升高指脑利尿钠肽（BNP）>35ng/L 和 / 或氨基末端脑利尿钠肽前体（NT-proBNP）>125ng/L。

【问题 4】　有无本次发病的诱因？

思路　慢性心力衰竭急性加重常常存在诱因，在询问病史中能够及时发现这些诱因并及时处理，对迅速改善患者临床症状和稳定病情非常重要，如感染、快速性或缓慢性心律失常、服药不当、疲劳或劳累、未控制的高血压、未纠正的贫血或甲状腺功能异常，以及冠状动脉缺血反复发作（严重者导致急性心肌梗死）诱发和加重心脏负担。

该患者如【问题 1】所述，根据检测结果，初步排除感染、慢性贫血、甲状腺功能亢进症所致心脏功能不全；根据入院查体，该患者初步排除高血压所致心力衰竭。该患者可能存在的诱因为劳累及原有心脏疾病加重。入院后生化：空腹葡萄糖 7.27mmol/L，餐后 2 小时葡萄糖 10.98mmol/L，糖化血红蛋白 6.80%，尿葡萄糖阴性；无糖尿病的急性并发症。

知识点

心力衰竭的常见诱发因素

1. 感染 呼吸道感染最常见,尤其是年老体弱者及合并糖尿病患者。
2. 心律失常 尤其是快速性或严重缓慢性心律失常。
3. 劳累或情绪激动。
4. 治疗不当 如不恰当停用降压药致血压升高,过量服用负性肌力药物(如β受体阻滞剂等)。
5. 原有心脏疾病加重或合并其他疾病 如急性心肌梗死、甲状腺功能亢进症或贫血等。
6. 血容量迅速增加 如输液(尤其是盐水)过多过快。

【问题5】 临床诊断是什么?治疗方案如何制订?

思路 根据【问题2】~【问题5】的分析,该患者入院临床诊断:①冠心病可能性大,心功能纽约心脏病协会(New York Heart Association, NYHA)评级 Ⅲ~Ⅳ级;②2型糖尿病,糖尿病性心肌病可能。

治疗方案:阿司匹林肠溶片 100mg 1 次/d,阿托伐他汀钙片 20mg 1 次/d;琥珀酸美托洛尔缓释片 47.5mg 1 次/d,呋塞米注射液 20mg 静脉推注 2 次/d,螺内酯 20mg 2 次/d,沙库巴曲缬沙坦钠 50mg 2 次/d,地高辛片 0.125mg 1 次/d,单硝酸异山梨酯缓释胶囊 50mg 1 次/d,二甲双胍缓释片 500mg 3 次/d,阿卡波糖 50mg 3 次/d,记录出入量,每天测量体重、监测血葡萄糖等。

知识点

改善心力衰竭临床症状和预后的药物

1. 利尿剂、洋地黄类药物 是改善心力衰竭患者临床症状的有效药物,需要注意监测电解质、肾功能。
2. β受体阻滞剂、血管紧张素转换酶抑制剂/血管紧张素Ⅱ受体阻滞剂(ACEI/ARB)和醛固酮受体拮抗剂 是改善心力衰竭患者预后的有效药物,使用剂量需要进行滴定,逐渐增至临床研究证实的最大有效剂量。
3. 沙库巴曲缬沙坦钠 是一种血管紧张素受体脑啡肽酶抑制剂(ARNI),有 ARB 和脑啡肽酶抑制剂的作用,后者可升高 BNP、缓激肽和肾上腺髓质素及其他内源性血管活性肽的水平。
4. 伊伐布雷定 通过特异性抑制心脏窦房结起搏电流(funny current, If),减慢心率。已使用 ACEI/ARB/ARNI、β受体阻滞剂、醛固酮受体拮抗剂,β受体阻滞剂已达到目标剂量或最大耐受剂量,心率仍≥70 次/min 可考虑使用伊伐布雷定。
5. 左西孟旦 是钙增敏剂,与心肌肌钙蛋白(cardiac troponin, cTn)C 结合产生正性肌力作用,不影响心室舒张,还具有扩张血管的作用。
6. 冻干重组人脑 BNP 通过与效应器细胞膜上的 BNP 受体结合,介导扩血管、利尿、排钠等作用。
7. 托伐普坦(血管升压素受体拮抗剂) 可以阻止精氨酸血管升压素同 V_2 受体的结合,促进排出体内多余的水分,从而升高血浆中钠离子浓度,同时对血浆的钾、镁离子不造成影响,起到抗心力衰竭同时又能纠正电解质紊乱的作用。

【问题6】 下一步检查和治疗方案应注意哪些方面?

思路 在积极规范治疗心力衰竭、患者临床症状改善、病情稳定后需要进一步完善检查,明确患者有无合并冠心病。该患者治疗一周后临床症状显著改善,生命体征稳定,下肢压凹性水肿消退,复查 X 线胸片显示胸腔积液吸收。排除冠状动脉造影禁忌证,择期选择性冠状动脉造影检查,发现左前降支中段节段性 75% 偏心性狭窄,结合心脏超声多普勒检查存在左心室前壁节段性运动减弱,存在冠状动脉介入治疗指征,在冠状动脉左前降支植入支架一枚,并辅以阿司匹林、氯吡格雷双联抗血小板治疗。患者出院时需要注意加强健康宣教、指导服药和随访注意事项等。

(马根山)

推荐阅读文献

[1] 卢布朗德. DeGowin's 临床诊断学. 9 版. 潘祥林, 徐伟华, 译. 北京: 人民军医出版社, 2012.

[2] 西根塔勒. 内科鉴别诊断学. 19 版. 陆再英, 苗懿德, 译. 北京: 中国医药科技出版社, 2011.

[3] 中华医学会心血管病学分会心力衰竭学组, 中国医师协会心力衰竭专业委员会, 中华心血管病杂志编辑委员会. 中国心力衰竭诊断和治疗指南 2018. 中华心血管病杂志, 2018, 46 (10): 760-789.

[4] PONIKOWSKI P, VOORS A A, ANKER S D, et al. 2016 ESC guidelines for the diagnosis and treatment of acute and chronic heart failure: the task force for the diagnosis and treatment of acute and chronic heart failure of the European Society of Cardiology (ESC). Developed with the special contribution of the Heart Failure Association (HFA) of the ESC. Eur Heart J. 2016, 37 (27): 2129-2200.

第六章 发　绀

发绀是指血液中还原血红蛋白增多，使皮肤和黏膜呈青紫色改变的一种表现，也称"紫绀"。常发生在皮肤较薄、色素较少和毛细血管较丰富的部位，如口唇、指/趾、甲床等。

【临床诊疗环节】

1. 详细询问患者发绀的特点及相关病史：发病的年龄、病程、发绀的特点、伴随症状、基础疾病、服药史、毒物接触史等。

2. 查体时重点关注发绀的分布和程度，以及有助于判断发绀原因的其他体征。

3. 根据患者的病史和查体，以及血液学检查、心电图、胸部 X 线检查、肺功能测定、心脏彩超、心导管等检查判断发绀原因。

4. 对确诊肺动脉高压的患者应进行相关病因学检查，如血液学检查、心电图、肺动脉计算机体层血管成像（computed tomography angiography，CTA）、心脏彩超等，进一步明确肺动脉高压的病因。

5. 针对不同病因的肺动脉高压进行针对性的治疗。

【临床关键点】

1. 发绀仅是临床表现，需要进一步明确病因。

2. 根据患者的病史、症状和体征，以及相应的检查，进一步明确发绀是由血液中还原血红蛋白增加还是血液中存在异常血红蛋白衍生物所致，如果是血液中还原血红蛋白增加，再进一步明确发绀是中心性、周围性还是混合性，最后明确发绀是由心源性、肺源性、周围血管源性或药物源性等引起。

3. 部分肺动脉高压可寻找到病因，除治疗肺动脉高压外，积极处理原发病更为重要。

临床病例

患者，男性，60 岁，因"活动后胸闷气短 1 年，加重伴口唇发绀半个月"入院。患者于 1 年前开始出现活动后胸闷气短，无胸痛、放射痛，无心悸、头晕、晕厥，无端坐呼吸、夜间阵发性呼吸困难，无咳嗽、咳痰、咯血，休息 5 分钟后可缓解，患者未予重视，未诊治。半个月前，患者上述症状加重，伴口唇发绀，遂来门诊就诊。病程中，患者饮食、睡眠正常，大小便正常。既往体健，否认"冠心病、高血压、糖尿病、慢性阻塞性肺疾病"等病史，否认食物药物过敏史，否认烟酒史，否认家族性遗传性疾病史。查体：体温 36.5℃，脉搏 85 次/min，呼吸 20 次/min，血压 130/85mmHg。神志清，口唇发绀，两肺呼吸音粗，未闻及明显干湿啰音。心界无扩大，心率 85 次/min，肺动脉瓣听诊区第二心音亢进（$P_2 > A_2$），各瓣膜听诊区未闻及明显病理性杂音。腹软，无压痛及反跳痛，肝脾肋下未触及。双下肢无明显凹陷性水肿。四肢肌力及肌张力正常，全身各关节无明显畸形。

初步病史采集后，患者有口唇发绀，同时有胸闷气短，下一步应明确发绀原因。

【问题1】 针对一个发绀的患者，问诊的要点是什么？

思路　主要包括以下几点：

1. **发病年龄与性别**　自出生或幼年即出现发绀者，常见于发绀型先天性心脏病，或先天性高铁血红蛋白血症。特发性阵发性高铁血红蛋白血症可见于育龄女性，且发绀出现多与月经周期有关。肢端发绀症以青年女性多见，患者有手心多汗、失眠等自主神经功能紊乱的表现。

2. **发绀部位及特点**　用来判断发绀的类型。如为周围性，则需询问有无心脏和肺部疾病症状，如心悸、胸闷、气短、咳嗽等。

3. 伴随症状　伴呼吸困难者常见于重症心、肺疾病及急性呼吸道阻塞、大量气胸等,而高铁血红蛋白血症虽有明显发绀,但一般无呼吸困难。伴杵状指/趾者主要见于发绀型先天性心脏病。伴意识障碍及衰竭者主要见于某些药物或化学物质中毒、休克等。

4. 发病诱因及病程　急性起病又无心肺疾病表现的发绀,须询问有无摄入相关药物、化学物品、变质蔬菜,以及在有便秘情况下服用含硫化物。

【问题2】　该患者发绀的特征是什么? 可能的原因是什么?

思路　发绀的病因可以分为血液中还原血红蛋白增加(真性发绀)和血液中存在异常血红蛋白衍生物两大类。其中,前一种可分为中心性发绀、周围性发绀和混合性发绀;后一种可分为高铁血红蛋白血症和硫化血红蛋白血症。

该患者表现为口唇发绀,需要进一步检查明确发绀原因。

入院检查

患者入院后检查:血气分析 pH 7.4,氧分压 52mmHg,二氧化碳分压 35mmHg,血氧饱和度 88%,血常规、肝肾功能、电解质均正常,静脉血颜色正常,血液中未发现高铁血红蛋白和硫化血红蛋白,并且患者未大量进食含有亚硝酸盐的变质蔬菜、腌制不久的食物以及含硫化物的药品,故排除血液中存在异常血红蛋白衍生物的可能;TnI<0.01μg/L, BNP 38ng/L,心电图示窦性心动过速,ST-T 异常,X 线胸片示心影增大,肺动脉段突出,并且患者发绀部位为口唇,肢体末端及下垂部位未发现明显发绀,故排除周围性发绀;超声心动图示左心室内径48mm,左心房内径32mm,右心室内径35mm,肺动脉压65mmHg,左心室射血分数62%,三尖瓣轻度反流,肺功能示通气功能减退,阻塞型通气功能障碍,支气管舒张试验阴性,患者肺功能发现异常,超声心动图未见先天性心脏病及血液分流,故排除心性混合性发绀。

知识点

发绀原因分类

1. 血液中还原血红蛋白增加(真性发绀)

(1)中心性发绀:其特点是发绀为全身性,除颜面及四肢外,也累及躯干,但受累部位的皮肤是温暖的。发绀的原因多为心、肺疾病引起呼吸功能衰竭、通气与换气功能障碍、肺氧合作用不足导致血氧饱和度降低。

1)肺性发绀:呼吸功能不全、肺氧合作用不足所致。常见于各种严重的呼吸系统疾病,如肺炎、慢性阻塞性肺疾病、弥漫性肺间质纤维化、肺淤血、肺水肿、急性呼吸窘迫综合征、肺栓塞、原发性肺动脉高压,以及喉、气管、支气管的阻塞等。

2)心性混合性发绀:由于异常通道分流,使部分静脉血未通过肺的氧合作用而进入体循环动脉,如分流量超过心输出量的1/3,即可出现发绀。常见于发绀型先天性心脏病,如法洛四联症、艾森门格综合征(Eisenmenger syndrome)等。

(2)周围性发绀:其特点是发绀常出现于肢体末端与下垂部位。受累部位的皮肤是冷的,但若给予按摩或加温,使皮肤转暖,发绀可消退。此类发绀是由周围循环血流障碍导致。

1)淤血性周围性发绀:常见于引起体循环淤血、周围血流缓慢的疾病,如右心衰竭、渗出性心包炎、心脏压塞、缩窄性心包炎、血栓性静脉炎、上腔静脉阻塞综合征、下肢静脉曲张等。

2)缺血性周围性发绀:常见于引起心输出量减少和局部血流障碍性疾病,如严重休克、暴露于寒冷中、血栓闭塞性脉管炎、雷诺病、肢端发绀症、冷球蛋白血症等。

(3)混合性发绀:中心性发绀与周围性发绀同时存在,可见于心力衰竭等。

2. 血液中存在异常血红蛋白衍生物

（1）高铁血红蛋白血症：包括先天性和后天获得性。①先天性高铁血红蛋白血症是指自幼即有发绀，而无心、肺疾病及引起异常血红蛋白的其他原因；通常有家族史，身体一般状况较好。②后天获得性高铁血红蛋白血症最常见于各种化学物质或药物中毒引起血红蛋白分子中二价铁被三价铁所取代，使其失去与氧结合的能力；当血中高铁血红蛋白量达到 30g/L 时可出现发绀；多为苯胺、硝基苯、伯氨喹、亚硝酸盐、磺胺类等中毒所致。发绀的特点是急剧出现，抽出的静脉血呈深棕色，虽给予氧疗但发绀不能改善，只有给予静脉注射亚甲蓝或大量维生素 C，发绀才可消退，用分光镜检查可证实血中高铁血红蛋白存在。由于大量进食含亚硝酸盐的变质蔬菜引起的中毒性高铁血红蛋白血症也可出现发绀，称为"肠源性青紫症"。

（2）硫化血红蛋白血症：为后天获得性。服用某些含硫药物或化学品后，使血液中硫化血红蛋白达到 5g/L 即可出现发绀。但一般认为本病患者须同时有便秘或服用含硫药物在肠内形成大量硫化氢为先决条件。发绀的特点是持续时间长，可达数月以上，血液呈蓝褐色，分光镜检查可证明有硫化血红蛋白的存在。

【问题 3】 该患者发绀的原因是什么？

思路 患者发绀的原因考虑为肺性发绀中的肺动脉高压。诊断依据：①病史，患者有口唇发绀，同时有胸闷气短症状。②查体，两肺呼吸音粗，肺动脉瓣听诊区第二心音亢进（$P_2 > A_2$）。③辅助检查：血气分析示氧分压和血氧饱和度较低；X 线胸片示心影增大，肺动脉段突出；超声心动图示右心室增大，肺动脉高压；肺功能示阻塞型通气功能障碍；右心导管检查示肺动脉压力 70mmHg。

知识点

肺动脉高压

由多种原因引起的静息状态下右心导管测得的平均肺动脉压≥25mmHg（1mmHg= 0.133kPa）的血流动力学状态。

【问题 4】 肺动脉高压的原因是什么？

思路 肺动脉高压的病因可分为动脉型肺动脉高压、左心疾病所致肺动脉高压、肺部疾病和 / 或低氧所致肺动脉高压、慢性血栓栓塞性肺动脉高压和其他肺动脉阻塞性疾病、未知和 / 或多因素所致肺动脉高压。

该患者存在肺动脉高压，但仍需进一步检查明确肺动脉高压原因。患者无药物毒物服用史，无家族性遗传性疾病史；入院后查血常规、免疫指标、肿瘤指标及病毒指标均正常；腹部彩超示肝胆胰脾正常；心脏彩超未发现左心室收缩、舒张功能不全，无心脏瓣膜及心肌病等；胸部 CT 未发现慢性阻塞性肺疾病、间质性肺疾病等。但患者入院后查血气分析示氧分压和血氧饱和度较低，肺功能示阻塞型通气功能障碍，纤溶功能检查示 D- 二聚体 3 256μg/L，上述结果提示肺栓塞可能性较大。故行肺通气 / 灌注显像，提示多发的灌注缺损，肺动脉 CTA 检查提示多发肺动脉栓塞，进一步查双下肢静脉彩超提示双侧小腿肌间静脉血栓。

知识点

肺动脉高压分类

1. 动脉性肺动脉高压
1.1 特发性
1.2 遗传性
1.2.1 *BMPR2* 基因突变
1.2.2 其他突变

1.3 药物所致和毒物所致肺动脉高压

1.4 疾病相关肺动脉高压

1.4.1 结缔组织疾病

1.4.2 人类免疫缺陷病毒（HIV）感染

1.4.3 门静脉高压

1.4.4 先天性心脏病

1.4.5 血吸虫病

1′. 肺静脉闭塞病和/或肺毛细血管瘤样增生症

1′.1 特发性

1′.2 遗传性

1′.2.1 *EIF2AK4* 基因突变

1′.2.2 其他基因突变

1′.3 药物、毒物和放射线所致

1′.4 疾病相关

1′.4.1 结缔组织疾病

1′.4.2 HIV 感染

1″. 新生儿持续性肺动脉高压

2. 左心疾病所致肺动脉高压

2.1 左心室收缩性功能不全

2.2 左心室舒张性功能不全

2.3 心脏瓣膜病

2.4 先天性/获得性左心流入道/流出道梗阻和先天性心肌病

2.5 先天性/获得性肺静脉狭窄

3. 肺部疾病和/或低氧所致肺动脉高压

3.1 慢性阻塞性肺疾病

3.2 间质性肺疾病

3.3 其他限制性与阻塞性通气功能障碍并存的肺部疾病

3.4 睡眠呼吸障碍

3.5 肺泡低通气

3.6 长期居住高原环境

3.7 肺发育异常

4. 慢性血栓栓塞性肺动脉高压和其他肺动脉阻塞性疾病

4.1 慢性血栓栓塞性肺动脉高压

4.2 其他肺动脉梗阻性疾病

4.2.1 血管肉瘤

4.2.2 其他血管内肿瘤

4.2.3 动脉炎

4.2.4 先天性肺动脉狭窄

4.2.5 寄生虫病

5. 未明和/或多因素所致肺动脉高压

5.1 血液系统疾病

5.2 系统性疾病

5.3 代谢性疾病

5.4 其他

知识点

肺动脉高压的诊断策略见图1-6-1。

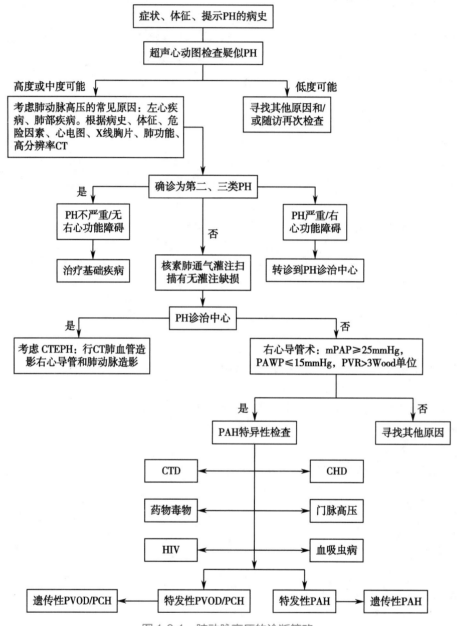

图1-6-1 肺动脉高压的诊断策略

PH. 肺动脉高压；CT. 计算机体层摄影；CTEPH. 慢性血栓栓塞性肺动脉高压；PAH. 动脉型肺动脉高压；CTD. 结缔组织病；CHD. 先天性心脏病；PVOD/PCH. 肺静脉闭塞病/肺毛细血管瘤病；HIV. 人类免疫缺陷病毒；mPAP. 肺动脉平均压；PAWP. 肺动脉楔压；PVR. 肺血管阻力。

【问题5】 该患者的诊断及治疗方案是什么？

思路 根据上述问题分析，该患者的诊断为：慢性血栓栓塞性肺动脉高压、慢性肺动脉血栓栓塞症、双下肢静脉血栓。

知识点

慢性血栓栓塞性肺动脉高压的治疗

1．内科治疗

（1）一般治疗：卧床、吸氧等。

（2）去除病因：如治疗下肢静脉血栓。

（3）抗凝治疗：如无抗凝禁忌证，应终身抗凝治疗。

（4）改善右心功能：如有右心功能不全，可予利尿剂减轻外周水肿。

（5）新型靶向药物：包括前列环素类药物、内皮素受体拮抗剂、磷酸二酯酶 -5 抑制剂、鸟苷酸环化酶激动剂等。

2．介入治疗　指经皮肺血管成形术。

3．外科治疗　指肺动脉内膜剥脱术。

该患者的治疗方案：先行经导管局部溶栓及下腔静脉滤器置入，然后配合长期口服抗凝药物（华法林，定期监测血液凝固国际标准化比值），3 个月后复查肺动脉 CTA 及下肢静脉彩超均未见血栓，复查血气分析、肺功能及心脏彩超等检查较前明显好转，口唇无发绀。

（马根山）

推荐阅读文献

[1] 葛均波，徐永健，王辰．内科学．9 版．北京：人民卫生出版社，2018．

[2] 万雪红，卢雪峰．诊断学．9 版．北京：人民卫生出版社，2018．

[3] 中华医学会呼吸病学分会肺栓塞与肺血管病学组，中国医师协会呼吸医师分会肺栓塞与肺血管病工作委员会，全国肺栓塞与肺血管病防治协作组．肺血栓栓塞症诊治与预防指南．中华医学杂志，2018，98（14）：1060-1087．

[4] 中华医学会心血管病学分会肺血管病学组，中华心血管病杂志编辑委员会．中国肺高血压诊断和治疗指南 2018．中华心血管病杂志，2018，46（12）：933-964．

第二篇
疾 病 篇

第一章 心力衰竭

第一节 慢性心力衰竭

心力衰竭（heart failure）是指各种心脏结构或功能性疾病导致心室充盈和/或射血功能受损，心输出量不能满足机体组织代谢需要，以肺循环和/或体循环淤血、器官和/或组织血液灌注不足为临床表现的一组综合征，主要表现为呼吸困难、体力活动受限和体液潴留。

【临床诊疗环节】

1．详细询问症状特征及相关病史。

2．查体时重点关注心脏体征及肺循环/体循环淤血的相关体征。

3．对疑诊患者进行心电图、X线胸片、超声心动图或利钠肽检查，以确定诊断。

4．对确诊患者评估病因/诱因、类型及严重程度，并决定下一步的诊疗场所（门诊、急诊、病房或监护室）。

5．对可治疗或逆转的病因或诱因进行处理。

6．结合患者具体情况制订个体化治疗方案（包括对症治疗及改善预后的治疗）。

7．在适当的时机判断治疗成效，并调整下一步的治疗方案。

8．确定出院后长期治疗方案、康复计划和随访计划，并对患者及家属进行疾病宣教。

但要注意，作为多种疾病（不仅限于心脏本身，更包括其他器官或全身性疾病）的一种发展阶段或组成部分，心力衰竭是一组临床综合征而非单纯的一种疾病，在诊疗过程中有其特殊性。例如，急性心力衰竭可能为急性心肌梗死、急性大面积肺栓塞、严重肾脏疾病的首发表现；老年慢性心力衰竭患者可能同时合并慢性阻塞性肺疾病急性加重期（acute exacerbations of chronic obstructive pulmonary disease，AECOPD）或互为因果；在积极处理心力衰竭、维持患者生命体征的同时，应尽可能地全面评估患者状况，早期、及时地发现并治疗原发疾病和合并病，是挽救患者生命、改善预后的关键。

【临床关键点】

1．症状、体征是早期发现心力衰竭的关键。

2．症状严重程度与心功能不全程度不一定完全相符，评价心功能需行客观检查。

3．积极处理可治疗或可逆转的病因或诱因。

4．利尿剂是心力衰竭治疗中唯一能够减轻体液潴留的药物。

5．血管紧张素转换酶抑制剂/血管紧张素Ⅱ受体阻滞剂（ACEI/ARB）和β受体阻滞剂是慢性收缩性心力衰竭药物治疗中的两大基石，应尽早联合应用；有条件者可用血管紧张素受体脑啡肽酶抑制剂（ARNI）替代ACEI/ARB。

6．对于β受体阻滞剂已达到最大耐受剂量，心率仍≥70次/min的窦性心律者，可考虑应用伊伐布雷定。

7．对于有左束支传导阻滞和/或显著心室激动不同步的患者，在标准和优化药物治疗的基础上，可考虑应用心脏再同步治疗（cardiac resynchronization therapy，CRT）。

临床病例1

患者，男性，30岁，因"反复气急、水肿"来门诊就诊。

50

近半年反复出现气急与双下肢水肿,劳动后尤甚,偶尔出现夜间咳嗽、呼吸困难。近 1 个月来体重增加,腹围渐增,活动量明显减小,登 1 层楼即感气急,睡眠时需高枕。2 天前开始不能平卧,遂就诊。无相关心脏病史,曾参军服役。

【问题 1】 根据初步问诊,该患者考虑的诊断是什么?

因患者存在气急、活动后加重、夜间阵发性呼吸困难、双下肢反复水肿、腹围明显增加等,应首先考虑为心力衰竭。

思路 1 与活动有关并逐渐加重的呼吸困难、以身体低垂部位起始的体液潴留等症状高度提示心力衰竭。

知识点

心力衰竭的典型症状与非典型症状

1. 典型症状
(1) 呼吸困难:劳力性呼吸困难、端坐呼吸、阵发性夜间呼吸困难。
(2) 活动耐量降低、活动后恢复时间延长。
(3) 疲劳、乏力。
(4) 身体低垂部位水肿。

2. 非典型症状
(1) 夜间咳嗽、哮鸣。
(2) 体重增加(>2kg/周),或体重减轻。
(3) 肿胀感。
(4) 食欲差。
(5) 意识模糊或精神抑郁。
(6) 心悸。
(7) 晕厥。

思路 2 根据初步病史,需注意排查患者是否存在提示肺部疾病以及肺源性心脏病的线索,如年龄及既往有无长期慢性咳嗽、咳痰、咯血等病史。

【问题 2】 有基础心脏疾病或诱因吗?

思路 该患者否认心脏病病史或其他心肺肝肾及代谢性疾病病史。需借助查体和辅助检查寻找病因。

知识点

心力衰竭的病因

1. 基本病因
(1) 原发性心肌损害:缺血性心肌损害、心肌炎和心肌病、心肌代谢性疾病。
(2) 心脏负荷过重:后负荷过重(如高血压、主动脉瓣狭窄等)、前负荷过重(如二尖瓣、主动脉瓣关闭不全等)。

2. 诱因
(1) 感染:呼吸道感染最常见,感染性心内膜炎较隐匿而易漏诊。
(2) 心律失常:以心房颤动为最常见、最重要。
(3) 血容量增加或治疗不当:水、钠入量过多过快,不恰当停用利尿剂或降压药。

（4）过度体力消耗或情绪激动。

（5）原有疾病加重或并发其他疾病，如甲状腺功能亢进症、贫血、肺栓塞等。

【问题3】 下一步查体应重点关注哪些方面?

思路1 心力衰竭的临床特征为组织灌注不足及循环淤血。因此查体应重点关注：①肺循环淤血相关体征：肺部湿啰音、哮鸣音等；②体循环淤血相关体征：低垂部位水肿、肝 - 颈静脉回流征、肝大，以及腹腔积液、胸腔积液等浆膜腔积液等；③心脏体征：心率增快，心脏扩大、瓣膜关闭不全的相关杂音及奔马律。

思路2 除心力衰竭本身的体征外，也不能忽视一些能够提示基础疾病或诱因的相关体征，如基础心脏病的固有体征、甲腺功能亢进、贫血等。

门诊查体记录

体温 37.2℃，脉搏 120 次 /min，呼吸 28 次 /min，血压 102/76mmHg，神志清，精神较差，呼吸稍急促，双肺呼吸音清，右下肺呼吸音消失，全肺细湿啰音。心率 120 次 /min，律齐，心尖搏动点向左下移位，心尖区可闻及收缩期吹风样杂音。腹部膨隆，腹软，无压痛及反跳痛，肝脾未及。双下肢明显凹陷性水肿。

【问题4】 上述门诊记录是否准确反映了患者的体征?

思路 从问题3的分析中，发现该查体记录存在以下问题：①患者存在肺循环和体循环淤血表现，应注意肝 - 颈静脉回流征，肺部和腹部查体均未提及叩诊结果，对于胸、腹腔积液的判断十分重要；②心脏查体中未描述心浊音界叩诊结果，心音描述不详细；③未重视能够发现相关基础疾病或诱因的相关体征。

该患者补充相关检查后的查体结果：体温 37.2℃，脉搏 120 次 /min，呼吸 28 次 /min，血压 102/76mmHg，神志清，精神较差，呼吸稍急促，皮肤及黏膜未见苍白，眼睑及颜面部无水肿，无格雷夫斯眼病（Graves'ophthalmopathy，GO），双手平举无细颤。颈静脉怒张，双侧甲状腺未及肿大或结节。右下肺叩诊呈浊音，双上肺呼吸音清，双下肺呼吸音减低，中下肺可及细湿啰音。心前区无隆起，心尖搏动点位于左第六肋间锁骨中线外 4cm，心浊音界扩大，心率 120 次 /min，律齐，主动脉瓣听诊区第二心音亢进（$A_2<P_2$），可闻及舒张期奔马律，心尖区可闻及 2/6 级收缩期吹风样杂音。腹部膨隆，腹软，无压痛及反跳痛，肝脾未及，移动性浊音可疑阳性。阴囊水肿，双下肢明显凹陷性水肿。未见杵状指 / 趾。

【问题5】 应实施哪些检查明确诊断?

知识点

心力衰竭诊断流程

1. 对于存在急发症状的可疑心力衰竭急诊患者，建议尽早（休克或严重血流动力学障碍者应立即）行超声心动图，若行脑利尿钠肽（BNP）测定，应参照较高的排除值帮助确诊。

2. 对于症状体征缓慢出现、提示存在心力衰竭的门诊患者，建议先行心电图和 BNP 测定以决定进一步行超声心动图的必要性（若 BNP 水平高于排除阈值或心电图异常，则建议行超声心动图），此时应参考较低的 BNP 排除值以防漏诊。

3. 对于高度疑似的心力衰竭患者（如有心肌梗死病史），可直接行超声心动图检查。

心力衰竭诊断流程见图 2-1-1。

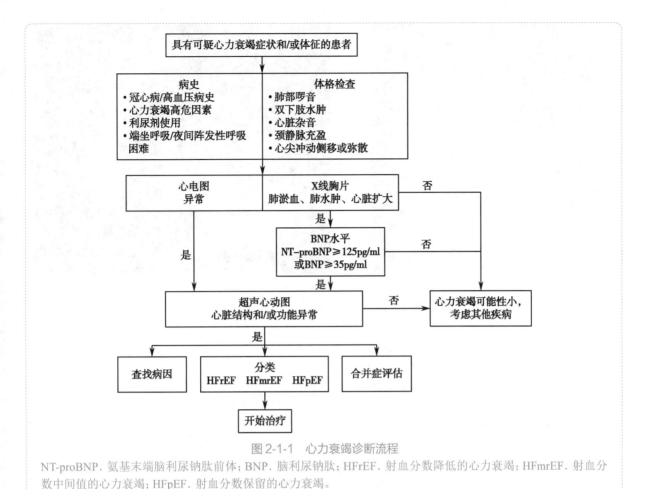

图 2-1-1 心力衰竭诊断流程

NT-proBNP. 氨基末端脑利尿钠肽前体；BNP. 脑利尿钠肽；HFrEF. 射血分数降低的心力衰竭；HFmrEF. 射血分数中间值的心力衰竭；HFpEF. 射血分数保留的心力衰竭。

思路 心力衰竭需综合病史、症状、体征及辅助检查作出诊断。客观检查不仅能够帮助确诊、判断病因及诱因，尚能评估心功能及预后。为进一步明确诊断，行心电图（图 2-1-2）、X 线胸片（图 2-1-3）、氨基末端脑利尿钠肽前体（NT-proBNP）28 000ng/L、超声心动图（图 2-1-4）检查；为评估病因，血常规、心肌酶谱、肝肾功能、电解质等也应考虑（血常规、心肌酶谱、肝肾功能、电解质正常，肌钙蛋白轻度升高）。

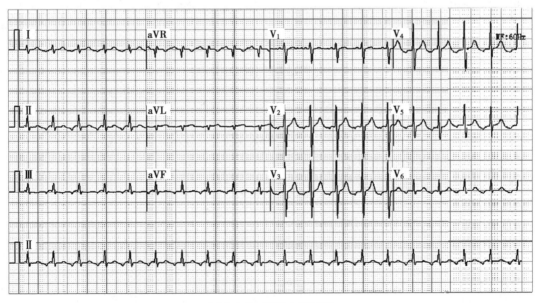

图 2-1-2 房性心动过速

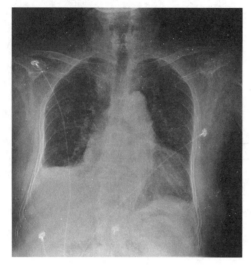

图2-1-3　X线胸片

心影增大，两肺轻度淤血，右侧胸腔积液，左侧胸腔积液可疑。

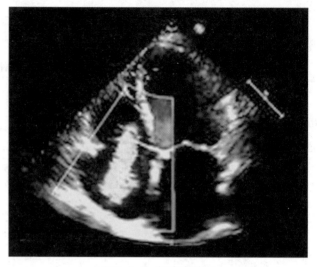

图2-1-4　超声心动图

全心增大，以左心增大为主，左室心肌变薄，运动弥漫性减弱；二尖瓣中等量反流，主动脉瓣少量反流，三尖瓣少量反流。左心室射血分数32.5%。

【问题6】　如何判读检验检查结果？

思路1　患者 NT-proBNP 明显增高，高度提示心力衰竭，但临床上应注意 BNP/NT-proBNP（提示和排除心力衰竭的范围值）的影响因素较多，如左心室肥厚、心动过速、心肌缺血、肺动脉栓塞、慢性阻塞性肺疾病等缺氧状态、肾功能不全、肝硬化、感染、败血症、高龄等均可引起升高，因此其结果判读应综合考虑患者情况。

思路2　患者 X 线胸片见心影明显扩大，肺门影增粗，双侧胸腔积液。X 线检查是确诊左心衰竭肺水肿的主要依据，并有助于心力衰竭与肺部疾病的鉴别。心影大小及形态为心脏病的病因诊断提供重要的参考资料，根据心脏扩大的程度和动态改变也间接反映心脏功能状态，但并非所有心力衰竭患者均存在心影增大。

思路3　超声心动图能相对准确地评价各心腔大小变化及心瓣膜结构和功能，方便快捷地评估心功能和判断病因。左心室射血分数（LVEF）作为收缩性心力衰竭的诊断指标方便实用，但若患者存在大量二尖瓣和/或三尖瓣反流时，依据超声心动图所测的 LVEF 值将高估患者实际心功能。

【问题7】　如何确定该患者下一步诊疗地点？选择门诊还是住院治疗？

思路　主要取决于心力衰竭的严重程度，急性（慢性心力衰竭急性发作）还是慢性；同时也取决于心力衰竭的病因和诱因（如急性冠脉综合征、心律失常、高血压），对于可治疗或逆转的病因或诱因进行处理。

知识点

心力衰竭的严重程度判断

1. 心功能[纽约心脏病协会（New York Heart Association，NYHA）分级]

Ⅰ级：日常活动量不受限制，一般活动不会引起乏力、呼吸困难等心力衰竭症状。

Ⅱ级：体力活动轻度受限，休息时无自觉症状，一般活动下可出现心力衰竭症状。

Ⅲ级：体力活动明显受限，低于平时一般活动即引起心力衰竭症状。

Ⅳ级：不能从事任何体力活动，休息状态下也存在心力衰竭症状，活动后加重。

　Ⅳa：无须静脉给药，可在室内或床边活动。

　Ⅳb：不能下床，并需静脉给药支持。

2. 6分钟步行试验　患者在平直走廊里尽快行走，测定6分钟的步行距离。

<150m：重度心力衰竭。

150～450m：中度心力衰竭。

>450m：轻度心力衰竭。

【问题8】 该患者应如何治疗?

思路1 对于临床心力衰竭阶段,治疗原则或目标为改善或消除症状和体征,逆转或延缓心脏重构,降低病死率或致残率。慢性收缩性心力衰竭的药物治疗步骤主要包括:①体液潴留者应用利尿剂;②尽早加用血管紧张素转换酶抑制剂(ACEI)或血管紧张素Ⅱ受体阻滞剂(ARB)和β受体阻滞剂;③无禁忌者可加用醛固酮拮抗剂;④血压不可耐受ACEI/ARB者可停用,换用ARNI;⑤在上述药物已达循证剂量但患者症状改善仍不满意时,窦性心律者可加用伊伐布雷定;⑥必要时加用地高辛。

慢性射血分数降低的心力衰竭(heart failure with reduced ejection fraction,HFrEF)的治疗见图2-1-5。

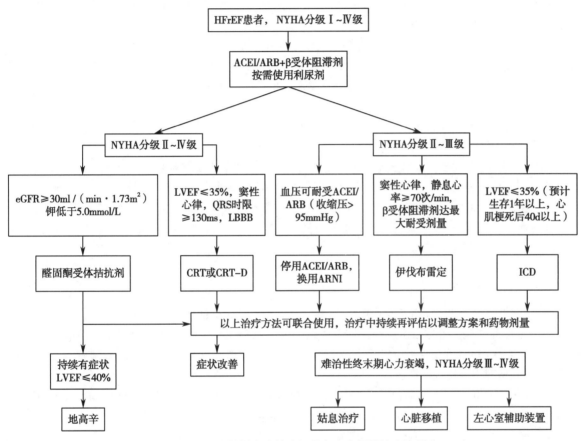

图2-1-5 慢性射血分数降低的心力衰竭的治疗流程

HFrEF. 射血分数降低的心力衰竭;NYHA. 纽约心脏病协会;ACEI. 血管紧张素转换酶抑制剂;ARB. 血管紧张素Ⅱ受体阻滞剂;ARNI. 血管紧张素受体脑啡肽酶抑制剂;eGFR. 估算的肾小球滤过率;LVEF. 左心室射血分数;LBBB. 左束支传导阻滞;CRT. 心脏再同步治疗;ICD. 植入型心律转复除颤器;CRT-D. ICD联合CRT。

思路2 除药物应用外,心力衰竭患者的治疗还应重视一般治疗,包括体重管理、饮食管理及病因治疗。同时,应注意监测液体出入量、电解质水平等防止药物副作用的发生。

住院后治疗

患者住院后予呋塞米200mg,微泵静脉推注1次/d,培哚普利2mg,口服1次/d,螺内酯20mg,口服1次/d,同时监测电解质等相关指标,3天后患者气急症状好转,可平卧,双下肢水肿明显消退,体重减轻7kg,腹围减少7cm,查体示颈静脉无充盈,双肺呼吸音清,双下肺可闻及湿啰音。心浊音界仍大,心尖位于左第6肋间锁骨中线外4cm,心率98次/min,律齐,$A_2<P_2$,心尖区可闻及收缩期吹风样杂音。阴囊无水肿,双下肢膝关节以下轻度凹陷性水肿。复查:NT-proBNP 12 000ng/L。

【问题9】 该患者入院后治疗有效,下一步应如何处理?

思路 患者体液潴留情况明显减轻,可考虑:①逐渐减少利尿剂用量,直至过渡到口服;②评估是否可尝试加用小剂量β受体阻滞剂。

知识点

加用β受体阻滞剂的时机

β受体阻滞剂在降低慢性心力衰竭全因死亡率方面,尤其是对心脏性猝死率的影响作用不可或缺且不可替代。伴糖尿病、COPD,以及老年患者均可应用,甚至既往有哮喘发作史的患者,也应尝试。目前欧美指南强调ACEI与β受体阻滞剂的应用孰先孰后并不重要,关键是两者应尽早联合应用才能产生最大益处,并发挥β受体阻滞剂减少猝死的作用和两药的协同作用。

对于轻至中度水肿,尤其是住院并进行密切观察的心力衰竭患者,β受体阻滞剂可以与利尿剂、ACEI同时使用。由于袢利尿剂具有强大的利尿功能,可以在数天内消除或减轻滞留液体,故而在这一时段应用小剂量β受体阻滞剂,既具有积极意义,使改善预后的药物尽早应用,又不会出现安全性问题。

对于有显著和严重水肿的心力衰竭患者,应待利尿剂充分发挥作用、水肿消除或明显消退后开始应用β受体阻滞剂,以确保安全。

应用β受体阻滞剂要求小剂量起始逐渐滴定至目标剂量或最大耐受剂量并长期维持。如在用药期间心力衰竭症状有轻至中度加重,首先应加大利尿剂和ACEI用量,以稳定临床状况,此时仍可继续使用β受体阻滞剂。若心力衰竭恶化较重,可酌情暂时减量或停用β受体阻滞剂,待临床状况稳定后,再决定是否加量或继续应用,否则将增加死亡率。同时需要注意的是,须尽量避免突然撤药,以免引起反跳(撤药综合征)和病情显著恶化。

【问题10】 该患者心力衰竭的基础病因是什么?

思路1　患者为年轻男性,否认既往病史,心脏查体、X线胸片及超声心动图均提示患者心脏明显扩大,超声心动图示患者具有扩张型心肌病特征性表现。心电图示房性心动过速,可能为诱因。心电图、心肌酶谱未提示心肌损伤,可排除急性冠脉综合征或急性心肌炎、既往心肌梗死、传导阻滞,入院后常规检查未提示感染、肝肾疾病或内分泌代谢性疾病。

思路2　对于评价左、右心室容积、心功能、心肌厚度等,心脏磁共振成像(MRI)更准确,其因精确度高及可重复性成为评价心室容积、室壁运动的"金标准",有条件者可予进行。

【问题11】 该患者可能的下一步治疗方案?

思路1　若患者药物治疗有效,应优化药物治疗。

思路2　在充分优化药物治疗后,若患者仍持续存在心力衰竭症状、LVEF低,则可考虑非药物治疗,包括CRT、植入型心律转复除颤器(ICD),终末期可考虑实施心脏移植,但应严格掌握适应证。

知识点

心力衰竭患者心脏再同步治疗/植入型心律转复除颤器适应证

1. CRT适应证见图2-1-6。

2. ICD适应证　中度心力衰竭患者半数以上死于严重室性心律失常所致的心脏性猝死,ICD可用于其预防。

3. 二级预防　慢性心力衰竭伴低LVEF,曾有心脏停搏、心室颤动/室性心动过速伴血流动力学不稳定(Ⅰ类,A级)。

4. 一级预防　LVEF≤35%,心功能Ⅱ~Ⅲ级。

(1)缺血性心力衰竭,心肌梗死后至少40天(Ⅰ类,A级)。

(2)非缺血性心力衰竭(Ⅰ类,B级)。

NYHA分级Ⅲ~Ⅳa LVEF≤35%	NYHA分级Ⅱ LVEF≤30%	NYHA分级Ⅰ LVEF≤30%	证据级别
QRS时限≥150ms+LBBB	QRS时限≥150ms+LBBB		Ⅰ类,A级
QRS时限≥150ms无LBBB			Ⅱa类,A级
120ms < QRS时限 < 150ms+LBBB	130ms < QRS时限 < 150ms+LBBB		Ⅱa类,B级
永久性房颤QRS时限≥120ms: 1. 房室结消融后起搏器依赖 2. 静息心室率≤60次/min, 　运动心室率≤90次/min	QRS时限≥150ms,无LBBB		Ⅱb类,B级
常规起搏治疗 预计心室起搏比例 > 40%			Ⅱa类,C级
永久性房颤 固有心室率慢需起搏治疗			Ⅱb类,C级

图 2-1-6　心脏再同步治疗适应证

NYHA. 纽约心脏病协会;LVEF. 左心室射血分数;LBBB. 左束支传导阻滞。

【问题12】　心力衰竭患者长期管理。

思路　心力衰竭的治疗中,患者自我管理和定期随访至关重要。应包括以下内容:①患者教育,心力衰竭患者及其家属应得到准确的有关疾病知识和管理的指导,内容包括健康的生活方式、平稳的情绪、适当的诱因规避、规范的药物服用、合理的随访计划等;②体重管理,体重改变往往出现在临床体液潴留症状和体征之前,更为敏感,通常体重增加超过 2kg/3d,则提示需增加利尿剂剂量;③饮食管理,减少钠盐摄入有利于减轻水钠潴留;④活动,适宜的活动能提高骨骼肌功能,改善活动耐量,并改善预后。应鼓励病情稳定的心力衰竭患者主动运动,根据病情轻重不同,在不诱发症状的前提下从床边小坐开始逐步增加有氧运动。

临床病例 2

患者,女性,72 岁,因"活动后胸闷 1 年余"入院。

1 年余前出现胸闷气促,体力劳动后较明显,休息后可好转。既往有高血压 15 年。

查体:体温 37.3℃,脉搏 98 次/min,呼吸 18 次/min,血压 142/98mmHg,神志清,精神软,双肺呼吸音清,未闻及啰音。心率 120 次/min,律绝对不齐,心音强弱不等,心界不大,各瓣膜区未闻及病理性杂音。腹平软,肝脾未及。双下肢无明显水肿。

辅助检查:NT-proBNP 2 613ng/L。

心电图见图 2-1-7,提示心房颤动;超声心动图见图 2-1-8,显示主动脉内径 3.18cm,左心室后壁舒张末期厚度 0.95cm,收缩末期室间隔厚度 1.61cm,舒张末期左心室内径 4.54cm,收缩末期左心室内径 3.15cm,左

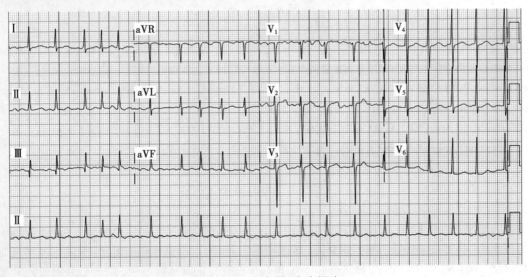

图 2-1-7　心电图:心房颤动

心室后壁舒张末期厚度1.08cm,左心室后壁收缩末期厚度1.47cm,左心房内径4.41cm,射血分数58.3%,左心室内径缩短率30.6%。双房增大,心房颤动;二尖瓣、三尖瓣少至中等量反流;轻度肺动脉高压。

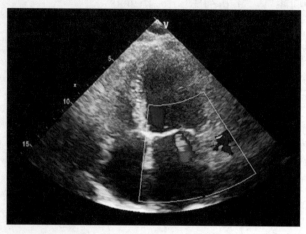

图2-1-8　超声心动图

【问题1】　该患者考虑的诊断是什么?

思路　综合病史、症状、体征及利钠肽,高度提示心力衰竭。超声心动图示双房增大,LVEF≥50%,符合射血分数保留的心力衰竭(heart failure with preserved ejection fraction,HFpEF)。

> **知识点**
>
> 心力衰竭的分类和诊断标准见第一篇第五章表1-5-1。

【问题2】　该患者如何治疗较为合适?

思路　HFpEF患者的治疗主要针对症状、心血管基础疾病和合并症、心血管疾病危险因素,采取综合性治疗手段。因基础心血管疾病(如心房颤动、高血压、冠心病、肺动脉高压)及合并症(如糖尿病、慢性肾脏病等)不同,HFpEF患者的病理生理机制差异很大,而非心血管疾病也是HFpEF患者死亡和住院的主要原因,因此进行心血管疾病和非心血管疾病合并症的筛查、评估,并给予相应的治疗,对改善该类患者的症状及预后有积极作用。

(王建安)

推荐阅读文献

[1] 中华医学会心血管病学分会心力衰竭学组,中国医师协会心力衰竭专业委员会,中华心血管病杂志编辑委员会. 中国心力衰竭诊断和治疗指南2018. 中华心血管病杂志,2018,46(10):760-789.

[2] PONIKOWSKI P,VOORS A A,ANKER S D,et al. 2016 ESC guidelines for the diagnosis and treatment of acute and chronic heart failure. Eur Heart J,2016,37(27):2129-2200.

[3] BRIGNOLE M,AURICCHIO A,BARON-ESQUIVIAS G,et al. 2013 ESC guidelines on cardiac pacing and cardiac resynchronization therapy. Eur Heart J,2013,34(29):2281-2329.

第二节　急性心力衰竭

急性心力衰竭(acute heart failure)是指由急性发作或加重的左心功能异常所致的心肌收缩力降低、心脏负荷加重现象,其可造成急性心输出量骤降、肺循环压力升高、周围循环阻力增加,引起肺循环充血而出现急性肺淤血、肺水肿并可伴组织、器官灌注不足和心源性休克的临床综合征,以左心衰竭最为常见。急性心力衰竭可以在原有慢性心力衰竭的基础上急性加重或突然起病,发病前患者多数合并有器质性心血管疾病,可表现为收缩性心力衰竭,也可以表现为舒张性心力衰竭。急性心力衰竭常危及生命,必须紧急抢救。

【本病多发情况】

1. 慢性心力衰竭急性加重。

2. 心肌有急性弥漫性损害,导致心肌收缩力减弱 如急性广泛性心肌梗死、急性心肌炎、围产期心肌病及药物所致心肌急性损伤等。

3. 急性机械性阻塞致心脏压力负荷过重及排血受阻 如严重高血压、主动脉瓣狭窄或二尖瓣狭窄等。

4. 急性心脏容量负荷过重 如急性心肌梗死或感染性心内膜炎、心脏外伤等引起心瓣膜损害、腱索断裂、乳头肌功能不全、室间隔穿孔等,此外静脉输血、输液过多过快时也可导致急性心力衰竭发生。

5. 急性心室舒张受限 如急性大量心包积液所致的急性心脏压塞导致心输出量降低和体循环淤血等。

6. 组织代谢增加和循环加速 如甲状腺功能亢进症、严重贫血等。

7. 大多数急性心力衰竭患者在发作前有许多诱因 如饱餐、大便用力、情绪波动、劳累、急性感染等。

【临床诊疗环节】

1. 详细询问患者既往心脏病史及系统疾病史,了解可能的病因及发作诱因。

2. 症状有无顽固性呼吸困难伴粉红色泡沫痰、大汗淋漓,查体确定有无满肺哮鸣音及湿啰音、奔马律、低血压等急性心力衰竭的体征。

3. 一旦确定立刻予以抢救。

4. 去除诱因,以减轻心脏负荷、改善缺氧为主要综合性治疗,包括吸氧、利尿、强心、扩血管以及针对原发基础疾病的治疗。

5. 监测相关指标,包括生命体征、血气分析、BNP测定、生化测定、血常规、X线胸片及超声心动图等,协助诊断,评价疗效。

【临床关键点】

1. 原有心脏病基础,诱发因素作用下突发呼吸困难加重,严重时端坐,伴粉红色泡沫痰。

2. 两肺满布哮鸣音及湿啰音,要与支气管哮喘鉴别。

3. 出现心源性休克。

4. 针对病因和诱因进行综合治疗。

5. 治疗效果欠佳时需考虑应用呼吸机辅助治疗,合并心源性休克时要给予抗休克治疗。

临床病例

患者,女性,56岁,既往有反复关节疼痛病史,因"胸闷、气短伴双下肢水肿20年,气短1天,加重2小时"急诊就诊。

初步的病史采集:患者既往有关节疼痛红肿病史,未在意,未诊治。20年前起患者反复出现胸闷、气短,伴双下肢水肿,当地医院考虑风湿性心脏瓣膜病,给予治疗后好转(具体不详),出院后未坚持服药,感胸闷气短时服药数天即自行停药,但患者自觉体力逐渐下降,最初行走快或上楼时出现胸闷气短,后安静时也觉胸闷,1年前患者感心悸胸闷,当地医院做心电图示心房颤动,给予药物治疗。入本院1天前患者与家人生气后感胸闷气短加重,夜间憋醒数次。2小时前患者情绪激动后出现严重呼吸困难,躺不下,咳大量泡沫痰,有血丝,于急诊就诊。

初步病史采集后,患者端坐位,呼吸费力,呼吸30次/min,大汗,咳粉红色泡沫痰,血压80/50mmHg,首先考虑为心血管急重症,临床上需要考虑以下3个相关问题。

【问题1】 患者目前出现了严重呼吸困难伴粉红色泡沫痰,可能是什么问题?

思路 该患者既往有瓣膜病史,病程中有心功能逐渐减退的表现,从劳力性呼吸困难到夜间阵发性呼吸困难,直到端坐呼吸,此次情绪激动后出现严重呼吸困难伴粉红色泡沫痰,首先患者为急性心力衰竭,目前为急性肺水肿,现患者血压偏低,合并心源性休克,病情危重,需即刻抢救。

【问题2】 该患者的肺水肿分期属于哪一期?

思路 确定急性肺水肿后,要进行临床分期或严重程度评估,以决定后续的治疗方案。该患者目前已出现咳粉红色泡沫痰，进入肺泡水肿期，需紧急进行处理。

知识点

急性肺水肿的临床分期

根据水肿发展的过程分为肺间质水肿期和肺泡水肿期。

1. 肺间质水肿期

（1）症状：患者常感到胸闷、恐惧、咳嗽，有呼吸困难。

（2）体征：面色苍白、呼吸急速、心动过速、血压升高，可闻及哮鸣音。

（3）X线检查：肺血管纹理模糊，肺门阴影不清楚。肺小叶间隔加宽，形成Kerley A线和B线。

（4）血气分析：二氧化碳分压偏低，pH升高，呈呼吸性碱中毒。

2. 肺泡水肿期

（1）症状：患者面色更苍白，更觉呼吸困难、出冷汗等。

（2）体征：口唇、甲床发绀，咳出大量粉红色泡沫痰，全身麻醉患者可表现为呼吸道阻力增加和发绀，经气管导管喷出大量粉红色泡沫痰；双肺听诊：满肺湿啰音；血压下降。

（3）X线检查：主要是肺泡状增密阴影，相互融合呈不规则片状模糊影，弥漫分布或局限于一侧或一叶，或见于肺门两侧，由内向外逐渐变淡，形成所谓蝴蝶状典型阴影。

（4）血气分析：二氧化碳分压偏高和/或氧分压下降，pH偏低，表现为低氧血症和呼吸性酸中毒。

【问题3】 查体及初步检查应重点进行哪些方面？

思路1 查体注意事项包括有助于判断患者病情严重程度的体征（如生命体征、意识状态等）及原发病或并发症的体征（如两肺满布哮鸣音及啰音、心率快、奔马律、新发生的杂音、杂音部位等）。该患者在原有心脏病的基础上出现了严重呼吸困难及咳粉红色泡沫痰，查体满肺哮鸣音，血压低于正常，考虑急性肺水肿合并心源性休克。

思路2 出现急性肺水肿时，除常规进行血常规、尿常规、肾功能检查、血气分析、心电图、X线胸片及心脏超声外，还需进行肺动脉楔压测定等，以帮助明确病因。

知识点

急性心力衰竭的诊断

根据基础心血管疾病、诱因、临床表现以及各种检查（心电图、胸部X线检查、超声心动图和BNP/NT-proBNP），可诊断为急性心力衰竭，并做临床评估，包括病情的分级、严重程度和预后。

急性左心衰竭的呼吸困难是由肺淤血所致，严重者可出现急性肺水肿和心源性休克。急性左心衰竭病情严重程度分级以Ⅰ级病情最轻，逐渐加重，Ⅳ级为最重。

急性右心衰竭常见病因为右心室梗死和急性大块肺栓塞。根据病史、临床表现如突发的呼吸困难、低血压、颈静脉怒张等症状，结合心电图和超声心动图检查，可以作出诊断。

查体结果

体温36.5℃，脉搏92次/min，呼吸30次/min，血压85/50mmHg，神志淡漠，高枕位，口唇发绀，两肺满布干湿啰音，心界向左下扩大，心率110次/min，律不齐，心音强弱不等，心尖部可闻及舒张期"隆隆样"杂音。

【问题4】 上述记录是否全面反映了患者的体征？

思路 从问题3的分析可以知道，该查体记录存在以下问题：

（1）该患者此次为急性肺水肿发作，对胸部的体征描述不完整。

（2）患者出现杂音多年，但杂音描述不完整，心脏查体也有缺项。

补充检查后的完整查体结果

查体情况：体温 36.5℃，脉搏 92 次 /min，呼吸 25 次 /min，血压 85/50mmHg，神志清晰，急性病容。端坐位，皮肤湿冷、苍白，口唇发绀，颈静脉充盈。胸廓对称，肋间隙正常，未触及胸膜摩擦感，双侧胸部叩诊呈浊音，两肺满布哮鸣音及湿啰音。心尖搏动位于左锁骨中线外侧 0.5cm 处，无抬举样搏动，未触及震颤，心底部扩大，心浊音界向左扩大，心率 110 次 /min，律不齐，心音强弱不等，$A_2 < P_2$，心尖部可闻及舒张中晚期"隆隆样"杂音，不传导，左侧卧位明显。腹平软，右上腹压痛，无反跳痛，可触及肝脏，质中，有触痛，无结节，移动性浊音阴性，肠鸣音正常。双下肢中度凹陷性水肿。

【问题 5】　结合上述查体结果，为明确急性肺水肿的病因诊断，应进一步实施哪些检查？

思路　患者既往有心脏瓣膜病史，结合查体二尖瓣狭窄可能性大，为明确原发病变的性质并评价目前心脏功能状态，还需要行心脏超声检查。

辅助检查

血常规检查：白细胞计数 $6.5×10^9/L$，中性粒细胞百分比 62%，中性杆状核粒细胞百分比 8%，淋巴细胞百分比 28%，单核细胞百分比 2%，血红蛋白 120g/L，血小板计数 $250×10^9/L$，血细胞比容 4.2%。

心电图：异位心律、心房颤动心室率过速。

X 线胸片：肺纹理增粗，心影增大，符合心力衰竭表现。

BNP 4 328ng/L。

血气分析：pH 7.26，氧分压 75mmHg，二氧化碳分压 30mmHg，剩余碱 3.2mmol/L，动脉血氧饱和度 85%。

床旁心脏超声：左心室舒张末期内径 56mm，收缩末期内径 32mm，室间隔厚度 8mm，射血分数 40%，左心房内径 48mm，右心室内径 36mm，二尖瓣狭窄粘连，瓣口面积 $0.8cm^2$。

【问题 6】　如何分析床旁超声心动图结果？

思路　床旁心脏超声可以对心脏结构进行评价，帮助明确基础心脏疾病，同时可以对心脏功能进行评价，协助进行病情判断。对于该患者来说，心脏超声在明确急性心力衰竭的病因（二尖瓣重度狭窄）上起到了决定性作用。

知识点

二尖瓣狭窄程度的判定标准

二尖瓣狭窄的严重程度可根据分级确定，一般可分为轻度、中度、重度，共三级。临床症状的轻重主要取决于瓣口狭窄的程度。二尖瓣开放幅度变小及瓣口面积变小是超声诊断二尖瓣狭窄的主要依据之一。二维左心室短轴二尖瓣口水平可直接测定二尖瓣口的实际瓣口面积，可作为狭窄严重性的判断依据。当瓣口面积减小至 >1.5～2.0cm^2 时为轻度狭窄；1.0～1.5cm^2 时为中度狭窄；<1.0cm^2 时为重度狭窄。

【问题 7】　结合上述资料，该患者的诊断是什么？

思路　该患者的诊断为：

风湿性心脏瓣膜病	病因诊断
二尖瓣狭窄（重度）	病理诊断
心律失常	
持续性心房颤动	并发症诊断

心功能Ⅳ级　　　　　　　　功能诊断

急性肺水肿

完整的诊断应该包括病因诊断、病理诊断、并发症诊断、功能诊断,如患者合并心房颤动还需诊断心律失常、持续性心房颤动。

【问题8】　该患者发生急性心力衰竭后应如何治疗?

思路

1. 体位　取坐位或半卧位,两腿下垂,以减少静脉回流。

2. 吸氧　高流量6~8L/min,35% 乙醇湿化吸氧。必要时给予机械通气治疗。

3. 镇静剂　皮下或肌内注射吗啡5~10mg或哌替啶50mg。对于昏迷、休克、严重肺部疾病患者禁用。

4. 利尿剂　静脉注射快速利尿剂,减少回心血量。注意合并低血压时要慎用。

5. 强心剂　缓慢静脉注射毛花苷丙0.2~0.4mg。

6. 血管扩张剂　静脉滴注硝普钠或酚妥拉明,以降低肺循环压力,但要注意监测血压。

7. 氨茶碱　氨茶碱0.25g加入10% 葡萄糖注射液20ml缓慢静脉注射,可解除支气管痉挛,扩张冠状动脉和加强利尿。

急性心力衰竭的
非药物治疗

8. 糖皮质激素　以地塞米松为代表,可减少毛细血管通透性,降低周围血管阻力。

9. 密切观察患者神志、面色、心率、心律、呼吸、血压、尿量、滴速、用药反应等。

10. 及时、准确、详细地记录患者病情。此外还应针对病因进行治疗,也可用呼吸机辅助通气。

【知识拓展】

根据《中国急性心力衰竭急诊临床实践指南(2017)》的主要推荐意见:

(1)氧疗适用于呼吸困难明显伴低氧血症(血氧饱和度<90% 或氧分压<60mmHg)的患者(Ⅰ,C),该患者血氧饱和度85%,有行氧疗的适应证;当常规氧疗方法(鼻导管和面罩)效果不满意时,应尽早使用无创正压通气(non-invasive positive pressure ventilation,NIPPV)(Ⅰ,B),该患者给予面罩吸氧后,血氧饱和度仍然不到90%,故给予了NIPPV;经积极治疗后病情仍继续恶化或不能耐受NIPPV,或是存在NIPPV治疗禁忌证者,应气管插管,行有创机械通气(Ⅰ,C),如该患者经无创通气血氧饱和度仍低于90%,需考虑气管插管。

(2)对于所有疑似心源性休克的患者,应尽早行超声心动图检查(Ⅰ,C)。该患者合并心源性休克,故安排了床边超声检查。

(3)静脉使用正性肌力药物仅限于心输出量严重降低导致组织器官低灌注的患者(Ⅱb,C)。该患者心房颤动合并心室率过速,伴心源性休克,存在组织器官灌注不足,有使用正性肌力药物的适应证。控制心房颤动心室率,洋地黄和/或β受体阻滞剂是一线选择(Ⅰ,A);若无效或存在禁忌证,可用胺碘酮(Ⅱa,B)。该患者使用洋地黄制剂控制心室率。

(4)对于心源性休克的治疗,不常规使用主动脉内球囊反搏(intra-aortic balloon pump,IABP)(Ⅲ,B)。该患者合并心源性休克,以改善心功能治疗为主,不使用IABP。

(5)有低灌注表现的急性心力衰竭患者,在达到足够的灌注前,应避免用利尿剂(Ⅰ,B)。收缩压<90mmHg或有症状性低血压的患者应避免使用血管扩张剂(Ⅱa,B)。有明显二尖瓣或主动脉瓣狭窄的患者,血管扩张剂应慎用(Ⅱa,C)。因该患者二尖瓣狭窄(重度)合并心源性休克,在血压维持稳定之前未使用血管扩张剂及利尿剂。

【问题1】　心源性休克与急性肺水肿的关系是什么?

思路　均为心血管急重症,病因接近,两种疾病状态可同时存在,治疗措施接近。也可各自独立存在于不同的病例中。

【问题2】　急性肺水肿的预后及预防如何?

思路　预后很差,死亡率为70%~100%,因此预防很重要,积极治疗原发病,纠正原有的心功能不全,尽量避免诱因的出现,才能预防急性肺水肿发生。

急性肺水肿是心血管疾病的严重并发症,严重心脏病基础上出现无法缓解的气短、大汗、伴或不伴血流动力学异常,查体双肺满布哮鸣音及湿啰音,奔马律及基础心脏病体征,临床诊断不难,一旦诊断立即采取吸氧、监护,使用利尿剂、血管扩张剂、强心剂等药物抢救,预后很差。

知识点

急性肺水肿的诊疗规范

基础心脏疾病史；循环系统生命体征评估；急性肺水肿临床分期；辅助检查协助评估危险，估计预后。

诊断：

1. 严重的基础心脏病（广泛心肌梗死、心肌炎、心脏压塞、心律失常、机械瓣失灵等）。
2. 急性肺水肿的典型临床表现（严重呼吸困难伴粉红色泡沫痰）。
3. 查体满肺哮鸣音及湿啰音。
4. 可合并心源性休克。

（马依彤）

推荐阅读文献

[1] 葛均波,徐永健,王辰. 内科学. 9版. 北京：人民卫生出版社,2018.

[2] 万雪红,卢雪峰. 诊断学. 9版. 北京：人民卫生出版社,2018.

第二章 心律失常

第一节 病态窦房结综合征

窦房结冲动形成过快、过慢或不规则，或窦房结冲动传导障碍所致心律失常称为窦性心律失常。临床上严重的窦性心动过缓、窦性静止（窦性停搏）和/或窦房传导阻滞，导致心、脑、肾等重要器官供血不足出现相应症状，称为病态窦房结综合征；部分患者在此基础上合并快速性房性心律失常，称为慢快综合征。

【临床关键点】

1. 病态窦房结综合征发病年龄高峰为 60～69 岁，主要原因是缺血性心脏病。

2. 根据基础病因可分为可逆性窦房结疾病和不可逆性病态窦房结综合征。

3. 临床上主要包括以下几种类型：严重的窦性心动过缓、窦性静止、窦房传导阻滞、慢快综合征和双结病变。

4. 病态窦房结综合征诊断方法主要包括常规心电图和动态心电图。

5. 轻症的病态窦房结综合征患者可门诊随访，重症患者需要住院治疗。

6. 对于可逆性病态窦房结综合征针对病因治疗同时用药物提高心率，对药物反应不佳、有血流动力学改变者行临时起搏器植入术。不可逆性病态窦房结综合征建议行永久性心脏起搏器植入术。

7. 慢快综合征患者在植入永久性心脏起搏器后仍需应用抗心律失常药物来控制快速性心律失常。

临床病例

患者，男性，78 岁，因"胸闷胸痛乏力 2 周，阵发性心悸 1 周伴晕厥 1 次"急诊就诊。

患者 2 周前开始出现持续性胸闷乏力，活动后出现胸痛，位于心前区，呈压榨样，一般持续数分钟，休息后胸痛可缓解。自觉体力下降明显，日常生活较前困难，当时无咳嗽发热，无头晕、黑矇，未就诊。上述症状持续 1 周无改善并出现阵发性心悸不适，每天均有多次发作，每次发作时间从数分钟至数小时不等，可自行缓解，发作时患者自测脉搏快而不规则。

急诊当天上午患者心悸症状再发，持续 2～3 小时后终止，随即发生晕厥，家人呼之不应，无四肢抽搐，约 2 分钟后自行苏醒，家人遂立即将其送医院急诊就诊。患者家属诉体检心电图提示窦性心动过缓 10 年，心率为 50～55 次/min。

【问题 1】 通过上述问诊，该患者最可能的诊断是什么？

思路 1 根据初步病史总结，可得出以下诊断：①持续性的胸闷乏力、活动能力受限提示心输出量下降，且患者已知窦性心动过缓病史达 10 年，近期症状加重，需考虑心率进一步减慢导致外周器官组织灌注不足的可能。②患者胸痛的临床特点符合心绞痛的诊断，提示可能存在冠状动脉供血不足。③心悸的发作呈阵发性，发作时脉搏快而不规则，首先考虑快速性心律失常，如老年人最常见的心房颤动。④心悸后即刻出现晕厥，且晕厥持续时间较短，应考虑为心源性因素导致的一过性脑缺血所致。⑤患者为 78 岁高龄老人，是老年退行性疾病的好发人群。综合患者的年龄、心律失常的既往史和发作时心、脑等主要器官供血不足的表现，考虑病态窦房结综合征可能性大，但不能排除患者存在急性冠脉综合征以及短暂性脑缺血发作（transient ischemic attack，TIA）的可能。

思路 2 病态窦房结综合征的病程较长，一般进展缓慢，临床表现差异大，早期时可无明显症状。随着疾病进展，轻者可有心悸、乏力、记忆力减退、活动耐量下降等表现，但由于患者多高龄且类似症状在普通老年人中常见，因而常被忽略，大多数患者不会在此时及时到医院就诊。直至病情进一步加重出现心绞痛、黑矇、晕厥、少尿等心、脑、肾脏器灌注不足的症状后才匆忙就诊。部分患者可能因出现阿-斯综合征，甚至心脏骤停而死亡。通过上述分析可知，病态窦房结综合征的风险大，医生应掌握其特征性的表现尽早诊断并给予恰当的治疗。

知识点

病态窦房结综合征类型

1. 严重的窦性心动过缓
2. 窦性静止（窦性停搏）
3. 窦房传导阻滞
4. 慢快综合征
5. 双结病变
6. 窦房结变时功能不良

根据基础病因的差异可分为可逆性和不可逆性病态窦房结综合征。

【问题2】 病史问诊中还需要补充哪些内容？

思路 因为冠心病、心肌病、心肌炎、心包炎均是病态窦房结综合征的重要原因，所以需要围绕这些病因进行问诊。如患者是否存在高血压、糖尿病、高脂血症、吸烟及家族早发冠心病等可能导致冠心病的高危因素；近期是否有呼吸道或胃肠道感染的前驱症状，继而出现发热、心悸、胸痛等表现，提示心肌炎、心包炎的可能；既往是否有心肌病病史；近期有无应用可能减慢心率的药物；平素心率及节律情况如何，是否有心律失常的病史都能为诊断提供线索。病例中描述的这例患者已有窦性心动过缓病史10年，平时心率尚可，目前出现胸闷、胸痛、晕厥等症状，首先考虑是否与既往的心动过缓有关，特别是随着年龄增长，心率进一步下降导致的一系列灌注不足的表现。

【问题3】 病史问诊结束后，下一步查体重点注意哪些方面？

思路 对于病态窦房结综合征患者的查体，听诊可以为临床医生提供较多有效的信息。部分患者大部分情况下听诊基本正常或仅有窦性心动过缓，但适当延长听诊时间可有助于发现心率和节律的异常。例如，窦性停搏、窦房传导阻滞所致的长间歇，以及阵发性心房颤动所致的心律绝对不规则、第一心音强弱不等；对于仅有窦性心动过缓的患者要耐心听诊计算患者心率，以便判断患者窦性心动过缓的严重程度。长期心动过缓的患者由于Frank-Starling机制，其左心室可能存在不同程度的扩大，导致心尖搏动位置和心浊音界范围较止常人左移。除心脏查体外，四项基本生命体征的测量全关重要，尤其是发生过晕厥或已经有晕厥先兆的患者必须为其测量血压，用于判断其病情的严重程度。部分病态窦房结综合征晚期的患者可能存在心力衰竭，因此在查体时呼吸频率、肝-颈静脉回流征、肺部听诊和双下肢水肿的情况都要仔细观察与记录。

注意：大多数病态窦房结综合征的患者心率较慢，部分还伴有心搏的脱漏，在测量外周动脉压时可适当放慢水银柱下降的速度，延长听诊时间以便测得较为准确的血压值。

查体结果

神志清，精神可，心率40次/min，律齐，未及病理性杂音。肺、腹无特殊。

【问题4】 上述门诊查体记录是否准确反映了患者的体征？

思路 根据问题3的分析，该查体记录有以下不足：①除心率外，未测量其他三项基本生命体征，无法对患者病情的严重程度进行初步的诊断。对所有急诊就诊的患者，四项基本生命体征都应常规测量，尤其是该患者本次就诊前就刚发生晕厥一次，更应该对其血压情况进行重点测量记录。②心脏查体中只有听诊内容，且听诊中缺少对心音的描述。缺少对心尖搏动位置的判断、是否存在震颤及心包摩擦感、心脏浊音界范围如何的判断。③肺部查体描述简略且不规范，患者有心悸、乏力症状，需要鉴别是否合并心功能不全，应仔细描述呼吸频率、肝-颈静脉回流征,肺部是否可闻及啰音及双下肢是否有水肿。④未描述患者的面容以及皮肤黏膜情况。

该患者补充相关查体后记录:体温 36.5℃,脉搏 82 次/min,呼吸 20 次/min,血压 106/62mmHg。神志清晰,精神尚可,无病理性面容,皮肤黏膜无黄染苍白,无出血点蜘蛛痣,无皮下结节。口唇无发绀,颈静脉无怒张,肝-颈静脉回流征阴性。双肺呼吸音粗,对称,未闻及啰音。心尖搏动点位于第五肋间左锁骨中线外侧 1cm,未触及震颤和心包摩擦感,心脏相对浊音界略向左扩大,心率 97 次/min,律不齐,第一心音强弱不等,未闻及额外心音、病理性杂音及心包摩擦音。双下肢无水肿。

【问题5】 为什么补充的查体记录中心率及节律与之前的记录差异较大?

思路 补充完善后的查体记录中的心率为 97 次/min,律不齐,第一心音强弱不等,脉搏 82 次/min,提示患者存在心房颤动,而之前的查体记录心率和脉搏均是 40 次/min,节律齐,提示存在较为明显的心动过缓。综合这两次查体记录,考虑该患者在心动过缓的基础上合并有阵发性心房颤动,根据这个特点初步诊断为慢快综合征,它是病态窦房结综合征中很重要的一种,常见于老年人,特别是在发作心房颤动这些快速性心律失常终止后易出现较长时间的窦性停搏(>3秒),此时患者可能有头晕、黑矇,甚至晕厥的表现。

注意:心脏听诊的同时测脉搏有助于诊断,其特征性的变化如脉搏短绌提示存在心房颤动。

【问题6】 结合上述结果,为明确诊断需要哪些进一步检查?

思路1 根据该患者的临床表现和查体,初步诊断为病态窦房结综合征,为进一步明确诊断,需要行常规心电图和动态心电图检查。常规心电图在疾病的发作期可以记录到特征性改变,如窦性停搏、窦房传导阻滞等。对于非发作期的患者,动态心电图检查对诊断更有意义。动态心电图可以记录 24 小时的总心跳次数,正常人为 100 000 次左右,若患者 24 小时总心跳次数 <80 000 次,或平均心率 <40 次/min,可诊断为严重窦性心动过缓。若反复记录到 >2 秒的长间歇,临床上又伴有晕厥或晕厥先兆,以及快速性房性心律失常终止时出现长时间的窦性停搏,这些都属于病态窦房结综合征的范畴。常规心电图在门急诊都可以立即检查,动态心电图无法完成,对于临床上高度怀疑病态窦房结综合征的患者,可留院观察,并予以心电监护,待收入病房后完善动态心电图检查。对于应用常规心电图和动态心电图不能确诊的患者进行电生理检查。

思路2 除心电学的检查外,还应行血常规、心肌蛋白标志物及电解质检查。根据血常规结果可以初步判断患者目前有无感染,急性心肌炎、心包炎也是引起病态窦房结综合征的重要病因,临床上也可有胸痛、心悸的表现,一般多见于有前区感染史的年轻患者,但并不能因为本例患者年龄较大就直接排除此类诊断,应进行鉴别诊断。结合病史,该患者胸痛发作特点与心绞痛类似,且高龄,故冠心病诊断不能排除,应行心肌蛋白标志物检查,明确心肌受损的情况。另外,临床常见的血电解质紊乱(如高钾血症)也可引起心率减慢、传导的异常,严重者可出现窦室传导、心脏骤停。这几项检查简单易行,在急诊 2 小时之内结果均可回报,为诊断及鉴别诊断提供依据。

知识点

病态窦房结综合征诊断方法

诊断方法主要包括常规心电图、动态心电图和电生理检查。常规心电图中包括严重窦性心动过缓、窦房传导阻滞、窦性停搏、双结病变(即在前三者基础上不能及时出现逸搏,或逸搏心律频率 <40 次/min)和慢快综合征。动态心电图包括:①窦性心动过缓 ≤40 次/min,持续至少 1 分钟;②二度Ⅱ型窦房传导阻滞;③窦性停搏大于 3.0 秒;④窦性心动过缓伴快速性房性心律失常,窦性搏动恢复时间 >2.0 秒。电生理检查包括:①窦房结恢复时间(sinoatrial node recovery time,SNRT)≥1 400 毫秒,校正的 SNRT≥550 毫秒;②窦房传导时间(sinoatrial conduction time,SACT)>120 毫秒。

急诊辅助检查结果

血常规:白细胞计数 $7.1×10^9$/L,中性粒细胞百分比 68.4%,淋巴细胞百分比 20.1%,单核细胞百分比 8.2%,血红蛋白 143g/L,血小板计数 $279×10^{12}$/L。

血电解质：钠 135mmol/L，钾 3.87mmol/L，氯 104mmol/L，二氧化碳 27.0mmol/L，钙 2.05mmol/L，磷 1.09mmol/L。

心肌蛋白全套：谷草转氨酶 22U/L，乳酸脱氢酶 135U/L，肌酸激酶 23U/L，肌酸激酶同工酶 1.6μg/L，肌红蛋白 37.6μg/L，肌钙蛋白 0.04μg/L。

心电图见图 2-2-1。

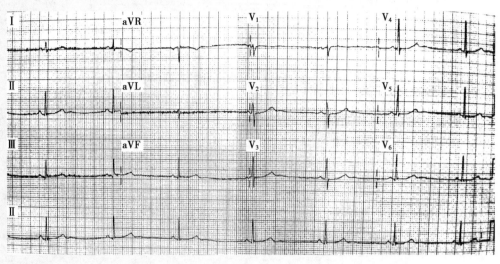

图 2-2-1 心电图

【问题 7】 如何判断其血生化检查结果？

思路 ①血常规提示目前无明显感染依据；②血电解质 6 项均正常，临床上常见的易引起心动过缓、传导阻滞的电解质紊乱有高钾血症和低钙血症；③心肌蛋白标志物均正常，目前无心肌急性损伤的依据；④除心血管系统外，内分泌系统疾病，如甲状腺功能紊乱、结缔组织病、恶性肿瘤等是该疾病的少见病因，急诊无相关检查可以确诊，可在住院时完善相关检查进行鉴别。

【问题 8】 心电图的诊断结果是什么？读图的关键点是什么？

思路 该心电图中 P 波频率为 40 次 /min，PP 间期基本规则，每个 P 波后都有 QRS 波群，形态呈室上性，诊断为窦性心动过缓。当窦性 P 波频率<60 次 /min 时即可诊断窦性心动过缓。临床上窦性心动过缓常伴窦性心律不齐，即吸气时心率增快，呼气时心率减慢，多见于青少年，是生理性的，无须特殊治疗。

知识点

窦性心律不齐

当心电图上 PP 间期差异>0.12 秒时，可嘱被检查者进行 Valsalva 运动，即深吸气后屏气，此时 PP 间期规则无差异提示为窦性心律不齐。

【问题 9】 单用常规心电图对该患者进行诊断是否完善？还需要哪些进一步的辅助检查？

思路 该患者查体时发现其心率及心律较不稳定，常规心电图仅提示存在窦性心动过缓，未能反映其心率快而不规则的情况。因此，单凭一张常规心电图不能给予完整的诊断，需要行 24 小时动态心电图（图 2-2-2）检查进行评估。临床上对于各种心律失常，动态心电图都能提供更全面的信息记录，其应用不止局限于病态窦房结综合征的诊断。

【问题 10】 如何解读这张动态心电图？读图的关键是什么？

思路 1 该心电图在起始部分心律相对规则，可见窦性 P 波，频率在 60 次 /min 左右，随后出现快速性心律失常，频率在 150 次 /min 左右，P 波难以确认，QRS 波为室上性，心律不规则，考虑为快心室率心房颤动可能；在心房颤动终止后出现长达 9.8 秒的长间歇。结合这几个特点可以诊断为慢快综合征，它是病态窦房

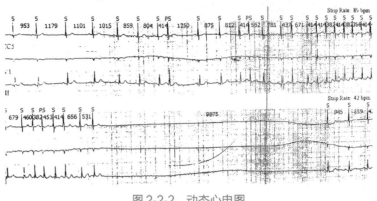

图 2-2-2　动态心电图

结综合征中的一种,在老年患者中较为常见。除此之外,病态窦房结综合征中的严重窦性心动过缓、窦性停搏和窦房传导阻滞的诊断主要依靠心电图和动态心电图,临床医师应该掌握它们的心电图诊断标准。

> **知识点**
>
> 　　窦性停搏在心电图上可见一个长短不等的较长间歇,在此长间歇内,不出现 P-QRS-T 波,长的 PP 间期不是基本窦性心律周期的整数倍。
>
> 　　窦房传导阻滞中的一度和三度在体表心电图上无法诊断,只有二度可见特征性表现。二度又分为 I 型和 II 型,两者心电图表现不同。
>
> 　　二度 I 型窦房传导阻滞在心电图上可见 P-P 间期逐渐缩短,直到脱落一个 P-QRS-T 波。二度 II 型窦房传导阻滞在心电图上可见 P-P 间期固定不变,直到脱落一个 P-QRS-T 波,长 P-P 间期是窦性 P-P 间期的 2 倍。

　　思路 2　除心电图外,对于窦性心动过缓可疑病态窦房结综合征的患者还可以行阿托品试验,应用阿托品后心率能增加至 90 次 /min,说明窦房结功能尚正常,异常者心率不会增加至 90 次 /min。对于少数经上述检查仍不能确诊的、有症状的可疑病态窦房结综合征患者,可进一步行电生理检查以确诊。

　　【问题 11】 病态窦房结综合征应选择门诊治疗还是住院治疗?

　　思路　对于轻症的病态窦房结综合征患者可门诊治疗,如无明显临床症状的窦性心动过缓,长间歇不超过 3 秒的无晕厥及晕厥先兆的窦性停搏、窦房传导阻滞的患者可建议定期随访,复查动态心电图。对于较严重的病态窦房结综合征,如有重要脏器供血不足的表现,临床常见的包括头晕、黑矇、阿 - 斯综合征、心绞痛和心力衰竭等及慢快综合征患者都应建议住院治疗。治疗原则包括控制病因、药物治疗和起搏器治疗三个方面。对于基础疾病为可逆性的病态窦房结综合征(如急性冠脉综合征、急性心肌炎、电解质紊乱和药物等),可予以阿托品、山莨菪碱或异丙肾上腺素等药物提高心室率。若患者对药物反应不佳,有血流动力学改变,可考虑行临时起搏器植入术以稳定患者的生命体征。经过针对病因的治疗后,部分患者窦房结功能可疑恢复,则不需要植入永久性心脏起搏器。对于病因是不可逆性的或经治疗窦房结功能无法恢复的患者应行永久性心脏起搏器植入术。其中,慢快综合征的患者在植入永久性心脏起搏器后仍需应用抗心律失常药物来控制快速性心律失常如心房颤动,且对于此类患者临床推荐使用胺碘酮。

　　【问题 12】 该患者应如何治疗?是否需要使用抗心律失常药物?

　　思路 1　通过动态心电图的检测结果,该患者慢快综合征的诊断明确,结合其十年心动过缓的病史,此次出现心、脑、肾脏器灌注严重不足的症状,同时伴有心动过速后的长间歇导致晕厥发作,考虑窦房结功能进一步恶化,且相关检查提示其基础疾病因无可逆性因素的依据(如电解质紊乱、急性心肌缺血、炎症等),应尽快行永久性起搏器植入术,选用双腔起搏器(dual chamber pacemaker, DDD)较为合适。

　　思路 2　对于慢快综合征的患者,永久起搏器可改善窦性心动过缓,在心动过速终止后出现长间歇时予以起搏避免晕厥的发生,但其无法治疗快速性房性心律失常(如心房颤动),因此在植入起搏器后仍需要长期口服抗心律失常药物来控制心律失常的发生。

住院后治疗

患者入院第 2 天行永久性 DDD 植入术,并同时予以胺碘酮 0.2g,口服,3 次/d,术后心电图见图 2-2-3。

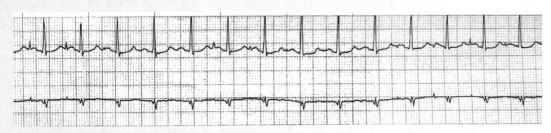

图 2-2-3 术后心电图

知识点

胺碘酮

胺碘酮起效较慢、半衰期长,起始应用时应予以负荷剂量。静脉应用时应先给予 150mg 静脉推注,随后静脉维持。口服起始剂量为每天 0.6~0.8g,分次口服,总量至 6~10g 后改为维持剂量每天 0.2~0.4g。长期使用者可应用最小维持量 0.1g,每天 1 次或假日疗法(服 5 天停 2 天)。

临床使用胺碘酮需注意可能出现的副作用,包括静脉炎、缓慢性心律失常、QT 延长导致尖端扭转室性心动过速、肝功能异常、甲状腺功能紊乱(老年患者以甲状腺功能减退较为常见)、角膜碘颗粒沉积、皮肤光敏感。大剂量长程使用者可能出现肺纤维化。

【问题 13】 永久性心脏起搏器植入术前有何注意事项?是否需要应用抗生素?

思路 无论植入何种起搏器,术前需要做皮肤准备。永久性起搏器在植入前一般无须禁食。永久性起搏器植入术为无菌切口,只需在术前 30 分钟开始静脉应用一次抗生素即可,一般使用青霉素、第一代头孢等一线抗生素。

【问题 14】 永久性心脏起搏器植入术后有何注意事项?何时手术切口能拆线?

思路 1 术后手术切口需要沙袋压迫止血 8 小时并嘱患者平卧 12~24 小时,下肢可小范围活动,但不能进行翻身,减少新植入导线移位的可能。对于起搏器更换的患者,切口沙袋压迫 8 小时后可以下床活动,无须半卧 24 小时。术后第 2 天应用碘伏溶液或苯扎溴铵酊对手术切口进行清洁换药,保持手术切口干燥清洁,并观察切口愈合情况。一般术后 7 天可以拆线,对于高龄、营养状况较差、手术愈合缓慢的患者可以适当延期,或进行间隔拆线,降低因切口愈合不良导致开裂的风险。目前可吸收手术缝线已应用于临床,这类患者无须拆线,若术后无发热、感染等情况,在起搏器植入术后第 3 天即可出院。

思路 2 对于术后体温正常、无感染依据的患者无须使用抗生素。若患者术后出现切口局部的红肿热痛或皮肤破溃、窦道形成等炎症表现,严重者可伴有持续性发热和其他系统中毒症状等表现,应考虑存在起搏器术后感染,临床上在应用抗生素之前需要进行至少 2 次病原学检查(如血培养及药敏试验)。多数感染为葡萄球菌感染,部分为耐药葡萄球菌,在病原学检查结果明确之前可以经验性应用万古霉素,待报告完善后可以根据药敏结果指导用药。对于囊袋皮肤感染或创伤并未累及囊袋内部的患者,只需针对性应用抗生素治疗。对于确定起搏器系统已经被感染的患者,在应用抗生素治疗的同时还需要进行起搏器移除加导线拔除术,并对囊袋进行严格清创处理。

【问题 15】 术后心电图读图的关键点是什么?

思路 术后心电遥测上结合 2 个模拟导联可见第 1、2、6、7 个 P 波前可见较小的向上的心房脉冲信号,提示这几个心动为心房起搏,房室交界处传导功能正常,QRS 波群形态为室上性,之前无心室刺激脉冲信号。若患者为双结病变,即窦房结和房室结功能均异常,则术后心电图上同时可见心房和心室的刺激脉冲信号,心室起搏的 QRS 波群宽大畸形类似于室性期前收缩的形态。

知识点

对于植入永久起搏器（电池未耗尽）的患者，其死亡后心电图上只可见起搏器发出的脉冲信号，P-QRS-T 波群均不显示，说明在脉冲电信号的刺激之下心肌无法产生相应的机械收缩。

注意：建议永久性起搏器植入术后的第 2 天常规复查心电图，以便及时发现起搏器导线移位等异常情况。术后第 8 天患者服用胺碘酮已 1 周，自觉心悸症状完全缓解。

【问题 16】 该患者何时出院？出院后随访建议有哪些？

思路 1 患者术后无发热，一般情况正常，第 8 天切口愈合良好已拆线，目前心律失常控制良好，可予以胺碘酮小剂量维持口服，带药出院，心内科门诊定期随访，出院前做一次起搏器程控。鉴于胺碘酮可能出现不良反应，出院后随访应定期复查心电图（测量 QTc 间期）、肝功能、甲状腺功能和 X 线胸片。

思路 2 对于植入永久起搏器的患者，可建议出院后 1 个月来院做一次起搏器程控，对相关参数进行观察调整和记录，若无特殊情况，之后可每 3 个月程控一次。平素可以使用手机，但需远离强磁场，如变电站、磁共振仪等，避免手术侧的上肢过度伸展用力，如提重物、够取高处物品等类似动作；在使用割草机或按摩椅时上肢的被动抖动可能会被起搏器识别为心电信号从而干扰其工作，使用时需要特别注意；外出乘坐飞机时应携带起搏器随访卡，以便在安检时说明，避免不必要的误会。

病态窦房结综合征诊治流程图见图 2-2-4。

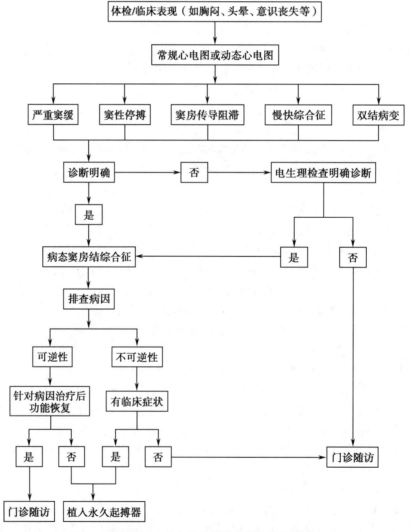

图 2-2-4 病态窦房结综合征诊治流程图

（吴立群）

推荐阅读文献

[1] 王辰,王建安. 内科学. 3 版. 北京:人民卫生出版社,2015.

[2] 孙玉杰,张海澄. 2013 EHRA/ESC 心脏起搏器和心脏再同步治疗指南解读. 中国医学前沿杂志(电子版),2013,5(11):65-69.

[3] 陈新. 黄宛临床心电图学. 6 版. 北京:人民卫生出版社,2009.

[4] 刘霞. 经典心电图图谱. 上海:上海科学技术出版社,2011.

第二节　房室传导阻滞及室内传导阻滞

房室传导阻滞是临床常见的一种心律失常,主要是指冲动从心房传导至心室过程中出现异常延迟或不能抵达心室。

室内传导阻滞又称为室内阻滞,是发生在希氏束分叉以下部位的传导阻滞。室内传导系统由三个部分组成:右束支、左前分支和左后分支,室内传导系统的病变可波及单支、双支或三支。

【临床关键点】

1. 房室传导阻滞根据阻滞程度不同,可分为一度(时间延迟)、二度(部分冲动传导中断)和三度(全部冲动传导中断)。

2. 房室传导阻滞的病因主要分为先天性、原发性和继发性,临床上以继发性多见。

3. 临床表现差异较大,与其阻滞程度相关,三度房室传导阻滞多有较明显的症状。

4. 房室传导阻滞及室内传导阻滞诊断主要依靠常规心电图和动态心电图。

5. 二度Ⅱ型及以上的房室传导阻滞有植入心脏起搏器的指征。

6. 在处理房室传导阻滞的同时,也应针对其基本病因进行治疗。

7. 基本病因为可逆性的二度Ⅱ型及以上的房室传导阻滞可先植入临时心脏起搏器。

临床病例

患者,女性,31 岁,快递员,因“胸闷、心悸、气短伴头晕乏力 1 周”来门诊就诊。

3 周前患者着凉后出现头痛、咽痛及全身乏力,伴有发热,最高体温 38℃,自服“酚麻美敏片”2 天后体温恢复正常,不适症状基本缓解,当时未就诊仍正常工作。1 周前患者工作中携重物登楼时出现胸闷、心悸,伴乏力、气短的症状。步行将快递物品送至 5 楼中途需休息多次,平地慢走无明显不适。随后患者症状逐渐加重并出现持续性头晕,日常生活可自理,但体力下降明显,无法正常工作。遂请假在家休息 2 天,不适症状无好转,静息状态下同样存在,且心悸较前明显。家人测其脉搏 40 次 /min 左右,故立即送医院心内科门诊就诊。自诉平素体健,一直从事体力劳动工作。

【问题1】　引起该患者临床症状最可能的基本病因是什么?

思路1　患者较为年轻,既往健康状况良好,一直从事体力劳动工作,此次发病 2 周前有典型的上呼吸道感染病史,随后出现胸闷、心悸等症状。因此,首先考虑与感染有关的常见心脏疾病,如急性心包炎和病毒性心肌炎。急性心包炎的最主要症状同时也是最初出现的症状是胸痛,以心前区多见,疼痛程度轻重不一,轻者可仅有胸闷感,常见于缓慢发展的结核性或肿瘤性心包炎。随着心包积液的渗出,胸痛症状逐渐缓解消失;当积液量较大时,对周围结构产生压迫可出现呼吸困难等症状,此时大部分患者有心率加快、脉搏细弱的表现。该患者病程较短,虽有心悸、气短的表现,但无胸痛,且脉搏为 40 次 /min 左右,故应考虑其他可能疾病。

思路2　病毒性心肌炎的临床表现不同个体间差异很大,轻症者无自觉症状,重症者在病毒感染后 1~2 周就可能出现奔马律、心力衰竭,甚至心源性休克,可于数天内因严重心律失常或泵衰竭而死亡。病毒性心肌炎患者可出现各种心律失常,以快速性心律失常多见,出现完全性房室传导阻滞是病情危重的表现。此时因心动过缓、心输出量下降导致外周脏器与组织灌注不足,会出现头晕、活动耐量下降,甚至晕厥等症状。该疾病确诊较为困难,目前主要依靠患者的前驱感染症状和心脏相关表现,结合心肌损伤以及心电图、病毒学检查的结果综合判断。对于病例中描述的这例患者,根据 2 周前的上呼吸道感染病史,随后出现胸闷、心悸等不适症状及心动过缓的表现,目前考虑病毒性心肌炎的可能性较大。

知识点

病毒性心肌炎

病毒性心肌炎的致病病毒有 30 余种,如柯萨奇病毒、巨细胞病毒、流感病毒、埃可病毒、腺病毒等,以柯萨奇病毒最常见。且柯萨奇 B 族病毒持续感染合并心肌损伤者,可发展为扩张型心肌病。

病毒性心肌炎分为:亚临床型、轻症自限型、隐匿进展型、急性重症型、猝死型。

【问题 2】 该患者心率 40 次 /min 可能出现了何种心律失常?

思路 1 40 次 /min 的心率远低于 60 次 /min 的正常窦性心律的下限,临床上常见的缓慢性心律失常有窦性心动过缓、窦性停搏(静止)、逸搏心律(交界性、室性)、慢室率的心房颤动和心房扑动和病理性传导阻滞(二度窦房传导阻滞,二度及以上的房室传导阻滞),其中心律较为规则的有窦性心动过缓、逸搏心律、等比传导的心房扑动和三度房室传导阻滞。

思路 2 病毒性心肌炎重症患者可出现三度房室传导阻滞,当出现三度房室传导阻滞或快速性室性心律失常时因心输出量明显下降,有效循环血量减少导致重要的脏器(如脑、心脏和肾脏等)和外周组织灌注不足,出现一系列的临床症状,如胸闷、乏力、头晕、气短、活动能力下降,严重者可出现晕厥、心源性休克等。

【问题 3】 病史问诊中还需补充哪些内容?

思路 1 围绕病史中的主要症状进行更有针对性的问诊,使补充的内容能够给疾病的诊断和鉴别诊断提供线索。该患者的主要症状包括胸闷、心悸、气短、头晕及乏力。胸闷应询问其诱因、部位、性质、程度、有无放射痛、发作时长与频率、缓解趋势及与呼吸运动等关系,以便和心绞痛、心包炎等鉴别。心悸应询问诱因、发作的特点、时长与频率、变化趋势等,以便与阵发性室上性心动过速、心房颤动等鉴别。气短是呼吸困难的表现,应询问与活动劳力的关系、夜间是否能平卧、有无下肢水肿等,以便与心力衰竭鉴别。头晕应询问发作的时长、有无黑矇、晕厥、视物旋转、是否伴有喷射样呕吐等,以便与神经科、五官科疾病鉴别。乏力应询问有无发热、食欲缺乏、贫血等表现,以便和结核、血液科疾病等鉴别。

思路 2 除了主要症状,还应仔细询问相关既往病史,如既往的心率及心律情况,运动员、体力劳动者或坚持体育锻炼的患者可能发病前基础心率就低于正常范围。有无家族遗传病史、先天性心脏病手术史、射频导管消融手术史、风湿热病史、心脏瓣膜病史(如主动脉瓣狭窄伴钙化)、甲状腺功能情况、药物应用史(如洋地黄、β 受体阻滞剂等可能引起心动过缓的药物)、有无冠心病的高危因素(如高血压、糖尿病、高脂血症和烟酒嗜好等,因为冠心病导致传导系统缺血也可引起缓慢性心律失常)等。近期胃纳饮食情况(饮食异常造成电解质紊乱也可引起心律失常)、二便情况(特别是夜尿增多或尿量减少提示可能存在心功能不全)、体重有无明显的变化,临床上常见的疾病有甲状腺功能紊乱、结核和恶性肿瘤等。

【问题 4】 病史问诊结束后,下一步查体重点注意哪些方面?

思路 1 查体时心脏的"视触叩听"是重点。

(1)视诊时可以发现心脏搏动的位置有无异常,重症心肌炎的患者心脏可扩大,心尖搏动点向左侧或左下移位。

(2)触诊时要留心有无触及抬举感、震颤和心包摩擦感。心动过缓的患者一般心搏较为有力,容易触及;若触及震颤,要考虑患者存在较严重的器质性心脏病;心包摩擦感是急性心包炎纤维蛋白渗出期的特异性表现,一般在主动脉瓣第二听诊区,坐位前倾呼气末最易触及。

(3)叩诊用来判断心脏相对浊音界的大小,若坐位和卧位时浊音界变化较大则要考虑是否存在较大量的心包积液。

(4)听诊对诊断的提示意义很大,需要从心率、心律、心音、额外心音、心脏杂音及心包摩擦音这 6 个方面来描述。

期前收缩、窦性停搏、传导阻滞和心房颤动在听诊时都可听到心律不规则,但各有特点。期前收缩可以听到提前搏动的心音,且紧跟期前收缩后的第一个心搏较为有力,第一心音增强;窦性停搏、二度窦房传导阻滞和二度房室传导阻滞都可以听到心搏的脱漏；心房颤动第一心音强弱不等，心律绝对不规则并伴有短细脉。在心脏听诊的同时测脉搏对诊断有帮助。

知识点

三度房室传导阻滞的听诊特点

第一心音强度不等，偶尔可听到响亮亢进的第一心音（大炮音）；第二心音正常或反常分裂。听到大炮音时可以观察到颈静脉出现巨大 a 波（大炮波）。

思路 2　除了心脏的查体，还需要注意以下方面：①观察患者是否存在甲状腺功能减退症、肝病、二尖瓣面容等，此对基础病因有一定提示作用；②皮肤黏膜是否有黄染、苍白、出血点、蜘蛛痣等，是否有皮下结节（急性风湿热多见）；③是否有颈静脉曲张、肝 - 颈静脉回流征如何、肺部是否可以闻及干湿啰音、双下肢有无水肿，这些体征可以协助鉴别患者是否存在心功能不全。

门诊查体记录

体温 36.8℃，神志清，精神较差，双肺呼吸音粗，心率 42 次 /min，律齐，未及病理性杂音。

【问题5】　上述门诊记录是否准确反映了患者的体征？

思路　该查体记录有以下不足：①除体温外，未测量其他三项基本生命体征，无法对患者病情的严重程度进行初步判断；②心脏查体只有听诊内容，心尖搏动位置如何、是否存在震颤和心包摩擦感，以及心脏浊音界范围如何均未检查，且听诊中缺少对心音的描述；③肺部查体描述过于简略，患者有气短、乏力症状，需鉴别是否存在心功能不全，应仔细描述呼吸频率、颈静脉有无曲张、肝 - 颈静脉回流征如何、肺部是否可以闻及干湿啰音、双下肢有无水肿；④未描述患者的面容及皮肤黏膜情况。

患者补充相关检查后的查体记录

体温 36.8℃，脉搏 42 次 /min，呼吸 20 次 /min，血压 86/58mmHg。神志清，精神较差，无病理性面容，皮肤黏膜无黄染苍白，无出血点、蜘蛛痣，无皮下结节。口唇无发绀，颈静脉无曲张，肝 - 颈静脉回流征阴性。双肺呼吸音粗，对称，未及干湿啰音。心尖搏动点位于第五肋间左锁骨中线外侧 0.5cm，未触及震颤和心包摩擦感，心脏相对浊音界略向左扩大，心率 42 次 /min，律齐，第一心音强度不等，偶及大炮音，未闻及额外心音、病理性杂音及心包摩擦音。双下肢无水肿。

【问题6】　结合上述查体结果，为明确诊断还需要做哪些辅助检查？

思路 1　必须立即行常规心电图检查进行初步判断，根据查体记录，考虑三度房室传导阻滞可能性较大。对于心律失常为间歇性或阵发性的患者，一次或数次的常规心电图可能不足以对病情的诊断提供有效的信息，此时需要行动态心电图检查，可能会为心律失常的诊断提供更有力更全面的依据。除此之外，还应行血电解质及甲状腺功能检查。临床上电解质紊乱（如高钾血症）和甲状腺功能减退症患者常可出现心动过缓。

思路 2　为明确患者的基础病因是否为病毒性心肌炎，应做血常规、心肌蛋白标志物及病毒学检查。根据血常规的结果可以初步判断患者目前有无感染、有无贫血等常见的血液系统疾病；心肌蛋白标志物可以提示心肌受损的情况；病毒学检查可协助明确病原体。

知识点

病毒学检查的标本

病毒学检查的标本除血液外还可以是心内膜、心肌、心包或心包穿刺液。由于获得心内膜等标本的采集方法有较大的创伤性，故目前临床上最常用的标本是静脉血。

两份血清相隔 2 周以上，病毒抗体第二份血清同型病毒抗体滴度较第一份升高 4 倍或一次高达 1∶640 或者病毒特异性 IgM≥1∶320，提示存在病毒感染。

门诊辅助检查结果

血常规：白细胞计数 6.5×10⁹/L，中性粒细胞百分比 56.8%，淋巴细胞百分比 31.2%，单核细胞百分比 12.1%，血红蛋白 133g/L，血小板计数 236×10¹²/L。

血电解质：钠 141mmol/L，钾 4.1mmol/L，氯 108mmol/L，二氧化碳 28.0mmol/L，钙 2.16mmol/L，磷 1.37mmol/L。

心肌蛋白全套检查：谷草转氨酶 184U/L，乳酸脱氢酶 801U/L，肌酸激酶 976U/L，CK-MB 11.4μg/L，肌红蛋白 367μg/L，肌钙蛋白 123.5μg/L。

【问题 7】 如何判读其血常规、电解质及心肌蛋白全套结果？

思路 1 该患者的血常规报告中，白细胞、中性粒细胞和淋巴细胞的数值均在正常范围内，只有单核细胞的百分比略高于正常上限 10%，提示病毒感染可能较大。临床上病毒感染的患者多表现为白细胞和中性粒细胞百分比无升高，淋巴细胞和 / 或单核细胞百分比升高；感染严重时可出现白细胞计数和 / 或中性粒细胞百分比的下降。血电解质六项报告正常，暂无电解质紊乱依据。心肌蛋白标志物中 6 个指标均有明显的升高，且都高于正常上限的 3 倍，提示心肌存在较严重的损伤。其中以肌钙蛋白 I 升高最为显著，与该指标的高度心肌灵敏度和特异度有关。

思路 2 对于急性心肌梗死和急性心肌炎患者，心肌蛋白标志物均有显著的升高。对于心肌梗死患者这六项指标的升高、达峰和恢复正常的时间一般都有规律可循，例如肌红蛋白在急性心肌梗死发生 2 小时即可升高，迅速达峰并在 40 小时内恢复正常；肌钙蛋白 I 在心肌梗死后 4～6 小时或更早已有升高，24 小时达峰，约 1 周后恢复正常；乳酸脱氢酶特异度较差，维持时间最长，约 2 周下降至正常范围。和心肌梗死不同，心肌炎患者这几项指标升高的程度、达峰值和恢复正常的时间变异度较大，无统一规律可循，与病情的严重程度及治疗的效果有密切的关系。因此，临床上要结合心肌炎患者的具体病情进行判断并定期复查，以便了解疾病变化趋势及评价治疗效果。

【问题 8】 心电图的诊断结果是什么？读图关键点是什么？

思路 图 2-2-5 中 P 波有 13 个，节律规则，频率为 75 次 /min；QRS 波有 7 个，节律规则，频率为 42 次 /min；P 波与 QRS 波各自独立，互不相关即房室分离；且 P 波频率高于 QRS 波的频率。根据以上这些特点，该心电图的诊断为三度房室传导阻滞。

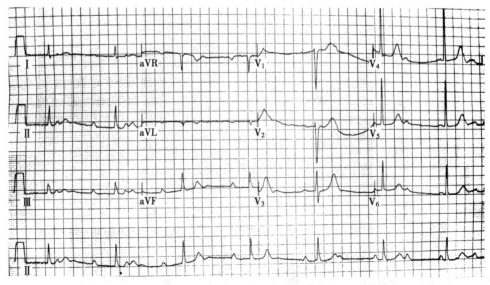

图 2-2-5 三度房室传导阻滞

知识点

三度房室传导阻滞

三度房室传导阻滞的心室节律由房室交界处或心室异位起搏点维持。在心电图上 QRS 波正常，时相<0.12 秒为交界性逸搏，一般频率维持在 40～60 次/min；QRS 波宽大畸形，时相≥0.12 秒为室性逸搏，一般频率维持在 20～40 次/min。

注意：临床上三度房室传导阻滞的心电图在诊断时要标明其逸搏心律为交界性还是室性，因后者逸搏点位置较低，其兴奋性较差，且稳定性不佳，易发生血流动力学不稳定的情况，更需引起临床医生的重视。

【问题 9】 该患者是应选择门诊还是住院治疗？

思路 对于有临床症状的三度房室传导阻滞患者应立即送到急诊进行生命体征的监护，对症支持治疗并尽快收入病房。即使是暂时生命体征较为平稳的患者也不能完全排除发生心源性休克、心脏骤停等危及生命的并发症的可能，应予以足够的重视。

【问题 10】 该患者住院后的治疗方案是什么？

思路 1 三度房室传导阻滞的基本病因属永久性不可逆者，应尽早行心脏永久起搏器植入术；基本病因属可逆性者，可先行临时起搏器植入术，若经充分治疗无法恢复，再植入永久起搏器。对于无条件或患者及家属不配合进行临时起搏器植入术者，可予以静脉注射阿托品（0.5～2.0mg）或静脉滴注异丙肾上腺素（1～4μg/min）以提高心室率。对于重症病毒性心肌炎导致的三度房室传导阻滞，部分患者可随病情的好转而消失，故建议该患者先行心脏临时起搏器植入术。

知识点

2013 年欧洲心律学会/欧洲心脏病学会（EHRA/ESC）心脏起搏器和心脏再同步治疗指南获得性房室传导阻滞方面的建议具体为：

Ⅰ类：二度Ⅱ型和三度房室传导阻滞患者无论是否有临床症状，均建议植入永久性起搏器。

Ⅱa类：二度Ⅰ型房室传导阻滞患者有明确相关的临床症状，或者电生理检查证实传导延迟位于希氏束及其以下水平，可以考虑植入永久性起搏器。

Ⅲ类：如果造成房室传导阻滞的诱因可以去除，则不建议植入永久性起搏器。

思路 2 该患者在门诊已做血常规、心肌蛋白和心电图检查，结合其临床表现，综合判断为急性病毒性心肌炎（重症）、三度房室传导阻滞。住院后可以完善进一步检查，如甲状腺功能、病毒学检查、高敏 C 反应蛋白、抗链球菌溶血素 O（antistreptolysin O, ASO）、血沉等指标协助明确诊断。同时应在严密监测生命体征的前提下针对病毒性心肌炎进行治疗，包括应用较大剂量的维生素 C（100mg/kg）、心肌极化液、口服辅酶 Q_{10}、曲美他嗪等，重症者可短期应用糖皮质激素。

注意：应用糖皮质激素的患者临床上最常见的不良反应为应激性溃疡致消化道出血，因此无论静脉还是口服者，都需同时加用胃黏膜保护剂如质子泵抑制剂。

住院后治疗

该患者入院后予以一级护理，告病重，心电监护，绝对卧床和低脂软食。维生素 C，5.0g 静脉滴注，1 次/d；地塞米松 10mg，静脉滴注，1 次/d；奥美拉唑 40mg，静脉推注，1 次/d；辅酶 Q_{10} 10mg，口服，3 次/d；曲美他嗪 20mg，口服，3 次/d。连续治疗 2 天后患者诉气短、头晕症状好转，心电监护上可见血压维持在（100～110）/（60～70）mmHg，心率波动范围为 40～50 次/min。

【问题 11】 该心电图提示何种心律失常？高度房室传导阻滞读图关键点是什么？

思路 图 2-2-6 中有 P 波规则，频率约为 84 次/min，QRS 波基本规则，频率约为 42 次/min，第一条中的第 4、8 个，第二条中的第 4 个和第三条中的第 3 个 QRS 波提前出现，P-R 间期较长，提示这几个 QRS 波为窦性下传,综合以上特点诊断为高度房室传导阻滞。连续 2 个或 2 个以上 P 波后脱落 QRS-T 波群,即房室传导比小于 2:1 是高度房室传导阻滞心电图的特点。

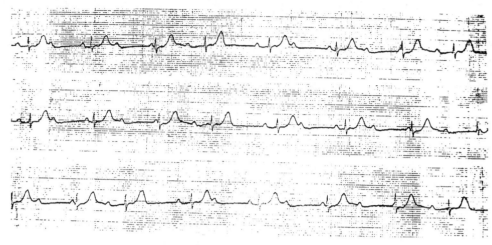

图 2-2-6　高度房室传导阻滞

【问题 12】　目前治疗是否有效？下一步应如何处理？

思路　该患者的血压由入院前的 90/60mmHg 以下上升至(100～110)/(60～70)mmHg,心率维持在 40～50 次/min,生命体征较前平稳,气短、头晕等外周脏器组织灌注不足的症状也随之改善。心电图从三度房室传导阻滞演变为高度房室传导阻滞,提示房室交界处的传导功能已有所恢复,故部分窦性冲动已能下传至心室。说明入院后的治疗有效,但高度房室传导阻滞仍是一种较危重的心律失常,病情也可反复重新进展为三度房室传导阻滞,并发生心源性休克等并发症,其处理原则与三度房室传导阻滞类似。故目前治疗方案不变,需严密观察生命体征,尤其是心律和心率变化的情况。

入院后第 5 天患者自觉乏力、胸闷症状有所改善,仍有心悸感。血压维持在(100～110)/(60～70)mmHg,心率波动于 50～60 次/min,心律不齐。

【问题 13】　该心电图提示何种心律失常？二度Ⅱ型房室传导阻滞读图关键点是什么？

思路 1　图 2-2-7 中有 P 波 15 个,QRS 波 8 个,第 2、5、7、9、11、13、15 个 P 波后无下传的 QRS;PR 间期固定,时限正常为 0.16 秒,QRS 波群间歇性脱漏,大部分呈 2:1 传导;下传至心室的 QRS 波形态正常,故该心电图诊断为二度Ⅱ型房室传导阻滞。二度Ⅱ型又称为莫氏Ⅱ型房室传导阻滞,阻滞部位多在希氏束内或希氏束以下。临床上二度Ⅱ型房室传导阻滞其 PR 间期时限正常或延长,但 PR 间期固定,QRS 波群传导比例多见 2:1、3:1 和不等比传导,下传至心室的 QRS 波群形态正常或呈束支传导阻滞形。

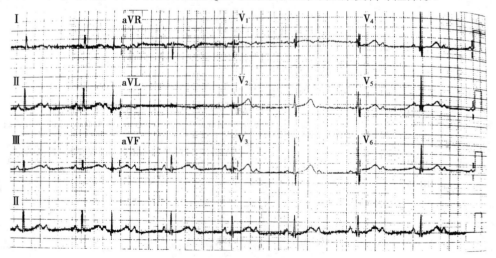

图 2-2-7　二度Ⅱ型房室传导阻滞

思路2 该患者血压平稳，心率由50～60次/min上升至60～70次/min，胸闷、乏力的临床症状好转与心率提高、有效每搏输出量增加、脏器组织灌注进一步改善有关。且心电图由高度房室传导阻滞演变为二度Ⅱ型房室传导阻滞，说明房室交界处的传导比例较前提高，目前大部分窦性冲动已能下传至心室，小部分脱漏，心律仍不规则，故患者还有心悸的症状。虽然该患者的临床症状已有明显改善，但二度Ⅱ型房室传导阻滞的阻滞位置较低，仍存在进展为高度和/或三度房室传导阻滞的可能，故其治疗方案与后两者相似，目前仍不能停告病重，还需继续应用激素并且严密观察生命体征。

入院后第7天患者胸闷、乏力、头晕、气短的症状均基本缓解，仍偶有心悸感。血压和心率情况如前，心律不齐，可闻及部分脱漏。

【问题14】 该心电图提示何种心律失常？二度Ⅰ型房室传导阻滞读图关键点是什么？

思路 图2-2-8中有P波13个，QRS波9个，第1、4、7、10、13个P波后无下传的QRS波；PR间期逐渐延长直至P波受阻不能下传心室，QRS波群脱漏，呈3∶2传导；PR间期延长的增量逐渐减少，因此心搏脱漏前的RR间期逐渐缩短；包含受阻P波在内的RR间期小于正常窦性P-P间期的2倍；故该心电图诊断为二度Ⅰ型房室传导阻滞。二度Ⅰ型又称为莫氏Ⅰ型或文氏型房室传导阻滞，传导比例多为3∶2和5∶4，阻滞部位多在房室结水平，极少进展为三度房室传导阻滞，其危险性远小于二度Ⅱ型，部分迷走神经张力较高的健康人也可出现。一般无须植入心脏起搏器（临时或永久），可针对患者的基础疾病进行治疗。

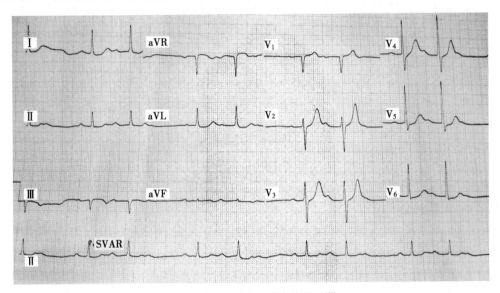

图2-2-8 二度Ⅰ型房室传导阻滞

【问题15】 治疗方案是否需要调整？

思路 根据【问题14】的分析可知该患者的病情较前已明显好转，其出现心源性休克、心脏骤停等危及生命的并发症的风险显著下降，因此治疗方案需要调整。可予以停告病重；静脉应用地塞米松已7天，可改为口服激素继续治疗，如泼尼松30mg，1次/d，随后每2～3天泼尼松减量5mg。同时继续静脉滴注维生素C，一般疗程为1～2周；口服辅酶Q_{10}和曲美他嗪，一般疗程为1个月。

入院后第13天患者心悸症状基本消失，自觉活动能力改善，可独立完成简单的日常生活如洗漱。血压维持在（110～120）/（60～70）mmHg，心率波动于70～80次/min，心律齐。

【问题16】 该心电图提示何种心律失常？一度房室传导阻滞读图关键点是什么？

思路 图2-2-9中有P波10个、QRS波10个，每个P波后都有一个下传的QRS波群，PR间期为0.220秒，>0.20秒，QRS波群形态正常，因此该心电图诊断为一度房室传导阻滞。一度房室传导阻滞可见于健康人或运动员，与迷走神经张力升高有关，因其对血压和心率心律基本无影响，也无自觉症状，不易被发觉，多于体检行心电图检查时被发现。单纯的一度房室传导阻滞无须特殊治疗,《2013 EHRA/ESC 心脏起搏器和心脏再同步化治疗指南》指出,PR 间期>0.3 秒且临床有明显一度房室传导阻滞相关临床表现的患者可考虑接受永久性起搏器植入术(Ⅱb 类推荐)。临床上一度房室传导阻滞的心电图中 QRS 波群大部分形态正常呈室上性,此例由于发生传导延缓的部位在右束支,QRS 波群呈右束支传导阻滞形态。右束支传导阻滞是室内传导阻滞的一种表现,左束支传导阻滞、左前分支传导阻滞、左后分支传导阻滞等也属于室内传导阻滞。

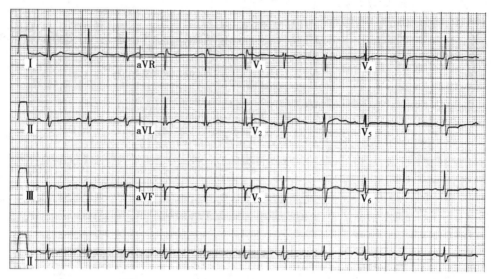

图 2-2-9　Ⅰ型房室传导阻滞合并右束支传导阻滞

知识点

室内传导阻滞

室内传导系统由三个部分组成:右束支、左前分支和左后分支,室内传导系统的病变可波及单支、双支或三支。

【心电图特征】

1. 右束支传导阻滞(right bundle branch block,RBBB)　QRS 时限≥0.12 秒。$V_1 \sim V_2$ 导联呈 rsR,R 波粗钝;V_5、V_6 导联呈 qRS,S 波宽阔。T 波与 QRS 主波方向相反。不完全性右束支传导阻滞的图形与上述相似,但 QRS 时限<0.12 秒。

2. 左束支传导阻滞(left bundle branch block,LBBB)　QRS 时限≥0.12 秒。V_5、V_6 导联 R 波宽大,顶部有切迹或粗钝,其前方无 q 波。V_1、V_2 导联呈宽阔的 QS 波或 rS 波形。$V_5 \sim V_6$,T 波与 QRS 主波方向相反。不完全性左束支传导阻滞图形与上述相似,但 QRS 时限<0.12 秒。

3. 左前分支传导阻滞(left anterior fascicular block,LAFB)　额面平均 QRS 电轴左偏达 $-45° \sim -90°$。Ⅰ、aVL 导联呈 qR 波,Ⅱ、Ⅲ、aVF 导联呈 rS 图形,QRS 时限<0.12 秒。

4. 左后分支传导阻滞(left posterior fascicular block,LPFB)　额面平均 QRS 电轴右偏达 $+90°$ 到 $+120°$(或 $+80°$ 到 $+140°$)。Ⅰ 导联呈 rS 波,Ⅱ、Ⅲ、aVF 导联呈 qR 波,且 RⅢ>RⅡ,QRS 时限<0.12 秒。确立诊断前应首先排除常见引起电轴右偏的病变,如右心室肥厚、肺气肿、侧壁心肌梗死与正常变异等。

【问题 17】　治疗方案有何变化?是否可以出院?

思路　该患者入院时的所有症状基本全部消失,活动能力明显改善,日常生活可以自理。血压维持在(110~120)/(60~70)mmHg,心率由 40 次/min 上升至 70~80 次/min,且心律齐,无脱漏。心电图由三度房室传导阻滞演变为一度房室传导阻滞,房室结的传导功能恢复良好,已接近正常,说明患者对激素反应较好,治疗效果较为理想。治疗方案需有所调整:泼尼松已减为 15mg,口服,1 次/d;维生素 C 静脉滴注已应用近 2 周可以停用；辅酶 Q_{10} 和曲美他嗪按原剂量继续口服。目前生命体征平稳可以准予出院；出院时需叮嘱患者 3 个月内不参加重体力活动，避免感染和刺激性饮食，泼尼松每 3 天减少 1 片直至停用，营养心肌的药物继续服用 2 周，2 周后到心内科门诊随访，复查心电图。

【问题 18】 临时起搏器适应证有哪些？

思路 《2013 EHRA/ESC 心脏起搏器和心脏再同步化治疗指南》仅推荐在以下 2 种情况下植入临时起搏：①高度或完全房室传导阻滞且逸搏心律过缓；②介入操作过程中或急性心肌梗死、药物中毒、严重感染等危急情况下出现危及生命的缓慢性心律失常。植入临时起搏器之后，如评估患者有植入永久性起搏器的指征，应尽早更换为永久性起搏器。

房室传导阻滞的诊断与治疗流程见图 2-2-10。

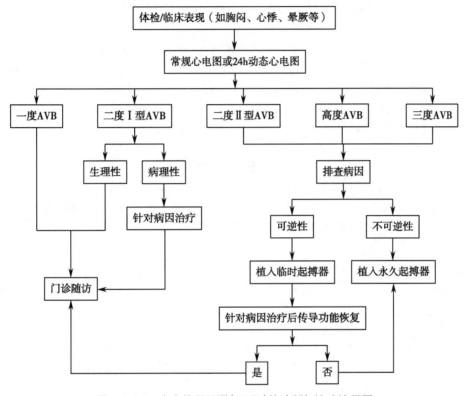

图 2-2-10 房室传导阻滞（AVB）的诊断与治疗流程图

（吴立群）

推荐阅读文献

[1] 孙玉杰，张海澄. 2013 EHRA/ESC 心脏起搏器和心脏再同步治疗指南解读. 中国医学前沿杂志（电子版），2013，5（11）：65-69.

[2] 陈新. 黄宛临床心电图学. 6 版. 北京：人民卫生出版社，2009.

[3] 刘霞. 经典心电图图谱. 上海：上海科学技术出版社，2011.

第三节 房性期前收缩及房性心动过速

房性期前收缩（atrial premature beats）是指起源于心房的异位起搏点提前发出的激动，又称为"房性早搏"，是临床上常见的心律失常之一。房性期前收缩可诱发心动过速，以房性心动过速（简称"房速"）最为常见。连续发生的 3 个以上的房性期前收缩称为房性心动过速，房性心动过速发作时，心房频率通常为 150～250 次 /min。以上 2 种心律失常均可发生于心脏结构正常的人群，但更常见于器质性心脏病患者。

临床病例1

患者，男性，29岁，因"反复心悸1个月"来门诊就诊。

近1个月反复出现心悸，睡眠欠佳时症状更为明显，每次发作持续数秒至数分钟不等，发作与活动无明显相关，无胸闷、气急，无胸痛不适，无头晕、黑矇，无晕厥发作，无怕热消瘦，夜间可平卧。否认器质性心脏病、高血压、糖尿病、甲状腺功能亢进症病史。否认烟酒咖啡嗜好。

【问题1】 根据初步问诊，该患者考虑的诊断是什么？

思路 患者反复心悸发作，每次发作持续时间短，数秒至数分钟不等，与活动无明显相关（不首先考虑心功能不全、冠心病、贫血），无其他不适主诉，首先考虑心律失常。发作持续可短至数秒，无头晕、黑矇，不首先考虑一过性显著心动过缓；睡眠欠佳时症状更为明显，首先考虑期前收缩。

【问题2】 下一步查体应重点关注哪些方面？

思路1 查体首先应重点关注心脏体征，包括心律是否不齐、心率是否增快、心界是否扩大、瓣膜听诊区有无杂音。

思路2 关注心脏以外的可能与心悸相关的体征。例如，有无甲状腺功能亢进症体征（甲状腺肿大、突眼征），有无贫血貌、有无右心衰竭体征（颈静脉怒张、双下肢水肿）、有无慢性肺部疾病（桶状胸、呼吸音减弱）、左心衰竭体征（双下肺细湿啰音）等。

门诊查体记录

体温36.5℃，脉搏80次/min，呼吸18次/min，血压118/70mmHg，神志清，精神可，呼吸平稳，甲状腺无肿大，心率88次/min，律不齐，闻及期前收缩8次/min，心尖搏动点位于第五肋间左锁骨中线内0.5cm，心界无扩大，各瓣膜听诊区未闻及病理性杂音。双下肢无水肿。

【问题3】 心脏查体可闻及期前收缩，进一步佐证了期前收缩的诊断，常见期前收缩有哪几种类型？

期前收缩根据异位起搏点所在位置，可分为室性期前收缩、房性期前收缩、交界性期前收缩，以室性期前收缩最为常见，房性期前收缩次之。

【问题4】 应实施哪些检查明确诊断？

为进一步明确诊断，应行心电图检查（图2-2-11），为评估病因或病情，血常规、心肌酶谱、肝肾功能、电解质、甲状腺功能、心脏超声、动态心电图等也应考虑（各项化验指标均正常，心脏超声仅提示轻度二尖瓣关闭不全，动态心电图提示2 685次单发房性期前收缩）。

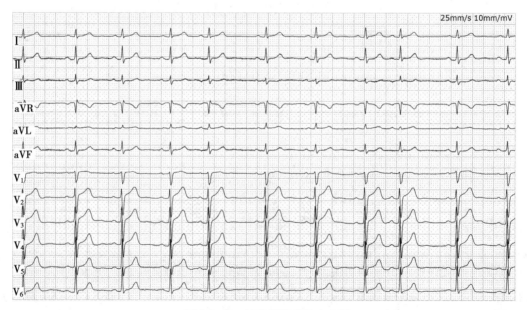

图2-2-11 房性期前收缩心电图

【问题5】 根据心电图检查,可明确诊断为房性期前收缩,房性期前收缩心电图有哪些特点?

知识点

房性期前收缩心电图特点

1. 提前发生的 P′波,由于其起源于窦房结以外的心房,P′波形态与窦性 P 波不同。

2. 当房性期前收缩发生于心动周期的早期,恰逢房室结处于前一心跳的不应期,则冲动不能通过房室结下传心室,称为未下传的房性期前收缩。

3. 如果房性期前收缩发生时,窦房结及其周围组织已经脱离不应期,则激动可以传入窦房结使其提前发生冲动,开始一个新的窦性心动周期,在此过程中由于窦房结提前除极,包括期前收缩在内前后两个窦性 P 波间期要短于正常窦性 PP 间期的两倍,称为"不完全性代偿间歇";少数情况下,房性期前收缩发生较晚,遇到窦房结及其周围组织的不应期,基础窦性心律未受影响,包括期前收缩在内,前后两个窦性 P 波间期要短于正常窦性 PP 间期的两倍,称为"完全性代偿间歇"。

4. 起源于不同部位的房性期前收缩,其 P′波形态不同。

【问题6】 有基础心脏疾病或诱因吗?

思路 该患者较为年轻,既往体健,相关辅助检查基本排除器质性心脏病、甲状腺功能亢进症、电解质紊乱等疾病,自诉睡眠欠佳时发作增加,可视为发作影响因素。

知识点

房性期前收缩的病因或诱因

房性期前收缩可见于:
1. 原发性心肌损伤或心肌负荷过重 心肌缺血、心肌炎和各种器质性心脏病病。
2. 内分泌疾病 以甲状腺功能亢进症最为常见。
3. 药物 如洋地黄、奎尼丁、肾上腺素等。
4. 酸碱平衡失调、电解质紊乱。
5. 交感神经或迷走神经亢进,同时与精神紧张、情绪激动、睡眠欠佳、血压突然升高、各种应激状态、疲劳、饮酒、吸烟、喝浓茶、喝咖啡等相关。

【问题7】 如何与其他类型期前收缩进行鉴别诊断?

知识点

房性期前收缩鉴别诊断

主要从心电图特点进行鉴别:
1. 房性期前收缩
(1)期前出现 QRS 前有 P′波,但其形态与窦性 P 波不同。
(2)P′R 间期大于 0.12 秒。
(3)多为不完全性代偿间歇。
2. 室性期前收缩
(1)期前出现的 QRS 前无相对应的 P 波。
(2)期前出现的 QRS 波宽大畸形,时限大于 0.12 秒。
(3)多为完全性代偿间歇。

3. 交界性期前收缩

（1）出现逆传的 P′ 波，可位于 QRS 波前（P′R 间期小于 0.12 秒）、波后或隐藏于 QRS 波中，但其形态与窦性 P 波不同（Ⅱ、Ⅲ、aVF 导联倒置、aVR 导联直立）。

（2）期前出现的 QRS 波时限 <0.12 秒。

（3）多为完全性代偿间歇。

【问题 8】 如何确定该患者下一步诊疗地点？选择门诊还是住院治疗？

思路 主要取决于房性期前收缩的病因和诱因（如急性冠脉综合征、心肌病、心肌炎或严重电解质紊乱），对于可治疗或逆转的病因或诱因进行处理。患者其他相关检查均未见明显异常，拟行门诊治疗。

【问题 9】 该患者应如何治疗？

思路 1 房性期前收缩一般不需要治疗。对于发作时症状明显者或房性期前收缩可诱发心动过速者可以应用药物治疗。常用的药物包括 β 受体阻滞剂、ⅠC 类抗心律失常药物。

思路 2 除药物治疗外，还应进行生活方式的调整。例如，吸烟、饮酒、咖啡可诱发房性期前收缩，应劝导患者戒除或减量。

思路 3 经过以上治疗后症状仍明显且房性期前收缩频发的患者，可考虑行射频导管消融治疗。

临床病例 2

患者，女性，64 岁，因"反复心悸半年"来门诊就诊。

近半年反复发作心悸，每次发作持续 30～45 分钟不等，一开始平均每月一次，发作可自行终止。发作时心电图提示房性心动过速，予以酒石酸美托洛尔 25mg，口服，2 次 /d，随后发作未得到有效控制。既往有高血压病史 5 年，血压最高达 150/90mmHg，服用左旋氨氯地平 2.5mg，1 次 /d，血压控制可。否认心脏病史，否认心脏外科手术、心房颤动消融史。

【问题 1】 根据初步问诊，该患者考虑的诊断是什么？

思路 患者反复心悸发作，每次发作持续时间长，可自行终止。心动过速发作时心电图（图 2-2-12）提示房性心动过速。患者诊断为：心律失常 - 阵发性房性心动过速、1 级高血压（低危）。

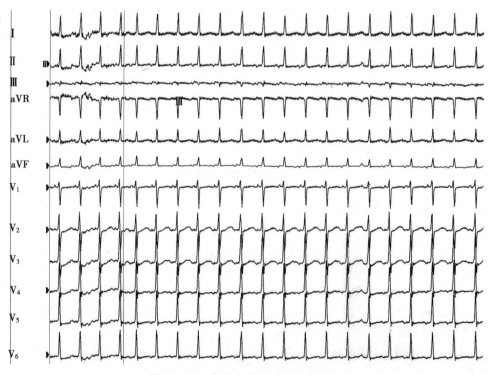

图 2-2-12 房性心动过速发作心电图

知识点

房性心动过速的定义和类型

1. 定义　起源于心房组织，与房室结传导无关的一种室上性心动过速，在所有室上性心动过速类型中，发病率要低于房室结折返及房室折返性室上性心动过速。

2. 类型（根据发生机制分型）　可分为局灶性房性心动过速和大折返性房性心动过速。

【问题2】　有基础心脏疾病或诱因吗？

思路　该患者否认心脏病病史、否认心脏外科手术、心房颤动消融病史。需借助查体和辅助检查寻找病因。

知识点

房性心动过速的病因、诱因

1. 基本病因　经心房切口的心脏外科术后瘢痕、心房颤动消融术后、缺血性心脏病、代谢障碍性疾病、慢性肺部疾病等。

2. 诱因　洋地黄中毒、大量饮酒、严重电解质紊乱等。

【问题3】　下一步查体应重点关注哪些方面？

思路　查体重点关注胸部（评估有无慢性肺部疾病线索）及心脏体征（评估有无心律失常和器质性心脏病线索）：是否有颈静脉怒张、是否有桶状胸、双肺呼吸音是否减弱、两肺是否有干湿啰音、心率是否明显加快、心律是否不齐、心界是否扩大、瓣膜听诊区有无杂音。

查体记录

体温36.8℃，脉搏68次/min，呼吸18次/min，血压138/80mmHg，神志清，精神可，呼吸平稳，胸廓无畸形，双肺呼吸音清，两肺未闻及干湿啰音，心率68次/min，律齐，心尖搏动点位于第五肋间左锁骨中线内0.5cm，心界无扩大，各瓣膜听诊区未闻及病理性杂音。双下肢无水肿。

【问题4】　应实施哪些检查评估？

为评估病因或诱因，应考虑行血常规、心肌酶谱、肝肾功能、电解质、甲状腺功能、心脏超声等检查[各项化验指标均基本正常，心脏超声提示高血压引起室间隔稍增厚（12mm）]。

【问题5】　根据心电图检查，可初步诊断为房性心动过速，如何与其他类型快速性房性心律失常进行鉴别诊断？

知识点

房性心动过速的鉴别诊断

主要从心电图特点进行鉴别：

1. 房性心动过速　①心房率通常为150～250次/min；②P波形态与窦性P波不同；③P波之间等电位线存在。

2. 心房扑动　①心房率通常为250～350次/min；②P波消失，代之以大的锯齿状扑动波；③P波之间等电位线消失。

3. 心房颤动　①心房率通常为350～600次/min；②P波消失，代之以小而不规则的基线波动，形态及振幅均变化不定；③心室率极不规则，QRS波群通常正常，当心室率过快，发生室内差异性传导，QRS波群增宽变形。

【问题6】 如何确定该患者下一步诊疗地点？选择门诊还是住院治疗？

思路 患者既往发作时心电图提示房性心动过速，口服美托洛尔效果欠佳，考虑患者心动过速发作时症状明显且持续时间长，与患者沟通，建议住院治疗。

【问题7】 该患者应如何治疗？

思路1 药物治疗：

（1）针对可逆的病因或诱因治疗：①针对慢性肺部疾病急性发作的患者，积极纠正原发病，予以吸氧、平喘、控制感染等治疗。②若合并洋地黄中毒，须立即停用洋地黄；急查电解质评估血钾水平，若血钾偏低，予以适当补钾，若血钾偏高，应用利多卡因或美托洛尔；若心室率不快，仅需要暂停洋地黄观察。

（2）针对房性心动过速发作常用的药物包括：①控制心室率，可使用洋地黄、β受体阻滞剂、非二氢吡啶类钙通道阻滞剂。②若房性心动过速仍持续存在，可加用ⅠA、ⅠC或Ⅲ类抗心律失常药物，但对于左心室功能低下或缺血性心脏病的患者最好选使用Ⅲ类抗心律失常药物，ⅠA类、ⅠC类药物只适用于无心力衰竭的患者。

思路2 患者口服美托洛尔治疗后房性心动过速控制欠佳，且患者不愿意长期服药治疗，建议进一步行射频导管消融治疗。

住院后治疗

患者入院后常规完善术前检查，排除手术禁忌后行电生理检查＋射频导管消融术，在CARTO三维标测系统指导下进行激动标测，提示为局灶性房性心动过速，局部进行点消融，成功终止房性心动过速，反复程序刺激及静脉滴注异丙肾上腺素均未能诱发房性心动过速。

知识点

房性心动过速的好发部位及定位方法

房性心动过速可分为局灶性房性心动过速、大折返性房性心动过速；与电活动跨越整个折返环的大折返性房性心动过速不同，局灶性房性心动过速是由心房单一兴奋灶产生激动、呈离心性向外传播，在局部最早心房激动点进行点消融就可以成功消融房性心动过速。局灶性房性心动过速的起源点通常位于心房内一些特殊的解剖部位，大多数局灶性房性心动过速起源于右心房，以界嵴多见，其他好发房性心动过速的区域还包括肺静脉口、冠状窦内、二尖瓣环和三尖瓣环、右心房基底部、左心耳、希氏束旁和房间隔部、主动脉无冠窦、上腔静脉或下腔静脉。而大折返性房性心动过速好发于经心房切口心脏外科术后、心房颤动消融术后，可围绕二尖瓣环、三尖瓣环、心房手术瘢痕或先天性瘢痕、肺静脉、心房顶部形成折返，通常采用线性消融阻断折返环的消融策略。

通过体表导联心电图P波形态可初步预测局灶性房性心动过速起源。V_1和aVL导联的P波形态最有助于区分左心房房性心动过速和右心房房性心动过速。V_1导联为右胸导联定位于心房的右前壁，左心房的解剖位置处于心脏后部正中，左心房房性心动过速的激动产生一个向前的除极向量，即在V_1导联上为正向P波。V_1导联的正向P波预测左心房房性心动过速的特异度和灵敏度均较高。aVL导联定位于左心房的高侧壁，与左心房房性心动过速激动时产生的除极向量背离，故在aVL导联可观察到负向P波。Ⅱ、Ⅲ和aVF导联的P波为正向，提示房性心动过速起源于心房的上部；反之，如果P波为负向，则提示房性心动过速起源于心房的下部。

体表P波预测房性心动过速起源有其局限性，三维标测系统进行的激动标测是目前定位局灶性房性心动过速起源以及呈现大折返房性心动过速折返环的最佳方法。

【问题8】 该患者入院后治疗有效，下一步应如何处理？

思路 患者行三维标测指导下射频导管消融术，手术即刻成功。术后注意随访，如有心悸不适，需就近及时查心电图评估。另外，患者有高血压病史，服用左旋氨氯地平降压治疗，入院后查心脏超声提示室间隔增厚，考虑高血压引起，建议将左旋氨氯地平更换为 ACEI 或 ARB 类药物，降压的同时可以改善心肌重塑。

（陈明龙）

推荐阅读文献

[1] 陈新. 黄宛临床心电图学. 6版. 北京：人民卫生出版社，2009.

[2] 张澍. 实用心律失常学. 2版. 北京：人民卫生出版社，2020.

[3] ZIPES D P，LIBBY P，BONOW R O，et al. Braunwald's heart disease. 11th ed. Philadelphia: Elsevier，2018.

第四节　阵发性室上性心动过速

阵发性室上性心动过速（paroxysmal supraventricular tachycardia，PSVT），简称"室上速"，是起源于希氏束以上的快速性心律失常，广义的室上性心动过速包括窦性心动过速、房性心动过速、房室交界区相关的折返性心动过速，其中房室交界区相关的折返性心动过速包含房室结内折返性心动过速（atrioventricular nodal reentrant tachycardia，AVNRT）及房室折返性心动过速（atrioventricular reentrant tachycardia，AVRT）。

【临床诊疗环节】

1. 详细询问症状特征及相关病史。

2. 急性发作时心率快且规则，发作间歇期查体多数患者无明显阳性体征。

3. 对疑诊患者进行发作时心电图检查，以确定诊断。

4. 对于 PSVT 正在发作的患者，首先考虑终止心动过速。

5. 对于发作间歇期的患者，推荐射频导管消融治疗。

【临床关键点】

1. PSVT 主要表现为心悸，发作时多呈突发突止，但不是所有突发突止的均为 PSVT。

2. PSVT 多见于无明显结构性心脏病的患者。

3. 药物多用于终止 PSVT 急性发作，射频导管消融是根治 PSVT 的有效手段。

临床病例

第一次门诊记录

患者，男性，30岁，因"反复心悸10年"来门诊就诊。

10年反复出现心悸，与活动无明显相关，呈突发突止，无胸痛，无黑矇、晕厥。否认高血压、糖尿病史。查体未见明显异常。

【问题1】 根据初步问诊，该患者考虑的诊断是什么？

思路1 该病患为年轻男性，反复出现阵发性心悸，突发突止，考虑为快速性心律失常。

思路2 根据初步病史，应该还需排除阵发性心房颤动、房性心动过速等诊断。

> 知识点
>
> **阵发性室上性心动过速的典型症状**
>
> 1. 典型症状　突发突止的心悸，持续时间长短不一。
>
> 2. 非典型症状　晕厥、心绞痛、心力衰竭、休克等，取决于发作时心率的快慢、发作持续时间长短、是否存在基础心脏病、终止时是否有长间歇等。

【问题2】 下一步诊疗策略是什么？

思路　PSVT 发作间歇期查体及辅助检查多数无明显阳性发现，建议发作时行 12 导联心电图检查，进一步明确诊断。

第二次门诊记录

患者再发心悸，至当地医院就诊，行心电图检查结果见图2-2-13，后患者屏气后心悸自行终止。

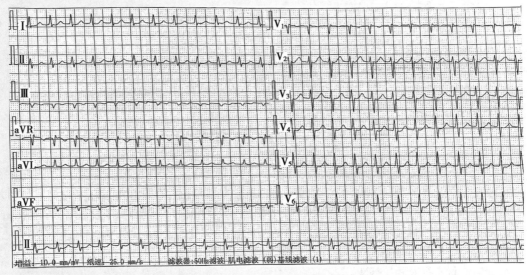

图2-2-13 阵发性室上性心动过速心电图

【问题3】 上述心电图的诊断是什么？

思路 各导联未见窦性P波，可见连续、快速、规则的QRS波，频率135次/min，形态和时限均正常，ST段和T波未见明显异常，诊断考虑为阵发性室上性心动过速。

> 知识点
>
> **阵发性室上性心动过速的心电图特点**
>
> 1. 心率一般在150~250次/min，节律规则。
> 2. QRS波群形态和时限多数正常，当发生室内差异性传导或原有束支传导阻滞、合并房室旁路前传时PSVT可表现为QRS波增宽。
> 3. 窦性P波消失，逆行P波与QRS波群关系固定，并常埋藏于QRS波群之中或终末部分。
> 4. 突发、突止，常由一个期前收缩诱发或终止。

【问题4】 当患者急性发作PSVT时该如何处理？

思路1 PSVT急性发作时的主要处理为终止心动过速。若血流动力学稳定，可考虑刺激迷走神经、食管调搏或药物治疗来终止PSVT。刺激迷走神经的方法有：颈动脉窦按摩（禁止双侧同时按摩）、Valsalva动作、改良的Valsalva动作、诱发恶心、将面部浸入冷水等。

思路2 若PSVT发作时血流动力学不稳定，建议同步电复律（详见第三篇第七章）。

> 知识点
>
> **终止阵发性室上性心动过速发作的药物有哪些？**
>
> 1. 腺苷 首选药物，起效迅速，主要不良反应为呼吸困难、胸闷、窦性心动过缓、房室传导阻滞等，但因其半衰期短于6秒，不良反应一般很快消失。
> 2. 钙通道阻滞剂 维拉帕米或地尔硫草静脉推注，有效率达90%以上，当合并有急性心力衰竭、缓慢性心律失常、宽QRS波心动过速未明确诊断为PSVT时应避免使用钙通道阻滞剂。
> 3. 普罗帕酮 1~2mg/kg稀释后缓慢静脉注射。

【问题5】 该患者应如何治疗？

思路1 药物治疗可以预防或减少PSVT发作，常用的药物有β受体阻滞剂、IC类抗心律失常、长效钙通道阻滞剂等物。

思路2 心腔内电生理检查及射频导管消融技术已十分成熟，对于PSVT反复发作的患者，首选住院行射频导管消融治疗。

住院后治疗

患者入院后完善三大常规、血生化、凝血功能、心脏彩超等检查，排除手术禁忌后行电生理检查，明确诊断为房室结内折返性心动过速，同时行慢径改良，消融后术中反复程序刺激未能再诱发心动过速，手术成功。

知识点

阵发性室上性心动过速行射频导管消融术的注意事项

1. 术前需完善相关检查，明确有无严重感染、出血倾向、心脏大血管严重畸形等情况。
2. 术前停用抗心律失常药物5个半衰期以上。
3. 术前与患方充分沟通、知情同意。
4. 术后复查心电图，根据穿刺血管类型（股静脉或股动脉）选择适当时间的卧床及患肢制动，观察穿刺点有无渗血等。

【问题6】 该患者入院后治疗有效，下一步应如何处理？

思路 患者行射频导管消融术，手术即刻成功。术后复查心电图，常规服用阿司匹林抗血小板治疗1～3个月，注意随访观察，如有心悸不适，需就近及时查心电图评估病情。

（陈明龙）

推荐阅读文献

[1] 陈新. 黄宛临床心电图学. 6版. 北京：人民卫生出版社，2009.

[2] 张澍. 实用心律失常学. 2版. 北京：人民卫生出版社，2020.

[3] ZIPES D P，LIBBY P，BONOW R O，et al. Braunwald's heart disease. 11th ed. Philadelphia: Elsevier, 2018.

第五节　室性期前收缩及室性心动过速

室性期前收缩（premature ventricular beat，PVB）又称室性早搏（室早），是指希氏束分叉以下心室肌的异位兴奋灶提前除极而产生的心室收缩。根据室性期前收缩数量，一般认为，24小时动态心电图提示室性期前收缩数量>1 000个可诊断为频发性室性期前收缩。

室性期前收缩是临床上最常见的心律失常，在正常健康人和各种心脏病患者均可发生。在普通人群中进行24小时动态心电图筛查，检测率高达50%；在心脏病患者中，例如在冠心病患者中，室性期前收缩的发生通常提示疾病的严重程度。

室性心动过速（简称"室速"）是指发生在希氏束分叉以下的束支、心肌传导纤维、心室肌的快速性心律失常。临床上通常根据室性心动过速的发作时间进行分类，分为：

1. 非持续性室性心动过速　是指单源性连续心室异位搏动超过3次，频率≥100次/min，在30秒内自行终止。

2. 持续性室性心动过速　是指室性心动过速持续30秒以上或不足30秒但伴有严重血流动力学改变。

室性心动过速多见于器质性心脏病（结构性心脏病）患者，且常伴随血流动力学状态的紊乱，可能恶化为心室扑动或心室颤动,导致心脏性猝死,需要重视并积极治疗。

【临床关键点】

1. 患者常见的主诉是心悸症状,但需注意其他症状及是否有其他器质性心脏疾病的病史,对于伴随头晕、黑矇,甚至意识丧失,高度提示发作时伴有血流动力学的恶化,需尽早干预治疗。

2. 绝大多数无器质性心脏病的室性期前收缩预后良好,不增加心脏性猝死风险。

3. 室性期前收缩的治疗包括病因治疗、抗心律失常药物治疗和射频导管消融。

4. 室性心动过速发作时评估血流动力学状态最为关键,直接决定选择紧急电复律治疗还是药物复律治疗。

5. 长期治疗中药物治疗是基础。

6. 射频导管消融治疗对不同类型的室性心动过速疗效有差异,而 ICD 是预防发生心脏性猝死最有效的治疗方式。

临床病例

患者,男性,17 岁,因"心悸 2 个月余"来院。患者 2 个月前感冒后出现心悸,自觉心跳加快,每次持续数分钟不等,发作时可伴头晕,无胸闷、胸痛,无恶心、呕吐,无黑矇、晕厥。就诊于当地医院行 24 小时动态心电图检查示:窦性心律,室性期前收缩 77 499 次,室性期前收缩负荷(61.3%),短阵室性心动过速。规律接受多种抗心律失常药物无效。既往体健。无心脏病家族史,查体未见明显异常。

【问题 1】 根据临床病例,初步诊断是什么? 还应进行哪些检查?

思路 1 患者初步诊断为心律失常,频发性室性期前收缩、短阵室性心动过速。

患者的症状为"心悸 2 个月余",发作时伴有"头晕"症状,首先考虑心律失常相关疾病。根据外院动态心电图检查结果,初步诊断明确。

问诊时应特别注意问及患者是否有黑矇、晕厥等血流动力学障碍的症状,如存在类似症状,应立即作为病重患者处理,建议尽早住院治疗。

思路 2 患者还应接受门诊心电图检查,以进一步确诊。

体表 12 导联心电图和动态心电图检查是所有心律失常患者的首选检查,不但可以明确诊断,捕捉到发作时的心电图形,还能够评估患者的发作频率和危险程度的情况。此患者门诊行体表心电图检查结果见图 2-2-14。

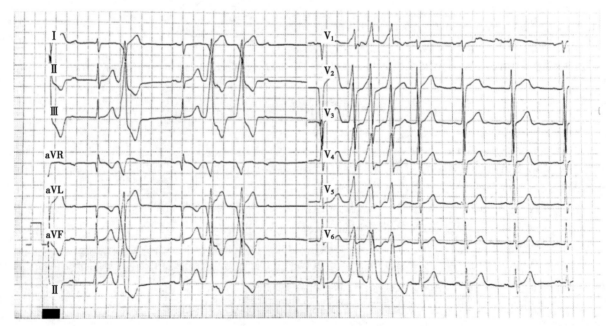

图 2-2-14 门诊 12 导联心电图

根据患者的心电图表现,可以初步诊断为"频发性室性期前收缩、短阵室性心动过速"。

知识点

室性期前收缩的心电图表现

1. 提前出现的宽大畸形的 QRS 波，时限≥120 毫秒，伴有继发性 ST-T 改变。

2. QRS 波前无相关的 P 波，有时可出现逆行的 P 波，则 RP′间期>0.1 秒，少数逆行 P 波再折返激动心室，可引起逆传心搏。

3. 常有完全代偿间期，表现为一个室性期前收缩前后的 RR 间距等于窦性周期的 2 倍。如代偿间期不完全，常见于严重的窦性心动过缓。基本心率较慢时，室性期前收缩可插入两个连续的基本心搏之间，形成插入性期前收缩。

对于临床上无明显症状、无器质性心脏疾病基础、无电解质紊乱的健康人的单纯性室性期前收缩，多无重要意义。然而，本例患者为青年男性，有上呼吸道感染史，本院门诊心电图和外院动态心电图均提示频发室性期前收缩、短阵室性心动过速，高度怀疑合并器质性心脏病，拟收住院进一步检查治疗。

入院病历摘要 1

患者，男性，17 岁，因"心悸 2 个月余"来院。门诊心电图及外院动态心电图均提示室性期前收缩、短阵室性心动过速。患者既往体健，无心脏病相关家族史。

患者入院后完善相关检查，查血尿粪三大常规、X 线胸片、血生化等未见明显异常，现拟为患者重点完善如下检查：①心脏超声；②心脏 MRI 检查，根据检查结果进一步完善诊疗计划。

【问题 2】 为何重点关注心脏超声和心脏磁共振的检查结果？

思路 患者心电图检查已明确室性心律失常的诊断，但临床上更重要的是对于患者室性期前收缩危险的评价，重点评估有无合并器质性心脏病。患者心悸发生前有上呼吸道感染史，高度怀疑存在心肌炎、心肌病。对于器质性心脏病患者，若存在频发室性期前收缩和室性心动过速，可能有发生心脏猝死的风险，应积极治疗。心脏超声检查有助于判断心脏的结构和功能，对于部分器质性心脏病（如扩张型心肌病、肥厚型心肌病）有很高的诊断价值。心脏 MRI 检查较心脏超声在诊断心肌病方面更为精确，能够评估心肌纤维化瘢痕的严重程度，特别适用于诊断非缺血性心肌病，建议行心脏磁共振检查，进一步明确病因。

室性期前收缩的诊治流程见图 2-2-15。

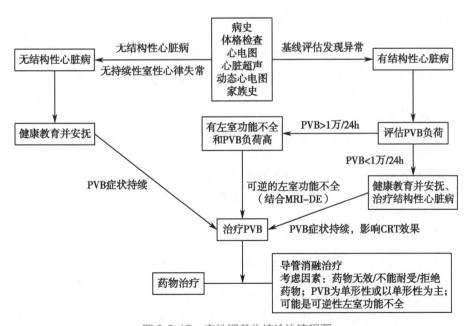

图 2-2-15 室性期前收缩诊治流程图

PVB. 室性期前收缩；MRI-DE. 延迟增强磁共振成像；CRT. 心脏再同步化治疗。

入院病历摘要2

患者入院后予查心脏超声，显示左心房前后径35mm，右心室前后径22mm，左心室舒张内径59mm，左心室射血分数60%，提示心脏扩大。患者住院第3天再发心悸，持续不缓解，伴头晕，心电监护提示室性心动过速（图2-2-16），紧急测血压113/79mmHg，静脉予胺碘酮治疗后转复为窦性心律。

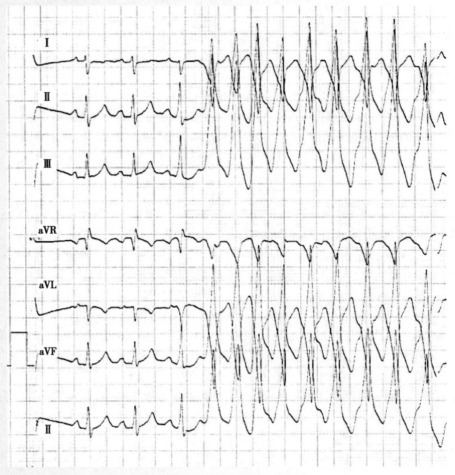

图 2-2-16 发作时心电图

【问题3】 患者出现持续性室性心动过速发作时，紧急处理原则是什么？

思路1 一旦根据心电图诊断为室性心动过速，应立即予吸氧，监测血压、心电图、血氧饱和度，密切关注患者的血流动力学状态，同时明确室性心动过速的发作是否存在诱因并及时纠正，临床上常见的诱因有低钾血症、冠状动脉急性缺血和情绪刺激等。

思路2 根据上述辅助检查结果，考虑患者存在器质性心脏病。器质性心脏病室性心动过速的发作容易诱发血流动力学不稳定，需要密切监护，对于血流动力学稳定的患者，可考虑应用抗心律失常药物终止室性心动过速，如果药物不能及时终止室性心动过速或者患者出现血流动力学不稳定（表现为意识丧失、血压≤90/60mmHg），应及时直流电复律。对于血流动力学不稳定的患者，应立即同步直流电复律。

知识点

常见的室性心动过速的心电图特征

1. 频率 多在100～250次/min，持续性室性心动过速的频率多在180次/min左右。
2. 节律 持续单形性室性心动过速的节律一般是规则或相对规则的，RR间期之差一般<20毫秒，但多形性室性心动过速的节律可极不规则。

3. QRS 波形态　宽大畸形,时限超过 0.12 秒;伴有继发性 ST-T 改变。

4. 室房分离　即心房独立活动与 QRS 波无固定关系,偶尔个别或所有心室激动逆传夺获心房形成室房部分或 1:1 传导。

知识点

临床上根据室性心动过速心电图进行分类,分为以下几类(图 2-2-17):

1. 单形性室性心动过速　发作时心电图同一导联 QRS 波形态只有一种。

2. 多形性室性心动过速　发作时心电图在同一导联上出现 3 种或 3 种以上不同的 QRS 波形态。

3. 双向性室性心动过速　又称双向性室性心律,是指室性心动过速发作时心电图的同一导联上 QRS 主波方向交替发生正负相反的改变。常见于严重的器质性心脏病或洋地黄中毒。

4. 尖端扭转型室性心动过速　即室性心动过速发作前基础窦性心律的 QT 间期延长的多形性室性心动过速,心电图特点为发作时 QRS 波沿着基础等电位线扭转。

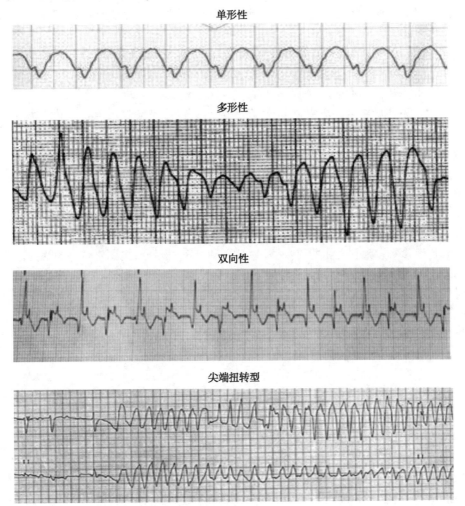

图 2-2-17　室性心动过速的分类及心电图表现

知识点

室性心动过速的治疗原则

1. 立即终止室性心动过速的发作　多数器质性心脏病患者发生室性心动过速会出现明显的临床

症状,若不尽早干预治疗有发生心脏性猝死的风险。应根据血流动力学是否稳定,采用抗心律失常药物或直流电复律,尽快终止室性心动过速的发作。而对于洋地黄中毒引起的室性心动过速,不宜用电复律,应给予药物治疗。

2.纠正和治疗室性心动过速的诱因和病因 如纠正低血钾等电解质紊乱、积极治疗心肌缺血和心功能不全等。

【问题4】 临床上对于该患者持续性室性心动过速发作应该如何选择抗心律失常药物?

思路 目前根据患者的临床症状,结合病史和辅助检查结果,判断患者为血流动力学尚且稳定的器质性心脏病相关室性心动过速,应考虑立即应用抗心律失常药物以终止室性心动过速。药物治疗首选静脉注射胺碘酮,尤其对于器质性心脏病患者,也可使用利多卡因。而对于 QT 间期延长的尖端扭转型室性心动过速,禁忌使用胺碘酮,可考虑使用镁剂。

知识点

胺碘酮静脉注射或静脉滴注是急诊终止室性心动过速最常选择应用的药物,具体用法如下:静脉负荷剂量+静脉滴注维持。

静脉负荷:150mg,用 5% 葡萄糖溶液稀释,至少 10 分钟注入。10～15 分钟后可重复 150mg。静脉维持:1～2mg/min,维持 6 小时,随后以 0.5～1.0mg/min 维持 18 小时,第一个 24 小时内用药一般为 1 200mg,最高一般不超过 2 000mg。复发或对首剂治疗无反应,可以追加负荷量。

胺碘酮的主要不良反应为肝功能损害、心动过缓、低血压、甲状腺功能异常等。禁忌用于心动过缓、房室传导阻滞、严重低血压、妊娠等情况。

静脉应用胺碘酮期间,应密切监测患者的 QT 间期以及血流动力学状态,包括血压、心电、血氧情况,如果出现血流动力学不稳定或抗心律失常药物不能及时终止室性心动过速,应及时直流电复律。如果电复律无效,可在静脉应用胺碘酮等抗心律失常药物后重复电复律治疗。

【问题5】 该患者经上述处理后病情稳定,应如何进一步治疗?

思路 患者初步诊断为频发室性期前收缩、室性心动过速,根据心电图定位考虑病灶起源于左心室顶部心外膜,故拟行心电生理检查和射频导管消融术。术中发现消融难度大,且消融部位毗邻冠状动脉(风险很大),经商讨后决定放弃手术,建议改行植入 ICD 预防心脏性猝死。患者符合 ICD 治疗心脏性猝死二级预防的 I 类适应证,充分告知患者及家属 ICD 治疗的利弊,随后该患者接受 ICD 治疗。

持续单形性室性心动过速的诊治流程见图 2-2-18。

知识点

器质性室性心动过速的药物治疗

β 受体阻滞剂具有拮抗交感神经活性、改善心室不良重塑和改善心力衰竭预后及抗心律失常作用,器质性心脏病伴有心功能不全者应用 β 受体阻滞剂可降低总死亡率和心脏性猝死的发生率。

胺碘酮可降低器质性室性心律失常死亡率和院外心脏性猝死的死亡率,但对降低总死亡率作用不确定。另外,长期应用心脏外不良反应较多。

1.器质性非持续性室性心动过速 对此类患者,应针对病因和诱因治疗,即治疗器质性心脏病和纠正诱因(心肌缺血、心力衰竭、电解质紊乱、洋地黄中毒等)。在此基础上,若无禁忌证,可以应用 β 受体阻滞剂,上述治疗措施效果不佳且室性心动过速发作频繁、症状明显者,可以按持续性室性心动过速治疗,用抗心律失常药物预防或减少发作。

2.器质性持续性室性心动过速 对此类患者,在可能的情况下治疗基础心脏病、寻找和纠正可能存在的诱发因素;药物治疗可单用 β 受体阻滞剂,也可在除外胺碘酮应用禁忌证后长期口服胺碘酮治疗,与 β 受体阻滞剂联用效果更好。

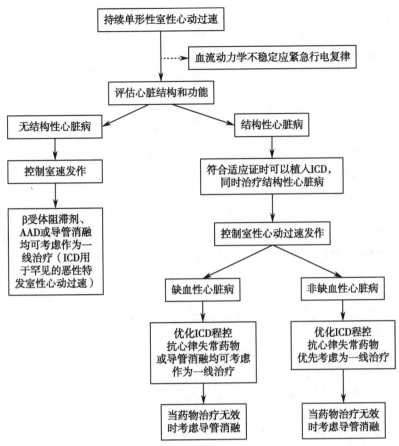

图 2-2-18 持续单形性室性心动过速诊治流程图
AAD. 抗心律失常药物；ICD. 植入型心律转复除颤器。

知识点

器质性室性心动过速的非药物治疗

1. ICD 治疗 ICD 通过静脉系统在右心室心尖部或间隔部植入除颤电极，连接脉冲发生器于皮下，一旦监测到患者室性心动过速 / 心室颤动发生，即释放除颤能量以终止室性心动过速 / 室颤的发作，是迄今为止预防心脏性猝死最有效的手段。目前 ICD 二级预防的 I 类适应证包括：①由于心室颤动或血流动力学不稳定的室性心动过速引起心脏骤停后存活的患者，排除可逆性因素，需植入 ICD 治疗；②存在器质性心脏病，发生持续性室性心动过速的患者应植入 ICD 治疗；③不明原因晕厥患者，在电生理检查时诱发出有临床意义的血流动力学不稳定的持续性室性心动过速或心室颤动者，应植入 ICD 治疗。

2. 射频导管消融治疗

(1) 特发性室性心动过速的患者不推荐药物治疗，目前射频导管消融治疗已成为特发性室性心动过速的一线治疗方法，成功率较高，复发率和并发症出现率均较低。

(2) 器质性室性心动过速的消融技术近年来有了很大进展，适应证明显增加，建议在有经验的电生理中心进行评估是否有射频导管消融治疗的可能。

【问题 6】 发生心室扑动 / 心室颤动的急诊处理是否与室性心动过速相同？

思路 心室扑动 / 心室颤动是比室性心动过速更为严重的室性心律失常，如果未能及时救治，多在数分钟内因组织缺氧而导致生命器官损害或死亡，因此应及时采取有效的心肺复苏急救措施，详细的治疗措施见本篇第八章中心脏骤停及心肺复苏相关内容。长期治疗包括病因治疗、去除诱因、药物治疗和 ICD 治疗。射频导管消融治疗特发性心室颤动（如长 QT 综合征、短 QT 综合征或 Brugada 综合征等所致的多形性室性心动过速/心室颤动）和器质性心脏病的心室颤动均取得一定进展，但由于心室颤动等同于心脏骤停的不良预后，即使成功消融了室性心动过速/心室颤动的触发灶或成功消融或改良了导致室性心动过速/心室颤动的病理基质，如有适应证也应植入ICD，以预防心脏性猝死的发生。

（华 伟）

推荐阅读文献

[1] 张澍，霍勇. 内科学：心血管内科分册. 北京：人民卫生出版社，2016.

[2] 陈新. 临床心律失常学. 2版. 北京：人民卫生出版社，2009.

[3] 陈新. 黄宛临床心电图学. 6版. 北京：人民卫生出版社，2009.

[4] 中华医学会心电生理和起搏分会. 室性心律失常中国专家共识. 中国心脏起搏与心电生理杂志，2016，30（4）：283-325.

[5] AL-KHATIB S M, STEVENSON W G, ACKERMAN M J, et al. 2017 AHA/ACC/HRS Guideline for Management of Patients With Ventricular Arrhythmias and the Prevention of Sudden Cardiac Death: Executive Summary. J Am Coll Cardiol, 2018, 72（14）: 1677-1749.

第六节　心房颤动、心房扑动

心房颤动（atrial fibrillation）简称"房颤"，是指规则有序的心房电活动丧失，代之以快速无序的心房颤动波，体表心电图表现为形态不断改变的快速心房颤动波（"f"波）和无规律的心室律。心房由于无序颤动，失去了有效的收缩与舒张，导致泵血功能下降或丧失；左心耳血流速度减慢，促进左心房血栓发生；加之房室结对快速心房激动的递减传导，可致心室收缩极不规则。因此，心室律（率）紊乱、心功能受损和心房附壁血栓形成是心房颤动患者的主要病理生理特点。

心房颤动是最常见的持续性心律失常，随着年龄增长，其患病率及发病率增加，对于40岁以上成年人，其心房颤动终生发病率为25%。心房颤动与许多心血管和非心血管危险因素有关，这些危险因素通常也是缺血性卒中的危险因素。因此，心房颤动管理是包括预防卒中、改善症状和控制危险因素等在内的一系列医疗措施，其中预防卒中是主要环节（图2-2-19）。

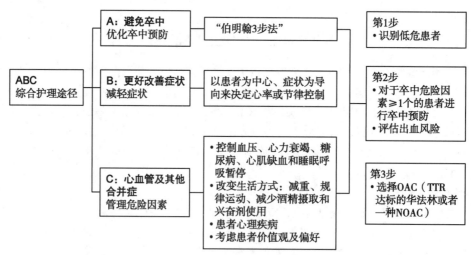

图 2-2-19　心房颤动综合护理 "ABC" 流程
OAC. 口服抗凝药物；TTR. 治疗窗内时间；NOAC. 新型口服抗凝药物。

【临床关键点】

1. 心房颤动患者常见的症状为心悸、乏力、胸闷及运动耐力下降。注意询问患者心房颤动发作开始时间及持续时间、诱发因素及合并疾病，用以纠正可疑病因。

2. 评估患者有无血流动力学障碍，检查心率、血压、呼吸频率，以及血氧饱和度、神智等，这对于决定心房颤动的首要治疗措施有重要影响。

3. 患者心房颤动发作时,特异性体征包括心室律绝对不齐、第一心音强弱不等、脉搏短绌。

4. 检查患者心电图时需注意明确有无心房颤动,评估有无左心室肥大、病理性 Q 波或 ST-T 改变、delta 波或短 PR 间期、传导阻滞、QT 延长等情况;超声心动图应注意评估:心房和心室大小、室壁厚度和运动幅度、心脏功能、肺动脉压,以及有无瓣膜性心脏病、心包疾病;怀疑有急性脑卒中者需行头颅 CT 检查;注意患者甲状腺功能有无异常。

5. 对所有确诊患者行心房颤动血栓栓塞风险(CHA$_2$DS$_2$-VASc 栓塞风险评分)及心房颤动抗凝治疗出血风险(HAS-BLED 出血风险评分)评估。

6. 心房颤动的治疗措施包括抗凝治疗、控制心室率、转复心律及纠正危险因素。

临床病例

患者,女性,65 岁,因"发作性心悸 3 年,加重 1 个月"就诊。

患者于入院前 3 年反复发作心悸,与体力活动、情绪激动无明显关系,发作频率 1～2 次 / 年,突发渐止,持续 3～4 小时自行缓解,症状较重时伴头晕,无黑矇、意识丧失,无胸闷、胸痛及肩背部放射痛。1 年前曾就诊于当地医院,诊断为"阵发性心房颤动",予"美托洛尔 25mg,2 次 /d"治疗,平素不规律服用;入院前 1 个月自觉症状加重,发作频率每月 3～4 次,持续数小时缓解。既往有高血压病史 10 余年。无吸烟、饮酒史。门诊查体:血压 165/90mmHg,心律绝对不齐,心率 98 次 /min,脉搏短绌。

【问题 1】　根据临床病例,患者可疑的诊断是什么? 还应进行哪些检查进一步确诊?

思路 1　患者可疑诊断为心律失常、心房颤动,高血压。

详细询问患者症状呈发作性,与体力活动及情绪激动无明显相关性,没有胸闷、胸痛等心肌缺血或心力衰竭表现,且可自行缓解,查体可见心房颤动特异性体征,故首先考虑诊断为"心律失常、心房颤动"。

还要注意询问患者是否留存窦性心律时的心电图,这对诊断辨别"阵发性心房颤动"和"持续性心房颤动"十分重要。

思路 2　首先应进行 12 导联心电图及动态心电图检查、超声心动图,以进一步确诊。

如果患者未留存既往窦性心律心电图,12 导联心电图及动态心电图检查不但可以明确诊断,还能评估心房颤动发作频率和危险程度的情况。动态心电图检查报告示窦性心律 + 阵发性心房颤动、偶发房性期前收缩。12 导联心电图结果见图 2-2-20。心电图未见左心室肥大、病理性 Q 波或 ST-T 改变、delta 波或短 PR 间期、传导阻滞、QT 延长的情况。门诊心脏超声示左心房内径 31mm、左心室舒张末径 47mm、左心室射血分数 65%,结果提示静息状态下,心内结构及血流未见明显异常。

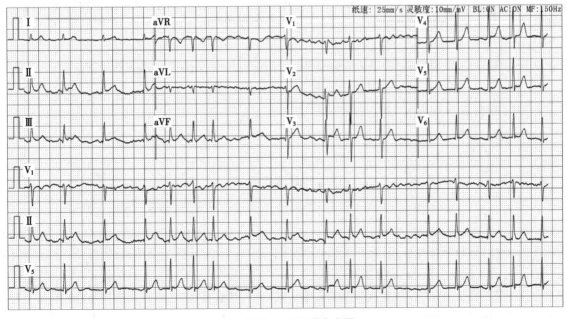

图 2-2-20　12 导联心电图

根据患者的心电图及动态心电图结果,心房颤动考虑为"阵发性""非瓣膜性"。

知识点

心房颤动的心电图表现

1. 心房颤动波　P波消失,代之以细小、不规则、频率很快的心房颤动波,即f波,f波形态不一、时距不等,振幅大小不一。其大小与心房颤动类型、持续时间、病因、左心房大小等有关,通常将f波振幅>1.0mm者称为粗颤,多见于左心房扩大不明显的阵发性心房颤动、瓣膜性心房颤动或甲状腺功能亢进症患者;振幅<1.0mm者称为细颤,多见于冠心病;一般而言,f波越粗大则频率越低,而f波越纤细则频率越高,也越不容易转复。

2. RR间期绝对不等　心房颤动时,f波频率可达350～600次/min,房室结不会使这种快速冲动全部下传心室,故心室率比心房率慢得多且不规则,QRS波形态多正常。

知识点

心房颤动的分类

1. 阵发性心房颤动　发作后7天内自行或干预终止的心房颤动。
2. 持续性心房颤动　持续时间>7天的心房颤动。
3. 长程持续性心房颤动　持续时间>12个月的心房颤动。
4. 永久性心房颤动　医生和患者共同决定放弃恢复或维持窦性心律的一种类型,反映了患者和医生对于心房颤动的治疗态度,而不是其自身的病理生理特征。

需要注意的是临床中常提及的非瓣膜性心房颤动是指无风湿性二尖瓣狭窄、机械/生物瓣膜置换、二尖瓣修复等情况下发生的心房颤动。

【问题2】 心房颤动患者有哪些常见的临床症状和特异性体征?
思路　心房颤动引起的心室率异常是引起症状的重要原因。心悸、乏力、胸闷、运动耐量下降是最常见的临床症状。器质性心脏病发生心房颤动的症状较重,当心室率>150次/min时还可诱发冠心病患者的心绞痛、二尖瓣狭窄患者的急性肺水肿、心功能受损患者的急性心力衰竭。此外,心房颤动患者还可有动脉栓塞的相关症状,其中脑栓塞最为常见。

心房颤动患者一般有三大体征:心室律绝对不齐、第一心音强弱不等和脉搏短绌。为该患者查体时均可发现这些异常。需要注意的是,使用抗心律失常药物治疗过程中,出现心室率突然规整应考虑:①恢复窦性心律;②转变为房性心动过速或心房扑动呈4:1或2:1下传;③发生完全性房室传导阻滞或非阵发性交界区心动过速,如果使用了洋地黄应考虑洋地黄中毒。

知识点

心房颤动的特异性体征

1. 心律绝对不齐　心房颤动时心房率可达450～600次/min,而房室结的有效不应期在300毫秒左右,因此大部分的心房冲动隐匿在房室结内,由于心房冲动的幅度大小不一、间隔不一,因此心房冲动下传到心室的冲动极不规则,导致心室律绝对不齐。

2. 第一心音强弱不等　心音的强弱与心室开始收缩时房室瓣膜在心腔内的位置有关,心房颤动时由于心室律绝对不齐,因而每次的心室充盈量不一致,即每次收缩时,房室瓣距离瓣环的距离不一样,因而产生的心音强弱不等。

3. 脉搏短绌 即心率快于脉率,并且一般心室率越快,脉搏短绌越明显。因为心室率不规则,心脏每搏输出量不一致,产生的脉搏强弱不一致;一旦心室充盈量太少,未能传至外周动脉,则会出现脉搏少于心跳的体征。

入院病历摘要 1

患者,女性,65 岁,因"发作性心悸 3 年,加重 1 个月"就诊。诊断为"阵发性心房颤动"。心脏超声未见明显结构及功能异常。完善化验检查示:国际标准化比值 0.96,电解质、肝肾功能、血糖及血脂均在正常范围。

【问题 3】 该患者治疗策略如何制订?

思路 应根据以下因素决定治疗策略:①心房颤动的类型、症状及其严重程度;②合并存在的心血管疾病、心功能状态;③患者年龄、一般状况、是否合并其他系统疾病;④所选择的治疗策略的安全性和有效性;⑤治疗的长期目的和短期目的,包括降低死亡率、减少心血管事件发生率、预防脑卒中,降低住院率及控制症状和改善生活质量等。

该患者为"阵发性心房颤动",一般状况良好,心脏超声示心脏结构及功能正常,CHA$_2$DS$_2$-VASc 评分为3 分,HAS-BLED 评分为 1 分,建议口服抗凝药物抗凝治疗。患者心悸不适,可予控制心室率药物,如 β 受体阻滞剂或非二氢吡啶类钙通道阻滞剂治疗(图 2-2-21)。

该患者选择口服利伐沙班 20mg,1 次 /d,美托洛尔 25mg,2 次 /d,培哚普利 4mg,1 次 /d。患者最佳心室率控制目标以患者症状和心功能、耐受程度等状态来个体化决定。

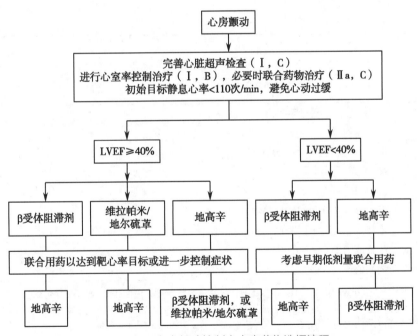

图 2-2-21 心房颤动控制心室率药物选择流程
LVEF. 左心室射血分数。

CHA$_2$DS$_2$-VASc 评分法(表 2-2-1)根据患者是否近期有以下问题:①充血性心力衰竭、高血压、年龄≥75岁(2 分);②糖尿病、卒中 / 短暂性脑缺血发作(transient ischemic attack,TIA)血栓栓塞病史(2 分);③外周血管疾病、年龄 65~74 岁和性别(女性)。确定心房颤动患者的危险因素,CHA$_2$DS$_2$-VASc 评分超过标准(男性≥2 分、女性≥3 分)为卒中高风险者,若无禁忌证,建议进行抗凝治疗;而卒中低风险者不应进行抗凝治疗。阵发性心房颤动和持续性心房颤动具有相同的风险,其抗凝治疗的方法均取决于危险分层。

在抗凝治疗开始前应评估心房颤动患者抗凝出血风险,易引起出血的因素包括高血压、肝肾功能损害、卒中、出血史、国际标准化比值（international normalized ratio，INR）易波动、老年（如年龄>65 岁）、药物（如联用抗血小板或非甾体抗炎药）或嗜酒，HAS-BLED 评分（表 2-2-2）有助于评价心房颤动患者抗凝出血风险，评分≤2 分为出血低风险者，评分≥3 分提示出血风险增高。需要注意的是，只要患者具有抗凝适应证，就应进行抗凝治疗，而不应将 HAS-BLED 评分增高视为抗凝的禁忌证。对于 HAS-BLED 评分≥3 分的患者，应注意筛查并纠正增加出血风险的可逆因素，并在开始抗凝治疗之后加强监测。

华法林疗效确切，但是需要定期检测 INR。华法林抗凝治疗的效益和安全性取决于抗凝治疗的强度和稳定性，抗凝强度为 INR 2.0～3.0 时，可有效预防脑卒中事件的发生，且安全性较高。初始剂量为 2.0～3.0mg/d，2～4 天起效，5～7 天达治疗高峰。开始治疗时每周监测 INR 1～2 次，稳定后（连续 3 次 INR 均在监测窗内）每月复查 1～2 次；华法林的剂量根据 INR 进行调整，INR 在 2.0～3.0 范围内时华法林剂量不变，如超出范围则应调整华法林原服用剂量的 10%～15%。常用的新型口服抗凝药物（novel oral anticoagulant，NOAC）包括达比加群酯、利伐沙班（表 2-2-3）。

表 2-2-1　非瓣膜性心房颤动卒中危险 CHA$_2$DS$_2$-VASc 评分

危险因素	积分
充血性心力衰竭 / 左心室功能障碍（C）	1
高血压（H）	1
年龄≥75 岁（A）	2
糖尿病（D）	1
卒中 /TIA/ 血栓栓塞病史（S）	2
血管疾病（V）	1
年龄 65～74 岁（A）	1
性别（女性）（Sc）	1
总积分	9

注：TIA，短暂性脑缺血。

表 2-2-2　心房颤动出血风险 HAS-BLED 评分

临床特点	计分
高血压（H）	1
肝、肾功能异常（各 1 分）（A）	1 或 2
卒中（S）	1
出血（B）	1
国际标准化比值（INR）易波动（L）	1
老年（如年龄>65 岁）（E）	1
药物或嗜酒（各 1 分）（D）	1 或 2
最高值	9

注：高血压定义为收缩压>160mmHg（1mmHg=0.133kPa）；肝功能异常定义为慢性肝病（如肝纤维化）或胆红素>2 倍正常上限，谷丙转氨酶>3 倍正常上限；肾功能异常定义为慢性透析或肾移植或血清肌酐≥200μmol/L；出血指既往出血史和 / 或出血倾向；INR 值易波动指 INR 不稳定，在治疗窗内的时间<60%；药物指合并应用抗血小板药物或非甾体抗炎药。

表 2-2-3　心房颤动患者常用抗凝药物使用方法

药物	CrCl≥60ml/min	CrCl 30～59ml/min	CrCl 15～29ml/min	CrCl<15ml/min 或依赖透析的 ESRD
华法林	TTR>65%～70%	TTR>65%～70%	TTR>65%～70%	TTR>65%～70%
达比加群	150mg，2 次 /d 或 110mg，2 次 /d	150mg，2 次 /d 或 110mg，2 次 /d	不建议使用（除 USA）75mg，2 次 /d（USA）	不建议使用
利伐沙班	20mg，1 次 /d	15mg，1 次 /d	15mg，1 次 /d	不建议使用

注：CrCl. 肌酐清除率；ESRD. 终末期肾病；TTR. 治疗窗内时间。

2019年ACC/AHA/ESC心房颤动指南、心房颤动复律前后的抗凝策略推荐

2019美国心脏病学会、美国心脏协会和欧洲心脏病学会（ACC/AHA/ESC）心房颤动指南、心房颤动复律前后的抗凝策略推荐如下：

1. Ⅰ类推荐

（1）在符合条件的心房颤动患者（除中度至重度二尖瓣狭窄或机械性心脏瓣膜病）中推荐NOAC优于华法林（证据级别A）。

（2）心房颤动或心房扑动≥48小时或持续时间不明确，复律前华法林抗凝（INR 2.0～3.0）或NOAC至少3周，复律后继续抗凝至少4周（证据级别B）。

（3）心房颤动或心房扑动≥48小时或持续时间不明确且需要紧急复律，尽快启动抗凝治疗建议使用肝素或低分子量肝素（证据级别C）。

（4）心房颤动复律后，根据血栓栓塞风险决定是否长期抗凝（证据级别C）。

（5）当计划早期转复时，应行经食管超声心动图（transesophageal echocardiography，TEE）检查，以排除心脏内血栓则可提前复律（证据级别B）。

（6）经TEE发现血栓者，应有效抗凝至少3周（证据级别C）。

2. Ⅱa类推荐

（1）心房颤动或心房扑动≥48小时或持续时间不明确或复律前3周未行抗凝治疗，在复律前行TEE，若左心房无血栓则行复律，另外，抗凝治疗在TEE前开始，并且至少持续至复律后4周（证据级别B）。

（2）心房颤动或心房扑动≥48小时或持续时间不明确，复律前3周和复律后4周可以使用达比加群、利伐沙班和阿哌沙班抗凝治疗（证据级别C）。

（3）对于心房颤动或心房扑动<48小时且高危卒中患者，复律前或复律后立即静脉用肝素或低分子量肝素或Xa因子抑制剂或直接凝血酶抑制剂，随后长期抗凝治疗（证据级别B）。

（4）已明确心房颤动持续时间<48小时者，可在无TEE评估下直接复律（证据级别B）。

3. Ⅱb类推荐　对于心房颤动或心房扑动<48小时且低危血栓栓塞风险患者，复律前可以考虑使用肝素、NOAC治疗，复律后不需要口服抗凝治疗（证据级别B）。

入院病历摘要2

1个月后患者复诊，规律服药，自诉心悸症状仍明显，症状发作同前，无其他明显不适，查体未见异常。建议患者行射频导管消融治疗，患者倾向药物控制，加用普罗帕酮150mg，3次/d，密切随诊。

【问题4】 为何医生建议患者行射频导管消融治疗？该患者抗心律失常药物为何首选普罗帕酮？

思路1　患者已确诊为"阵发性心房颤动"，症状反复发作，心脏结构及功能正常，射频导管消融治疗效果及成功率较高，可作为一线治疗选择。心房颤动长期节律控制策略见图2-2-22。

思路2　患者使用美托洛尔后症状反复，心脏结构及心功能正常，普罗帕酮为ⅠC类抗心律失常药物，不良反应发生率较低，可作为此类患者一线治疗药物，以减少心房颤动复发次数。

2019年ACC/AHA/ESC心房颤动指南、经射频导管消融心房颤动的适应证

1. Ⅰ类推荐　对于症状性阵发性心房颤动患者，若对至少一种Ⅰ类或Ⅲ类抗心律失常药物反应不佳或不耐受，射频导管消融是有利的（证据级别A）。

2. Ⅱa类推荐

(1) 对于症状性持续性心房颤动患者,若对至少一种Ⅰ类或Ⅲ类抗心律失常药物反应不佳或不耐受,射频导管消融是合理的(证据级别A)。

(2) 对于反复发作、症状性阵发性心房颤动患者,权衡利弊及药物和消融治疗临床转归之后,优先考虑经射频导管消融是合理的(证据级别B)。

(3) 对于症状性心房颤动合并心力衰竭(射血分数降低的心力衰竭)患者,射频导管消融可能是合理的,可以降低死亡率和心力衰竭再住院率(证据级别B)。

(4) 对于伴有慢快综合征的心房颤动患者,射频导管消融是合理的(证据级别B)。

(5) 对于症状性持续性心房颤动患者,使用抗心律失常药物之前,权衡药物与射频导管消融风险及疗效后,射频导管消融可以作为一线治疗(证据级别C)。

3. Ⅱb类推荐

(1) 对于症状性长程(>12个月)持续性心房颤动患者,对至少一种Ⅰ类或Ⅲ类抗心律失常药物反应不佳或不耐受,可以考虑消融(证据级别B)。

(2) 对于症状性持续性心房颤动患者,经射频导管消融可能优于Ⅰ类或Ⅲ类抗心律失常药物(证据级别C)。

4. Ⅲ类推荐 有害

(1) 对于术中和术后不能接受抗凝治疗的患者,不可以行经射频导管消融(证据级别C)。

(2) 仅仅为了避免服用抗凝药物的患者,不可以行射频导管消融以维持窦性心律(证据级别C)。

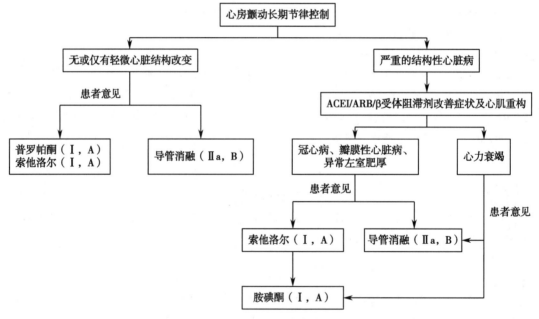

图 2-2-22 心房颤动长期节律控制策略
ACEI. 血管紧张素转换酶抑制剂;ARB. 血管紧张素Ⅱ受体阻滞剂。

知识点

维持窦性心律的药物

1. 胺碘酮 初始口服剂量为每次200mg,3次/d,持续1周,后每次200mg,2次/d,持续1周,在之后每天200mg。胺碘酮维持窦性心律的疗效优于Ⅰ类抗心律失常药物和索他洛尔。由于胺碘酮的心脏外不良反应发生率较高，因此将其列为二线用药，对于伴有器质性心脏病的患者，胺碘酮仍为首选用药。当与延长 QT 的药物联合治疗，以及在有窦房结或房室结及传导系统病变的患者中应禁用。若同时应用华法林和洋地黄，二者应减量。增加他汀类药物相关肌病（他汀肌病）风险，肝病患者应慎用。QT 延长 >500 毫秒应停药。

2. β 受体阻滞剂　维持窦性心律的作用低于 I 类或 III 类抗心律失常药，但长期应用不良反应少。初次应用宜从小剂量开始，靶目标为清晨静息状态下心率不低于 55 次 /min。

3. 普罗帕酮　口服剂量为 150～300mg，3 次 /d。预防心房颤动复发的有效性不如胺碘酮。与其他 I C 类药物一样，由于存在促心律失常风险作用，不应用于缺血性心脏病、心功能不全和明显左心室肥厚的患者。QRS 间期较基线水平增加 >25% 应停药。

4. 索他洛尔　口服剂量为 80～160mg，2 次 /d。转复心房颤动疗效差，但预防心房颤动复发的作用与普罗帕酮相当。存在明显左心室肥厚、收缩性心力衰竭、哮喘、QT 延长、低钾血症、肌酐清除率（creatinine clearance，CrCl）<50ml/min 为禁忌证。QT 间期 >500 毫秒或 QT 间期延长 60 毫秒以上应停药。

入院病历摘要 3

门诊随访发现患者症状仍反复，根据患者病情，建议患者行射频导管消融术。

【问题 5】 患者完善术前检查，未见左心房血栓或自发显影，拟行射频导管消融术，射频导管消融术式有哪些？需要注意哪些手术并发症？围手术期是否需要停用抗凝药物及抗心律失常药物？

思路 1　目前心房颤动消融的策略方法很多，以肺静脉和 / 或肺静脉前庭作为靶区域仍是心房颤动射频导管消融的基石。主要包括环肺静脉电隔离及环肺静脉电隔离基础上复合术式等（具体可参考射频导管消融专业书籍）。

思路 2　射频导管消融的并发症通常包括消融术中及消融术后并发症，需要注意这些并发症所引起的临床症状和体征。

思路 3　对于心房颤动患者需要注意术后复发及血栓并发症。①抗凝：同药物复律抗凝策略，需要注意的是新指南建议不间断使用华法林并维持 INR 在目标范围，NOAC 不间断使用也是安全的；术中需静脉应用普通肝素抗凝，维持活化凝血时间（activated clotting time，ACT）在 300～350 秒。②抗心律失常药物使用：术前为避免抗心律失常药物对消融的影响，除胺碘酮外，其他抗心律失常药物至少停用 5 个半衰期。但在心律失常症状严重时，有效的抗心律失常药物可继续应用；术后对于阵发性心房颤动患者可使用或不再使用抗心律失常药物，对于持续性心房颤动患者建议术后常规应用抗心律失常药物 3 个月。③心房食管瘘高发时段多在术后 2～4 周，术后给予消融损伤广泛者 4 周质子泵抑制剂抑酸治疗。

知识点

射频导管消融术后并发症

1. 心脏压塞和 / 或穿孔　术中临床表现主要包括突发呼吸困难、烦躁、意识模糊或丧失；血压突然降低；心率变化；特征性 X 线表现（心影搏动消失或透亮带）。心脏压塞的处理重在及时发现，经穿刺引流或必要时开胸修补，多不威胁生命。

2. 栓塞并发症　包括鞘管内栓塞、消融导管附着血栓、消融所致焦痂、原心房附壁血栓及气栓等，消融相关栓塞常发生于消融术后 24 小时及术后 2 周。

3. 肺静脉狭窄　指肺静脉直径减少 50% 以上，系由肺静脉肌肉组织的热损伤所致。目前尚缺乏有效扩张肺静脉的药物，因此对于有症状（如活动后气促、咳嗽、咯血和抗生素治疗无效的肺炎）的肺静脉狭窄患者首选介入治疗。

4. 左心房 - 食管瘘 / 左心房 - 心包瘘　此为射频导管消融最严重的并发症，如不能早期诊断及治疗，死亡率接近 100%。对于消融术后数日至数周出现的发热、畏寒和动脉栓塞症状，一定要首先警惕

左心房 - 食管瘘,此时应避免再行 TEE 检查以免加重病情。

5. 膈神经损伤　冷冻球囊消融导致膈神经损伤的发生率最高,一般膈神经功能可在 1 天～1 年内恢复,少数患者留下永久性膈神经损伤。

6. 血管并发症　穿刺相关的血管并发症是心房颤动射频导管消融的最常见并发症,其中血肿、动静脉瘘和假性动脉瘤最为常见。

【问题6】 如果该患者因症状严重拟行急诊心房颤动复律,需要考虑哪些内容? 有哪些复律措施?

思路 1　急诊心房颤动复律需要考虑患者血流动力学是否稳定、心房颤动发作时间、是否使用过抗凝药物及心房内有无血栓。

思路 2　急诊心房颤动复律包括药物复律和电复律。

知识点

急性心房颤动复律的适应证

1. 心房颤动发作时症状严重、伴有明显心力衰竭、心绞痛、存在长期抗凝禁忌证或控制心室率效果不满意的患者。

2. 初发心房颤动、年轻患者以及心室率控制后症状仍明显的患者。

3. 预激综合征或妊娠合并心房颤动应优先选择复律治疗。

4. 持续性心房颤动<1 年的患者可以根据病情和患者意愿选择。

具体流程见图 2-2-23。

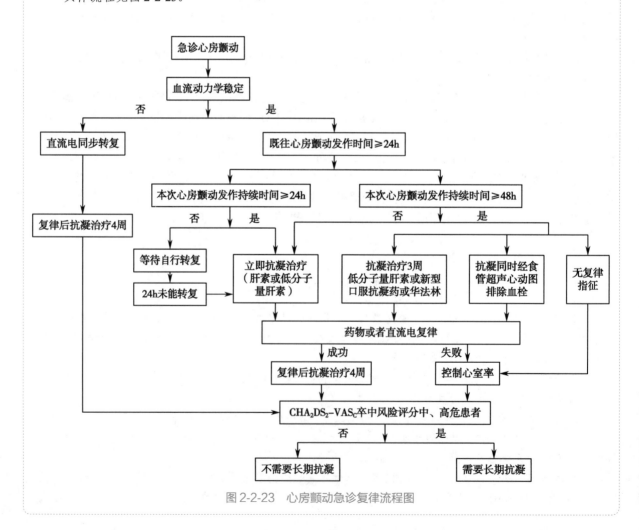

图 2-2-23　心房颤动急诊复律流程图

知识点

心房颤动常用复律药物的用法用量及不良反应

1. 胺碘酮 静脉注射常用剂量为 150mg，10 分钟内静脉滴注，继之 1mg/min 维持 6 小时，后 0.5mg/min 维持 18 小时；或首次剂量 5～7mg/kg，维持 1～2 小时，后续剂量 50mg/h，24 小时最大剂量不超过 1g。对于有缺血性心脏病或器质性心脏病患者，推荐使用胺碘酮进行复律。静脉用药期间应注意心动过缓、低血压、肝损害、静脉炎等不良反应。长期应用时注意甲状腺功能异常、肝功能损害和肺毒性等不良反应。

2. 普罗帕酮 每天 450～600mg，口服，分 3 次；静脉注射常用剂量为 1.5～2.0mg/kg，缓慢注射（10 分钟以上）。普罗帕酮不良反应包括低血压、心房扑动伴 1:1 传导、室性心动过速、室内阻滞、低血压、复律后心动过缓。避免用于缺血性心脏病患者和 / 或明显结构性心脏病患者。

3. 伊布利特 静脉注射 1.0mg，10 分钟以上；必要时 10 分钟后可重复 1mg，10 分钟以上静脉注射（体重<60kg 使用 0.01mg/kg）。使用时应注意 QT 间期延长、多形性室性心动过速 / 尖端扭转型室性心动过速（3%～4%），避免用于 QT 间期延长、低血钾、严重左心室肥大或射血分数降低患者。治疗前给予镁剂可减少尖端扭转型室性心动过速发生风险。

需要注意的是，心房颤动合并预激综合征（图 2-2-24）时，因旁路前传可能导致心室率过快，甚至会发生心室颤动。部分药物抑制房室结传导但不延长旁路不应期，可能加快心室率，导致血流动力学不稳定甚至心室颤动。普鲁卡因胺和依布利特可减慢旁路传导，减慢心室率，并可能转复窦性心律；口服胺碘酮可减慢旁路传导或阻断旁路，可用于维持治疗；无器质性心脏病，也可静脉使用普罗帕酮；维拉帕米、地尔硫草、腺苷、洋地黄（口服或静脉），以及静脉应用胺碘酮可增加心室颤动风险，应避免使用；静脉应用利多卡因也可能有害；β受体阻滞剂应慎用。必要时行紧急电复律治疗。

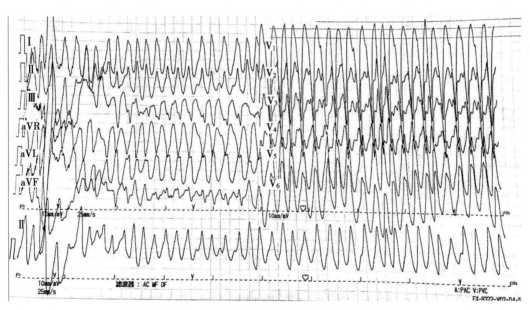

图 2-2-24 房颤合并预激综合征致快速心室率 1 例

知识点

心房颤动电复律

适应证：血流动力学不稳定的心房颤动；预激综合征旁路前传伴快速心室率的心房颤动；有症状的持续性或长程持续性心房颤动。

禁忌证:洋地黄中毒、严重的低钾血症。

电复律的基本流程:

1. 复律前准备

(1)完善相关检查,排除禁忌证,患者或其家属已知情同意等。

(2)准备抢救措施、心电监护、麻醉药品,开通静脉通道等。

(3)复律前6～8小时禁食禁饮,排空小便。

(4)连接除颤仪,静脉予以咪达唑仑和/或丙泊酚麻醉。

2. 复律 心房颤动电复律为同步直流电复律,调至同步模式,初始时可选择双相150～200J或单相200～300J,采用前侧位或前后位放置电极板,按下放电按钮。如首次复律不成功,可等待3分钟后再次电复律。

3. 围复律期抗凝 同前药物复律抗凝部分。

出院医嘱

患者本次出院诊断:心律失常、阵发性心房颤动;原发性高血压。

入院后行射频导管消融治疗,手术成功,予以出院。

1. 注意休息,适度运动,低盐低脂饮食,按时服药。

2. 培哚普利4mg口服,1次/d;胺碘酮200mg口服,1次/d;美托洛尔缓释片23.75mg口服,1次/d;利伐沙班20mg,1次/d;泮托拉唑肠溶片40mg,1次/d。

3. 积极控制血压,1个月后随诊。

【问题7】 患者出院后为何要继续口服胺碘酮和美托洛尔?为何要强调控制血压?

思路1 大多数阵发性或持续性心房颤动患者,恢复窦性心律后心房颤动复发的风险仍然很大。患者口服这两种药物的目的主要是"复律后维持窦性心律"。患者术前口服普罗帕酮及美托洛尔,心房颤动控制欠佳,故术后改用二线药物胺碘酮控制心房颤动复发,用药期间注意监测甲状腺功能、心肌酶、心电图、胸部X线改变。

思路2 高血压是心房颤动的促发因素,同时也是其他心血管疾病的危险因素,控制可变的危险因素也是心房颤动的管理措施之一。

知识点

对于可能引起心房颤动的疾病进行干预,减少新发心房颤动,被称为心房颤动的一级预防或上游治疗。已有临床研究证实,ACEI、ARB和他汀类药物,单用或联用抗心律失常药物,有助于减少新发生心房颤动的风险,或预防心房颤动复发,减少相关并发症。对于原发性高血压患者,理想的血压控制,尤其是应用ACEI或ARB满意的控制血压,可减少新发生心房颤动或预防心房颤动复发。

2年后患者第2次入院病历摘要

患者,女性,67岁,因"心房颤动射频导管消融术后2年,再发心悸1个月"入院。患者2年前曾因阵发性心房颤动行射频导管消融术治疗,手术顺利,术后恢复良好,长期药物控制,规律随访动态心电图等均未见明显异常。1个月前患者自诉再次出现阵发性心悸、胸闷症状,无黑矇、晕厥,急诊查心电图提示心房扑动,现为进一步诊治收入院。

【问题8】 患者本次入院的初步诊断是什么?是否考虑心房颤动复发?

思路1 患者本次入院的诊断为心房扑动。

思路2 患者消融术后2年发生心房扑动,考虑远期复发。

知识点

射频导管消融术后随访结果定义

1. **治疗成功**　消融 3 个月后，不使用抗心律失常药物而无心房颤动 / 心房扑动 / 房性心动过速发作。如术后使用抗心律失常药物，判断时间应为停用抗心律失常药物 5 个半衰期以后或停用胺碘酮 3 个月以后。

2. **治疗有效**　消融 3 个月后，使用术前无效的抗心律失常药物而无心房颤动 / 心房扑动 / 房性心动过速发作，或消融术后心房颤动发作负荷明显降低。

3. **空白期及早期复发**　消融术后 3 个月为空白期，空白期心房颤动 / 心房扑动 / 房性心动过速发作称为早期复发，但不认为是心房颤动消融复发。

4. **晚期复发**　消融 3 个月后发生的心房颤动、心房扑动、房性心动过速，如持续时间≥30 秒视为心房颤动复发，其中术后 3 个月～1 年内复发为晚期复发。

5. **远期复发**　消融手术 1 年以后出现的复发。

知识点

1. **心房扑动的概念**　心房扑动（atrial flutter）是心房快速而规律的电活动，在心电图上表现为大小相等、频率快而规律（心房率一般在 250～350 次 /min），但这些激动仅以（2:1）～（4:1）传导到心室，尤其以 2:1 传导最为多见，故心房扑动时患者心室率常为 150 次 /min 左右（图 2-2-25）。心电图上至少一个体表导联上存在无等电位线的心房扑动波。心房扑动是介于房性心动过速和心房颤动之间的快速性心律失常，是最常见的大折返性房性心动过速。其多见于伴有器质性心脏病的患者或心房颤动消融术后。

2. **心房扑动的分类及发病机制**

（1）典型心房扑动：是右心房内大折返性心动过速，左心房被动激动，折返激动依赖于下腔静脉和三尖瓣环之间的峡部缓慢传导。

（2）非典型心房扑动：不依赖于下腔静脉和三尖瓣环之间峡部缓慢传导的大折返性房性心动过速，也被称为非峡部依赖性心房扑动，折返环可位于左心房或右心房。其在器质性心脏病中多见。引起非典型心房扑动的激动除可以围绕二尖瓣环进行折返外，也可围绕其他解剖障碍、外科手术或其他原因引起的心房纤维化瘢痕、不完整的射频消融线等进行折返。

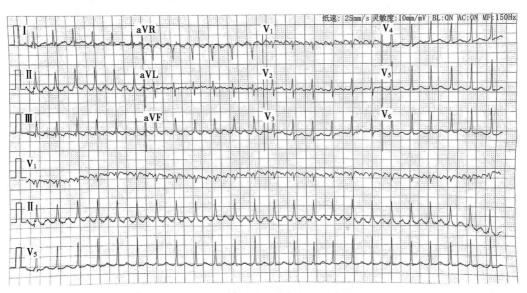

图 2-2-25　心房扑动心电图 1 例

【问题9】 患者的诊断主要依据是什么？还有什么其他手段可以明确诊断？

思路 患者心房扑动的诊断主要依靠心电图，是由于心房颤动术后心房内瘢痕形成缓慢传导区，从而形成折返所致，为心房颤动消融术后非典型心房扑动。在临床上，应注意与窦性心动过速、阵发性室上性心动过速等鉴别。

除此以外，电生理检查也可明确诊断，在常规的心脏电生理检查中，激动标测和拖带技术是诊断大折返性房性心动过速的主要手段。利用拖带技术可以判断心脏中的某些部位是否存在折返环、是否靠近折返环的缓慢传导区相对较窄的峡部及其出口。

【问题10】 此患者为治疗心房扑动再次行射频导管消融治疗，心房扑动的治疗方法还有哪些？

思路 心房扑动的治疗包括急性期治疗和慢性期治疗两个方面。

（一）急性期治疗

心房扑动的急性治疗取决于其临床表现和血流动力学是否稳定。

1. 直流电复律 心房扑动伴快速的心室率、血流动力学不稳定或伴有胸痛、心功能不良等严重症状时，应首选直流电复律治疗。

2. 心房起搏终止心房扑动 心房扑动伴有病态窦房结综合征或转复后有可能出现严重心动过缓等不适宜电复律时，可采用心房超速起搏终止心房扑动。

3. 抗心律失常药物复律 ⅠA（如奎尼丁）、ⅠC（如普罗帕酮）及Ⅲ（如胺碘酮）类药物均可以用来转复心房扑动，其中以Ⅲ类药物最为有效。使用ⅠC类药物时，应与β受体阻滞剂或其他抑制房室结传导的药物共同使用。

4. 应用抗心律失常药物延缓房室结传导并减慢心室率 对于大多数临床心房扑动，首要的治疗是控制心室率，复律与否是次要的，除非伴有血流动力学障碍。应用延缓房室传导的药物减慢心房扑动的心室率可以缓解心房扑动的症状，这类药物包括钙通道阻滞剂、β受体阻滞剂、洋地黄类药物及胺碘酮。

（二）慢性期治疗

1. 药物治疗

（1）心室率控制：选择同急性期心房扑动，但均以口服药物为主。

（2）维持窦性心律：心房扑动转复为窦性心律后，有复发的倾向，必须用药物予以治疗，预防复发，维持窦性心律。目前临床上常用的为ⅠA、ⅠC和Ⅲ类抗心律失常药物。但即使应用多种药物，其维持窦性心律的能力也是有限的。

（3）抗凝治疗：对于持续性心房扑动，反复发作的心房扑动，以及心房扑动、心房颤动互相转换者，有关心房颤动的抗凝治疗指南同样也适用于心房扑动。

2. 射频导管消融治疗

（1）典型心房扑动为围绕三尖瓣环的顺钟向或逆钟向的大折返性心动过速，其缓慢传导区位于三尖瓣环和下腔静脉入口之间的峡部，线性消融此关键峡部可以治疗此类心房扑动。

（2）非典型心房扑动临床上较为少见，大多非典型心房扑动发生在心脏术后，其折返激动围绕手术切口、瘢痕或不完整的射频消融线周围，但是由于手术方法的不同，其折返环路和关键峡部很难确定。近年来随着三维标测系统的出现，可以直接显示出瘢痕区、低电压区以及正常心肌区，直观地展示心房扑动的折返环路和关键峡部，对心房扑动的标测和消融具有较好的指导作用，提高了此类心房扑动射频导管消融的成功率。

（华 伟）

推荐阅读文献

[1] 黄从新,张澍,黄德嘉,等.心房颤动:目前的认识和治疗的建议（2018）.中华心律失常学杂志,2018,22（4）:279-346.

[2] 陈新.黄宛.临床心电图学.6版.北京:人民卫生出版社,2009.

[3] 张澍.实用心律失常学.2版.北京:人民卫生出版社,2020.

[4] JANUARY C T. 2019 AHA/ACC/HRS focused update of the 2014 AHA/ACC/HRS guidelines for the management of patients with atrial fibrillation. Circulation，2019，140（2）：e125-e151.

[5] ZIPES D P, LIBBY P, BONOW R O, et al. Braunwald's heart disease. 11th ed. Philadelphia: Elsevier，2018.

[6] LIP G Y P，BANERJEE A，BORIANI G，et al. Antithrombotic therapy for atrial fibrillation：chest guidelines and expert panel report. Chest，2018，154（5）：1121-1201.

第三章　高　血　压

第一节　原发性高血压

原发性高血压（primary hypertension）是以血压升高为主要临床表现，伴或不伴有心血管疾病危险因素的综合征，是最重要的心血管可控危险因素之一。目前依据诊室血压、结合家庭自测血压和 24 小时动态血压来进行诊断。同时应注意除外继发性高血压，筛查并存的心血管疾病危险因素、高血压靶器官损害及临床疾病。高血压通常根据血压水平分为 3 级，依据心血管疾病危险因素、器官损害及临床疾病分为低危、中危、高危和极高危。目前高血压的治疗仍以药物降压为主，治疗性生活方式改变是药物治疗的基础。降压药物主要分为五大类：钙通道阻滞剂（CCB）、血管紧张素转换酶抑制剂（ACEI）、血管紧张素 II 受体阻滞剂（ARB）、利尿剂，以及 β 受体阻滞剂。大部分患者可能需要联合 2 种或以上药物进行降压治疗，同时应该积极干预并存的心血管疾病危险因素，合理治疗并存的临床疾病。降压目标值应<140/90mmHg，对于老年收缩期高血压患者，收缩压应控制在 150mmHg 以下，如果能够耐受可降至 140mmHg 以下。

高血压急症（hypertension emergencies）是指原发性或继发性高血压患者，在某些诱因作用下，血压突然和明显升高（一般超过 180/120mmHg），伴有进行性心、脑、肾等重要靶器官功能不全的表现。若无上述并发症，则称为高血压亚急症（hypertension urgencies）。一般高血压急症出现时，需静脉输注降压药物，而高血压亚急症可以使用口服降压药物治疗。

【临床关键点】

1. 原发性高血压是以血压升高为主要临床表现，伴或不伴有心血管疾病危险因素的综合征。在临床诊治中，需要除外继发性高血压。同时需要明确患者并存的其他心血管疾病危险因素、靶器官损害，以及临床疾病。

2. 高血压是重要的心血管疾病危险因素之一，控制血压对于心血管疾病的减少具有非常重要的意义。但我国目前高血压的知晓率、治疗率和控制率依然很低。

3. 高血压诊治需要注意排除继发性高血压。

4. 高血压患者需要依据血压水平、并存的其他心血管疾病危险因素、靶器官损害，以及临床疾病进行危险分层。危险分层决定患者预后。

5. 原发性高血压治疗的基石是治疗性生活方式改变，包括减轻体重、控制钠盐摄入、补充钙盐和钾盐、戒烟和限制饮酒、增加运动等。

6. 治疗性生活方式改变不能控制血压或高危、极高危高血压患者需要使用降压药物控制血压。单药或联合不同降压药物（包括单片复方制剂）进行治疗。

7. 降压治疗需要同时干预并存的糖尿病、高脂血症、肥胖、高同型半胱氨酸血症等危险因素，做到综合管理。

8. 高血压急症患者一般需要使用静脉药物进行降压治疗，亚急症患者一般可以使用口服降压药物治疗。

临床病例

患者，男性，54 岁，主因"发现血压增高 3 年，头痛 3 天"就诊。患者 3 年前体检时发现血压增高，最高 180/110mmHg。无不适，间断测量血压（140～150）/（90～95）mmHg，未治疗。近 3 天头痛，枕部为著，不伴视物模糊、旋转以及肢体活动障碍等，自测血压 166/100mmHg，来就诊。

【问题1】 初步的病史采集应该包括哪些内容?

思路 病史采集是诊断原发性高血压以及进一步做鉴别诊断的基础,应该重视。病史询问部分除了解患者原发性高血压本身的临床表现外,应该进一步了解患者情况,包括:①有无继发性高血压的临床表现,比如有无阵发血压增高伴头痛、心悸、出汗、皮肤苍白等嗜铬细胞瘤表现;②有无乏力等低血钾表现(可能是原发性醛固酮增多症或肾动脉狭窄的表现之一);③有无高代谢的表现(可能是嗜铬细胞瘤或甲状腺功能亢进症的表现);④有无打鼾及嗜睡,提示睡眠呼吸暂停综合征等。患者有没有服用导致血压增高的药物。同时应该进一步了解有无原发性高血压导致的靶器官损害的临床表现,特别是对有高血压病史多年且伴随多种心血管疾病危险因素者,比如有无头晕等脑血管病表现、有无心绞痛及间歇跛行等表现。

既往史部分侧重于了解有无其他导致血压增高的疾病,如既往的慢性肾脏病等;有无合并其他的心血管疾病危险因素,如高脂血症等。家族中有无高血压病史。另外也需要注意有的患者的临床表现与原发性高血压本身无关,而是由于服用降压药物后药物的不良反应导致的。比如服用ACEI类药物引起的咳嗽、服用CCB导致的牙龈增生、头痛、双下肢水肿等。

> 知识点
>
> 原发性高血压的病史询问除了解原发性高血压的临床表现外,还需要询问有无继发性高血压的临床表现,有无原发性高血压导致靶器官损害的临床表现等。既往史应该重点询问有无导致原发性高血压的疾病、服药史和有无其他心血管疾病危险因素。家族中有无高血压病史。

查体

左上肢血压166/100mmHg,右上肢血压162/102mmHg,心率88次/min。双肺呼吸音清,心律齐,心界无扩大,肝脾肋下未及。双下肢不肿。

【问题2】 查体中还应该注意哪些?

思路 原发性高血压的直接体征一般较少,并不意味着原发性高血压的查体不重要。原发性高血压患者的查体,除了常规查体外,应该从有无继发性高血压、原发性高血压合并危险因素以及有无原发性高血压靶器官损害的体征等方面进行,但有的体征可能同时提示以上几个方面的问题。如腹部听到血管杂音,提示肾动脉狭窄,既可能是肾动脉狭窄导致原发性高血压,也可能是长期原发性高血压导致肾动脉狭窄或腹主动脉狭窄等,应该结合原发性高血压病程、年龄等病史进一步作出初步鉴别。

初诊原发性高血压的患者应该至少测量双上肢血压,对于怀疑主动脉缩窄等情况者,应测量四肢血压。有向心性肥胖、皮肤紫纹与多毛,提示可能有皮质醇增多症。腰部肿块提示多囊肾或嗜铬细胞瘤。腹部血管杂音提示肾动脉狭窄。

原发性高血压患者应该测量身高、体重以计算体重指数(body mass index,BMI),测量腰围以判断是否肥胖,如果查体有睑黄瘤等提示可能存在高脂血症,痛风石提示存在高尿酸血症。

各部位血管杂音的听诊也非常重要,如颈部血管杂音提示存在颈动脉狭窄,预示原发性高血压的靶器官损害,同时对于该类患者特别是双侧颈动脉狭窄者,降压治疗中应注意降压的幅度和速度,以避免脑灌注不足。腹部及股动脉部位是否有血管杂音也需要关注。心脏查体应该注意心尖有无抬举样搏动、心界有无扩大,可以初步判断是否存在高血压心脏病。神经系统查体也可以初步判断有无神经系统受累。

> 知识点
>
> 原发性高血压查体的重点在心脏和周围血管,同时应该从有无提示继发性高血压、原发性高血压合并危险因素,以及有无原发性高血压靶器官损害的体征等方面有目的地进行,有的体征可能同时提示以上几个方面的问题。

进行初步问诊以及查体后，需要对患者进行哪些方面的评估？

【问题3】 常见的引起继发性高血压的原因有哪些？

思路 常见的引起继发性高血压的原因包括内分泌性高血压、肾实质性高血压、肾血管性高血压等，根据临床疑诊选择不同的临床检查进行排除。临床诊断的关键除常规筛查外，应该依据详细而有目的的病史询问及查体得出有针对性的疑诊，依据疑诊进行相关检查。而长期就诊的高血压患者，如果血压突然控制不佳时，也应该注意排除合并继发性高血压可能。

【问题4】 需要评估患者存在哪些心血管疾病危险因素？

思路 需要进行下列心血管疾病危险因素的评估。

1. 原发性高血压（1～3级）。

2. 年龄>55岁（男性）；>65岁（女性）。

3. 吸烟或被动吸烟。

4. 糖耐量受损（2小时血糖7.8～11mmol/L）和/或空腹血糖异常（7.8～11mmol/L）。血脂异常：总胆固醇（TC）≥5.2mmol/L（200mg/dl）或低密度脂蛋白胆固醇（LDL-C）≥3.4mmol/L（130mg/dl）或高密度脂蛋白（HDL-C）<1.0mmol/L（40mg/dl）。

5. 早发心血管病家族史（一级亲属发病年龄<55岁）。

6. 腹型肥胖[腰围男性≥90cm，女性≥85cm或肥胖（BMI≥28kg/m²）]。

7. 血同型半胱氨酸升高（≥15μmol/L）。

原发性高血压患者需要重点评估上述危险因素，但并不仅限于上述危险因素，如血尿酸水平、甘油三酯水平等对原发性高血压患者综合危险因素的评估同样有意义。

> 知识点
>
> 评估原发性高血压患者并存的心血管疾病危险因素，是进行原发性高血压危险分层以及全面控制其他危险因素进一步降低心血管疾病风险的重要步骤。

【问题5】 需要进行哪些靶器官损害的评估？

思路 需要进行下列靶器官损害的评估：

左心室肥厚心电图：Sokolow（SV_1+RV_5）>38mm（男性>4.0mV，女性>3.5mV）或Cornell（$RaVL+SV_3$）>2 440mm·ms（男性>2.8mV，女性>2.0mV）；超声心动示左心室重量指数（left ventricular mass index，LVMI）男性≥115g/m²，女性≥95g/m²。

颈动脉超声示内膜中层厚度（intima-media thickness，IMT）≥0.9mm或动脉粥样硬化斑块。

颈股动脉示脉搏波传导速度（pulse wave velocity，PWV）≥12m/s。

踝臂指数（ankle brachial index，ABI）<0.9。

估算的肾小球滤过率（estimated glomerular filtration rate，eGFR）轻度降低（30～59ml/min·1.73m²）或血肌酐轻度升高115～133μmol/L（男性）107～124μmol/L（女性）。

尿微量白蛋白30～300mg/24h或白蛋白/肌酐≥30mg/g。

【问题6】 原发性高血压患者通常需要明确哪些并存的临床疾病？

思路 可以通过问诊、查体，以及必要的辅助检查，明确患者是否存在以下临床疾病（表2-3-1），其不但可以提供进行原发性高血压的危险分层的信息，更重要的是能够针对已经合并的疾病进行针对性的治疗。同时，我们不仅应该在首诊时进行排查，在患者定期复诊过程中，也应该注意询问有无相关症状。事实上多数原发性高血压患者在出现急性心肌梗死或急性脑血管病前，可能已经有相关症状，而在长期随访中被临床医生忽视。这也是原发性高血压管理的一个重要环节。

表2-3-1 高血压患者需要评估的合并临床疾病

疾病	合并疾病类型
脑血管病	脑出血、缺血性脑卒中
	短暂性脑缺血发作

续表

疾病	合并疾病类型
心脏疾病	心肌梗死、心绞痛、冠状动脉血运重建、慢性心力衰竭、心力衰竭
肾脏疾病	糖尿病肾病、肾功能受损（eGFR<30ml/min·1.73m^2） 肌酐≥133μmol/L（男性），肌酐≥124μmol/L（女性） 尿蛋白≥300mg/24h
周围血管病	
视网膜病变	出血或渗出、视盘（视乳头）水肿
糖尿病	

注：eGFR. 估算的肾小球滤过率。

> **知识点**
>
> 并存临床情况的检出是原发性高血压诊断的主要方面之一，是进行原发性高血压危险分层以及治疗目的之一。不仅在首诊时应该明确，在长期随访中也应该加以重视。

经过评估，该患者不考虑继发性高血压；有吸烟、血脂异常（TC 6.2mmol/L，LDL-C>3.8mmol/L）、同型半胱氨酸增高（20μmol/L）和肥胖（腰围 96cm）等心血管疾病危险因素；有颈动脉斑块、左心室肥厚和尿白蛋白/肌酐≥260mg/g 等靶器官损害，目前无并存的临床疾病。

【问题7】 如何对患者进行危险分层？

思路 依据患者的血压水平、心血管疾病危险因素、靶器官受损情况，以及并存的临床疾病对患者进行危险分层，是原发性高血压诊治的重要步骤，可以指导治疗和判断预后。该患者目前考虑原发性高血压3级，极高危。

> **知识点**
>
> 应该对所有原发性高血压患者进行危险分层。

诊断原发性高血压后，需要对患者从以下方面进行评估：①合并的心血管疾病危险因素有哪些；②并存的临床情况；③进行高血压危险分层。

【问题8】 为了进一步了解患者的血压情况，还可以做何种检查？

思路 由于诊室血压只能评估患者就诊当时的血压，受时间、患者的精神状态、服药时间等多方面因素的影响，对患者的血压状态评估是不充分的。因此一般而言，还需要进行动态血压监测和家庭自测血压来全面评估患者血压。

动态血压监测是由仪器自动定时测量血压，每隔15～30分钟自动测压，持续24小时或更长时间。目前认为动态血压的正常参考范围：24小时平均血压<130/80mmHg，白天均值<135/85mmHg，夜间均值<120/70mmHg。动态血压监测可诊断白大衣高血压，发现隐蔽性高血压，筛查顽固难治性高血压的原因，评估血压升高程度、短时变异和昼夜节律以及治疗效果等。

家庭自测血压的正常参考范围为<135/85mmHg。家庭自测血压同样可诊断白大衣高血压，发现隐蔽性高血压，评估血压升高程度、长时变异和治疗效果等。

> **知识点**
>
> 有条件的高血压患者应行动态血压监测和鼓励患者进行家庭自测血压。

明确诊断和对患者进行评估后需要开始治疗，原发性高血压患者的治疗主要包括治疗性生活方式改变和药物治疗。

【问题9】 原发性高血压患者治疗性生活方式干预的原则有哪些？

思路 原发性高血压患者治疗性生活方式干预的原则包括以下几点。①减轻体重：将 BMI 尽可能控制在<24kg/m², 腰围: 男性<90cm, 女性<85cm; ②减少钠盐摄入: 膳食中约 80% 钠盐来自烹调用盐和各种腌制品, 所以应减少烹调用盐, 每人每天食盐量以不超过 6g 为宜; ③补充钾盐: 每天吃新鲜蔬菜和水果; ④减少脂肪摄入: 减少食用油摄入, 少吃或不吃肥肉和动物内脏; ⑤戒烟限酒; ⑥增加运动: 运动有利于减轻体重和改善胰岛素抵抗, 提高心血管调节适应能力, 稳定血压水平; ⑦减轻精神压力, 保持心态平衡; ⑧必要时补充叶酸制剂。

> **知识点**
>
> 治疗性生活方式改变是高血压治疗的基础。

该患者血压控制不佳, 需要教育患者, 强化生活方式干预。

【问题 10】 该患者是否需要启动药物治疗?

思路 对于经过危险分层确认为高危以上的高血压患者, 就应该在治疗性生活方式改变的基础上, 启动药物治疗; 对于中危患者, 可以观察数周, 改善生活方式, 若血压不能得到控制, 则开始药物治疗; 对于低危患者, 观察 1～3 个月, 改善生活方式, 若血压不能控制, 开始药物治疗。因此该患者应该启动药物治疗。

> **知识点**
>
> 药物治疗是原发性高血压患者血压控制的重要手段。

既然该患者应该启动药物治疗, 需要明确药物治疗的原则、选择何种治疗药物、各种药物的特点如何、治疗过程中的注意事项等, 以利于合理用药控制血压。

【问题 11】 高血压患者药物治疗的原则如何?

思路 使用降压药物应遵循以下 6 项原则:

(1) 常用的 5 大类降压药物都可以作为初始治疗用药, 建议根据特殊人群的类型、合并症针对性选择药物, 进行个体化治疗。

(2) 应根据血压水平和心血管疾病风险选择初始单药或联合治疗。

(3) 一般患者选择常规剂量; 老年人和高龄老年人初始治疗时通常采用较小的治疗剂量, 可以根据需要, 逐渐增加至足剂量。

(4) 优先选择长效制剂: 尽可能使用每天给药 1 次且具有持续 24 小时降压作用的长效药物, 从而有效控制夜间血压与晨峰血压, 以更有效地预防心脑血管并发症。

(5) 对血压≥160/100mmHg 或高于目标血压 20/10mmHg 或高危及以上的患者, 或单药治疗未达标的患者, 应该进行联合降压治疗, 包括自由联合或者单片固定复方制剂。

(6) 对血压≥140mmHg 的患者, 也可以考虑起始小剂量联合治疗。

> **知识点**
>
> 降压药物选择的原则是小剂量开始、优先选择长效制剂、联合用药及个体化。

该患者目前诊断高血压 3 级, 极高危, 应该进行在治疗性生活方式干预基础上的药物治疗。药物应该如何选择?

【问题 12】 常用的降压药物有几大类? 每类降压药物的特点如何?

思路 目前常用降压药物有 5 大类: CCB、ACEI、ARB、利尿剂和 β 受体阻滞剂。

各类降压药物作用特点如下:

(1) CCB: 根据药物核心分子结构和作用于 L 型钙通道不同的亚单位, CCB 分为二氢吡啶类和非二氢吡啶类, 前者以硝苯地平为代表, 后者有维拉帕米和地尔硫䓬。根据药物作用持续时间, CCB 又分为短效和长效。长效包括长半衰期药物, 如氨氯地平、左旋氨氯地平; 脂溶性膜控型药物, 如拉西地平和乐卡地平; 缓释或控释制剂, 如非洛地平缓释片、硝苯地平控释片。降压作用主要通过阻滞电压依赖 L 型钙通道减少细胞外钙离子进入血管平滑肌细胞内, 减弱兴奋 - 收缩耦联, 降低阻力血管的收缩反应。CCB 还能减轻血管紧张素Ⅱ和 α_1 受体的缩血管效应,减少肾小管钠重吸收。CCB 降压起效迅速,降压疗效和幅度相对较强,疗效的个体差异性较小,与其他类型降压药物联合治疗能明显增强降压作用。CCB 对血脂、血糖等无明显影响,服药依从性较好。相对于其他降压药物,CCB 还具有以下优势:对老年患者有较好降压疗效;高钠摄入和非甾体类抗炎药不影响降压疗效;对嗜酒患者也有显著降压作用;可用于合并糖尿病、冠心病或外周血管病患者;长期治疗还具有抗动脉粥样硬化作用。主要缺点是开始治疗时有反射性交感活性增强,引起心率增快、面部潮红、头痛、下肢水肿等,尤其使用短效制剂时。非二氢吡啶类抑制心肌收缩和传导功能,不宜在心力衰竭、窦房结功能低下或心脏传导阻滞患者中应用。

(2)ACEI:降压作用主要通过抑制循环和组织 ACE,使血管紧张素Ⅱ生成减少,同时抑制激肽酶使缓激肽降解减少。降压起效缓慢,3~4 周时达最大作用,限制钠盐摄入或联合使用利尿剂可使其起效迅速和作用增强。ACEI 具有改善胰岛素抵抗和减少尿蛋白作用,对肥胖、糖尿病和心脏、肾脏靶器官受损的高血压患者具有相对较好的疗效,特别适用于伴有心力衰竭、心肌梗死、心房颤动、蛋白尿、糖耐量减退或糖尿病肾病的高血压患者。不良反应主要是刺激性干咳和血管性水肿。干咳发生率为 10%~20%,可能与体内缓激肽增多有关,停用后可消失。高钾血症、妊娠女性和双侧肾动脉狭窄患者禁用。血肌酐超过 264μmol/L 的患者使用时需谨慎,应定期监测血肌酐及血钾水平。

(3)ARB:降压作用主要通过阻滞组织血管紧张素Ⅱ受体亚型 AT1,更充分有效地阻断血管紧张素Ⅱ的血管收缩、水钠潴留与重构作用。同时阻滞 AT1 负反馈引起血管紧张素Ⅱ增加,可激活另一受体亚型 AT2,进一步拮抗 AT1 的生物学效应。降压作用起效缓慢,但持久而平稳。低盐饮食或与利尿剂联合使用能明显增强疗效。多数 ARB 随剂量增大降压作用增强,治疗剂量窗较宽。最大的特点是直接与药物有关的不良反应较少,一般不引起刺激性干咳,持续治疗依从性高。治疗对象和禁忌证与 ACEI 相同。

(4)利尿剂:有噻嗪类、袢利尿剂和保钾利尿剂三类。噻嗪类使用最多,常用的有氢氯噻嗪。降压作用主要通过排钠,减少细胞外容量,降低外周血管阻力。降压起效较平稳、缓慢,持续时间相对较长,作用持久。适用于轻、中度高血压,对单纯收缩期高血压、盐敏感性高血压、合并肥胖或糖尿病、更年期女性、合并心力衰竭和老年人高血压有较强的降压效应。利尿剂可增强其他降压药的疗效。主要不良反应是低血钾症和影响血脂、血糖、血尿酸代谢,往往发生在大剂量时,因此推荐使用小剂量。其他还包括乏力、尿量增多等,痛风患者禁用。保钾利尿剂可引起高血钾,不宜与 ACEI、ARB 合用,肾功能不全者慎用。袢利尿剂主要用于合并肾功能不全的高血压患者。

(5)β受体阻滞剂:有选择性(β_1)、非选择性(β_1 与 β_2)和兼有 α 受体阻滞三类。该类药物可通过抑制中枢和周围交感神经活性,抑制心肌收缩力和减慢心率发挥作用。降压起效较强而且迅速,不同 β 受体阻滞剂降压作用持续时间不同。适用于不同程度的高血压患者,尤其是心率较快的中、青年患者或合并心绞痛和慢性收缩性心力衰竭者,对老年高血压疗效相对较差。各种 β 受体阻滞剂的药理学和药代动力学情况相差较大,临床上治疗高血压宜使用选择性 β_1 受体阻滞剂或者兼有 α 受体阻滞作用的 β 受体阻滞剂,达到能有效减慢心率的较高剂量。β 受体阻滞剂不仅可以降低静息血压,而且能抑制体力应激和运动状态下血压急剧升高。使用的主要障碍是心动过缓和一些影响生活质量的不良反应,较高剂量治疗时突然停药可导致撤药综合征。虽然糖尿病不是使用 β 受体阻滞剂的禁忌证,但它会增加胰岛素抵抗,还可能掩盖和延长低血糖反应,使用时应加以注意。不良反应主要有心动过缓、乏力、四肢发冷。β 受体阻滞剂对心肌收缩力、窦房结及房室结功能均有抑制作用,并可增加气道阻力。急性心力衰竭、病态窦房结综合征、房室传导阻滞患者禁用。

知识点

　　一般而言,上述药物都可以作为患者的初始治疗选择,需要根据药物治疗原则以及患者的具体情况(如合并的心血管疾病危险因素、靶器官损害以及临床疾病等)加以选择。例如合并颈动脉硬化者,可以优先选择 CCB;合并糖尿病或慢性肾脏病者优先选择 ACEI 或 ARB;合并慢性收缩性心力衰竭患者优先选择 ACEI 和 β 受体阻滞剂等。多数高血压患者都需要联合 2 种或 2 种以上药物才能将血压控制在目标水平。

【问题 13】 降压药物联合使用的人群和优选联合治疗方案是什么?
　　思路　2 级以上高血压和 / 或伴有多种心血管疾病危险因素、靶器官损害和临床疾患的高危人群,往往

初始治疗就需要采用 2 种以上的小剂量降压药物联合。单药血压控制未达标者,往往也需要采用联合治疗。联合治疗应采用不同降压机制的药物。我国临床主要推荐应用的优化联合治疗方案:ACEI 或 ARB+ 二氢吡啶类 CCB;ARB 或 ACEI+ 噻嗪类利尿剂;二氢吡啶类 CCB+ 噻嗪类利尿剂;二氢吡啶类 CCB+β 受体阻滞剂。次要推荐使用的联合治疗方案是:利尿剂 +β 受体阻滞剂;α 受体阻滞剂 +β 受体阻滞剂;二氢吡啶类 CCB+ 保钾利尿剂;噻嗪类利尿剂 + 保钾利尿剂。三种降压药联合治疗一般应包含利尿剂。

> **知识点**
>
> 大多数高血压患者需要联合用药来控制血压,应该选择合理的联合用药方案。

该患者降压治疗药物的选择为氨氯地平 5mg,1 次 /d,缬沙坦 80mg,1 次 /d。在药物选择和调整的过程中,需要明确降压治疗的目标值。注意观察患者对治疗的反应以及相关的不良反应。

【问题 14】 该患者血压控制的目标是什么?

思路 目前一般主张血压控制目标值应 <140/90mmHg。对于老年收缩期高血压患者,收缩压控制于 150mmHg 以下,如果能够耐受可降至 140mmHg 以下。对于糖尿病、慢性肾脏病、心力衰竭或病情稳定的冠状动脉粥样硬化性心脏病合并高血压患者,既往提倡血压控制目标值 <130/80mmHg,应该根据患者的具体情况而定。应尽早将血压降低到上述目标血压水平,但并非越快越好。大多数高血压患者,应根据病情在数周至数月内将血压逐渐降至目标水平。年轻、病程较短的高血压患者,可较快达标。老年人、病程较长或已有靶器官损害或并发症的患者,降压速度宜适度缓慢。

> **知识点**
>
> 高血压患者应该降压达标,目标值应 <140/90mmHg。老年收缩期高血压患者,收缩压控制于 150mmHg 以下,如果能够耐受可降至 140mmHg 以下。

该患者在上述治疗方案下,血压控制于(130~136)/(76~84)mmHg,血压控制达标。

【问题 15】 该患者的治疗是否全面,还需要采取哪些治疗?

思路 患者的血压虽然达标了,但同时还存在高脂血症、高同型半胱氨酸血症以及肥胖等心血管疾病危险因素,同样需要干预。多重心血管疾病危险因素协同控制是高血压患者治疗的重要环节。各种心血管疾病危险因素之间存在关联,大部分高血压患者合并一种或多种心血管疾病危险因素。降压治疗后其他危险因素依然对预后产生重要影响,因此降压治疗时应同时兼顾其他心血管疾病危险因素的控制。降压治疗方案除了必须有效控制血压,还应兼顾对糖代谢、脂代谢、尿酸代谢等多重危险因素的控制。

国际大规模临床研究表明,对中高危险的高血压患者在降压治疗的同时给予他汀类药物,使其 LDL-C 降低到 2.6mmol/L 以下,可进一步减少心脑血管事件的发生。针对我国高血压患者群普遍伴随高同型半胱氨酸血症的特点,在降压的同时,补充叶酸 0.8mg,1 次 /d,有助于降低血浆同型半胱氨酸的水平,对我国脑卒中的防治也有重要意义。

除此之外,一部分高血压患者,例如已经合并心血管病或者伴有多重心血管疾病危险因素者,应该考虑加用抗血小板治疗。高血压患者长期应用阿司匹林应注意:①需在血压控制稳定(<150/90mmHg)后开始应用,未达良好控制的高血压患者,阿司匹林可能增加脑出血风险;②服用前应筛查有无发生消化道出血的高危因素,如消化道疾病(溃疡病及其并发症史)、65 岁以上、同时服用皮质类固醇或其他抗凝药或非甾体抗炎药等。如果有高危因素应采取预防措施,包括筛查与治疗幽门螺杆菌感染、预防性应用质子泵抑制剂,以及合理联合应用抗栓药物等;③合并活动性胃溃疡、严重肝病、出血性疾病者需慎用或停用阿司匹林。

> **知识点**
>
> 多重心血管疾病危险因素的综合干预是高血压患者治疗的重要组成部分。

患者的治疗为上述降压药物加上阿托伐他汀 10mg,1 次 /d,叶酸 0.8mg,1 次 /d,阿司匹林肠溶片 100mg,1 次 /d。

该患者坚持服药半年后，无自觉不适，自行停用了所有药物。1周后夜间突发呼吸困难伴咳粉红色泡沫痰就诊于急诊室，测量双上肢血压 200/130mmHg，心率 140 次/min，呼吸次数 30 次/min，双肺可闻及满肺干湿啰音，心尖部抬举样搏动，心界向左下扩大，肝脾肋下未及。考虑高血压急症、急性左心衰竭。

【问题 16】 什么是高血压急症？

思路 高血压急症是指原发性或继发性高血压患者在某些诱因作用下，血压突然和明显升高（一般超过180/120mmHg），伴有进行性心、脑、肾等重要靶器官功能不全的表现。包括高血压脑病、颅内出血（脑出血和蛛网膜下腔出血）、脑梗死、急性心力衰竭、急性冠脉综合征、主动脉夹层、子痫、急性肾小球肾炎、胶原血管病所致肾危象、嗜铬细胞瘤危象，以及围手术期严重高血压等。应注意血压水平的高低与急性靶器官损害的程度并非呈正比，通常需要使用静脉降压药物。

除了高血压急症外，临床上可以见到血压明显增高，但并无靶器官损害临床表现的患者，称为高血压亚急症。患者可以有血压明显升高造成的症状，如头痛、胸闷、鼻出血和烦躁不安等。血压升高的程度不是区别高血压急症与亚急症的标准，区别两者的唯一标准是有无新近发生的急性进行性靶器官损害。

> **知识点**
>
> 及时正确处理高血压急症十分重要，可在短时间内使病情缓解，预防进行性或不可逆性靶器官损害，降低死亡率。

该患者发生急性左心衰竭，考虑高血压急症。

【问题 17】 高血压急症的治疗原则是什么？

思路 高血压急症和亚急症降压治疗的紧迫程度不同，前者需要迅速降低血压，采用静脉途径给药；后者需要在 24～48 小时内降低血压，可使用快速起效的口服降压药。

（1）迅速降低血压：对于高血压急症选择适宜有效的降压药物，静脉滴注给药，同时监测血压。如果情况允许，及早开始口服降压药治疗。

（2）控制性降压：高血压急症时短时间内血压急骤下降，有可能使重要器官的血流灌注明显减少，应采取逐步控制性降压，一般情况下，初始阶段（数分钟至 1 小时内）血压控制的目标为平均动脉压的降低幅度不超过治疗前水平的 25%。在随后的 2～6 小时内将血压降至较安全水平，一般为 160/100mmHg 左右。如果可耐受，临床情况稳定，在随后 24～48 小时逐步降至正常水平。如果降压后发现有重要器官缺血表现，选择的血压降低幅度应更小。在随后的 1～2 周内，再将血压逐步降到正常水平。

（3）合理选择降压药：处理高血压急症的药物，要求起效迅速，短时间内达到最大作用；作用持续时间短，停药后作用消失较快；不良反应较小。另外，最好在降压过程中不明显影响心率、心输出量和脑血流量。

（4）避免使用的药物：应注意有些降压药不适宜用于高血压急症，甚至有害。利血平肌内注射的降压作用起效较慢，如果短时间内反复注射可导致难以预测的蓄积效应，发生严重低血压，引起明显嗜睡反应，干扰对神志的判断。治疗开始时也不宜使用强力的利尿药，除非有心力衰竭或明显的体液容量负荷过重，因为多数高血压急症时交感神经系统和 RAAS 过度激活，外周血管阻力明显升高，体内循环血容量减少，强力利尿存在风险。

（5）除降低血压外，需要对出现的并发症进行针对性的治疗。比如合并急性心力衰竭患者，需要进行抗心力衰竭治疗。合并主动脉夹层患者，需要迅速控制血压同时考虑外科手术等治疗。

> **知识点**
>
> 高血压急症时应该采用控制性降压的策略，使血压迅速下降而不影响重要器官灌注，合理选用降压药物，同时应该对合并的临床急症合理诊治。

【问题 18】 哪些药物可以用于高血压急症？

思路

1. 硝普钠（sodium nitroprusside） 同时直接扩张静脉和动脉，降低前、后负荷。开始以 10μg/min 静脉滴注,逐渐增加剂量以达到降压作用,一般临床常用最大剂量为 200μg/min。使用硝普钠必须密切监测血压,根据血压水平仔细调节滴注速率。停止滴注后,作用仅维持 3～5 分钟。硝普钠可用于各种高血压急症。在通常剂量下不良反应轻微,有恶心、呕吐、肌肉颤动。硝普钠在体内红细胞中代谢产生氰化物,长期或大剂量使用应注意可能发生硫氰酸中毒,尤其肾功能损害者更容易发生。

2. 硝酸甘油(nitroglycerin) 扩张静脉和选择性扩张冠状动脉与大动脉,降低动脉压作用不及硝普钠。开始时以 5～10μg/min 速率静脉滴注。降压起效迅速,停药后数分钟作用消失,可用至 100～200μg/min。硝酸甘油主要用于高血压急症伴急性心力衰竭或急性冠脉综合征。不良反应有心动过速、面部潮红、头痛和呕吐等。

3. 尼卡地平(nicardipine) 二氢吡啶类 CCB,作用迅速,持续时间较短,降压同时改善脑血流量。开始时从 0.5μg/(kg·min)静脉滴注,可逐步增加剂量到 10μg/(kg·min)。主要用于高血压急症合并急性脑血管病或其他高血压急症。不良反应有心动过速、面部潮红等。

4. 拉贝洛尔(labetalol) 兼有 α 受体阻滞作用的 β 受体阻滞剂,起效较迅速(5～10 分钟),持续时间较长(3～6 小时)。开始时缓慢静脉注射 20～100mg,以 0.5～2.0mg/min 速率静脉滴注,总剂量不超过 300mg。拉贝洛尔主要用于高血压急症合并妊娠或肾功能不全患者。不良反应有头晕、直立性低血压、心脏传导阻滞等。

5. 乌拉地尔(urapidil) 以 α 受体阻断作用为主,起效较迅速,有一定的蓄积效果。开始缓慢静脉注射 10～15mg,监测血压变化,降压效果应在 5 分钟内出现。若效果不够满意,可重复用药,持续静脉滴注或用输液泵。推荐初始速度为 2mg/min,维持速度为 9mg/h。静脉滴注或用输液泵输入应当在静脉注射后使用,以维持血压稳定。血压下降的程度由前 15 分钟内输入的药物剂量决定,然后用低剂量维持。

> **知识点**
>
> 硝普钠、硝酸甘油、尼卡地平和拉贝洛尔等药物可用于高血压急症。

该患者经过静脉使用硝普钠以及呋塞米等治疗后,血压降到 140/90mmHg,憋气等症状明显改善。经过强化的健康教育,患者认识到规律服用降压药物及综合控制心血管疾病危险因素的重要性后,重新开始服用上述药物,并且定期复诊,做好家庭自测血压,定期复查其他心血管疾病危险因素。

(李建平 霍 勇)

第二节 继发性高血压

继发性高血压(secondary hypertension)是指由某些确定的疾病或病因引起的血压升高,约占所有高血压的 5%,继发性高血压常见病因包括肾实质性高血压、肾血管性高血压、原发性醛固酮增多症、嗜铬细胞瘤、皮质醇增多症、主动脉缩窄、妊娠高血压和颅内高压等。部分常见的继发性高血压,如原发性醛固酮增多症、嗜铬细胞瘤、主动脉缩窄等可通过手术等方式得到根治或改善,故初诊高血压时,应通过详细采集临床信息及检验、影像等方法筛查常见继发性高血压原因,特别对于年轻患者或血压难以控制者或已经控制但近期血压又明显增高者等患者,避免漏诊延误病情。

【临床关键点】

1. 继发性高血压是由其他明确疾病引起的高血压。临床上常见引起继发性高血压的原因包括原发性醛固酮增多症、肾动脉狭窄、睡眠呼吸暂停综合征,以及慢性肾脏病等。

2. 临床上对于以下情况者,应注意除外继发性高血压:①中、重度血压升高的年轻患者;②症状、体征或实验室检查有提示其他疾病的线索;③药物治疗效果差,或者治疗过程中血压曾经控制良好但近期又明显升高;④恶性高血压等。

3. 疑诊继发性高血压的患者,可以通过病史、临床表现、查体寻找诊断线索,结合实验室检查和影像学检查等明确。

4. 继发性高血压患者纠正病因后高血压可以根治或得到不同程度的改善。

临床病例

患者，男，59岁，主因"发现血压增高10年，控制不佳3个月"就诊。患者10年前就诊考虑高血压，血压最高160/100mmHg，规律服用药物治疗。最近1年服用氨氯地平5mg，1次/d，替米沙坦氢氯噻嗪1片，1次/d，血压控制于130/80mmHg。近3个月血压控制不佳，血压波动于(160～170)/(100～110)mmHg，于社区就诊，加用卡维地洛25mg，3次/d，氨氯地平加为10mg，1次/d，血压仍波动于(140～150)/(90～100)mmHg来诊。

【问题1】 病史询问中应该注意什么？
思路 患者近来血压控制不佳，应需要寻找原因，常见的原因包括患者未规律服药、生活方式未控制、情绪波动、睡眠紊乱、季节变换等；另外，需要排除继发性因素导致血压增高。因此在病史询问中应该注意询问相关原因以及有无继发性高血压的表现，如有无服用导致血压增高的药物、有无打鼾等睡眠呼吸暂停的表现、有无原发性醛固酮增多症和肾动脉狭窄导致的低钾引起的无力等表现，以及有无紫纹、水牛背、满月脸等皮质醇增多症表现等。

> 知识点
>
> 血压发生波动者，病史询问应该查找相关原因。

【问题2】 患者是否为难治性高血压？
思路 顽固性高血压或难治性高血压是指尽管使用了3种或3种以上可以耐受的最大剂量降压药联合治疗（一般应该包括利尿剂），血压仍未能达到目标水平；使用4种或4种以上降压药物血压达标也应考虑为顽固性高血压。对于难治性高血压，部分患者存在遗传学和药物遗传学方面的因素，多数患者还应该寻找原因，针对具体原因进行治疗。

目前患者已经加用了四种药物，血压仍然未达标，为难治性高血压。

【问题3】 导致难治性高血压的常见原因有哪些？
思路 常见原因包括以下方面：

（1）假性难治性高血压：由于血压测量错误、"白大衣高血压"或治疗依从性差等导致。袖带大小不合适，上臂围粗大者使用了普通袖带；袖带置于有弹性阻力的衣服（毛线衣）外面；放气速度过快；听诊器置于袖带内；在听诊器上向下压力较大等。假性难治性高血压可发生于广泛动脉粥样硬化和钙化的老年人，测量肱动脉血压时需要比硬化的动脉腔内压更高的袖带压力才能阻断血流。以下情况应怀疑假性高血压：①血压明显升高而无靶器官损害；②降压治疗后在无血压过度下降时产生明显的头晕、乏力等低血压症状；③肱动脉处有钙化证据；④肱动脉血压高于下肢动脉血压；⑤重度单纯收缩期高血压。患者治疗依从性差也可以导致顽固性高血压。

（2）生活方式未获得有效改善：比如食盐摄入量、体重未得到有效控制，以及过量饮酒、失眠、未戒烟等。

（3）降压治疗方案不合理：采用不合理的联合治疗方案；采用了对某些患者有明显不良反应的降压药，导致无法增加剂量提高疗效和依从性；在多种药物联合方案中未包括利尿剂（如醛固酮拮抗剂）。

（4）其他药物干扰降压作用：同时服用干扰降压作用的药物是血压难以控制的一个较隐蔽的原因。非甾体抗炎药（NSAID）引起水钠潴留，增强对升压激素的血管收缩反应，可抵消CCB外各种降压药的作用。拟交感胺类药物具有激动α肾上腺素能神经活性的作用，例如某些滴鼻液、抑制食欲的减肥药，长期使用可升高血压或干扰降压药物作用效果。三环类抗抑郁药可阻止交感神经末梢摄取利血平、可乐定等降压药。环孢素（cyclosporine）刺激内皮素释放，增加肾血管阻力，减少水钠排泄。重组人促红细胞生成素可直接作用于血管，升高周围血管阻力。口服避孕药和糖皮质激素也可拮抗降压药的作用。

（5）容量超负荷：饮食钠摄入过多会抵消降压药的作用。肥胖、糖尿病、肾脏损害和慢性肾功能不全时通常有容量超负荷。在一些联合治疗依然未能控制血压的患者中，常发现未使用利尿剂，或者利尿剂的选择和剂量不合理。可以采用短期强化利尿治疗试验来判断，联合服用长作用的噻嗪类利尿剂和短作用的袢利尿剂观察治疗效应。

（6）胰岛素抵抗：胰岛素抵抗是肥胖和糖尿病患者发生顽固性高血压的主要原因。在降压药治疗基础上联合使用胰岛素增敏剂，可以明显改善血压控制效果。肥胖者减轻体重就可显著降低血压或减少降压药使用量。

（7）继发性高血压：包括内分泌性、肾实质性、肾血管性等原因引起，其中睡眠呼吸暂停低通气综合征、肾动脉狭窄，以及原发性醛固酮增多症是最常见的原因。

> 知识点
>
> 难治性高血压患者心血管事件发生率明显增高，预后不良，需要进行详细的检查，查找原因。

经过初步病史询问，患者服药依从性好，近期未加用其他药物。近3个月觉乏力，无打鼾等表现。

【问题4】 查体应该重点注意哪些体征？

思路 需要重点注意有无提示继发性高血压的体征。包括：①血管杂音（主要是腹部血管杂音）；②有无皮质醇增多症的表现，如水牛背、锁骨上脂肪垫；③满月脸、多血质；④皮肤菲薄、瘀斑、宽大紫纹、肌肉萎缩等；⑤有无肥胖、脖子短粗等阻塞性睡眠呼吸暂停综合征的表现等；⑥双上肢以及四肢血压的测量等。

> 知识点
>
> 对于难治性高血压患者，应该重点筛查有无继发性高血压的体征。

【问题5】 引起继发性高血压的原因有哪些？

思路 引起继发性高血压的病因见表2-3-2。

表 2-3-2 继发性高血压的主要疾病和病因

疾病类型	具体疾病及病因
肾脏疾病	肾小球肾炎、慢性肾盂肾炎、先天性肾脏病变（多囊肾）、继发性肾脏病变（结缔组织病、糖尿病肾病、肾淀粉样变等）、肾动脉狭窄、肾肿瘤
内分泌疾病	库欣综合征（皮质醇增多症）、嗜铬细胞瘤、原发性醛固酮增多症、肾上腺性变态综合征、甲状腺功能亢进症、甲状腺功能减退症、甲状旁腺功能亢进症、腺垂体功能亢进症、绝经期综合征
心血管病变	主动脉瓣关闭不全、完全性房室传导阻滞、主动脉缩窄、多发性大动脉炎
颅脑病变	脑肿瘤、脑外伤、脑干感染
其他	妊娠高血压综合征、红细胞增多症、药物（糖皮质激素、拟交感神经药、甘草）、睡眠呼吸暂停综合征、多种疾病和药物可以引起继发性高血压

> 知识点
>
> 多种疾病和药物可以引起继发性高血压。

【问题6】 临床上哪些情况需要怀疑继发性高血压？

思路 下列情况临床上需要怀疑有无继发性高血压：①中、重度血压升高的年轻患者；②症状、体征或实验室检查有怀疑线索者，如肢体脉搏搏动不对称性减弱或缺失、低血钾、腹部听到粗糙的血管杂音等；③药物联合治疗效果差，或者治疗过程中血压曾经控制良好但近期又明显升高；④恶性高血压患者。

> 知识点
>
> 某些临床情况提示存在继发性高血压。

患者查体在上腹部和背部肋脊角处可闻及收缩期杂音，其他无阳性发现。生化检查：血钾 3.12mmol/L，血钠 145.00mmol/L，其余指标正常。依据患者有血管杂音及低血钾，考虑存在继发性高血压可能。

【问题7】 下一步考虑进行哪些检查来明确诊断?

思路 结合患者近期血压控制不佳,查体上腹部和背部肋脊角处可闻及收缩期杂音以及低血钾等表现,怀疑患者为原发性高血压基础上合并继发性高血压。临床上常见的引起高血压伴低血钾的疾病包括原发性醛固酮增多症、继发性醛固酮增多症,以及皮质醇增多症等,部分患者与服用利尿剂及钾摄入不足等有关。继发性醛固酮增多症最常见的原因为肾动脉狭窄。明确上述疾病需要进行相关激素水平的检查以及影像学检查。明确有无原发性醛固酮增多症和皮质醇增多症,可以查血立卧位 RAAS、肾上腺皮质激素以及促肾上腺皮质激素(adreno-cortico-tropic-hormone, ACTH)水平和节律,肾上腺超声和肾上腺计算机体层摄影(CT),具体可以参考内分泌章节的相关内容。明确有无肾动脉狭窄可以行血立卧位 RAAS 检查、肾动脉彩超、肾放射性核素检查(包括卡托普利肾图等)、肾动脉计算机体层血管成像(CTA)或磁共振血管成像(magnetic resonance angiography, MRA)、肾动脉造影等。

> **知识点**
>
> 临床怀疑继发性高血压时,应该进行相关实验室和影像学检查进一步证实或排除。

结合该患者腹部血管杂音、低血钾的表现,行肾动脉超声显示:右肾动脉起始部血流速度加快,右肾动脉狭窄(>70%)。进一步行肾动脉 CT 检查显示:右肾动脉近段管腔内纤维斑块,管腔明显狭窄,左肾动脉未见异常(图 2-3-1)。考虑患者存在肾动脉狭窄。

【问题8】 肾动脉狭窄的病因有哪些?

思路 导致肾动脉狭窄最常见的原因为大动脉炎、纤维肌性发育不良,以及动脉粥样硬化性狭窄。年轻患者考虑纤维肌性发育不良;年轻女性患者多考虑大动脉炎;年长、伴发多种心血管疾病危险因素,以及多发动脉粥样硬化者考虑动脉粥样硬化性狭窄。其中最常见的原因为动脉粥样硬化。

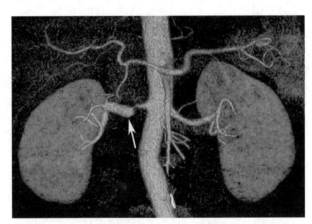

图 2-3-1 肾动脉计算机体层血管成像(CTA)显示右肾动脉近段重度狭窄(箭头)

其他少见的原因包括外伤性和非外伤性(高凝状态等)血栓形成、栓塞(心房颤动等)、肾动脉夹层、肾动脉瘤等。

> **知识点**
>
> 肾动脉狭窄最常见的原因为动脉粥样硬化性狭窄、大动脉炎,以及纤维肌性发育不良。

【问题9】 临床上出现哪些表现时,需要怀疑患者有肾动脉狭窄?

思路 ①30 岁以前或 55 岁以后出现的中重度高血压;②顽固性高血压、恶性高血压;③不明原因的肾功能损害;④长年高血压患者原血压控制满意,现血压突然控制不佳;⑤反复发生不明原因的肺水肿;⑥多发动脉粥样硬化者;⑦使用 ACEI 或 ARB 类降压药物后,肾功能恶化;⑧高血压伴不明原因的低血钾;⑨高血压伴腹部血管杂音;⑩不明原因的双侧肾脏大小差别超过 1.5cm。

注意:需要了解提示肾动脉狭窄的临床线索。

【问题10】 目前患者已经明确诊断在原发性高血压基础上合并肾动脉狭窄,结合患者的年龄、性别等因素,考虑狭窄原因为动脉粥样硬化。下一步如何治疗?

思路 对于肾动脉狭窄的高血压患者,药物治疗仍是基础。一般认为非双侧肾动脉狭窄者,可考虑使用 ACEI 或 ARB 类药物,可减少心血管事件并改善肾功能。但部分患者有肾功能恶化的风险,所以在治疗过程中应该密切监测肾功能以及血钾等。

是否需要对患者进行肾动脉血运重建治疗目前尚未完全明确,血运重建治疗的主要目的是控制血压和肾功能保护。有部分临床研究显示介入治疗开通肾动脉与单纯药物治疗相比并无优势,因此选择合适的患者进行肾动脉血运重建尤为重要。

肾动脉血运重建治疗包括介入治疗和外科手术治疗。肾动脉介入治疗的适应证：肾动脉主干或其主要分支节段性狭窄至少为50%，一般是70%以上；狭窄远端和近端收缩压差>30mmHg。患肾无严重萎缩，尚有残留功能。同时可以对双侧肾脏大小以及分肾功能进行评价，考虑高血压与肾动脉狭窄是否存在因果关系。综合考虑决定延缓肾功能减退，以及处理伴随的心脏问题，包括难治性高血压、不稳定型心绞痛、反复发作的与心功能不平行的肺水肿等。一般而言，卡托普利肾图阳性或一侧肾静脉肾素活性明显增高者，行血运重建术，对血压改善较大。

外科手术一般用于弥漫性肾动脉狭窄，尤其伴有肾衰竭的老年患者。

患者行肾动脉造影，显示右肾动脉近段狭窄90%，左肾动脉无狭窄（图2-3-2）。

该患者考虑为动脉粥样硬化导致的肾动脉狭窄，除干预肾动脉狭窄本身外，针对动脉粥样硬化的基础治疗（如他汀类药物）也是必需的。

> **知识点**
>
> 对于肾动脉狭窄者，药物治疗仍是基础，是否行肾动脉血运重建治疗需要综合考虑患者的临床情况作出判断。

患者行肾动脉支架术后（图2-3-3），使用氨氯地平5mg，1次/d，替米沙坦氢氯噻嗪1片，1次/d，卡维地洛25mg，3次/d，血压控制于130/80mmHg；同时加用阿司匹林100mg，1次/d，氯吡格雷75mg，1次/d，阿托伐他汀20mg，1次/d治疗。

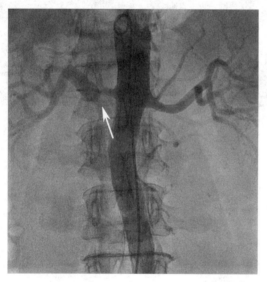

图2-3-2 肾动脉造影显示右肾动脉近段狭窄90%（箭头所示为肾动脉狭窄部位）

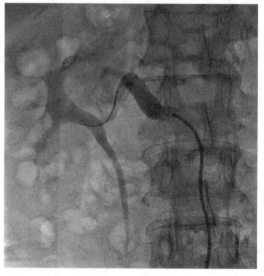

图2-3-3 肾动脉支架术后，右肾动脉狭窄消失

（李建平 霍 勇）

推荐阅读文献

[1]《中国高血压防治指南》修订委员会.中国高血压防治指南2018年修订版.北京：中国医药科技出版社，2018.

[2] 王辰，王建安.内科学.3版.北京：人民卫生出版社，2015.

[3] ZIPES D P，LIBBY P，BONOW R O，et al. Braunwald's heart disease. 11th ed. Philadelphia: Elsevier, 2018.

[4] GOLDMAN L，SCHAFER A I. Goldman's cecil medicine. 24th ed. Philadelphia: Elsevier saunders, 2011.

第四章　冠状动脉粥样硬化性心脏病

第一节　稳定型心绞痛

稳定型心绞痛（stable angina pectoris）也称劳力性心绞痛，是在冠状动脉固定性严重狭窄的基础上，由于心肌负荷增加引起的心肌急剧、暂时的缺血、缺氧的临床综合征。其特点为阵发性的前胸压榨性疼痛或憋闷感觉，主要位于胸骨后部，可放射至心前区和左上肢尺侧，常发生于劳力负荷增加时，持续数分钟，休息或用硝酸酯制剂后疼痛消失。疼痛发作的程度、频度、性质及诱发因素在 1 个月内无明显变化。稳定型心绞痛的治疗原则是改善冠状动脉血供和降低心肌耗氧，以改善患者症状，提高生活质量，同时治疗冠状动脉粥样硬化，预防心肌梗死和死亡，以延长生存期。治疗的方法包括药物治疗和血运重建治疗。

【临床诊疗环节】

1. 了解患者的各项冠心病危险因素，了解疾病发生的危险程度。
2. 详细询问患者胸闷、胸痛的特征及相关病史。
3. 根据诊断和鉴别诊断选择适当的辅助检查。
4. 对于明确诊断为稳定型心绞痛的患者，给予规范的药物治疗。
5. 在规范理想药物治疗基础上，结合患者情况可进行冠状动脉造影，进行介入手术或者外科手术。
6. 了解术后出院时机，并坚持长期规范药物治疗。

【临床关键点】

1. 冠心病的危险因素。
2. 胸闷、胸痛的特征非常关键，是临床上诊断和鉴别诊断的重要依据。
3. 各种心电图检查仍然是诊断稳定型心绞痛的重要手段。
4. 其他影像学检查的应用。
5. 规范药物治疗的组成及各种药物的应用指征和作用机制。
6. 何时采取侵入性冠脉造影检查，必要时行血运重建术，包括经皮冠状动脉介入治疗（percutaneous coronary intervention，PCI）或者冠状动脉旁路移植术（coronary artery bypass grafting，CABG）。
7. 坚持长期治疗。

临床病例

患者，男性，67 岁，因"反复活动后胸痛 3 个月"就诊。快步行走时出现心前区压榨样闷痛感，持续数分钟，休息后可缓解。平时不活动或慢走时无明显不适。3 个月内胸痛症状无加重。

查体：血压 125/75mmHg，脉搏 70 次 /min，律齐，未闻及明显杂音。双肺呼吸音清。腹部查体无异常，双下肢不肿。既往有高血压病、糖尿病病史。吸烟 30 余年。

【问题 1】　患者的胸痛特点是什么？是典型的劳力性心绞痛吗？

思路 1　患者的胸痛位于心前区，为闷痛，同时与活动量有一定的相关性，安静状态和慢走时没有发作，快步走时发生，同时休息后可以缓解，是较典型的稳定型心绞痛的表现。

知识点

典型的稳定型心绞痛的特点

1. 诱因 发作常由体力劳动或情绪激动(如愤怒、焦急、过度兴奋等)所诱发。疼痛多发生于劳力或激动的当时,而不是在劳累之后。

2. 部位 主要在胸骨后,可波及心前区、下颌部或者上腹部。

3. 范围 有手掌大小范围,甚至横贯前胸,界限不很清楚。可放射至左肩、左臂内侧达无名指和小指,或至颈、咽或下颌部。

4. 性质 胸痛常为压迫、发闷或紧缩性,也可有烧灼感,但不像针刺或刀扎样锐性痛,偶伴濒死的恐惧感觉。有些患者仅觉胸闷不适而非胸痛。发作时,患者往往被迫停止正在进行的活动,直至症状缓解。

5. 持续时间 稳定型心绞痛一般持续数分钟至十余分钟,多为3～5分钟,很少超过30分钟。

6. 缓解方式 一般在停止原来诱发症状的活动后即可缓解;舌下含用硝酸甘油等硝酸酯类药物也能在几分钟内使之缓解。

思路2 稳定型心绞痛患者一般无异常体征。心绞痛发作时常见心率增快、血压升高、表情焦虑、皮肤冷或出汗。可有暂时性心尖部收缩期杂音,是乳头肌缺血以致功能失调引起二尖瓣关闭不全所致。有时可以发现颈动脉杂音和双侧足背动脉搏动不对称,是外周动脉粥样硬化性血管狭窄的体现。

知识点

稳定型心绞痛的发病机制

稳定型心绞痛的发病机制主要是冠状动脉存在狭窄甚至闭塞的基础上发生需氧量的增加,而导致心肌血氧供需失衡。当冠状动脉狭窄或部分闭塞时,其扩张性减弱,血流量减少,对心肌的供血量相对比较固定,若心肌的血液供应减低后的程度尚能满足心脏平时的需要,则休息时可无症状。在劳力、情绪激动、饱食、受寒等情况下,一旦出现心脏负荷突然增加,使心率增快、心肌张力和心肌收缩力增加等情况,导致心肌氧耗量增加,而冠状动脉的供血却不能相应地增加以满足心肌对血液的需求时,即可引起心绞痛。

【问题2】 这个患者有冠心病的危险因素吗? 是冠心病高危人群吗?

思路 此患者为男性,老年人,有高血压病、糖尿病和吸烟史,有很多冠心病的危险因素,是冠心病的高危人群。

知识点

冠心病的主要危险因素

1. 年龄、性别 本病临床上多见于40岁以上的中、老年人。近年来呈年轻化趋势。女性在绝经期前发病率较低,在绝经期后发病率迅速增加。年龄和性别属于不可改变的危险因素。

2. 血脂异常 脂质代谢异常是动脉粥样硬化最重要的危险因素,尤其是高胆固醇血症,低密度脂蛋白胆固醇(LDL-C)是最重要的治疗靶目标。

3. 高血压病 高血压病患者动脉粥样硬化发病率明显增高。收缩压和舒张压增高都与本病密切相关。

4. 吸烟 与不吸烟者比较,吸烟者本病的发病率和病死率增高2～6倍,且与每天吸烟的支数成正比。被动吸烟也是危险因素。

5. 糖尿病和糖耐量异常 糖尿病被认为是冠心病的"等危症"。糖尿病患者中不仅本病发病率较非糖尿病者高出数倍,且病变进展较快也更严重。糖耐量异常者也是危险人群。

6. 家族史 早发冠心病家族史是指一级男性亲属发病时<55岁,一级女性亲属发病时<65岁。

7. 其他危险因素 ①肥胖;②A型性格者;③口服避孕药;④饮食习惯。

【问题3】 该患者需要进一步接受哪些实验室检查?

思路　血糖、血脂检查可了解冠心病危险因素;胸痛明显者需查血清心肌损伤标志物,包括心肌肌钙蛋白(cTn)I或T、肌酸激酶(CK)及同工酶(CK-MB isoenzyme,CK-MB),以与急性冠脉综合征(ACS)相鉴别;进行相关检查排除其他原因引起的缺血症状,如查血常规注意有无贫血、查甲状腺功能排除甲状腺功能亢进症。

患者在门诊查血脂:甘油三酯(TG)1.80mmol/L,总胆固醇(TC)5.92mmol/L,低密度脂蛋白(LDL)3.25mmol/L,高密度脂蛋白(HDL)1.01mmol/L,血糖6.2mmol/L。心肌肌钙蛋白T(cTnT)和CK-MB均正常。血常规正常。甲状腺功能正常。静息心电图为正常心电图。超声心动图未见明显异常。

【问题4】 患者的静息心电图正常可以排除冠心病吗? 心电图检查在稳定型心绞痛诊断中的地位如何?

思路　静息心电图可能有陈旧性心肌梗死的改变或非特异性ST段和T波异常,有时出现房室或束支传导阻滞或室性、房性期前收缩等心律失常。但约半数稳定型心绞痛患者静息心电图可以是正常的,因此并不能仅依靠静息心电图诊断是否存在心绞痛。心绞痛发作当时的心电图更有临床价值。绝大多数患者可出现暂时性心肌缺血引起的ST段压低或T波倒置,发作缓解后恢复。在平时有T波持续倒置的患者,发作时可变为直立("假性正常化")。T波改变虽然在反映心肌缺血的特异性方面不如ST段压低,但如果与平时心电图比较则有明显差别,也有助于诊断。

对于这类患者还可以进行其他的心电图检查,包括运动负荷试验和动态心电图监测。

知识点

运动负荷试验和动态心电图监测

1. 运动负荷试验　通过增加心脏负荷以激发心肌缺血。运动方式主要为使用分级活动平板或踏车,其运动强度可逐步分期升级,前者较为常用,即运动平板试验。负荷目标通常为按年龄预计可达到的最大心率(maximal heart rate,HRmax)或亚极量心率(85%~90%的最大心率)。运动中出现典型心绞痛或心电图改变,主要以ST段水平型或下斜型压低≥0.1mV并持续2分钟为运动负荷试验阳性标准。本试验有一定比例的假阳性和假阴性,单纯运动心电图阳性或阴性结果不能完全作为诊断或排除冠心病的依据。

2. 动态心电图　可连续记录并自动分析24小时(或更长时间)的心电图,可发现心电图ST段、T波改变(ST-T)和各种心律失常,将出现异常心电图表现的时间与患者的活动和症状相对照。胸痛发作时相应时间的缺血性ST-T改变有助于确定心绞痛的诊断,也可检出无痛性心肌缺血。

【问题5】 还可以选择其他无创的方法检测该患者是否存在心肌缺血吗?

思路1　目前临床上应用最广泛的是多层螺旋CTA技术,也可以选择放射性核素检查:① ^{201}Tl(铊)或^{99m}Tc-甲氧基异丁基异腈核素心肌显像及负荷试验;②正电子发射体层心肌显像:利用发射正电子的核素示踪剂(如^{18}F等)进行心肌显像。

知识点

冠状动脉计算机体层血管成像

目前临床上应用最广泛的是多层螺旋CTA进行冠状动脉二维或三维重建,用于判断冠状动脉管腔的狭窄程度和管壁的钙化情况,对判断管壁内斑块分布范围和性质也有一定意义。冠状动脉CTA有较高的阴性预测价值,若未见狭窄病变,一般可不进行有创检查;但其对狭窄程度的判断仍有一定限度,特别是当钙化存在时会显著影响判断。

思路2　多数稳定型心绞痛患者静息时超声心动图检查无异常,但是心脏超声在稳定型冠心病患者中仍有一定的临床价值。有陈旧性心肌梗死者或严重心肌缺血者,二维超声心动图可探测到坏死区或缺血区心室壁的运动异常，并可评估左心室功能。运动或药物负荷超声心动图检查可以评价心肌灌注和存活性。超声心动图还有助于发现其他需与冠状动脉狭窄导致的心绞痛相鉴别的疾病，如梗阻性肥厚型心肌病、主动脉瓣狭窄等。

患者冠脉CTA（图2-4-1）提示前降支近中段狭窄>70%，左回旋支和右冠状动脉管壁不规则，未见明显狭窄。

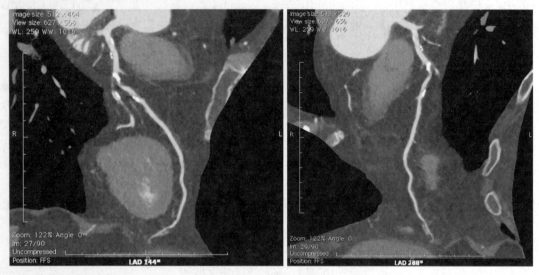

图2-4-1 患者冠脉计算机体层血管成像（CTA）

【问题6】 该患者的正确诊断是什么？
思路 根据患者的临床表现和辅助检查结果，诊断其为冠心病，稳定型心绞痛，加拿大心血管学会（Canadian Cardiovascular Society，CCS）心绞痛分级Ⅱ级。

作为冠心病的不同表现形式，稳定型心绞痛常需与ACS鉴别。患者近3个月症状较为稳定，持续时间没有延长，心电图没有相应的动态演变，cTnT也正常，因此不是ACS。另外根据心脏超声和冠状动脉CTA的结果也可以排除其他疾病引起的心绞痛，如严重的主动脉瓣狭窄或关闭不全、风湿性冠状动脉炎、梅毒性主动脉炎引起的冠状动脉口狭窄或闭塞、肥厚型心肌病等。

平时在临床实践中还需与肋间神经痛、肋软骨炎、食管疾病（如反流性食管炎等）、膈疝、消化性溃疡、心脏神经症等鉴别。

知识点

心绞痛分级

CCS把心绞痛严重度分为四级：
Ⅰ级：一般体力活动（如步行和登楼）不受限，仅在强、快或持续用力时发生心绞痛。
Ⅱ级：一般体力活动轻度受限。快步、饭后、寒冷或刮风中、精神应激或醒后数小时内发作心绞痛。一般情况下平地步行200m以上或登楼一层以上受限。
Ⅲ级：一般体力活动明显受限，一般情况下平地步行200m内，或登楼一层引起心绞痛。
Ⅳ级：轻微活动或休息时即可发生心绞痛。

【问题7】 什么药物可以快速改善患者心肌缺血的症状？
思路 可以使用硝酸甘油或二硝酸异山梨酯快速改善症状。
硝酸酯类药物为内皮依赖性血管扩张剂，能减少心肌需氧和改善心肌灌注，从而减低心绞痛发作的频率和程度，增加运动耐量。硝酸甘油和二硝酸异山梨酯因其起效快的特点，可以作为急性发作时的应对药物。缓解期常用的硝酸酯类药物包括二硝酸异山梨酯和单硝酸异山梨酯等。每天用药时应注意给予足够的无药间期，以减少耐药性发生。硝酸酯类药物的不良反应包括头痛、面色潮红、心率反射性加快和低血压等。

【问题8】　该患者静息心率为70次/min，还需要使用β受体阻滞剂吗？

思路　该患者还需使用β受体阻滞剂。β受体阻滞剂能抑制心脏β受体，从而减慢心率、减弱心肌收缩力、降低血压，进而降低心肌耗氧量以减少心绞痛发作和增加运动耐量，同时可显著降低死亡等心血管事件。用药后目标静息心率降至55～60次/min，严重心绞痛患者如无心动过缓症状，可降至50次/min，剂量应个体化。临床常用的β受体阻滞剂包括美托洛尔普通片（25～100mg，2次/d，口服）、美托洛尔缓释片（47.5～190mg，1次/d，口服）和比索洛尔（5～10mg，1次/d，口服）等。

> **知识点**
>
> **β受体阻滞剂使用注意事项**
>
> 有严重心动过缓、高度房室传导阻滞、窦房结功能紊乱，以及有明显支气管痉挛或支气管哮喘的患者，禁用β受体阻滞剂。另外，外周血管疾病及严重抑郁是应用β受体阻滞剂的相对禁忌证。慢性肺源性心脏病的患者可小心使用高度选择性的β受体阻滞剂。

【问题9】　钙通道阻滞剂与β受体阻滞剂有类似的作用，在哪些情况下可以选用？

思路　如果患者症状控制不佳，可以考虑在β受体阻滞剂的基础上加用钙通道阻滞剂，包括维拉帕米、地尔硫䓬等。地尔硫䓬和维拉帕米能减慢房室传导，可用于伴有心房颤动或心房扑动的心绞痛患者，这两种药物不能应用于已有严重心动过缓、高度房室传导阻滞和病态窦房结综合征的患者，也不适合应用于心绞痛合并心力衰竭的患者。

如考虑存在冠状动脉痉挛因素，则也应首选采用钙通道阻滞剂。

> **知识点**
>
> **其他改善心肌缺血的药物**
>
> 曲美他嗪（20mg，3次/d或者缓释片35mg，2次/d）：通过抑制脂肪酸氧化和增加葡萄糖代谢以提高氧的利用效率而治疗心肌缺血。
>
> 尼可地尔（2mg，3次/d）是一种钾通道开放剂，与硝酸酯类具有相似的药理特性，对稳定型心绞痛患者的治疗有效。

【问题10】　该患者如何选择抗血小板药物？单药还是双联治疗？

思路　应使用阿司匹林，如不能耐受，可考虑使用氯吡格雷替代。阿司匹林可以改善患者的预后，因此所有患者只要没有用药禁忌证都应该长期服用阿司匹林。也可以考虑使用可逆性环氧合酶（cyclooxygenase，COX）-1抑制剂吲哚布芬，尤其是有胃肠道出血或消化道溃疡病史等高出血风险的患者，维持剂量为100mg，2次/d。

如果植入支架则需要双联抗血小板药物治疗，即阿司匹林联合氯吡格雷。目前建议的双联抗血小板治疗时间为12个月，之后单抗血小板治疗。双联抗血小板时间则应根据患者出血和缺血风险情况确定。介入手术中的高危患者还可以临时加用血小板膜糖蛋白Ⅱb/Ⅲa（glycoprotein Ⅱb/Ⅲa，GPⅡb/Ⅲa）受体拮抗剂。

【问题11】　该患者的血脂水平正常，仍然需要加用他汀类药物吗？

思路　本患者需要加用他汀类药物。所有冠心病患者，无论其血脂水平如何，均应给予他汀类药物，并根据目标LDL-C水平调整剂量。该患者冠心病诊断明确，属于动脉粥样硬化性心血管疾病（atherosclerotic cardiovascular disease，ASCVD）高危患者，LDL-C的靶目标是<1.8mmol/L。部分患者若最大耐受他汀剂量仍无法达标，可以考虑加用依折麦布或者前蛋白转化酶枯草溶菌素9（PCSK9）抑制剂。

知识点

降低低密度脂蛋白胆固醇（LDL-C）的药物

1. 他汀类药物　能有效降低 TC 和 LDL-C，还有延缓斑块进展和稳定斑块的作用。临床常用的他汀类药物包括辛伐他汀（20～40mg，每晚 1 次）、阿托伐他汀（10～80mg，每晚 1 次）、普伐他汀（20～40mg，每晚 1 次）、氟伐他汀（40～80mg，每晚 1 次）、瑞舒伐他汀（5～20mg，每晚 1 次）等。使用过程中注意监测转氨酶及肌酸激酶等生化指标。

2. 依折麦布　选择性抑制肠道胆固醇吸收的降脂药物。其作用于小肠绒毛刷状缘，能有效抑制胆固醇和植物固醇的吸收，减少胆固醇向肝脏的释放，促进肝脏 LDL 受体合成，加速 LDL 代谢。在他汀类药物基础上使用依折麦布可以使 LDL-C 进一步下降 20%～25%。

3. PCSK9 抑制剂　增加 LDL 受体的再循环，增加 LDL 清除，从而降低 LDL-C 水平。可以使 LDL-C 下降 60% 左右。目前在中国上市的为依洛尤单抗（evolucumab）和阿利西尤单抗（alirocumab）。

【问题 12】　哪些患者需要加用 ACEI 或 ARB？

思路　该患者需要加用 ACEI 或 ARB。在稳定型心绞痛患者中，合并高血压、糖尿病、心力衰竭或左心室收缩功能不全的高危患者建议使用 ACEI。可以使冠心病患者的心血管死亡、非致死性心肌梗死等主要终点事件的相对危险性显著降低。不能耐受 ACEI 类药物者可使用 ARB 类药物。

入院后给予阿司匹林，100mg/d，美托洛尔缓释片，47.5mg/d，单硝酸异山梨酯，40mg/d，瑞舒伐他汀，每晚 10mg，培哚普利，4mg/d。患者诉胸痛较前好转，但活动时仍有胸闷不适。

【问题 13】　患者接受正规的药物治疗后仍然存在心绞痛发作情况，还可以采取什么积极的治疗？

思路　可以考虑进行冠状动脉造影。

对于以下情况应进行冠脉造影检查：①严重心绞痛（CCS 分级 3 级或以上者），特别是药物治疗不能缓解症状者；②经无创方法评价为大面积缺血的高危患者；③心脏停搏存活者；④有严重室性心律失常的患者；⑤以往血管重建（PCI 或 CABG）的患者有早期的中等或严重的心绞痛复发；⑥伴有慢性心力衰竭或左心室射血分数明显减低的心绞痛患者。

知识点

冠状动脉造影及血运重建治疗

1. 冠状动脉造影　为有创性检查手段，目前仍然是诊断冠心病较准确的方法。选择性冠状动脉造影是用特殊形状的心导管经股动脉、桡动脉或肱动脉送到主动脉根部，分别插入左、右冠状动脉口，注入少量含碘对比剂，在不同的投射方位下摄影可使左、右冠状动脉及其主要分支得到清楚的显影。可发现狭窄性病变的部位并估计其程度。一般认为，管腔直径减少 70%～75% 以上会严重影响血供，部分 50%～70% 者也有缺血意义。

2. PCI　是指一组经皮介入技术，包括经皮冠状动脉成形术（percutaneous transluminal coronary angioplasty，PTCA）、冠状动脉支架植入术和粥样斑块消融技术等。

3. CABG　取患者自身的大隐静脉作为旁路移植材料，一端吻合在主动脉上，另一端吻合在有病变的冠状动脉段的远端；或游离内乳动脉与病变冠状动脉远端吻合，引主动脉的血流以改善病变冠状动脉所供血心肌的血流供应。

如果冠状动脉病变适合 PCI 者，可行冠状动脉支架植入术。糖尿病伴多支血管复杂病变、严重左心功能不全和无保护左主干病变者，首选 CABG。

患者行冠状动脉造影检查，显示左前降支近段狭窄 90%，植入支架一枚。术后在原有药物基础上加用氯吡格雷 75mg/d。

【问题 14】　患者什么情况下可以考虑出院？

思路　符合以下指征者可出院：①生命体征稳定，无心肌缺血发作；②穿刺部位愈合良好；③无其他需要继续住院的并发症。

> 知识点
>
> ### 冠心病预防的"ABCDE"
>
> 根据住院期间的各种事件、治疗效果和耐受性，予以个体化治疗。所谓"ABCDE"方案对于指导二级预防有帮助。
>
> A（antiplatelet and ACEI）：抗血小板和 ACEI。
>
> B（blocker and blood pressure）：使用 β 受体阻滞剂和控制血压。
>
> C（cholesterol and cigarette）：控制血脂和戒烟。
>
> D（diet and diabetes）：控制饮食和糖尿病治疗。
>
> E（education and excise）：健康教育和运动。

（葛均波　王　箴）

推荐阅读文献

[1] STEPHAN D F, BLANKENSHIP J C, KAREN K P, et al. 2014 ACC/AHA/AATS/PCNA/SCAI/STS focused update of the guideline for the diagnosis and management of patients with stable ischemic heart disease: a report of the American College of Cardiology/American Heart Association Task Force on Practice Guidelines, and the American Association for Thoracic Surgery, Preventive Cardiovascular Nurses Association, Society for Cardiovascular Angiography and Interventions, and Society of Thoracic Surgeons. Circulation, 2014, 130(19): 1749-1767.

[2] 中华医学会心血管病学分会，中华心血管病杂志编辑委员会. 慢性稳定性心绞痛诊断与治疗指南. 中华心血管病杂志, 2007, 35(3): 195-203.

[3] 中华医学会心血管病学分会，中华心血管病杂志编辑委员会. 经皮冠状动脉介入治疗指南（2016）. 中华心血管病杂志, 2016, 44(05): 382-400.

第二节　非 ST 段抬高型急性冠脉综合征

急性冠脉综合征（acute coronary syndrome，ACS）是一组由急性心肌缺血引起的临床综合征，主要包括不稳定型心绞痛（unstable angina，UA）、非 ST 段抬高心肌梗死（non-ST segment elevation myocardial infarction，NSTEMI）及 ST 段抬高心肌梗死（ST segment elevation myocardial infarction，STEMI）。动脉粥样硬化不稳定斑块破裂或糜烂导致冠状动脉内血栓形成，被认为是大多数 ACS 发病的主要病理基础，伴有不同程度的表面血栓形成、血管痉挛及远端血管栓塞。UA 和 NSTEMI 的病因和临床表现相似，但程度不同，主要不同在于缺血严重程度是否导致心肌损伤。同时，两者的处理原则相似，因此统称为非 ST 段抬高型 ACS。

根据典型的心绞痛症状、缺血性心电图改变（新发或一过性 ST 段压低≥0.1mV，或 T 波倒置≥0.2mV），以及心肌损伤标志物（cTnT、cTnI 或 CK-MB）测定，可以作出 UA 或 NSTEMI 诊断。

UA 或 NSTEMI 是严重的、具有潜在危险的疾病，其治疗主要有两个目的：即刻缓解缺血和预防严重不良事件（死亡或心肌梗死或再梗死）。其治疗包括抗缺血治疗、抗血栓治疗和根据危险度分层进行有创治疗。

【UA 或 NSTEMI 诊疗环节】

1. 认真询问病史和进行查体,了解胸闷、胸痛的特点。

2. 心电图检查有助于了解是否存在心肌缺血及其范围和程度。

3. 检测心肌损伤标志物。

4. 进行危险分层。

5. 根据病情需要给予适当的药物治疗

6. 确定治疗策略,确定介入治疗的时机。

7. 出院后的长期治疗。

【临床关键点】

1. UA 的临床表现和各种临床类型。

2. 发作时心电图的动态变化对于诊断和危险分层具有重要价值。

3. 心肌损伤标志物(如 cTn)对于诊断和危险分层具有重要价值。

4. 根据症状、心电图和 cTn 等进行危险分层,分为低危、中危和高危患者。

5. 药物治疗中应给予更积极的双联抗血小板、抗凝、调脂,以及缓解心绞痛的治疗。

6. 根据危险分层(极高危、高危、中危和低危)确定介入治疗的时机,包括急诊(<2 小时)、早期(<24 小时)、72 小时内,以及先行非侵入性影像学检查。

7. 应坚持长期接受冠心病二级预防的治疗。

临床病例

患者,男性,68 岁,因"反复活动后胸闷 6 个月,加重 1 周"就诊。

6 个月前患者出现活动时胸闷不适,休息后可缓解,未重视。1 周前出现活动时胸痛,持续时间较前延长,就诊当日早晨静息状态下也有胸痛发作。同时活动耐量下降。既往有高血压病、糖尿病、吸烟史。否认家族史。

患者胸闷发作时在外院行心电图检查,心电图显示 I、aVL、II、III、aVF、$V_4 \sim V_6$ ST 段压低 1~2mm,2 小时后恢复正常。

查体:一般情况正常,血压 95/60mmHg,平卧无明显气促,颈静脉无怒张,心界不大,心率 100 次 /min,律齐,未闻及明显病理性杂音,双肺呼吸音清。腹部检查无特殊。双下肢不肿,双侧足背动脉搏动稍减弱。

心电图见图 2-4-2。

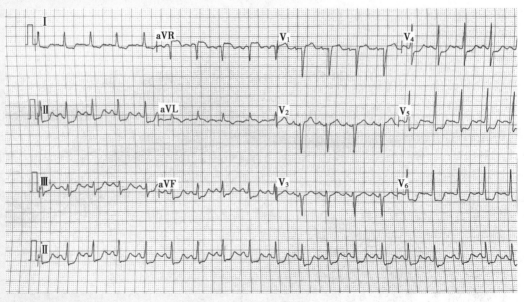

图 2-4-2 心电图表现

【问题 1】 患者的症状是心绞痛吗？是稳定型心绞痛还是 UA？

思路　初步病史采集后，患者有很多冠心病的危险因素，同时活动后胸闷胸痛，同时发作时存在心电图改变，应考虑存在冠心病、心绞痛。

UA 患者胸部不适的性质与典型的稳定型心绞痛相似，通常程度更重，持续时间更长，可达数十分钟，胸痛在休息时也可发生。如下临床表现有助于诊断 UA：①诱发心绞痛的体力活动阈值突然或持久降低；②心绞痛发生频率、严重程度和持续时间增加；③出现静息或夜间心绞痛；④胸痛放射至附近或新的部位；⑤发作时伴有新的相关症状，如出汗、恶心、呕吐、心悸或呼吸困难。常规休息或舌下含服硝酸甘油只能暂时缓解，甚至不能完全缓解症状。但症状不典型者也不少见，尤其在老年女性和糖尿病患者中多见。

患者的症状由本来的胸闷加重至胸痛，性质加重，同时发作时间也有所延长，同时发作的诱发阈值下降，甚至在静息状态下也有发作，因此患者的心绞痛考虑为 UA。

【问题 2】 考虑患者为 UA，其属于哪一种类型的 UA？

思路 1　从其的症状来看，属于恶化型心绞痛和静息心绞痛。

UA 根据临床表现主要可以分为 5 个临床类型：

1. 初发型心绞痛　病程在 1 个月内新发生的心绞痛，可表现为自发性与劳力性发作并存。
2. 恶化劳力性心绞痛　既往有心绞痛史，近 1 个月内心绞痛恶化加重，发作次数频繁，时间延长或痛阈降低。
3. 静息心绞痛　心绞痛发生在休息或安静状态，发作持续时间通常在 20 分钟以上。
4. 梗死后心绞痛　指急性心肌梗死发病 24 小时后至 1 个月内发生的心绞痛。
5. 变异型心绞痛。

知识点

变异型心绞痛

变异型心绞痛（variant angina pectoris）特征为静息心绞痛，表现为一过性 ST 段抬高的动态改变，是 UA 的一种特殊类型，其发病机制考虑为冠状动脉痉挛。疑似或确诊冠状动脉痉挛性心绞痛的患者，建议选用钙通道阻滞剂和硝酸酯类药物，避免使用 β 受体阻滞剂。

思路 2　典型的心肌缺血的心电图为胸痛发作时有一过性 ST 段（抬高或压低）和 T 波（低平或倒置）改变，心电图不仅可以帮助诊断，而且根据其异常的严重程度和范围可以提供预后信息。一般心电图动态改变可随着心绞痛的缓解而完全或部分消失。若心电图改变持续存在，需考虑心肌梗死可能。若患者具有稳定型心绞痛的典型病史或既往冠心病诊断明确（既往有心肌梗死，冠状动脉造影提示狭窄或非侵入性试验阳性），即使没有心电图改变，也可以根据临床表现作出 UA 的判断。

从心电图角度来看，患者发作时的心电图存在动态 ST 段压低改变，因此 ST 段抬高心肌梗死和变异型心绞痛可能较小。

【问题 3】 患者还需要进一步进行什么检查？

思路　为了明确判断患者是 UA 还是 NSTEMI，同时也为了危险分层和采取相应治疗策略，我们还需要进行心肌损伤标志物 cTnT 或 cTnI 的测定。

cTnT 及 cTnI 较传统的 CK 和 CK-MB 更为敏感、可靠，根据 2018 ESC/ACC/AHA/WHFMI 心肌梗死通用定义，在症状发生后 24 小时内，cTn 的峰值超过正常对照值的 99 百分位数需考虑 NSTEMI 的诊断。临床上 UA 的诊断主要依靠临床表现以及发作时心电图 ST-T 的动态改变，如 cTn 阳性意味该患者已发生心肌损伤，相比 cTn 阴性的患者其预后较差。

患者急诊测 cTnT 0.3μg/L，之后随访 cTnT，最高 0.85μg/L，随后逐渐降低。同时常规实验室检查血常规、肝肾功能，甲状腺功能正常（肌酐 96μmol/L），脑利尿钠肽前体（proBNP）135ng/L。

【问题 4】 患者属于高危人群吗？

思路　根据患者的病史、疼痛特点、临床表现、心电图变化，以及心脏损伤标志物检查结果，该患者属于高危人群。

UA 患者死亡或非致死性心肌梗死的短期危险分层见表 2-4-1。

表 2-4-1　不稳定型心绞痛患者死亡或非致死性心肌梗死的短期危险分层

项目	高度危险性(至少具备下列一条)	中度危险性(无高度危险特征但具备下列任何一条)	低度危险性(无高度、中度危险特征但具备下列任何一条)
病史	缺血性症状在 48h 内恶化	既往心肌梗死,或脑血管疾病,或冠状动脉旁路移植术,或使用阿司匹林	
疼痛特点	长时间(>20min)静息性胸痛	长时间(>20min)静息胸痛目前缓解,并有高度或中度冠心病可能。静息胸痛(<20min)或因休息或舌下含服硝酸甘油缓解	过去 2 周内新发加拿大心血管学会(CCS)分级 III 级或 IV 级心绞痛,但无长时间(>20min)静息性胸痛,有中度或高度冠心病可能
临床表现	缺血引起的肺水肿,新出现二尖瓣关闭不全杂音或原杂音加重,S_3 或新出现啰音或原啰音加重,低血压、心动过缓、心动过速,年龄>75 岁	年龄>70 岁	
心电图	静息性心绞痛伴一过性 ST 段改变(>0.05mV),新出现束支传导阻滞或新出现的持续性心动过速	T 波倒置>0.2mV,病理性 Q 波	胸痛期间心电图正常或无变化
心脏标志物	明显增高(即心肌肌钙蛋白 T>0.1μg/L)	轻度增高(即心肌肌钙蛋白 T >0.01μg/L,但<0.1μg/L)	正常

知识点

Braunwald 根据心绞痛的特点和基础病因,对不稳定型心绞痛(UA)提出分级(Braunwald 分级)(表 2-4-2)。

表 2-4-2　不稳定型心绞痛严重度分级(Braunwald 分级)

分级	定义	1 年内死亡或心肌梗死发生率 /%
严重程度		
I 级	严重的初发型心绞痛或恶化型心绞痛,无静息疼痛	7.3
II 级	亚急性静息型心绞痛(1 个月内发生过,但 48h 内无发作)	10.3
III 级	急性静息型心绞痛(在 48h 内有发作)	10.8
临床环境		
A	继发性心绞痛,在冠状动脉狭窄基础上,存在加剧心肌缺血的冠状动脉以外的疾病	14.1
B	原发性心绞痛,无加剧心肌缺血的冠状动脉以外的疾病	8.5
C	心肌梗死后心绞痛,心肌梗死后两周内发生的不稳定型心绞痛	18

【问题 5】　患者应该门诊治疗还是住院治疗?

思路　患者 cTnT 阳性,属于 NSTEMI 患者,且为高危患者,应紧急住院治疗。

对意思为 UA 者的第一步关键性治疗是在急诊室作出恰当的检查评估,按病情轻重缓急送至适当的部门,并立即开始抗栓和抗心肌缺血治疗;心电图和心肌标志物正常的低危患者在急诊经过一段时间治疗观察后可进行运动负荷试验,若运动负荷试验结果阴性,可以考虑出院继续药物治疗,反之大部分 UA 患者应住院治疗,对于进行性缺血且对初始药物治疗反应差的患者,以及血流动力学不稳定的患者,均应入心脏监护室(coronary care unit,CCU)加强监测和治疗。

对于 UA 或 NSTEMI 患者,利用 GRACE 评分系统等进行危险分层,是决定下一步治疗策略的必要环节。

知识点

GRACE 评分

GRACE 评分系统被认为是预测 ACS 死亡风险的最有效工具。GRACE 评分可计算院内和出院 6 个月时死亡、心肌梗死的风险(表 2-4-3)。入院时 8 项评估指标包括年龄、心率、血压、血清肌酐水平、心力衰竭的 Killip 分级、入院时心脏停搏、ST 段偏离、心肌酶水平升高。出院及门诊 9 项评估指标包括年龄、心力衰竭史、心肌梗死史、心率、血压、ST 段压低、初始血清肌酐、心肌酶升高、非院内 PCI 史。可以在相关网站查询或者下载相应的客户端,计算 GRACE 评分。

表 2-4-3 GRACE 评分对应院内和出院 6 个月死亡风险

危险级别	GRACE 评分 / 分	院内死亡风险 /%
低危	<109	<1
中危	109~140	1~3
高危	>140	>3
危险级别	GRACE 评分 / 分	出院后 6 个月死亡风险 /%
低危	<89	<3
中危	89~118	3~8
高危	>118	>8

该患者的 GRACE 评分为 132 分。

【问题 6】 入院后的药物治疗应包括哪些部分?

思路 入院后的药物治疗应包括以下几类。①抗心肌缺血药物:主要目的为减少心肌耗氧量(减慢心率、降低血压或减弱左心室收缩力)或扩张冠状动脉,缓解心绞痛发作;②抗血小板治疗;③抗凝治疗;④调脂治疗;⑤ACEI 或 ARB。

【问题 7】 对于 ACS 的患者如何使用硝酸酯类药物?

思路 心绞痛急性发作时,可舌下含服硝酸甘油,0.5mg/ 次,必要时每间隔 3~5 分钟可以连用 3 次。如果心绞痛反复发作、存在未控制的高血压或者出现心力衰竭体征,可静脉应用硝酸甘油或硝酸异山梨酯。静脉应用硝酸甘油以 5~10μg/min 开始,持续滴注,每 5~10 分钟增加 10μg/min,直至症状缓解或出现明显副作用(头痛或低血压,收缩压低于 90mmHg 或相比用药前平均动脉压下降 30mmHg),通常 200μg/min 为最大推荐剂量。使用硝酸甘油后不能即刻缓解症状,或者出现急性肺充血时,可静脉注射吗啡。

目前建议静脉应用硝酸甘油在症状消失 12~24 小时后,改用口服制剂。持续静脉应用硝酸甘油在 24~48 小时内可出现药物耐受。常用的口服硝酸酯类药物包括硝酸异山梨酯和 5- 单硝酸异山梨酯。

【问题 8】 该患者是否需要使用 β 受体阻滞剂和钙通道阻滞剂?

思路 1 β 受体阻滞剂应尽早用于所有无禁忌证的 UA 或 NSTEMI 患者。同时也建议长期口服 β 受体阻滞剂的患者继续原治疗,除非心功能为 Killip Ⅲ级或以上。

该患者给予琥珀酸美托洛尔 47.5mg/d。

β 受体阻滞剂主要作用于心肌的 $β_1$ 受体,从而降低心肌耗氧量,减少心肌缺血反复发作,减少心肌梗死的发生,并能减少恶性心律失常的发生,对改善近、远期预后均有重要作用。对于少数高危患者,可先静脉使用,后改口服。口服 β 受体阻滞剂的剂量应个体化,可调整到患者的静息心率为 50～60 次 /min。

思路 2 钙通道阻滞剂可有效减轻心绞痛症状,可以作为治疗持续性心肌缺血的次选药物。钙通道阻滞剂为变异型心绞痛的首选药物,能有效降低心绞痛的发生率。足量 β 受体阻滞剂与硝酸酯类药物治疗后仍不能控制缺血症状的患者可加用钙通道阻滞剂。此外,对心功能不全的患者,应用 β 受体阻滞剂以后加用钙通道阻滞剂应特别谨慎。维拉帕米和 β 受体阻滞剂均有负性传导作用,不宜联合使用。

【问题 9】 该患者的抗血小板治疗与稳定型心绞痛患者有何不同?

思路 抗血小板治疗在 UA 或 NSTEMI 中非常重要,应给予双抗血小板治疗。同时强调需要口服负荷量以尽快达到抗血小板的作用。

所有 UA 或 NSTEMI 患者均应尽早使用阿司匹林,首次口服非肠溶制剂或嚼服肠溶制剂 300mg,随后 75～100mg,1 次 /d 长期维持,与治疗策略无关。如有胃肠道出血或溃疡等高出血风险的患者可考虑可逆性 COX-1 抑制剂(如吲哚布芬)。

与稳定型心绞痛患者不同,无论是否接受支架植入术,UA 或 NSTEMI 患者均建议采用双抗血小板治疗(如阿司匹林和 ADP 受体拮抗剂),并维持 12 个月。目前建议优选替格瑞洛(180mg 负荷剂量,随后 90mg,2 次 /d),如没有替格瑞洛可用氯吡格雷(300～600mg 的负荷量,随后 75mg,1 次 /d)。

GP Ⅱb/Ⅲa 主要用于 PCI 术间出现紧急情况或者血栓栓塞者。对于冠状动脉解剖影像学资料尚未完善的患者,不建议使用 GP Ⅱb/Ⅲa 抑制剂。

高危胃肠道出血患者,在使用双抗血小板的基础上建议加用质子泵抑制剂(如泮托拉唑等),应选择药物互相作用较少的药物。

> 知识点
>
> 高危胃肠道出血条件包括:
> 1. 胃肠道出血或溃疡病史。
> 2. 同时抗凝治疗。
> 3. 长期使用非甾体抗炎药(NSAID)。
> 4. 有 2 个危险因素 ①>65 岁;②消化不良;③胃食管反流;④幽门螺杆菌感染;⑤长期饮酒。

【问题 10】 该患者除了抗血小板治疗还需要加用其他抗栓治疗吗?

思路 1 该患者需要加用抗凝治疗。中危和高危的 UA 或 NSTEMI 患者还需常规应用抗凝治疗,常用的抗凝药物包括普通肝素、低分子量肝素、磺达肝癸钠(fondaparinux)和比伐卢定(bivalirudin)。

思路 2 目前临床上常用低分子量肝素,与普通肝素相比,低分子量肝素在降低心脏事件发生方面有相等或更优的疗效。低分子量肝素具有强烈的抗 Xa 因子及抗 Ⅱa 因子活性的作用,并且可以根据体重和肾功能调节剂量,皮下应用,不需要实验室监测,故具有疗效更肯定、使用更方便的优点。常用药物包括依诺肝素、达肝素和那曲肝素等。该患者给予依诺肝素(1mg/kg,2 次 /d)治疗。

思路 3 使用普通肝素,肝素的推荐用量是静脉注射 60～70U/kg 后,以 12～15U/(kg·h)的速度静脉滴注维持,治疗过程中在开始用药或调整剂量后 6 小时需监测活化部分凝血活酶时间(activated partial thrombopastin time,APTT),调整肝素用量,一般使 APTT 控制在 50～75 秒,为正常的 1.5～2.0 倍。如在 PCI 中应用,则需根据术前应用的药物以及是否同时使用 GP Ⅱb/Ⅲa 调整剂量。由于存在发生肝素诱导的血小板减少症的可能,在肝素使用过程中需监测血小板。

> 知识点
>
> **新型抗凝药物**
>
> 1. 磺达肝癸钠 该药是选择性 Xa 因子间接抑制剂。用于 UA 或 NSTEMI 的抗凝治疗时,不仅能有效减少心血管事件,而且能大大降低出血风险。皮下注射 2.5mg,1 次 /d。无论采取何种治疗策略,都是非常有效安全的,尤其在出血风险增加时作为抗凝药物的首选。对行 PCI 患者,术中需要追加普

通肝素抗凝。

2. 比伐卢定　该药为直接抗凝血酶制剂，其有效成分为水蛭素衍生物片段，通过直接并特异性抑制Ⅱa因子活性，目前在非ST段抬高型ACS患者中主要是PCI术中代替普通肝素，减少出血风险。

【问题11】　该患者调脂治疗的靶目标是什么？

思路　无论基线血脂水平，UA或NSTEMI患者均应尽早（24小时内）开始使用他汀类药物。LDL-C的目标值为<1.8mmol/L或下降>50%。他汀类药物已达最大耐受剂量，LDL仍≥1.8mmol/L（70mg/dl）的患者，应考虑加用非他汀类降脂药物进一步降低LDL-C，如胆固醇吸收抑制剂依折麦布或者PCSK9抑制剂。

【问题12】　该患者需要使用ACEI或ARB吗？

思路　该患者超声心动图可见前壁收缩活动稍减弱，射血分数为55%。但患者存在高血压和糖尿病，需加用ACEI或ARB，该患者给予培哚普利4mg/d治疗。

对于UA或NSTEMI患者，除非存在禁忌证，否则推荐左心室射血分数≤40%或心力衰竭、高血压或糖尿病患者服用ACEI，ARB可作为ACEI替代药物，尤其是ACEI不耐受时。长期应用ACEI能降低心血管事件发生率，如果不存在低血压（收缩压<100mmHg或较基线下降30mmHg以上）或其他已知的禁忌证（如肾衰竭、双侧肾动脉狭窄或已知的过敏），应该在第一个24小时内给予口服ACEI，不能耐受ACEI者可用ARB替代。

【问题13】　对该患者该采取何种介入策略呢？

思路　该患者cTn升高，心电图有动态改变，GRACE评分为132，属于高危患者，应在早期（<24小时）进行介入治疗。

知识点

非ST段抬高型急性冠脉综合征侵入性冠状动脉造影和血运重建策略

1. 患者至少具备以下一项极高危标准　①血流动力学不稳定或心源性休克；②药物难治性胸痛复发或持续性胸痛；③危及生命的心率失常或心脏骤停；④心肌梗死机械性并发症；⑤急性心力衰竭伴顽固性心绞痛或ST段下移；⑥ST段或T波重复性动态演变，尤其是伴有间歇性ST段抬高。推荐立即（<2小时）行介入治疗。

2. 患者至少具备以下一项高危标准　①与心肌梗死对应的cTn升高或降低；②ST段或T波动态演变（有症状或无症状）；③GRACE评分>140。推荐早期（<24小时）行介入治疗。

3. 患者至少具备以下一项中危标准　①患有糖尿病；②肾功能不全（肾小球滤过率<60ml/min/1.73m^2）；③LVEF<40%或充血性心力衰竭；④早期心肌梗死后心绞痛；⑤最近行PCI；⑥之前行冠状动脉搭桥手术；⑦109<GRACE评分<140；⑧非侵入性检查时复发心绞痛或缺血。推荐72小时内行介入治疗。

4. 对于无上述危险指标以及无症状复发的患者推荐采用介入方法评估前先行非侵入性检查（优先选择影像学检查）。

【问题14】　患者手术后无明显胸闷胸痛发作，何时可以出院？

思路　患者符合以下条件，可以考虑出院：①生命体征平稳；②血流动力学稳定；③心肌缺血症状得到有效控制；无其他需要继续住院的并发症。

【问题15】　患者出院后的用药指导、健康教育？

思路　UA或NESTEMI出院早期发生心肌梗死或死亡的风险较高，同时尽管住院期间的死亡率低于STEMI，但其长期的心血管事件发生率与STEMI接近，因此出院后要坚持长期药物治疗，控制缺血症状、降低心肌梗死和死亡的发生，包括服用双联抗血小板药物至少12个月，其他药物包括β受体阻滞剂、他汀类药物、ACEI或ARB。同时要严格控制危险因素，改善生活方式（包括戒烟、规律运动和健康饮食）。患者应考虑参与结构完善的心脏康复项目以改善生活方式和增加治疗依从性。

（葛均波　王　箴）

推荐阅读文献

[1] ROFFI M，PATRONO C，COLLET J P，et al. 2015 ESC guidelines for the management of acute coronary syndromes in patients presenting without persistent ST-segment elevation：task force for the management of acute coronary syndromes in patients presenting without persistent ST-segment elevation of the European Society of Cardiology（ESC）.Eur Heart J，2016，37（3）：267-315.

[2] AMSTERDAM E A，WENGER N K，BRINDIS R G，et al.2014 AHA/ACC Guideline for the Management of Patients with Non-ST-Elevation Acute Coronary Syndromes：a report of the American College of Cardiology/American Heart Association Task Force on Practice Guidelines.J Am Coll Cardiol，2014，64（24）：e139-e228.

第三节　急性 ST 段抬高心肌梗死

根据《第四版心肌梗死通用定义（2018）》标准，心肌梗死是指急性心肌损伤（血清 cTn 增高和 / 或回落且至少一次测值高于正常值），同时有急性心肌缺血的临床证据，包括：①急性心肌缺血症状；②新的缺血性心电图改变；③新发生病理性 Q 波；④新的存活心肌丢失或局部心壁活动异常的影像学证据。目前，急性心肌梗死（acute myocardial infarction，AMI）仍然是冠心病患者最危险的临床表现，住院期死亡率高达 5%～8%。早期诊断、治疗对于疾病的转归有着至关重要的作用。本节主要阐述急性 ST 段抬高心肌梗死（ST segment elevation myocardial infarction，STEMI）。

【临床关键点】

1. 详细询问病史，包括症状的特点、既往发作史、危险因素、家族史等。

2. 查体中 AMI 可能出现的体征。

3. 心电图及心肌酶谱、cTn 等辅助检查的意义及判读。

4. AMI 的诊断依据及分型。

5. AMI 的治疗原则包括再灌注治疗方式的选择、适应证、禁忌证及药物的治疗原则。

6. AMI 的主要并发症及处理原则。

7. AMI 的二级预防。

临床病例

患者，男性，60 岁，因"持续胸痛 4 小时"急诊就诊。简要病史：4 小时前出现剧烈胸痛，持续不缓解，服用保心丸无效。既往高血压病史 10 年，2 型糖尿病史 7 年。

【问题 1】 根据上述信息，需要补充哪些相关临床病史？

思路 1 该患者因持续胸痛就诊，故需围绕胸痛进行问诊，如发病诱因、胸痛部位、胸痛性质、持续时间、影响胸痛的因素，以及伴随症状。

> 知识点
>
> ### 心肌梗死的症状
>
> AMI 的典型症状通常为心前区、胸骨后或剑突下剧烈的压榨样疼痛持续 10～20 分钟，可放射至左上肢、下颌、颈部、背部或肩胛区，含服硝酸甘油等药物不能缓解或改善不显著。常伴有大汗、面色苍白、恶心呕吐或呼吸困难等。不典型症状可表现为上腹部、背部或胃部疼痛不适，某些老年或糖尿病患者可无明显胸痛，仅有全身不适、恶心、呕吐等非特异性症状。部分患者尤其是老年患者可以出现急性左心衰竭、晕厥，甚至心源性休克为首发表现。

思路 2 该患者有高血压病、2 型糖尿病病史，均为心血管疾病的危险因素，因此需对心血管疾病的危险因素进一步问诊。

知识点

心血管疾病的危险因素及合并疾病

高血压病、糖尿病是冠心病常见的危险因素，此外主要还包括年龄、性别、血脂异常、超重和肥胖、吸烟、饮酒、早发心血管疾病家族史等。一般认为40岁以上男性、绝经后女性，以及血清TC、TG及LDL-C水平过高、HDL-C水平过低均为冠心病患病高危因素。此外，对于怀疑心肌梗死的患者，需特别询问与诊疗密切相关的既往病史，包括冠心病史（心绞痛、心肌梗死、CABG或PCI），外科手术或拔牙史，出血性疾病（包括消化性溃疡、脑血管意外、大出血、不明原因贫血或黑便），脑血管疾病（缺血性卒中、颅内出血或蛛网膜下腔出血），以及抗血小板、抗凝和溶栓药物应用史。

思路3　该患者有持续胸痛，因此需要考虑与胸痛相关的高危疾病。

知识点

胸痛的鉴别诊断

与胸痛相关的高危疾病包括急性冠脉综合征、急性肺动脉栓塞、主动脉夹层，以及张力性气胸。上述疾病的早期诊断和早期治疗对维持血流动力学稳定、改善疾病预后有着相当重要的作用。此外，还需与急性心包炎、消化道疾病（如反流性食管炎、胆囊炎、消化性溃疡）等引起的胸痛相鉴别。具体将在下文的鉴别诊断中（问题5，及知识点）阐述，但有必要强调胸痛鉴别诊断在急重症患者中的重要性。

详细病史：男性，60岁，4小时前情绪激动时突发剧烈胸痛，位于心前区，并放射至肩部，呈持续性，服用保心丸无缓解，伴有出冷汗，无晕厥、呼吸困难等不适。追问病史，患者近2年常有胸闷不适，多在活动时发生，休息十余分钟可好转，未予重视。既往有高血压病史10年，2型糖尿病史7年，血脂情况不详，喜油腻饮食，有吸烟史30余年，每天1包，其父于65岁时猝死（具体病因不详）。

查体：体温37℃，脉搏85次/min，呼吸16次/min，血氧饱和度98%，血压150/90mmHg（左上肢）、145/90mmHg（右上肢）。神志清，两肺呼吸音粗，未及干湿啰音，律齐，肺动脉瓣听诊区第二心音亢进（$A_2>P_2$），各瓣膜区未闻及杂音，颈静脉无怒张，肝-颈静脉回流征阴性，腹软，无压痛及反跳痛，肝脾肋下未及，双下肢未及水肿。

【问题2】　对该患者进行查体时，需要关注哪些体征？

思路　AMI查体应注意患者的生命体征及心血管疾病的阳性体征。所有STEMI患者应立即给予心电图、血压和血氧饱和度监测，以利于观察患者生命体征，及时发现恶性心律失常。对于所有疑似STEMI的患者，应尽量使用兼具除颤功能的心电监测仪。心脏骤停常出现在STEMI发病后很早阶段，通常发生在医院外。小面积AMI患者查体可无特殊发现。心尖区第一心音减弱，出现第三心音或第四心音奔马律，常提示有左心衰竭。如发现心动过缓伴血压下降，多见于下、后壁AMI患者。若心尖区出现粗糙的全收缩期杂音，提示有乳头肌功能失调或断裂，引起二尖瓣关闭不全。发生室间隔穿孔者，胸骨左缘可出现响亮的收缩期杂音，常伴震颤。此外，查体时还应注意有无颈静脉怒张、肝脾大和两肺啰音情况、外周动脉搏动、四肢循环状况、尿量，以及患者神志、精神状态，以综合判断患者AMI面积大小、心功能状况及血流动力学状态。

【问题3】　根据患者的病史及查体结果，最可能的诊断是何种疾病？

思路　本例为急性剧烈胸痛的中年男性患者，有高血压病史、糖尿病史、吸烟史、可疑心血管疾病家族史等心血管疾病的危险因素，查体中患者生命体征平稳，双上肢血压基本无差别（可初步排除主动脉夹层），无明显阳性体征，因此最可能的诊断是AMI。

知识点

急性心肌梗死临床分型

1 型心肌梗死：由粥样硬化斑块破裂或糜烂、血小板激活、冠状动脉血栓性阻塞、心肌缺血、坏死引起。患者具有心肌损伤和至少一项心肌缺血证据；冠状动脉造影或腔内影像学检查或尸检证实冠状动脉血栓。

2 型心肌梗死：与冠状动脉血栓形成无关，由心肌供氧和需氧之间失衡所致。

3 型心肌梗死：指心脏性死亡伴心肌缺血症状和新发生的缺血性心电图改变或心室颤动，但死亡发生于获得生物标志物的血液样本或在明确心脏生物标志物增高之前，或尸检时被发现。

4 型心肌梗死：包括 PCI 相关心肌梗死（4a 型）、冠状动脉内支架或支撑物血栓形成相关心肌梗死（4b 型）及再狭窄相关心肌梗死（4c 型）。

5 型心肌梗死：为冠状动脉旁路移植术相关的心肌梗死。首次心肌梗死 28 天内再次发生的心肌梗死称为再梗死（re-infarction），28 天后则称为复发性心肌梗死（recurrent myocardial infarction）。

临床中最常见的是缺血相关的自发性 STEMI，即 1 型心肌梗死。

【问题 4】 辅助检查应重点进行哪些方面？

思路 对于有急性胸痛的患者，在急诊应尽早完成下列辅助检查。①常规生化：血常规、肝肾功能、电解质、血气分析；②出凝血功能、D- 二聚体；③脑利尿钠肽（BNP）；④心肌标志物；⑤心电图。如有条件，可行床旁 X 线胸片及床旁超声心动图。心肌酶谱及 cTn 结合心电图变化有助于 AMI 诊断。D- 二聚体升高可见于肺动脉栓塞及主动脉夹层。BNP 可协助评估心功能及预后。超声心动图检查发现节段性室壁运动异常对于诊断及治疗也有重要价值。

对疑似 STEMI 的胸痛患者，应在首次医疗接触（first medical contact，FMC）的 10 分钟内记录 12 导联心电图，下壁心肌梗死需加做 $V_3R \sim V_5R$ 和 $V_7 \sim V_9$ 导联（18 导联心电图）。典型的 STEMI 早期心电图表现为 ST 段弓背向上抬高（呈单向曲线）伴或不伴病理性 Q 波、R 波减低（正后壁心肌梗死时，ST 段变化可以不明显）。超急期心电图可表现为异常高大且两支不对称的 T 波。首次心电图不能明确诊断时，需在 10～30 分钟后复查。与既往心电图进行比较有助于诊断。

但在一些情况下，心电图诊断可能更困难，其中包括：①左束支传导阻滞（left bundle branch block，LBBB），存在 LBBB 的情况下，心电图诊断心肌梗死是困难的，需结合临床情况仔细判断，临床怀疑进行性心肌缺血，而心电图表现为 LBBB，都应该按照 STEMI 进行处理；②右束支传导阻滞（right bundle branch block，RBBB）；③心室起搏：起搏器的信号也可能会干扰 STEMI 心电图的诊断，最好可以和既往心电图进行比较；④正常心电图：一些急性冠状动脉闭塞可能没有 ST 段抬高的初始心电图表现，这可能是由于症状出现后心电图检查太早。一些静脉桥和部分左主干的急性闭塞，也可能没有 ST 段抬高。当出现这些情况时，重复心电图检查动态监测 ST 段变化有助于明确诊断。如果患者有持续心肌缺血的症状，而缺乏典型的心电图改变，就需要结合临床表现和病史、血清心肌标志物、影像学检查（床旁超声心动图、增强 CT 等）来进行诊断，必要时应行急诊冠状动脉造影明确。

知识点

血清心肌标志物检查

血清心肌标志物检查是临床诊断 AMI 的重要指标，主要包括 cTnI 或 cTnT、CK 和 CK-MB、肌红蛋白（myoglobin，MYO）、谷草转氨酶（aspartate aminotransferase，AST）、乳酸脱氢酶（lactate dehydrogenase，LDH）。其中，cTn 对心肌损伤具有很高的灵敏度和特异度，推荐为诊断心肌梗死的首选生物标志物，一般在 AMI 后 2～4 小时即可升高，10～24 小时达到峰值，约 1 周时间恢复正常。CK 或 CK-MB 在 AMI 起病后 4～6 小时内增高，16～24 小时达高峰，3～4 天恢复正常。MYO 出现最早，恢复也最快,但特异度不高。AST、LDH 对诊断 AMI 特异度差,目前已不推荐用于 AMI 诊断。AMI 发生后血清心肌标志物升高时间过程如图 2-4-3 所示。

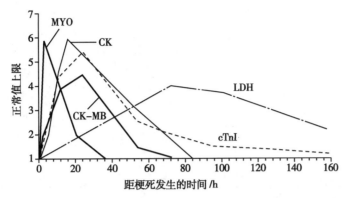

图 2-4-3　急性心肌梗死后血清心肌标志物升高

MYO. 肌红蛋白;CK. 肌酸激酶;CK-MB. 肌酸激酶同工酶;LDH. 乳酸脱氢酶;cTnI. 心肌肌钙蛋白 I。

知识点

心电图检查

标准 18 导联心电图动态观察是临床进行心肌梗死检出和定位的重要检查依据。

1. 特征性改变　在面向透壁心肌坏死区的导联上出现以下特征性改变:①宽而深的 Q 波(病理性 Q 波);②ST 段弓背向上抬高;③T 波倒置,倒置的 T 波尖变钝,两肢对称。在背向梗死区的导联上则出现相反的改变,即 R 波增高、ST 段压低、T 波直立并增高。

2. 动态性改变(图 2-4-4)

(1)超急性期:起病数分钟至数小时内,可尚无异常,或出现异常高大、两肢不对称的 T 波。

(2)急性期:数小时后,ST 段明显抬高,弓背向上,与直立的 T 波连接,形成单相曲线;数小时到 2 天内出现病理性 Q 波,同时 R 波减低。

(3)亚急性期:一般指心肌梗死数天至数周内,ST 段抬高持续数天至 2 周,逐渐回到基线水平,T 波通常对称性倒置;此阶段通常 Q 波稳定不变,以后 70%~80% 永久存在。

(4)陈旧期:一般指心肌梗死 3 个月以上,此时 ST 段及 T 波大多恢复正常,异常 Q 波多数持续存在。

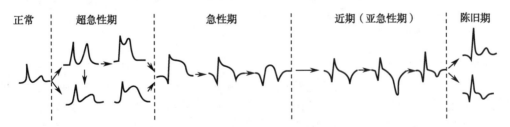

图 2-4-4　心电图动态变化

3. 定位诊断　STEMI 患者可根据出现特征性和动态性改变的导联来判断心肌梗死部位及范围(表 2-4-4)。

表 2-4-4　心肌梗死心电图定位诊断

梗死部位	导联
前间壁	V_1、V_2、V_3
前壁	V_3、V_4、V_5

续表

梗死部位	导联
前侧壁	V_5、V_6、V_7
广泛前壁	V_1、V_2、V_3、V_4、V_5、I、aVL
下壁	II、III、aVF
高侧壁	I、aVL
正后壁	V_7、V_8、V_9
右心室	V_3R、V_4R、V_5R

辅助检查主要结果如下。血常规：白细胞计数 $8.9×10^9/L$，中性粒细胞百分比 73%，血红蛋白含量 130g/L，血小板计数 $243×10^9/L$；肝功能：谷丙转氨酶（ALT）40U/L，AST 90U/L，总胆红素（Tbil）20μmol/L；肾功能：血尿素氮（BUN）6mmol/L，血肌酐（Scr）86μmol/L；电解质：钠 140mmol/L，钾 3.9mmol/L；出凝血功能、D-二聚体阴性；BNP 173ng/L↑；TnI 0.8μg/L↑，CK 180U/L↑，CK-MB 28U/L↑，MYO 200μg/L↑。

心电图如图 2-4-5 所示。

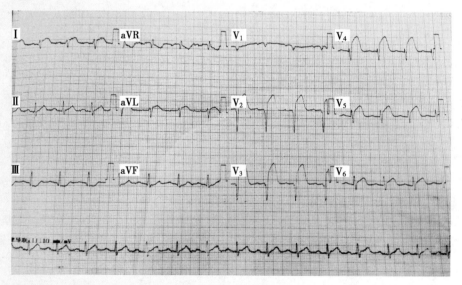

图 2-4-5 心电图

【问题 5】 根据该患者的病史、查体结果，以及辅助检查，考虑是何种诊断，需要与哪些疾病相鉴别？

思路 1 该患者因"胸痛 4 小时"入院，查体无明显阳性体征，心肌酶谱及 cTn 有所升高，心电图提示急性广泛前壁 STEMI。因此基本可以诊断为：冠状动脉粥样硬化性心脏病，急性广泛前壁 STEMI，Killip 分级Ⅰ级；高血压病 1 级，极高危；2 型糖尿病。

知识点

急性心肌梗死危险评估

对 AMI 进行危险评估是相当重要的，Killip 分级根据有无心力衰竭表现及血流动力学改变严重程度，将 AMI 分为 4 级（表 2-4-5）。

除此之外，心肌梗死溶栓（thrombolysis in myocardial infarction，TIMI）评分（表 2-4-6）也是目前 AMI 危险评估常见的方法之一，用于预测 30 天内死亡率。

表 2-4-5　Killip 分级

等级	症状
Ⅰ级	无明显心力衰竭证据
Ⅱ级	轻、中度心力衰竭表现：肺底啰音（<50% 肺野）、第三心音及 X 线胸片呈现肺淤血表现
Ⅲ级	重度心力衰竭（肺水肿）：啰音>50% 的肺野
Ⅳ级	心源性休克

表 2-4-6　心肌梗死溶栓（TIMI）评分

判定条件	分数
年龄 65～74 岁 />75 岁	2/3 分
收缩压 <100mmHg	3 分
心率>100 次 /min	2 分
Killip 分级为Ⅱ～Ⅳ级	2 分
急性前壁心肌梗死或左束支传导阻滞	1 分
糖尿病、高血压病或心绞痛病史	1 分
体重<67kg	1 分
发病至再灌注时间>4h	1 分

注：0～4 分为低危；5～9 分为中危；10～14 分为高危。

思路2　需要与 STEMI 相鉴别的主要疾病有急性肺动脉栓塞、主动脉夹层、张力性气胸、急腹症等。

知识点

ST 段抬高心肌梗死的鉴别诊断

1. 急性肺动脉栓塞　主要症状包括胸痛、咯血、呼吸困难、低氧血症甚至休克，有右心负荷的体征如颈静脉充盈、肺动脉瓣区第二心音亢进，D- 二聚体升高，心电图可见 $S_IQ_{III}T_{III}$，以及 RBBB、右胸导联 T 波倒置等右心负荷增高表现；血气分析提示低氧、低二氧化碳；超声心动图可见右心室增大，室间隔左移呈 D 字形表现等。肺动脉 CTA 见栓塞的肺动脉可明确诊断。

2. 主动脉夹层　一般表现为严重撕裂样疼痛，放射至背、肋、腹、腰和下肢，伴有呼吸困难或晕厥。查体双上肢血压和脉搏可有明显差别。D- 二聚体升高，主动脉增强 CT 及超声心动图有助于诊断。

3. 急性心包炎　一般表现为持久而较剧烈的胸痛，向肩部放射，呼吸和咳嗽时加重，前倾坐位时减轻，常伴发热，部分患者听诊可及心包摩擦音，心电图除 aVR 导联外，其余导联均有 PR 段压低，ST 段弓背向下的抬高，无镜像改变，T 波倒置。通常无异常 Q 波出现，同时结合超声心动图，可协助诊断。

4. 张力性气胸　通常表现为急性胸痛、呼吸困难、低氧血症，查体可发现一侧呼吸音减低甚至消失，胸部 X 线或 CT 检查可明确诊断。

5. 急腹症　急性胰腺炎、消化道穿孔、急性胆囊炎等均可有胸部或上腹部疼痛，有时向后背放射，可伴晕厥、呕血或黑便。仔细询问病史并查体，结合心电图和血清心肌酶谱、淀粉酶等检验结果可协助鉴别。

该患者在急诊室基本诊断明确，急诊医生立即给予吸氧、心电监护、卧床休息，吗啡镇痛，硝酸酯类药物静脉滴注扩张冠状动脉，180mg 替格瑞洛及 300mg 阿司匹林嚼服，同时联系心内科医生。

【问题6】　该患者是否需要行再灌注治疗？

思路　再灌注治疗能及早开通闭塞的冠状动脉血管，挽救濒死心肌，缩小心肌梗死范围，从而有效解除疼痛,显著改善预后,因此是 AMI 治疗的核心,主要包括溶栓治疗及介入治疗。诊断明确的 AMI 患者起病 ≤12 小时,症状持续不缓解均应考虑行再灌注治疗;如果起病 12~24 小时,胸痛剧烈,ST 段抬高导联仍有 R 波者,仍可考虑再灌注治疗。该患者发病在 12 小时内,因此有再灌注治疗指征,应尽早进行再灌注治疗。

知识点

再灌注治疗策略的选择

1. 经救护车收治且入院前已确诊为 STEMI 患者,若能 120 分钟内转运至 PCI 中心完成再灌注的, 相关 PCI 中心应在患者到达医院前尽快启动心导管室,并尽可能绕过急诊室直接将患者送入心导管室 行直接 PCI;若不能 120 分钟内转运至 PCI 中心完成再灌注的,最好于入院前在救护车上开始溶栓治 疗;救护车上未完成溶栓,则应在到达医院心电图确诊决定溶栓后争取 10~30 分钟内溶栓治疗。

2. 无直接 PCI 条件的医院,若能在 FMC 后 120 分钟内完成转运,则应将患者转运至可行 PCI 的医 院实施直接 PCI,应该保持患者就诊时间和转出时间在 30 分钟内。若上述时间>120 分钟,应于 30 分 钟内开始溶栓。

3. 自行就诊患者应在 10 分钟内行心电图检查以明确 STEMI 诊断,并尽快启动再灌注治疗。推荐 急性期时常规检测血浆标志物水平,但是不应因此延迟再灌注治疗。

4. 溶栓后 60~90 分钟内评估溶栓有效性,溶栓失败患者应行紧急补救 PCI(120 分钟内),溶栓成 功的患者应在溶栓后 2~24 小时内常规性行冠状动脉造影并行梗死相关动脉血运重建治疗。

5. 对于 STEMI 患者,"时间就是心肌,时间就是生命"。需要强调的是,溶栓和介入 2 种再灌注策 略没有优劣之分,对于无法在 120 分钟内接受介入治疗的患者,排除禁忌证后应及时在 30 分钟内溶 栓,而不应等待造成人为的再灌注延迟。对于发病<6 小时的患者,溶栓成功使其心肌血流完全再灌注 不亚于甚至略优于直接 PCI,其临床预后也相当。

知识点

再灌注治疗(溶栓治疗)

溶栓治疗适应证:

1. 相邻两个或更多导联 ST 段抬高(胸导联≥0.2mV,肢体导联≥0.1mV),或提示 AMI 病史伴 LBBB(影响 ST 段分析)。

2. 发病时间 6 小时时以内者,最佳在 3 小时以内,若 6~24 小时内,患者仍有严重胸痛,并且 ST 段抬高导联有 R 波者,仍可考虑溶栓治疗。

3. 年龄<75 岁。

溶栓治疗绝对禁忌证:

1. 有出血性脑血管意外史或半年内有缺血性脑血管意外(包括短暂性脑缺血发作)史者。

2. 已知的颅内肿瘤。

3. 活动性内脏出血(月经除外)。

4. 可疑主动脉夹层。

溶栓治疗相对禁忌证:

1. 近期(2~4 周内)外科手术史、活体组织检查或外伤史者,心肺复苏术后(持续时间>10 分钟)。

2. 不能实施压迫的血管穿刺。

3. 未控制的严重高血压病(>180/110mmHg)。

4. 妊娠。

5. 出血性疾病或有出血倾向者。

6. 近期(2~4 周)有内脏出血或活动性消化道溃疡。

7. 已在抗凝治疗中。

溶栓再通的判断指标:

1. 直接指征 冠状动脉血管造影提示罪犯血管血流 TIMI 分级 2～3 级。

2. 间接指征 ①心电图抬高的 ST 段 2 小时内回落>50%;②胸痛 2 小时内突然减轻或基本消失;③2 小时内出现再灌注心律失常;④血清 CK-MB 峰值提前出现在发病 14 小时内。具备 2 项或 2 项以上考虑溶栓再通,但②③组合不能被判定溶栓再通。

溶栓后治疗:

溶栓后 60～90 分钟内评估溶栓有效性,溶栓失败患者应行紧急补救 PCI(120 分钟内),溶栓成功的患者应在溶栓后 2～24 小时内常规性行冠状动脉造影并行梗死相关动脉血运重建治疗。

知识点

再灌注治疗(介入治疗)

急诊 PCI 目前已被公认为首选的最安全有效的恢复心肌再灌注的治疗手段。其前提是该治疗必须在有相关设备和专业人员配备下进行,且从首次医疗接触至球囊扩张的时间<90 分钟。

介入治疗适应证:

1. 发病 12 小时内的 STEMI 或伴有新出现的 LBBB 者。

2. 发病 12 小时内,有溶栓禁忌证,则不考虑首次医疗接触至球囊扩张时间,均可考虑行急诊 PCI。

3. 发病在 12～24 小时内,存在持续缺血证据,仍可进行急诊 PCI。

4. 出现心源性休克或严重心力衰竭,不考虑发病时间,均可考虑行急诊 PCI。

知识点

再灌注治疗选择流程图

再灌注治疗选择流程图如图 2-4-6 所示。

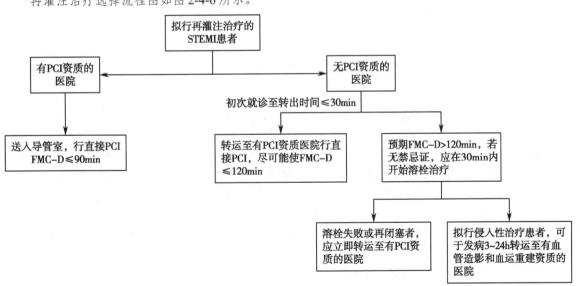

图 2-4-6 再灌注治疗选择流程图

STEMI. ST 段抬高心肌梗死;PCI. 经皮冠状动脉介入治疗;FMC-D. 首次医疗接触至球囊扩张时间。

无 PCI 资质医院如接诊心源性休克或严重心力衰竭患者,应尽可能转院行介入治疗;溶栓治疗成功后 2 小时内不宜行血管造影或血运重建。

经心内科医生会诊后,该患者立即送入导管室,并进行了急诊介入手术,术中可见前降支中段100%闭塞伴血栓形成,予置入支架(图2-4-7),就诊至球囊扩张时间约70分钟。

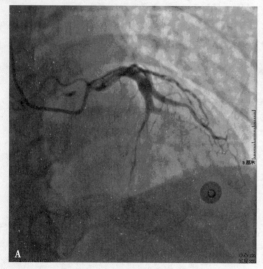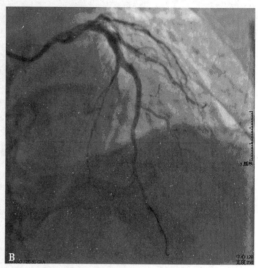

图2-4-7　患者急诊介入手术结果

A. 介入前;B. 介入后。

【问题7】　再灌注治疗后,患者胸痛症状缓解,并转入心内监护室,需要进行哪些药物治疗?

思路　AMI患者入院后可考虑应用以下治疗药物:

1. 抗栓治疗　包括抗血小板治疗及抗凝治疗,除非存在禁忌证(如高出血风险),在直接行PCI前(或最迟在PCI时)推荐使用阿司匹林300mg和替格瑞洛180mg负荷剂量;在替格瑞洛无法获得或有禁忌证时可选用氯吡格雷600mg负荷剂量。术后予维持剂量阿司匹林(100mg,1次/d)+替格瑞洛(90mg,2次/d)或氯吡格雷(75mg,1次/d)。术后双联抗血小板治疗至少维持12个月。所有患者PCI术中在抗血小板治疗基础上加用抗凝药物。应综合考虑缺血和出血风险及有效性和安全性,选择性使用不同的抗凝药物,如普通肝素、依诺肝素和比伐卢定。考虑到口服抗凝药物是纤维蛋白溶解药物的相对禁忌证,当这些患者发生STEMI时,建议行直接PCI。术中推荐患者继续接受肠外抗凝治疗,无须考虑患者末次口服抗凝药的时间。术后推荐三联抗栓治疗(口服抗凝药+阿司匹林+P2Y12受体拮抗剂)4～6周。应避免使用GPⅡb/Ⅲa抑制剂。

2. 硝酸酯类药物　能够扩张冠状动脉,增加冠状动脉血流,但在下壁心肌梗死、右心室梗死或低血压时需慎用。

3. β受体阻滞剂　能减少心肌缺血发作和心肌梗死发展,降低死亡率,常规应尽早从小剂量使用。禁忌证:①心率<60次/min;②动脉收缩压<90mmHg;③中重度左心衰竭;④二、三度房室传导阻滞或PR间期>0.24秒;⑤支气管痉挛性疾病。

4. ACEI类药物　有助于改善心肌重构,降低死亡率,常规均应早期从小剂量使用。禁忌证:①动脉收缩压<90mmHg;②临床出现严重肾衰竭(血肌酐>265μmol/L);③双侧肾动脉狭窄;④对ACEI制剂过敏者;⑤妊娠、哺乳期女性。

5. ARB类药物　如患者服用ACEI类药物出现副作用,如干咳,且无法耐受,可考虑使用该类药物,禁忌证与ACEI类似。

6. 他汀类药物　起到调节血脂、抗炎、改善内皮功能和稳定斑块等作用,因此宜尽早应用。禁忌证:①活动性肝病或原因不明的转氨酶持续升高;②药物过敏者;③妊娠、哺乳期女性。

7. 对症治疗　缓解疼痛、呼吸困难和焦虑。疼痛会引起交感神经系统激活,并会导致血管收缩和心脏负荷增加。STEMI伴剧烈胸痛患者可考虑静脉给予阿片类药物缓解疼痛(如静脉注射吗啡3mg,必要时间隔5分钟重复1次,总量不宜超过15mg)。但吗啡起效慢,且可引起低血压和呼吸抑制,并降低P2Y12受体拮抗剂(如氯吡格雷、替格瑞洛)的抗血小板作用,实际应用中需注意此问题。

知识点

右心室心肌梗死与左心室心肌梗死治疗措施略有不同,下壁心肌梗死患者常合并右心室心肌梗死,表现为休克或低血压而无左心衰竭,血流动力学检查常显示中心静脉压、右心房和右心室充盈压增高,而肺楔压、左心室充盈压正常甚至下降。治疗宜补充血容量,从而增高心输出量和动脉压,合并低血压、心动过缓时应避免使用硝酸酯类、β受体阻滞剂及ACEI类药物,必要时使用血管活性药物,伴有房室传导阻滞时,可予以临时起搏。

CCU治疗期间,患者突发胸闷,呼吸困难,端坐呼吸,伴有尿量减少,无明显胸痛。查体:神志清,呼吸急促,血氧饱和度90%,血压160/100mmHg,两肺呼吸音粗,可及明显湿啰音,心率110次/min,律齐,未及杂音,双下肢轻微水肿。心电图较前未见明显ST段改变。

【问题8】 患者出现上述症状及体征应当如何处理?

思路 患者的症状及体征符合急性左心衰竭,因此需要按照该病的处理原则治疗。

1. 患者取坐位,双脚下垂。

2. 静脉推注利尿剂。

3. 静脉滴注硝酸甘油,注意血压变化。

4. 皮下或静脉注射吗啡。

5. 肺水肿合并严重高血压病时可考虑静脉滴注硝普钠。

6. 洋地黄制剂在AMI发病24小时内不主张使用。

7. 肺水肿合并严重低氧血症可行人工机械通气治疗。

8. 急性心力衰竭期需停止使用负性肌力药物,如β受体阻滞剂等。

知识点

急性心肌梗死合并心源性休克的处理

心源性休克可突然发生,为AMI发病时早期的表现,也可在入院后逐渐发生,多由左心力衰竭导致,但也可能因AMI机械并发症所致。主要处理措施包括以下几点:

1. 病因治疗 开通梗死相关动脉,不仅关注大血管的畅通,还应关注小血管、微循环的畅通,方可有效恢复心脏的泵功能。

2. 血管活性药物的应用 多巴胺、去甲肾上腺素等血管活性药物,应该根据病情合理使用。

3. 应用主动脉内球囊反搏(IABP)稳定血流动力学。

4. 在正性肌力药物及IABP使用的同时可适当应用血管扩张剂。

知识点

急性心肌梗死合并心律失常的处理

1. 室性心律失常 包括室性期前收缩、室性心动过速和心室颤动;频发、成对、多源和R-on-T室性期前收缩往往需立即处理,可选用利多卡因或胺碘酮;对血流动力学稳定的室性心动过速,亦可选用利多卡因或胺碘酮复律,血流动力学不稳定则应采取同步直流电复律;如出现心室颤动,应立即行非同步电除颤。急性期过后仍有复杂性室性心律失常,尤其伴有左心功能不全的患者,可考虑安装植入型心律转复除颤器(ICD)。

2. 缓慢性心律失常 常见于下、后壁AMI,对于窦性心动过缓、房室传导阻滞QRS波不宽者,一般若心率<50 次/min，可静脉推注阿托品；异丙肾上腺素因有增加心肌耗氧量和心律失常风险，不推荐使用；如药物效果不佳，可考虑行临时起搏器。对于二度Ⅱ型及三度房室传导阻滞 QRS 波增宽者、双束支传导阻滞患者，则均应考虑临时起搏。

3. 室上性心律失常　常见的有心房颤动和心房扑动，多选用胺碘酮、洋地黄制剂和β受体阻滞剂，如血流动力学不稳定，则应采取同步电复律。

知识点

急性心肌梗死主要并发症

AMI 主要并发症包括：①乳头肌功能失调或断裂；②心室游离壁破裂；③室间隔穿孔；④室壁瘤形成；⑤栓塞；⑥心肌梗死后综合征（Dressler 综合征）。

【问题 9】 患者出现何种症状体征时，应警惕 AMI 并发症？

思路　AMI 的主要并发症以心肌坏死导致的心脏结构性变化为主，故多会出现特征性的体征。超声心动图检查有很好的诊断价值。

1. 乳头肌功能失调或断裂　总发生率高达 50%。造成不同程度的二尖瓣脱垂并关闭不全，心尖区出现收缩中晚期喀喇音和吹风样收缩期杂音。轻症者，可以恢复，杂音可消失。乳头肌整体断裂极少见，多发生在二尖瓣后乳头肌，见于下壁心肌梗死，心力衰竭明显，可迅速发生肺水肿在数日内死亡。超声心动图表现见图 2-4-8。

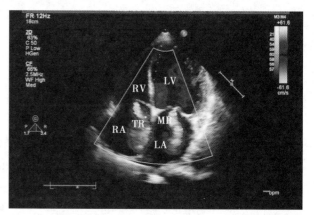

图 2-4-8　彩色多普勒观察乳头肌功能不全二尖瓣反流情况
RV. 右心室；LV. 左心室；MR. 二尖瓣反流；LA. 左心房；TR. 三尖瓣反流；RA. 右心房。

2. 心室游离壁破裂　少见，常在起病 1 周内出现，造成心包积血引起急性心脏压塞而猝死。患者表现为突然发作的阿 - 斯综合征，心脏电活动消失，血压下降，死亡率极高。

3. 室间隔穿孔　胸骨左缘第 3～4 肋间可及响亮的收缩期杂音，常伴有震颤，可引起心力衰竭和休克而在数日内死亡。超声心动图表现见图 2-4-9。

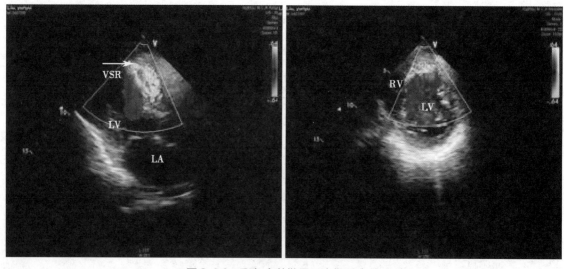

图 2-4-9　彩色多普勒显示室间隔穿孔
VSR. 室间隔穿孔；LV. 左心室；LA. 左心房；RV. 右心室。

　　手术治疗可有效解除室间隔穿孔的左向右分流，从而减少心力衰竭和心源性休克的发生。但手术治疗面临很多困难，如风险高、难度大、术后死亡概率仍然高，以及手术时机仍存在争议等。延期手术可能造成室间隔穿孔的扩大，患者可能在等待手术的过程中死亡；对于积极治疗无缓解的严重心力衰竭患者，应尽早手术；对于积极治疗后心力衰竭症状好转的患者，可考虑择期手术治疗。近几年经皮封堵治疗的发展带来了新的治疗手段，主要用于急性心肌梗死后室间隔破裂的患者。急性心肌梗死 3 周后行室间隔破裂封堵术安全可行。随着封堵装置的发展，经皮室间隔封堵术未来可能成为手术治疗的替代方法。

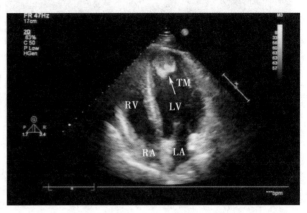

　　4. 室壁瘤形成　主要见于左心室。查体可见左侧心界扩大，心脏搏动范围较广，可有收缩期杂音。心电图 ST 段持续抬高。X 线摄片、超声心动图、左心室造影可见局部心缘突出，搏动减弱或有反常搏动。

　　5. 栓塞　见于起病后 1～2 周，可为左心室附壁血栓脱落所致（图 2-4-10），引起脑、肾、脾或四肢等动脉栓塞。

图 2-4-10　二维超声心动图显示心尖血栓形成（箭头）
TM. 血栓；LV. 左心室；LA. 左心房；RA. 右心房；RV. 右心室。

　　6. 心肌梗死后综合征　于 AMI 后数周至数月内出现，可反复发生，表现为心包炎、胸膜炎或肺炎，有发热、胸痛等症状，可能为机体对坏死物质的过敏反应。

知识点

主动脉内球囊反搏的适应证及禁忌证

适应证：
1. AMI 合并心源性休克。
2. AMI 合并机械并发症（包括重度二尖瓣关闭不全、室间隔穿孔）。
3. 难治性不稳定型心绞痛。
4. 血流动力学不稳定的高危 PCI 患者（左主干病变、严重多支病变、严重左心功能不全）。

禁忌证：
1. 主动脉夹层。
2. 中重度主动脉瓣关闭不全。
3. 主动脉血管瘤。
4. 动脉导管未闭。
5. 严重周围血管病变。
6. 凝血功能障碍。
7. 脓毒血症。

　　经过治疗后，患者情况逐步稳定，并准备出院，出院前行 24 小时动态心电图及超声心动图检查。

　　动态心电图结果：最快心率 126 次 /min 为窦性心动过速；最慢心率 60 次 /min；平均心率 84 次 /min；房性期前收缩 20 次；室性期前收缩 350 次；Ⅲ通道（V_5）异常 Q 波，全程可见 ST-T 改变。

　　超声心动图结果：主动脉根部内径 38mm，左心房内径 39mm，左心室舒张末期内径 54mm，左心室收缩末期内径 40mm，室间隔厚度 8mm，左心室后壁厚度 9mm，左心室射血分数 45%，左心室前壁、室间隔及心尖部各节段收缩活动减弱至消失；室间隔基底段增厚；主动脉根部增宽，轻度主动脉瓣反流（图 2-4-11）。

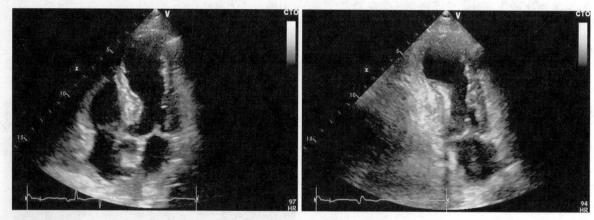

图 2-4-11　心脏超声

【问题 10】 如何评价该患者此次心肌梗死损伤程度以及预后?

　　思路　结合患者病程中心力衰竭发作、心肌酶峰值、心脏彩超提示 LVEF 降低、出院时患者活动耐量受损程度[可参考纽约心脏病协会(New York Heart Association,NYHA)分级]等,可以大致评估患者心肌梗死严重程度。但这些指标都较为零散且受主观因素影响较大。鉴于近年心肌梗死全球定义的应用,以及早期再灌注的实施,有越来越多的所谓"流产性心肌梗死(abortive infarction)"出现,这些患者可能只遗留小范围的心肌坏死。临床上也多见一些大面积心肌梗死又未及时获得再灌注的患者,其早期即产生严重的心肌重构,甚至心脏扩大、心力衰竭。显然,目前尚缺少对不同程度梗死后心肌损伤程度的分级评价系统。新近有学者根据心脏损伤后心肌重构的病理生理过程,结合心脏 MRI 可以敏感地探测微小心肌损伤的特点,提出了心肌梗死后心脏损伤的分级标准(图 2-4-12),可有效评估心肌梗死后心肌损伤程度并独立预测疾病预后,为心肌梗死后优化诊疗方案提供新的依据。

磁共振成像	心脏超声	二尖瓣反流					
		左心室射血分数降低					
		左心室重构					
		心肌坏死					
		心肌水肿					
心脏损伤分级			0	1	2	3	4

图 2-4-12　心脏损伤分级

【问题 11】 结合患者住院经过,该患者出院后治疗应注意哪些方面?

　　思路　对于该患者出院后的治疗,首先是改善生活方式,戒烟、采取低盐低脂糖尿病饮食、控制血压及血糖、逐步增加体力活动。其次药物治疗中,需要强调双联抗血小板的重要性,ACEI 及 β 受体阻滞剂能够改善心肌重构、降低心肌耗氧、减少死亡率,因此在能耐受的情况下,建议患者逐步加量至最大剂量;采用他汀类药物降低血脂也是治疗的重要组成部分,病程中曾出现心力衰竭发作,且超声心动图提示心肌梗死面积较大,故出院后应继续予以利尿治疗(袢利尿剂及醛固酮拮抗剂联合使用);此外,出院后应定期至医院随访各项心脏检查。

知识点

冠心病二级预防

冠心病的二级预防可简要归纳为"ABCDE"五个方面:
A. anti-platelet(抗血小板药物)+ACEI 类药物。

B. β受体阻滞剂 +BP（血压）+BMI（控制体重）。

C. cholesterol（胆固醇控制，他汀类药物治疗）+cessation of smoke（戒烟）。

D. diet（清淡饮食）+diabetes（血糖控制）。

E. evaluation（损伤评估）+education（健康教育）+exercise（适当运动）+emotion（调节情绪）。

（何　奔）

推荐阅读文献

[1] ZIPES D P，LIBBY P，BONOW R O，et al. Braunwald's heart disease. 11th ed. Philadelphia: Elsevier, 2018.

[2] ESC Scientific Document Group. 2017 ESC guidelines for the management of acute myocardial infarction in patients presenting with ST-segment elevation. Eur Heart J, 2018，39（2）：119-177.

[3] PU J，DING S，GE H，et al. Efficacy and safety of a pharmaco-invasive strategy with half-dose alteplase versus primary angioplasty in ST-segment–elevation myocardial infarction. Circulation, 2017，136（16）：1462-1473.

[4] HE B，GE H，YANG F，et al. A novel method in the stratification of post-myocardial-infarction patients based on pathophysiology. PLoS One, 2015，10（6）：e0130158.

[5] 杨跃进，华伟. 阜外心血管内科手册. 2版. 北京：人民卫生出版社，2013.

[6] 葛均波，徐永健，王辰. 内科学. 9版. 北京：人民卫生出版社，2018.

[7] 中华医学会心血管病学分会，中华心血管病杂志编辑委员会. 急性 ST 段抬高型心肌梗死诊断和治疗指南. 中华心血管病杂志，2015，43（5）：380-393.

第五章　心脏瓣膜病

心脏瓣膜病是由多种原因引起的心脏瓣膜狭窄和 / 或关闭不全所导致的心脏疾病,其病因包括炎症、黏液样变性、退行性改变、先天性畸形、缺血性坏死、创伤等。单个或多个瓣膜(包括瓣叶、瓣环、腱索或乳头肌)的结构或功能异常,将导致心脏内血流动力学改变及心房或心室的结构和功能失常,最终出现心力衰竭、心律失常等临床疾病。

我国心脏瓣膜病既往主要为因风湿热炎症所致瓣膜损害,又称风湿性心脏病。风湿性心脏病中二尖瓣受累者约占 70%,二尖瓣联合主动脉瓣病变者占 20%～30%,单纯主动脉瓣受累占 2%～5%。近年来,随着生活方式改变以及人口老龄化进程加速,老年钙化退行性瓣膜病变的发病率在我国逐年增加,而退行性瓣膜病变以主动脉瓣受累最为常见,其次为二尖瓣病变。

第一节　二尖瓣疾病

一、二尖瓣狭窄

目前发达国家二尖瓣狭窄的发病率逐渐下降,而老年二尖瓣狭窄的主要病因为退行性钙化病变。心脏超声是诊断二尖瓣狭窄和判断其血流动力学变化的主要手段。经皮二尖瓣球囊扩张术是风湿性二尖瓣狭窄重要的治疗方法。

【临床诊疗环节】

1. 详细的询问患者的症状特征,注意既往史中有无急性风湿热、反复链球菌扁桃体炎或咽峡炎史。

2. 查体时重点关注颈静脉、心脏、肺、肝体征及下肢或低垂部位有无凹陷性水肿等。

3. 针对临床疑诊病例进行心脏超声心动图、心电图、胸部 X 线检查,明确诊断。

4. 结合患者的情况制订治疗方案。

【临床关键点】

1. 二尖瓣狭窄的患者临床起病往往伴随慢性心衰的临床症状。

2. 超声心动图是诊断二尖瓣狭窄不可或缺的检查。

3. 二尖瓣狭窄容易发生心房颤动、急性肺水肿、血栓栓塞、右心衰竭、肺部感染等并发症。

4. 治疗一方面应考虑药物控制心力衰竭、心房颤动;另一方面应针对狭窄的二尖瓣进行评估,选择介入治疗或外科手术治疗。

临床病例

患者,女性,26 岁,因"活动后气促 1 年,加重伴心悸、下肢水肿 2 周"来门诊就诊。初步的病史采集如下:

患者 1 年前出现活动后气促,但日常活动基本不受限制,无夜间阵发性呼吸困难、无双下肢水肿等,无咳嗽、咯痰、咯血等症状。患者一直未进行诊治。2 周前患者受凉后上述症状明显加重,日常活动后即感觉明显的气促伴心慌、心悸,伴咳嗽、咯痰,无咯血,同时出现双下肢水肿,晨轻暮重,夜间高枕卧位。

患病后,食欲减退,体重增加 5kg,大便正常,小便减少。

初步病史采集后,因为患者有劳力性呼吸困难(左心衰竭症状),并出现下肢水肿(右心衰竭症状)、心慌、心悸,首先考虑有慢性充血性心力衰竭。对于此类患者,临床上随之需要考虑以下 3 个相关的问题。

【问题1】 该患者发生慢性充血性心力衰竭的原因是什么?

思路 所有慢性心力衰竭的患者都需要寻找病因,常见病因包括冠心病、高血压、心肌病、心脏瓣膜病、肺心病、先天性心脏病、心包炎、心包积液等,临床鉴别需要询问相关病史、查体及进行必要的辅助检查,例如问诊时注意有无心绞痛、高血压病史,有无长期慢性咳嗽、咳痰病史,有无自幼的口唇发绀、心脏杂音病史等。

注意:在通过问诊、查体寻找、判断病因的时候还应考虑排查肺部疾病,如胸腔积液、慢性阻塞性肺疾病等。

【问题2】 该患者为什么2周前心力衰竭症状会加重?

思路 慢性心力衰竭患者心力衰竭加重应注意寻找诱因,常见的心力衰竭加重的诱因包括:①感染,特别是呼吸道感染,还应警惕感染性心内膜炎的可能性。②心律失常,特别是心房颤动(常见的诱因),同时严重心动过缓时心输出量降低,也可能导致心力衰竭加重。③输液速度过快,可引起肺水肿;电解质紊乱亦加重心力衰竭,如低血钾、低血钠、低血镁。④甲状腺功能亢进症、贫血等,表现为高排血量心力衰竭(或射血分数保留的心力衰竭)。⑤长期卧床患者,易产生深静脉血栓导致肺栓塞,增加右心负荷,加重右心衰竭。⑥劳力过度、情绪激动、气候突变,以及大量进食可导致血流动力学改变,诱发心力衰竭。⑦分娩与妊娠,存在基础心脏病或围生期心肌病的孕产妇,由于循环血容量增多,心脏负荷加重,诱发心力衰竭。

【问题3】 病史采集结束后,下一步查体应重点注意什么?

思路1 对于门诊就诊患者而言,为了初步判断心力衰竭的病因,在门诊进行查体的重点应包括:①体温、脉搏(包括脉律)、呼吸、血压;②颈静脉充盈程度、肝-颈静脉回流征;③心脏的视、触、叩、听;④肺部体征,如有无胸腔积液、干或湿啰音等;⑤身体低垂部位有无对称的凹陷性水肿,如双下肢水肿。

思路2 上述体征除有助于判断心力衰竭的病因外,还有助于判断疾病的轻重、缓急。如心率快、血压低、口唇发绀、呼吸急促,以及满肺干、湿啰音等往往是病情危重的征象。

门诊查体记录

慢性病容,自主体位,脉率115次/min,血压97/55mmHg,呼吸22次/min。平卧位颈静脉怒张,心尖搏动点位于第五肋间隙左锁骨中线外0.5cm,剑突下可扪及心脏搏动,心界向左侧扩大,心率122次/min,心律不齐,心尖区第一心音强弱不等,可同时闻及舒张期“隆隆样”杂音,未闻及开瓣音,其余瓣膜区未闻及杂音。双肺呼吸音清晰、对称,无干、湿啰音。肝-颈静脉回流征阳性,双下肢对称性、凹陷性水肿。

【问题4】 通过上述查体,考虑该患者的慢性心力衰竭的病因是什么?

思路1 通过上述查体结果可以发现患者存在心律不齐、脉搏短促、心脏增大及心尖区的舒张期杂音,该体征为典型的二尖瓣狭窄合并心房颤动的体征,应考虑:心脏瓣膜病、二尖瓣狭窄,慢性充血性心力衰竭(全心衰竭),心房颤动,纽约心功能分级Ⅱ～Ⅲ级。

知识点

心房颤动的体征

心房颤动的患者,在查体时可以发现:心律绝对不齐,第一心音强弱绝对不等,脉搏短促。

知识点

二尖瓣狭窄的听诊

1. 第一心音增强 当瓣膜弹性减退、钙化后第一心音增强不明显,甚至减弱。
2. 开瓣音 在心尖区最容易闻及,位于第二心音后则提示瓣叶弹性好,钙化不明显。

3. 舒张期杂音　最好左侧卧位,以钟型听件在心尖区听诊,闻及舒张中晚期隆隆样杂音,运动或用力呼气可使其增强,常伴舒张期震颤。舒张期杂音的强度和二尖瓣的狭窄程度并没有直接的联系,但杂音的持续时间和出现的时相可帮助判断狭窄的程度。

知识点

伴有心尖区舒张期杂音的其他临床情况

1. 严重二尖瓣反流、大量左向右分流的先天性心脏病可出现相对性二尖瓣狭窄。
2. 严重主动脉瓣关闭不全时出现的 Austin-Flint 杂音。
3. 左心房黏液瘤瘤体阻塞二尖瓣瓣口时,常可同时闻及肿瘤扑落音,可伴有二尖瓣关闭不全。

知识点

二尖瓣狭窄的症状

1. 二尖瓣狭窄最常见的症状　呼吸困难、乏力,以及活动耐量下降。运动、情绪激动、呼吸道感染、妊娠、快率心房颤动的情况下可能诱发上述症状,晚期患者静息状态下亦可出现,甚至存在夜间阵发呼吸困难以及端坐呼吸。

2. 咯血　①大咯血:由于左心房压力增高,且肺支气管静脉壁较薄弱而破裂出血,常见于早期重度二尖瓣狭窄;②轻度咯血或痰中带血:伴发于夜间阵发性呼吸困难;③粉红色泡沫痰:肺泡毛细血管破裂所致急性肺水肿;④胶冻状暗红色痰:见于肺梗死,为二尖瓣狭窄联合心力衰竭的晚期并发症。

3. 胸痛　约有 15% 的二尖瓣狭窄患者出现胸痛,原因可能为继发出现的右心室高压或伴随的冠状动脉粥样硬化。

4. 血栓　约 20% 患者在病程中出现血栓,且部分患者就诊原因即为心房颤动或已发生的栓塞事件。

思路2　明确心脏瓣膜病的病因。虽然该患者既往并无确切的急性风湿热的病史和反复的链球菌扁桃体炎的病史,但由于我国二尖瓣狭窄的最常见的病因仍是风湿性瓣膜损害,考虑该患者心脏瓣膜病的首要病因是风湿性心脏病。

知识点

二尖瓣狭窄病因

二尖瓣狭窄(mitral stenosis)的最常见病因为风湿热。女性患者占该病的 2/3,约 50% 的患者无急性风湿热的病史,但多有反复链球菌感染所致上呼吸道感染病史,多次反复发作风湿热者比仅有一次发作者出现瓣膜狭窄病理改变要早。先天性畸形或结缔组织疾病为罕见病因。

另外需要注意,严重二尖瓣狭窄的患者可能出现咯血。可表现为突然大量咯血、痰中带血丝、血性痰或急性肺水肿时的粉红色泡沫痰。

【问题5】 结合上述查体结果,为明确诊断应进一步实施哪些检查?

思路　为进一步明确诊断、鉴别诊断,同时为制订治疗方案提供重要参考依据,下一步应完成心电图、心脏超声心动图、X 线胸片检查。

门诊辅助检查

心电图检查（图2-5-1）：心房颤动心律。

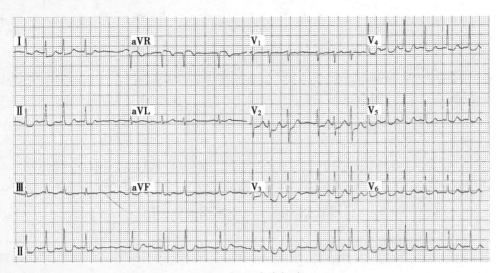

图2-5-1　心房颤动

超声心动图检查：左心室内径39mm，左心房内径33mm，右心室内径18mm，右心房内径39mm，左心室射血分数62%。左心房增大，其余房室大小正常。主动脉、肺动脉内径正常。二尖瓣增厚、回声增强，可见瓣叶钙化，舒张期瓣叶开放明显受限，收缩期关闭尚可，二尖瓣解剖面积0.8cm²；瓣下腱索增粗，回声稍强，无融合。主动脉瓣稍增厚，回声稍增强，瓣叶开闭可；其余瓣膜形态、结构及开闭未见异常。室间隔、左心室游离壁厚度，以及搏动幅度正常。房、室间隔连续。左心房及左心耳内未探及明显的血栓声像。心包腔内未见积液征象。

多普勒检测：二尖瓣前向血流加速，有效瓣口面积变小；三尖瓣上探及少许反流；余瓣膜口两侧未见异常血流。心内及大血管未见分流。左心室收缩功能测值正常。

超声诊断：风湿性心脏病、二尖瓣狭窄（重度）。

胸部正位X线片所示见图2-5-2。

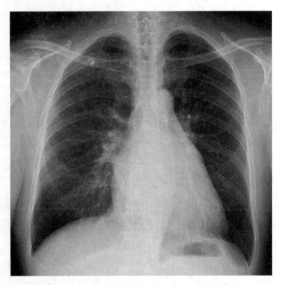

图2-5-2　胸部正位X线片

【问题6】　如何判读该患者的超声心动图？

思路1　患者超声心动图提示：左心房增大，左右心室大小正常。二尖瓣瓣叶增厚、钙化，舒张期开放受限，瓣口面积0.8cm²。二尖瓣瓣下腱索增粗，均提示风湿性二尖瓣损害，以狭窄为主。

注意：指南推荐，对于所有心脏瓣膜病患者，无论是否有临床症状，超声心动图或经食管超声心动图可作为首选的无创评估手段。超声心动图所提供信息可供判断狭窄的病因，评估瓣膜形态学信息、瓣口面积，评估瓣下结构，包括腱索和乳头肌，其中多普勒超声能准确测量跨瓣压差和瓣口有效面积。

知识点

二尖瓣狭窄的病理生理改变

二尖瓣狭窄造成左心房的充盈压升高,严重狭窄时左心房压力需要高达 20～25mmHg,才能于舒张期将血流排入左心室。

左心房压力传导至肺静脉系统造成肺淤血,患者出现劳力性呼吸困难等症状。持续的左心房和肺静脉压力升高,引起肺动脉压力升高,长期肺动脉压力增高导致肺小动脉痉挛,最终导致肺动脉硬化,进一步加重肺动脉高压。最终引起右心室肥厚、扩张,导致右心衰竭,继发三尖瓣关闭不全及肺动脉瓣关闭不全,此时肺淤血症状反而减轻。

知识点

根据二尖瓣瓣口面积对瓣膜狭窄分级

1. 二尖瓣瓣口面积正常为 4～6cm^2。
2. 二尖瓣瓣口面积 >1.5cm^2 为轻度。
3. 二尖瓣瓣口面积 1～1.5cm^2 为中度。
4. 二尖瓣瓣口面积 <1cm^2 为重度。

思路 2　超声心动图提示瓣叶增厚、钙化,结合查体未闻及开瓣音提示二尖瓣瓣叶活动度降低。

【问题 7】　如何判读该患者的 X 线胸片?

思路　胸部正位片提示心影呈梨形,又称"二尖瓣型心",肺动脉段突出。X 线胸片未见肺淤血、肺水肿征象,无胸腔积液。

【问题 8】　该患者的诊断基本明确后,应该如何向患者及家属交代病情?

思路 1　风湿性心脏病,二尖瓣狭窄是常见的心瓣膜疾病,患者常常可以保持无症状存活 10 年以上,但临床一旦出现心力衰竭等表现,均需要进行积极的治疗,主要针对狭窄的二尖瓣进行干预。出现临床症状的中、重度二尖瓣狭窄可能发生多种并发症,包括心房颤动、急性肺水肿、血栓栓塞、反复的肺部感染等,比较少见的是感染性心内膜炎。

思路 2　此例患者已合并全心衰竭、心房颤动,应该考虑住院进一步评估及治疗,包括药物控制心力衰竭、心房颤动,同时评估选择经皮二尖瓣球囊扩张或外科二尖瓣的置换手术。

住院后治疗

入院后进一步完善常规检查:血常规、凝血常规、肝肾功能均正常,电解质血钾:4.2mmol/L。抗 O 抗体、血沉、C 反应蛋白均正常。

【问题 9】　该患者住院治疗后应如何考虑治疗?

思路 1　针对慢性充血性心力衰竭者,利尿剂有助于减轻容量负荷,同时应告知患者限盐,水肿减轻后利尿剂可考虑减量至最小剂量维持。利尿治疗过程中需要定期监测电解质,关注血钾浓度,指导补充氯化钾等,避免出现严重的低钾血症。

思路 2　针对心房颤动且持续时间超过 48 小时者,不考虑急诊转律,首选心室率控制。入院时心室率快,使用洋地黄联合 β 受体阻滞剂控制房颤心室率可减轻二尖瓣狭窄的肺淤血症状。机制:①对于单纯的二尖瓣狭窄合并快室率心房颤动,控制房颤心室率后延长心脏的舒张期可在一定程度上减轻左心房的充盈压,从而降低肺循环的阻力,减轻心力衰竭的症状;②心脏瓣膜病合并心房颤动的患者是发生血栓栓塞的高危人群,有长期口服抗凝治疗的指征。

知识点

心房颤动的节律控制与室率控制

1. 对于心房颤动持续时间 <1 年，左心房内径 <60mm，无高度或完全性房室传导阻滞和病态窦房结综合征的患者可行电复律或药物转复，成功恢复窦性心律后需长期口服抗心律失常药物，预防复发。复律前 3 周和成功复律后 4 周均需服用华法林维持有效抗凝。

2. 对于不宜复律或复律失败，或者复律后不能维持窦性心律且心室率快的患者，可考虑口服 β 受体阻滞剂、地高辛控制心室率，目标静息心室率 70 次 /min 左右，日常活动后心率 90 次 /min 以内。

思路 3　风湿性心脏病患者心力衰竭恶化均需要排除急性风湿热复发。该患者近 2 周无扁桃体炎病史，无关节红肿、疼痛，无皮肤结节红斑，无发热等表现，检查急性炎症指标均正常，不考虑急性风湿热复发。

知识点

急性风湿热

急性风湿热是一种非化脓性的结缔组织炎症，常常发生在 A 组溶血性链球菌所致咽峡炎感染后 2～4 周，表现为关节炎、心肌炎、舞蹈症、环状红斑、皮下结节等，对心脏瓣膜造成慢性、进行性损害，最终导致心力衰竭的发生。

该患者住院后使用呋塞米（20mg，口服，1 次 /d），同时联合螺内酯（20mg，口服，1 次 /d），地高辛（0.125mg，口服，1 次 /d），比索洛尔（2.5mg，口服，1 次 /d），3 天后比索洛尔增加至 5mg，口服，1 次 /d。患者每日小便在 2 000ml 以上，劳力性呼吸困难症状逐渐减轻，夜间可以平卧。入院后 3 天双下肢水肿消失，心率 82 次 /min，血压 94/58mmHg，肝 - 颈静脉回流征阴性。

知识点

心脏瓣膜病合并心房颤动的抗凝指征

通常来讲，瓣膜性心房颤动指风湿性心脏病（主要为二尖瓣狭窄）及植入了机械瓣的心房颤动。机械心脏瓣膜或中 - 重度二尖瓣狭窄合并心房颤动患者均推荐采用口服维生素 K 拮抗剂（如华法林）启动抗凝。目标国际标准化比值（international normalized ratio，INR）维持在 2.0～3.0。

【问题 10】　下一步应该如何处理？

思路 1　二尖瓣瓣口面积 <1.5cm^2 且伴有心力衰竭等临床表现，尤其是症状进行性加重的应考虑介入（经皮球囊二尖瓣成形术）或外科人工瓣膜置换手术扩大瓣口面积，减轻狭窄。轻度二尖瓣狭窄患者病理生理改变较小，无须手术。

思路 2　经皮球囊二尖瓣成形术和外科人工瓣膜置换手术比较，如何选择？

1. 经皮球囊二尖瓣成形术为缓解单纯二尖瓣狭窄的首选方法，具有长期疗效确切、费用低、可以有效避免开胸手术的创伤等优点。风湿性二尖瓣狭窄具备以下指征可以考虑行经皮球囊二尖瓣成形术。

（1）中至重度的二尖瓣狭窄。

（2）二尖瓣瓣叶无钙化、弹性可。

（3）伴有心力衰竭等临床症状，无症状的患者伴有肺动脉高压。

（4）排除左心房血栓，没有中至重度的二尖瓣反流。

术前超声心动图和经食管超声心动图是重要的评估方法，可以很好地评估瓣膜的形态学特点，并探查有无左心房血栓,对于合并左心房血栓或慢性心房颤动的患者应在术前充分口服抗凝药物治疗。

其主要的并发症包括术后出现二尖瓣关闭不全、脑栓塞、心房穿孔后心脏压塞等。

2. 建议当存在下列一项及以上情况时应考虑外科手术治疗。

(1) 不适合行经皮球囊二尖瓣成形术的患者。

(2) 有效的口服抗凝药物治疗后仍然存在左心房血栓的患者。

(3) 二尖瓣瓣叶严重钙化或弹性减退的患者。

(4) 合并中至重度二尖瓣关闭不全的患者。

(5) 重度钙化或双联合处钙化。

(6) 缺少联合处融合(absence of commissural fusion)。

(7) 伴有主动脉瓣病变或三尖瓣重度病变。

(8) 伴有需搭桥治疗的严重冠心病。

行外科手术治疗者的围手术期死亡率(3%～8%)和术后并发症发生率均高于行经皮球囊二尖瓣成形术者。

此例患者为重度二尖瓣狭窄,伴有相关临床症状且二尖瓣瓣叶钙化、弹性减退,故应该首选外科手术治疗。

【问题 11】 中至重度二尖瓣狭窄患者的管理流程。

思路 具体流程见图 2-5-3。

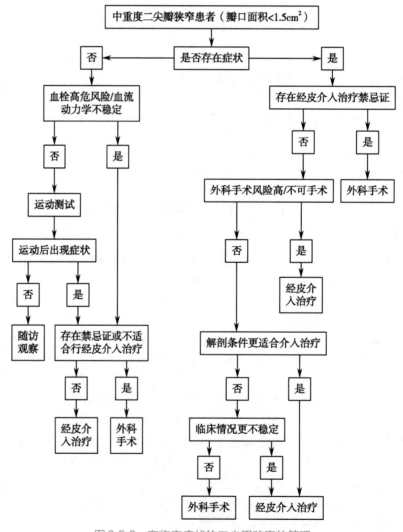

图 2-5-3 有临床症状的二尖瓣狭窄的管理

二、二尖瓣关闭不全

在欧洲，二尖瓣关闭不全在所有需要手术治疗的心脏瓣膜病中排名第二。其主要病因包括二尖瓣脱垂、风湿热、感染性心内膜炎、钙化退行性变、心肌病及缺血性心脏病等。

【临床诊疗环节】

1. 详细地询问患者的症状特征，警惕感染性心内膜炎。
2. 查体时重点关注有无心力衰竭体征。
3. 针对临床疑诊病例进行超声心动图、心电图、胸部 X 线检查，明确诊断。
4. 结合病因制订治疗方案。

【临床关键点】

1. 二尖瓣关闭不全的患者临床症状发生较晚，但一旦出现临床症状，不可逆的心脏损害已非常明显。
2. 超声心动图是明确二尖瓣关闭不全病因的重要无创评估手段。
3. 二尖瓣关闭不全的主要治疗措施为外科手术治疗，主要包括瓣膜修补术和人工瓣膜置换术。

临床病例

患者，女性，44 岁，因"发现心脏杂音 20 余年，活动后气促、心悸半年"来门诊就诊。初步的病史采集如下：

患者 20 余年前体检时发现心脏杂音，无症状，未进一步诊治。半年前患者开始感到活动后气促、心悸，休息后缓解，但日常活动时症状不明显，无口唇发绀，无夜间阵发性呼吸困难，无发热、盗汗等。

查体：体温正常，脉搏 92 次 /min，呼吸 20 次 /min，血压 126/80mmHg，颈静脉未见，心脏向左下增大，心尖区闻及 3/6 级收缩期吹风样杂音，向左腋下传导，双下肢不肿。

初步病史采集后，因为患者病程长，缓慢起病，以心脏杂音及劳力性呼吸困难为主要症状，首先考虑为心脏瓣膜病，即二尖瓣关闭不全，随之需要考虑以下两个问题。

【问题 1】　如何进一步明确诊断？

思路 1　心尖区有典型的收缩期杂音伴左心房室增大时诊断可以成立，确诊有赖于超声心动图。

> 知识点
>
> **慢性二尖瓣关闭不全主要体征**
>
> 1. 心尖搏动位置向左下移位，心界向左下扩大。
> 2. 第一心音减弱，第二心音分裂增宽，心尖区全收缩期吹风样杂音并向腋下传导，二尖瓣脱垂时可闻及"喀喇音"，腱索断裂后可闻及"海鸥鸣音"。

思路 2　心尖区杂音应注意和以下情况鉴别：

1. 三尖瓣关闭不全，杂音在胸骨左缘第 4、5 肋间隙最清楚，右心室扩大，伴颈静脉收缩期搏动及肝脏收缩期搏动。
2. 室间隔缺损，在胸骨左缘第 4 肋间隙最响，不向腋下传导，常伴胸骨旁的震颤。
3. 胸骨左缘收缩期喷射性杂音，多见于左右心室流出道梗阻。主动脉瓣狭窄的杂音位于胸骨右缘第 2 肋间隙，肺动脉瓣狭窄的杂音位于胸骨左缘第 2 肋间隙，肥厚型梗阻型心肌病的杂音位于胸骨左缘第 3、4 肋间隙。超声心动图有助于鉴别。

【问题 2】　二尖瓣关闭不全的常见病因有哪些？

思路　二尖瓣的关闭依赖二尖瓣瓣叶、瓣环、腱索、乳头肌和左心室的结构、功能的完整性，其中任何部分的异常均可导致二尖瓣关闭不全。

1. 瓣叶　①风湿性损害最常见，占二尖瓣关闭不全的 30% 左右，不同于二尖瓣狭窄，这部分患者中以男性多见，其中半数伴有二尖瓣狭窄；②二尖瓣原发的黏液样变使二尖瓣脱垂，可影响二尖瓣关闭；③感染性心内膜炎及其他穿通或非穿通创伤破坏瓣叶结构；④肥厚型心肌病收缩期二尖瓣前叶向前运动导致二尖瓣关闭不全；⑤先天性心内膜垫缺损常合并二尖瓣前叶裂，导致二尖瓣关闭不全。

2．瓣环扩大　①任何原因造成的左心室增大或左心衰竭都可造成二尖瓣环扩大而导致二尖瓣关闭不全，常见于扩张型心肌病。近年来研究提示慢性心房颤动可引起瓣环扩大，引起继发二尖瓣关闭不全；②二尖瓣环退行性变和瓣环钙化引起的关闭不全。其与动脉粥样硬化有相同的危险因素，包括高血压、高胆固醇血症和糖尿病。此外，遗传性结缔组织病（马方综合征及黏多糖贮积症 IH 型）同样会引起瓣环钙化并扩大。

3．腱索　先天性或获得性的腱索病变，如腱索过长、断裂和融合等。

4．乳头肌　严重的冠状动脉缺血可引起乳头肌功能失调，如缺血表现为短暂的二尖瓣关闭不全。如急性心肌梗死发生乳头肌坏死时，则产生永久性二尖瓣关闭不全。乳头肌完全断裂可发生致命的急性二尖瓣关闭不全。其他少见疾病为先天性乳头肌畸形，如一侧乳头肌缺失，称为降落伞样二尖瓣畸形。

知识点

二尖瓣关闭不全根据病因分类

1．原发性二尖瓣关闭不全
(1) 急性二尖瓣反流：①乳头肌断裂；②感染性心内膜炎瓣膜穿孔；③创伤。
(2) 慢性二尖瓣反流：各种病因损害二尖瓣装置后出现的二尖瓣反流，是心脏疾病的病因。
2．继发性二尖瓣关闭不全　又称为功能性二尖瓣关闭不全，继发于存在左心室扩大的疾病，其瓣叶、腱索功能正常，是基础心脏疾病的结果。
(1) 继发于特发性心肌病。
(2) 继发于冠心病，又称缺血性二尖瓣关闭不全。

门诊辅助检查

心电图检查（图 2-5-4）：窦性心动过速，左心室肥厚伴劳损。

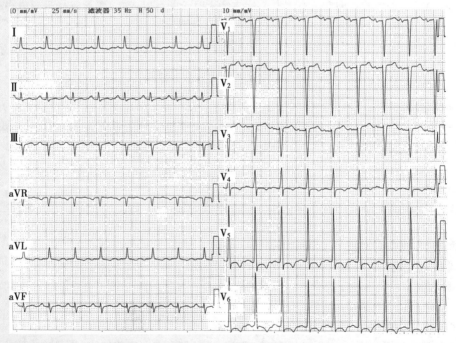

图 2-5-4　窦性心动过速，左心室肥厚伴劳损

心脏超声心动图检查：左心室内径 58mm，左心房内径 43mm，右心室内径 22mm，右心房内径 28mm，左心室射血分数 68%，左心室舒张末期内径 58mm，左心室收缩末期内径 36mm。左心房室增大，右心大小正

常。主肺动脉内径正常。二尖瓣回声正常,收缩期前叶瓣体凹向左心房,瓣尖对合不严。其余瓣膜结构未见异常。室间隔及左心室后壁厚度正常,二者搏动幅度正常,静息状态下未见确切节段性左心室壁运动异常。房、室间隔连续,左心房及左心耳内未探及明显的血栓声像。心包腔内未见积液。

多普勒检测:二尖瓣瓣口探及重度反流,反流速呈偏心性,沿二尖瓣后叶向上,面积 19.8cm^2,流速 5.1m/s,压差 105mmHg。心内及大血管未见分流。

左心室收缩功能测值正常。

超声心动图诊断:二尖瓣前叶脱垂、重度关闭不全,左心增大。

胸部正位 X 线片检查见图 2-5-5。

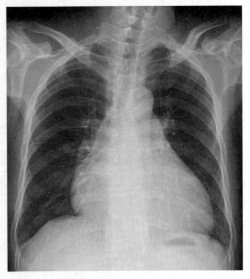

图 2-5-5 胸部正位 X 线片

【问题3】 如何判读该患者的超声心动图?

思路 超声心动图是评估二尖瓣关闭不全的重要检查,可以评估病变的严重程度、可能的病因、是否可经外科手术修复及已造成的心脏损害等。

此例患者已出现左心增大、二尖瓣前叶脱垂伴重度的二尖瓣关闭不全,未见瓣叶、瓣下结构的钙化等。

【问题4】 如何判读该患者的 X 线胸片?

思路 该患者的 X 线胸片显示为"靴形心"改变,心界向左下扩大。二尖瓣关闭不全造成左心室和左心房的容量负荷增加,从而导致左心增大。

【问题5】 在明确该患者的诊断后,进一步的治疗应该如何考虑?

思路1 患者目前有慢性心力衰竭的临床表现,纽约心功能分级Ⅱ级,建议患者:限制钠盐摄入,服用血管紧张素转换酶抑制剂(ACEI)或血管紧张素Ⅱ受体阻滞剂(ARB),出现水肿等水钠潴留表现时可考虑利尿。同时注意排除风湿活跃。

知识点

慢性原发性二尖瓣关闭不全的药物治疗建议

1. 二尖瓣关闭不全有相当长的时期无症状出现,此时无须治疗但应密切随访,防止风湿热的复发及感染性心内膜炎的发生。

2. 伴心力衰竭症状的二尖瓣关闭不全可考虑使用 ACEI 或 ARB,出现水钠潴留则加用利尿剂,必要时也可使用 β 受体阻滞剂。

知识点

急性原发性二尖瓣关闭不全的药物治疗建议

1. 严密监测血流动力学前提下(心率、血压),使用硝酸甘油、利尿剂减轻左心房的充盈压。

2. 硝普钠和主动脉内球囊反搏(IABP)可以减少反流。

3. 合并低血压时应考虑使用正性肌力药物及 IABP。

思路2 在治疗过程中,应考虑患者还可能并发哪些临床情况。二尖瓣关闭不全最常见的并发症除心房颤动外,还包括感染性心内膜炎、动脉栓塞、二尖瓣脱垂等,部分病例可能发生猝死。

思路3　判断患者是否应该行外科治疗。该患者合并心力衰竭的临床症状,左心室射血分数>30%,有外科手术的指征,并应尽可能进行二尖瓣的修复。

思路4　确认患者应该什么时候接受外科手术。根据2017 ESC/EACTS心脏瓣膜病管理指南的意见,一旦确认有外科手术指征,均建议患者尽早(2个月内)完成外科手术治疗。

知识点

慢性原发性二尖瓣关闭不全的治疗流程

具体治疗流程见图2-5-6。

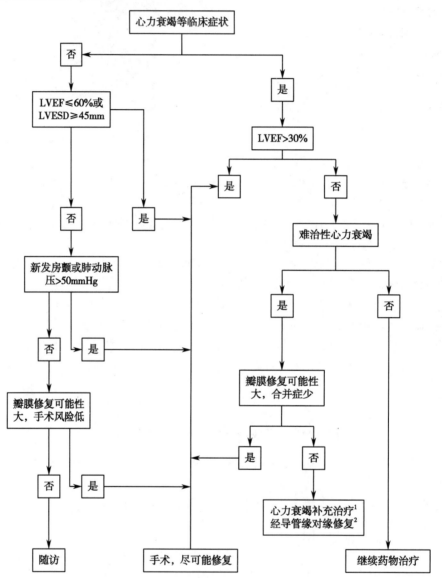

图2-5-6　严重慢性原发性二尖瓣反流治疗流程图

LVEF. 左心室射血分数;LVESD. 左心室收缩末期内径。

1. 包括心脏再同步治疗、心室辅助装置、心脏移植等手段;2. 如二尖瓣夹合术(MitraClip)。

知识点

经导管二尖瓣修复

近年来经导管二尖瓣修复迅速发展,其中缘对缘修复是较为成熟的方式。开胸手术风险高或不能耐受手术的患者可由有经验的心脏团队进行经导管修复。其手术方式较安全，能改善患者症状并逆转左心室重构，但5年随访内残余反流率高于外科手术。

（陈　茂）

第二节　主动脉瓣疾病

一、主动脉瓣狭窄

在欧洲、北美地区，主动脉瓣狭窄已成为最常见的心脏瓣膜病。目前，主动脉瓣狭窄的最主要原因是与年龄有关的退行性改变。据估计，2%的65岁以上老年人患有此病，超过85岁则达4%。此外，其他的主要病因有先天性畸形及风湿性心脏病。

【临床诊疗环节】

1. 详细地询问患者的症状特征及相关病史。

2. 查体时重点关注颈静脉、心脏、肺、肝体征，以及下肢或低垂部位有无凹陷性水肿等。

3. 针对临床疑诊病例进行心脏超声心动图、心电图、胸部X线检查，明确诊断。

4. 结合患者的情况制订治疗方案。

【临床关键点】

1. 主动脉瓣狭窄患者的症状出现较晚，但一旦出现临床症状预期寿命将明显缩短并伴有高猝死风险。

2. 超声心动图和心导管检查是评估主动脉瓣狭窄程度的重要方法。

3. 药物治疗对缓解主动脉瓣狭窄患者的临床症状疗效有限，尤其是重症患者。药物主要针对合并疾病，缓解控制心力衰竭的诱发加重因素等。

4. 所有有症状的主动脉瓣狭窄患者均应尽可能考虑手术治疗。

5. 不能耐受外科手术、或手术风险较高的患者可选择经导管主动脉瓣置换。

临床病例

患者，男性，69岁，因"心累、气紧7年，加重3个月"前往门诊就诊。初步的病史采集如下：

患者7年前开始出现活动后心累、气紧，无心悸、胸痛及咳嗽、咳痰，活动耐量逐渐下降，曾在当地医院诊断为"冠心病"，治疗后病情无明显好转，症状逐渐加重。两年前曾突发晕厥，持续约30分钟，不伴大小便失禁及抽搐，醒后无特殊不适。一年前开始反复出现心前区牵扯样痛，每次持续约10分钟，发作时心累、气紧加重，服用"速效救心丸"或休息后可缓解，数天发作一次或一天发作数次不等。患者症状进行性加重，3个月前症状进一步加重，患者不能行走，一般生活不能自理，卧床休息，双下肢水肿；10天前无明显诱因再次出现晕厥，自行清醒后感全身无力、出汗，无大小便失禁、抽搐、黑矇及口吐白沫，有咳嗽、咯痰症状。既往长期吸烟，戒烟5年。有高血脂病史。

查体：体温正常，脉搏99次/min，呼吸23次/min，血压98/72mmHg。神志清楚，皮肤巩膜无黄染。颈静脉怒张，心界向左下扩大，心律不齐，主动脉瓣区第二心音减弱，闻及3/6级收缩期喷射样杂音，向颈根部传导。双肺叩诊呈清音，双肺呼吸音较粗，双下肺闻及湿啰音，以右肺明显。肝-颈静脉回流征阳性，双下肢水肿。

初步病史采集后，因为患者病程长，缓慢起病，以劳力性呼吸困难、反复晕厥、心绞痛为主要症状，症状进行性加重，伴主动脉瓣区收缩期杂音，首先考虑：心脏瓣膜病、主动脉瓣狭窄、慢性心力衰竭、心功能Ⅲ～Ⅳ级。随之需要考虑以下3个问题。

【问题1】　如何进一步明确诊断？需要和哪些疾病鉴别？

思路1　主动脉瓣区有典型的收缩期杂音并向颈根部传导伴左心增大诊断可以成立，确诊有赖于超声心动图。

思路2　主动脉瓣的狭窄还需要和主动脉瓣上狭窄和主动脉瓣下狭窄相鉴别。

知识点

主动脉狭窄主要体征

1. 第一心音通常正常,第二心音主动脉瓣成分减弱或消失。

2. 主动脉瓣区闻及喷射性杂音,向颈动脉传导,也可向胸骨左下缘传导,常伴震颤。杂音持续时间越长,瓣膜狭窄程度越重。

【问题2】 如何解释患者的晕厥及胸痛症状?

思路1 主动脉瓣狭窄的患者中有15%~30%的患者有晕厥或近似晕厥,多发生于直立、运动中或运动后即刻发生。

思路2 患者出现劳力性呼吸困难,伴胸痛症状,持续10分钟左右缓解,需考虑心绞痛。一方面,主动脉瓣的严重狭窄本身可能伴随心肌缺血;另一方面,心脏瓣膜的退行性钙化过程与动脉粥样硬化的发生具有许多相同的危险因素,这类患者也容易合并冠状动脉粥样硬化。考虑到可能需要行外科手术治疗,这部分患者需要常规排查冠心病。

知识点

主动脉狭窄主要症状

患者无症状期长,当瓣口面积<1.0cm^{2}才出现临床症状,呼吸困难、心绞痛及晕厥为典型主动脉瓣狭窄常见的三联征。

【问题3】 该患者主动脉瓣狭窄的可能原因是什么?

思路 主动脉瓣钙化的病因主要有3类:

1. 先天性瓣膜畸形(单叶瓣或二叶瓣)伴瓣膜钙化。

2. 三叶瓣膜发生退行性损害、钙化。

3. 风湿性心脏瓣膜损害,一般不单纯累及主动脉瓣,常伴二尖瓣的狭窄或关闭不全。

准确地鉴别需要依赖超声心动图。

门诊辅助检查

心电图检查(图2-5-7):窦性心律,左心房增大,左心室肥厚伴劳损。

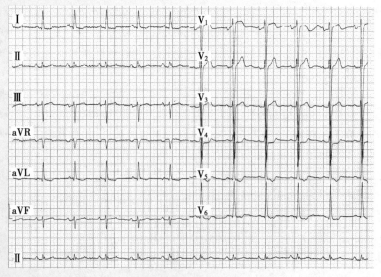

图2-5-7 患者心电图

心脏超声心动图检查：左心房内径 46mm，左心室舒张末期内径 70mm，左心室收缩末期内径 60mm，右心室内径 19mm，右心房内径 52mm，左心室射血分数 28%。双房左心室增大，右心室大小正常。右心室前壁增厚约 7mm。主动脉内径明显增宽，肺动脉稍增宽。主动脉瓣环径约 21mm。主动脉瓣明显增厚、钙化，回声增强，收缩期瓣叶开放明显受限，舒张期关闭尚可；余瓣形态、结构未见异常。室间隔稍增厚，左心室后壁厚度正常高限，二者搏动幅度明显减低。心包腔内未见积液声像。左侧胸腔积液。

多普勒检测：主动脉瓣前向血流加速，最大流速为 4.23m/s，平均压差为 43mmHg，瓣下微量反流；三尖瓣少量反流，最大流速为 4.6m/s，压差为 86mmHg，据此估计肺动脉收缩压约为 96mmHg；二尖瓣中量反流。心内及大血管未见分流。左心室收缩功能测值如上所述。

超声诊断：心瓣膜病，主动脉瓣狭窄（重度），二尖瓣反流（中度），三尖瓣反流（轻度），肺动脉高压（重度），左心室收缩功能测值降低。

胸部正位片检查结果见图 2-5-8。

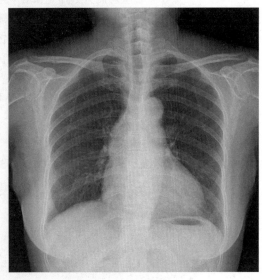

图 2-5-8　胸部正位片

【问题 4】　如何判读该患者的超声心动图？

思路 1　超声心动图是诊断、评估主动脉瓣狭窄的重要工具。既能确认主动脉瓣狭窄，还能评估狭窄的原因、钙化的程度，左心室功能和室壁厚度，检测有无合并其他瓣膜的损害，提供判断预后的信息，是首选的评估主动脉瓣狭窄的方法。

思路 2　在利用超声心动图评估主动脉瓣狭窄患者病情时，应结合多种指标，包括主动脉瓣口的流速、跨主动脉瓣的压力阶差、左心室射血分数、左心室大小及室壁厚度、主动脉瓣的钙化程度和血压，以及全身状况。

> 知识点
>
> **重度主动脉瓣狭窄的超声心动图标准**
>
> 满足以下标准的任何一项即可考虑重度主动脉瓣狭窄：
> 1. 主动脉瓣口面积 <1.0cm^2。
> 2. 瓣口面积指数 <0.6cm^2/m^2。
> 3. 平均跨瓣压差 >40mmHg。
> 4. 瓣口最大流速 >4.0m/s。
> 5. 速度比 <0.25。

【问题 5】　如何判读该患者的 X 线胸片？

思路　该患者的 X 线胸片显示为"靴形心"改变，心界向左下扩大。

住院后治疗

该患者病情危重，诊断：退行性瓣膜病、主动脉瓣重度狭窄、慢性充血性心力衰竭、心功能Ⅳ级。入院后完善常规检查，血常规：白细胞计数 10.03×10^9/L，中性分叶核粒细胞百分比 86.8%，血沉 15.0mm/h；生化：血钾 4.01mmol/L，总蛋白 60.4g/L，白蛋白 36.9g/L，血清肌酐 68.2μmol/L，脑利尿钠肽前体（proBNP）6 014ng/L。

【问题 6】　应如何考虑药物治疗措施？

思路 1　患者突出的问题为失代偿的心力衰竭，心力衰竭的诱因考虑为水钠潴留及肺部感染。治疗应在考虑限盐、控制肺部感染的同时,谨慎使用利尿剂减轻水肿。患者合并重度主动脉瓣狭窄,缓解心力衰竭症状不宜使用扩血管药物。

思路2 患者左心室射血分数显著降低,可小剂量使用洋地黄药物。

思路3 其他措施的考虑:①重度主动脉瓣狭窄无法耐受快室率心房颤动,若并发心房颤动应积极转律或控制心室率;②关注患者的进食情况,严重的心力衰竭容易合并消化道症状,患者食欲缺乏,加上利尿等措施,容易出现有效循环血量减少而导致严重的低血压。

思路4 明确治疗中患者还可能出现的情况变化。主动脉瓣狭窄的患者除了易并发心房颤动外,还可能发生猝死、感染性心内膜炎、体循环栓塞、胃肠道出血。应该提前向家属交代上述潜在的风险。

知识点

主动脉瓣狭窄患者的预后

1. 钙化性主动脉瓣狭窄是慢性进展性疾病,可保持多年无症状。年龄越大,动脉粥样硬化的危险因素越多进展越快。

2. 一旦出现相关的临床症状,出现症状后,平均生存期为1~3年(出现晕厥症状的平均寿命3年,出现心绞痛症状的平均寿命5年,出现左心衰表现的平均寿命<2年)。

3. 死亡的主要原因是左心衰竭、猝死和感染性心内膜炎。

经过头孢呋辛(2g,静脉滴注,2次/d)抗感染,呋塞米联合螺内酯口服利尿,2天后患者水肿减轻,心力衰竭症状缓解。

【问题7】 下一步的治疗应如何考虑?

思路1 有症状的主动脉瓣重度狭窄患者进一步的治疗应首先考虑行外科手术治疗。

思路2 外科手术治疗前应完成冠状动脉造影检查,了解是否存在严重的冠状动脉狭窄,是否需要同时进行冠脉旁路移植手术。

知识点

合并冠状动脉疾病的心脏瓣膜疾病的管理

针对计划进行外科手术治疗的心脏瓣膜病患者,应注意评估是否合并冠心病,是否需要同时接受冠状动脉的旁路移植手术。

一、诊断冠心病

当患者合并下列情况时建议术前完成冠脉造影(Ⅰ):

1. 有冠状动脉疾病的病史,但尚未确诊。

2. 怀疑存在心肌缺血。

3. 存在左心室收缩功能不全时,尤其是怀疑缺血性二尖瓣关闭不全时。

4. 男性年龄超过40岁和绝经后女性。

5. 有1个以上的心血管危险因素。

二、冠状动脉血运重建的指征

1. 拟进行主动脉瓣或二尖瓣手术时合并冠状动脉狭窄≥70%,建议行CABG术(Ⅰ)。

2. 拟进行主动脉瓣或二尖瓣手术时合并冠状动脉狭窄50%~70%,建议行CABG术(Ⅱa)。

患者接受冠状动脉造影检查提示:左冠状动脉主干未见狭窄;左前降支中段局限性狭窄为40%;回旋支远段弥漫性病变,最重处狭窄为50%;右冠状动脉近段狭窄,最重处约为40%。

术后联系心脏外科会诊,会诊意见:外科瓣膜置换手术为高风险,患者及家属理解手术风险的基础上可考虑择期外科手术。1周后患者接受外科瓣膜置换。

知识点

经导管主动脉瓣植入

经导管主动脉瓣植入(transcatheter aortic valve implantation,TAVI)是通过经股动脉、经心尖或其他替代入路完成主动脉瓣置换,从而治疗主动脉狭窄的微创手术方式。自2002年首例开展以来,TAVI技术发展迅速,在多项临床研究中取得了优于或不劣于传统治疗方式的结果。欧洲2017心脏瓣膜病指南建议:TAVI推荐用于不宜外科瓣膜置换的患者(ⅠB);在中危及高危患者中,应由心脏中心对患者进行全面评估,选择外科手术或TAVI(ⅠB)。

TAVI技术目前于国内亦在快速发展。

【问题8】 如何为主动脉瓣狭窄患者选择正确的治疗方式?
思路 主动脉瓣狭窄管理见图2-5-9。

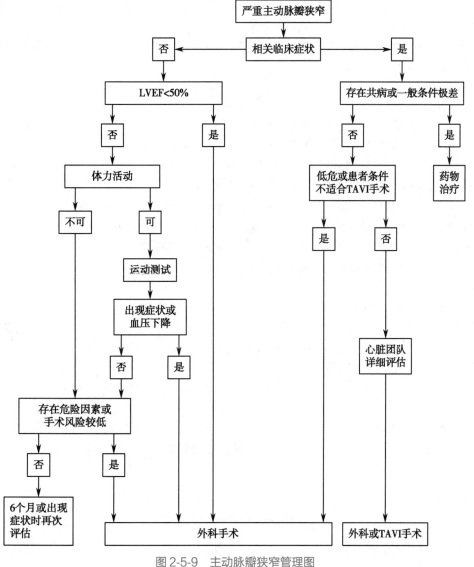

图2-5-9 主动脉瓣狭窄管理图
LVEF. 左心室射血分数;TAVI. 经导管主动脉瓣植入。

二、主动脉瓣关闭不全

主动脉瓣关闭不全主要由原发于主动脉瓣叶的疾病和／或主动脉根部的疾病引起。在西方国家中，由于主动脉根部疾病造成的主动脉瓣反流的比例逐年增加，已成为最为常见的病因，约占全部病例的50%。掌握主动脉瓣关闭不全的病因对于临床治疗策略选择非常重要，尤其是需要判断能否考虑外科修复时。急性主动脉瓣反流常常造成严重的血流动力学损害，预后差。慢性主动脉瓣关闭不全的患者出现症状后，如果不考虑外科手术治疗，每年死亡率可高达10%～20%。

【临床诊疗环节】

1．详细地询问患者的症状特征及相关病史。

2．查体时重点关注外周动脉搏动、周围血管征、颈静脉、心脏、肺、肝体征及下肢或低垂部位有无凹陷性水肿等。

3．针对临床疑诊病例进行心脏超声心动图、心电图、胸部X线检查，明确诊断。

4．结合患者的情况制订治疗方案。

【临床关键点】

1．主动脉瓣关闭不全早期和主要的临床特征往往是外周脉搏洪大、舒张压降低、脉压增加、伴有心悸等。

2．超声心动图是诊断主动脉瓣关闭不全和量化其严重程度的重要方法。

3．对于合并严重心力衰竭的主动脉瓣关闭不全，血管扩张剂和强心剂在外科术前短期使用可减轻症状。

4．对于伴有心力衰竭的慢性主动脉瓣关闭不全，口服血管扩张剂（ACEI或ARB）是有益的。

5．手术治疗仍是各种原因的主动脉瓣关闭不全的主要治疗手段，主动脉瓣外科修复的比例逐渐升高，但仍以瓣膜置换为主要手段。

临床病例

患者，女性，46岁，因"活动后气促5个月，加重伴下肢水肿3个月"门诊就诊。初步的病史采集如下：

患者5个月前开始出现活动的耐量降低，重体力活动后感觉气促、心慌、心悸不适，无胸痛，休息后缓解，未重视，活动耐量逐渐降低。3个月前开始下肢水肿，活动耐量进一步降低并出现夜间阵发性呼吸困难，无咳嗽、咯血，在此期间出现多次低热，自测体温38.0℃左右。

查体：体温正常，脉搏99次/min，呼吸23次/min，血压122/46mmHg。神志清楚，皮肤巩膜无黄染。坐位下颈静脉充盈，心尖抬举样搏动，心界向左下明显扩大，心律齐，心尖区第一心音减弱，主动脉瓣区第二心音减弱，主动脉瓣副区可闻及舒张早期叹气样杂音。双肺无干、湿啰音。肝-颈静脉回流征阳性，双下肢水肿。周围血管征：水冲脉阳性，毛细血管搏动征阳性。

初步病史采集后，因为以劳力性呼吸困难为主要症状，症状进行性加重，下肢水肿，伴脉压增大、周围血管征阳性及主动脉反流杂音，首先考虑：心脏瓣膜病、主动脉瓣关闭不全、慢性心力衰竭、心功能Ⅲ级。病程中出现不明原因的发热，应注意排除感染性心内膜炎。随之需要考虑下面的问题。

【问题1】 如何进一步明确诊断？

思路1 主动脉瓣副区有典型的舒张期杂音伴周围血管征、左心增大诊断基本可以成立，确诊有赖于超声心动图。

思路2 如何排查感染性心内膜炎？在使用抗生素治疗前，连续送检3次血培养，从不同的静脉采血，每次采血量应大于10ml，最好20ml/次。经胸超声心动图若无法提供详细的信息可以考虑经食管超声心动图。

知识点

主动脉瓣关闭不全的病因

一、急性主动脉瓣关闭不全

1．感染性心内膜炎所致的主动脉瓣穿孔和瓣周脓肿。

2. 创伤致主动脉根部结构、瓣叶或瓣叶支持结构破损。

3. 主动脉夹层，常见于马方综合征、特发性升主动脉扩张、高血压和妊娠。

4. 人工瓣膜撕裂。

二、慢性主动脉瓣关闭不全

1. 主动脉瓣疾病

（1）风湿性心脏病：约60%的主动脉关闭不全是由风湿性心脏病引起的，通常合并主动脉瓣狭窄及二尖瓣的病变。

（2）感染性心内膜炎。

（3）先天性畸形：①主动脉瓣二叶式畸形；②室间隔缺损时无冠瓣失去支持；③主动脉瓣穿孔。

（4）主动脉瓣黏液样变性。

2. 退行性主动脉瓣病变　导致主动脉根部扩张，引起瓣环扩大，瓣叶舒张期不能对合。

（1）梅毒性主动脉炎。

（2）马方综合征。

（3）特发性升主动脉扩张。

知识点

慢性主动脉瓣关闭不全的体征

1. 面色苍白，头随心搏摆动。

2. 主动脉瓣区闻及舒张期叹气样杂音，舒张早期出现，前倾坐位明显。反流明显者心尖区闻及舒张期隆隆样杂音（Austin-Flint杂音），是由左心室舒张期压力增高，将二尖瓣侧叶推至较高位置引起二尖瓣相对狭窄所致。

3. 严重主动脉瓣狭窄患者收缩压增高，舒张压降低，脉压增大，周围血管征明显，包括随心脏搏动的点头征、颈动脉及桡动脉扣及水冲脉、股动脉枪击音等。

门诊辅助检查

心电图检查：窦性心律、左前分支传导阻滞、左心室高电压。

心脏超声心动图检查：左心室舒张末期内径62mm，左心室收缩末期内径41mm，左心房内径40mm，右心室内径21mm，右心房内径42mm，左心室射血分数61%，升主动脉内径42mm。左心增大，右心房室大小正常。升主动脉内径增宽，主动脉窦部及肺动脉内径正常。主动脉瓣环径约25mm。主动脉瓣二叶式，呈右前左后排列，后联合处回声增强，瓣膜开放可，关闭不佳。余瓣膜结构未见明显的异常。房、室间隔连续，室间隔与左心室后壁搏动幅度正常。左心室壁整体运动协调。心包腔内未见积液。

多普勒检测：主动脉瓣前向血流稍加速，瓣下探及大量反流，三尖瓣少量反流，余瓣膜口两侧未见明显异常血流信号。心内未探及确切的分流。

左心室收缩功能测值如上所述。

超声诊断：先天性主动脉瓣二叶式畸形、主动脉瓣反流（重度）、三尖瓣反流（轻度）、左心室收缩功能测值正常。

胸部正位片检查见图2-5-10。

血常规：白细胞计数8.6×10⁹/L，中性分类白细胞百分比77%；血沉及C反应蛋白正常。

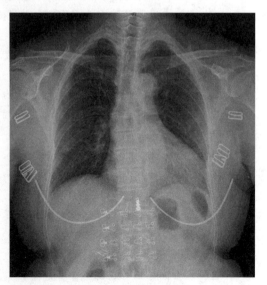

图2-5-10　胸部正位片

【问题2】 如何判读该患者的超声心动图?

思路1 超声心动图不仅可以确诊主动脉瓣关闭不全,还能量化其严重程度;可以评估反流的机制或病因,了解瓣膜的解剖形态和协助判断能否考虑外科的瓣膜修复手术,测试左心室收缩功能和直径,初步了解主动脉根部的形态结构。

思路2 经胸超声心动图显示,左心室增大,主动脉瓣二叶式畸形伴重度关闭不全,未见感染性心内膜炎的征象。可安排经食管超声心动图进一步排除。

【问题3】 如何判读胸部正位片?

思路 心影增大,呈靴形,未见肺淤血、肺水肿征象。

经食管超声心动图诊断:先天性主动脉瓣二叶式畸形、主动脉瓣反流(重度)、三尖瓣反流(轻度)、二尖瓣及主动脉瓣均未见赘生物附着。

血培养:连续3次血培养结果均无细菌生长。

体温监测正常。

【问题4】 下一步应该如何评估及治疗?

思路1 感染性心内膜炎的诊断依据不足,应继续监测体温及血常规。

思路2 针对失代偿心力衰竭应首先考虑药物治疗缓解其症状。可考虑限盐、限水,同时使用血管扩张剂,在密切监测血压的前提下静脉持续泵入硝普钠或硝酸甘油。通过利尿减轻容量负荷,利尿治疗期间需监测24小时尿量、体重变化、电解质等,必要时通过口服补充氯化钾。心力衰竭症状稳定后静脉扩血管药物可考换为ACEI或ARB口服,并以最小剂量的口服利尿剂维持。

思路3 若心力衰竭难以纠正,可考虑使用洋地黄制剂口服。β受体阻滞剂在使用后减慢心率,其造成的舒张期进一步延长可能造成反流加重。除非合并快室率心房颤动等,一般不建议使用。

思路4 患者为伴有心力衰竭的重度主动脉瓣关闭不全,有外科手术治疗的指征。

思路5 患者为中年女性,无冠心病危险因素及胸痛等症状,术前不需要冠状动脉造影检查评估冠状动脉状况。

知识点

严重的主动脉瓣关闭不全及主动脉根部疾病的外科手术指征

一、严重主动脉瓣关闭不全的外科手术指征

1. 有症状的严重主动脉瓣关闭不全。

2. 无症状的主动脉瓣关闭不全合并左心室射血分数≤50%。

3. 准备接受冠状动脉旁路移植术或升主动脉手术或其他瓣膜手术的严重主动脉瓣关闭不全。

4. 无症状的主动脉瓣关闭不全,左心室射血分数>50%伴严重的左心室扩张,左心室舒张末期内径>70mm或左心室收缩末期内容>50mm。

二、主动脉根部疾病(无论主动脉瓣的反流程度)的手术指征

1. 马方综合征的患者,升主动脉最大宽度≥50mm。

2. 马方综合征的患者伴有危险因素,升主动脉最大宽度≥45mm。

3. 主动脉瓣二叶式畸形伴有危险因素,升主动脉最大宽度≥50mm。

4. 其余患者升主动脉最大宽度≥55mm。

注:

1. 马方综合征的患者伴有危险因素,包括:①有主动脉夹层的家族史;②主动脉每年增宽超过2mm(需要同一平面反复比对或经不同的检查确认);③合并严重的主动脉瓣关闭不全或二尖瓣关闭不全;④准备妊娠;

2. 主动脉瓣二叶式畸形伴有危险因素,包括:①主动脉缩窄;②主动脉每年增宽超过2mm(需要同一平面反复比对或经不同的检查确认);③合并高血压;④有主动脉夹层的家族史。

知识点

主动脉瓣关闭不全的处理流程

处理流程见图 2-5-11。

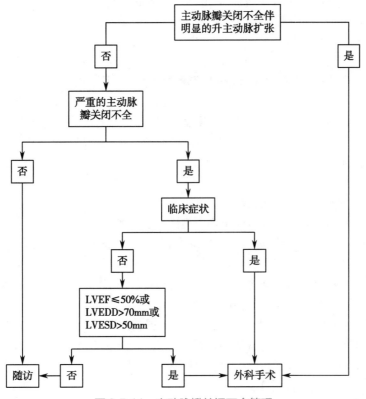

图 2-5-11 主动脉瓣关闭不全管理

LVEF. 左心室射血分数；LVEDD. 左心室舒张末期内径；LVESD. 左心室收缩末期内径。

（陈 茂）

推荐阅读文献

[1] BAUMGARTNER H，FALK V，BAX J J，et al. 2017 ESC/EACTS Guidelines for the management of valvular heart disease. Eur Heart J，2017，38（36）：2739-2791.

[2] ZIPES D P，LIBBY P，BONOW R O，et al. Braunwald's heart disease. 11th ed. Philadelphia：Elsevier，2018.

[3] 葛均波，徐永健，王辰. 内科学. 9 版. 北京：人民卫生出版社，2018.

第三节 三尖瓣和肺动脉瓣疾病

三尖瓣和肺动脉瓣为右心室的入口与出口，三尖瓣和肺动脉瓣疾病主要影响右心室的结构和功能。临床上凡是影响到右心血流动力学的疾病，均有可能累及三尖瓣和肺动脉瓣；同样，三尖瓣和肺动脉瓣疾病早期主要影响右心血流动力学，后期逐渐影响到全心结构和功能。

三尖瓣狭窄（tricuspid stenosis）单独存在者极少见，最常见病因为风湿性心脏病，几乎所有的获得性三尖瓣狭窄均为其所致，并且多合并二尖瓣、主动脉瓣病变。先天性三尖瓣狭窄比获得性的更为罕见，多伴有心脏结构异常。其他罕见原因包括类癌综合征、系统性红斑狼疮等。

三尖瓣关闭不全（tricuspid incompetence）远较三尖瓣狭窄多见，是最为常见的心脏瓣膜病变。三尖瓣关闭不全多为功能性，继发于各种引起右心室扩张或三尖瓣环扩张，或者右心室收缩压升高、右心衰竭的心肺疾病，而并非瓣膜本身的病变。器质性三尖瓣关闭不全较少见，包括三尖瓣下移畸形、风湿性心脏病、三尖瓣脱垂、类癌综合征、冠心病、感染性心内膜炎等。尤其值得注意的是，生理性三尖瓣反流相当常见，可占正常人群的35%以上。

肺动脉瓣狭窄（pulmonary valve stenosis）是指室间隔完整的单纯性狭窄，原因大多为先天性，是一种常见的心脏异常，发生率占先天性心脏畸形的10%～20%。肺动脉瓣狭窄可分为三型：①瓣膜型肺动脉口狭窄；②右心室漏斗部狭窄；③肺动脉狭窄。

肺动脉瓣关闭不全（pulmonary valve insufficiency），最常见的病因为继发于肺动脉高压或肺动脉扩张所致的瓣环扩张，常见于风湿性心脏病二尖瓣狭窄、肺源性心脏病、原发性肺动脉高压、艾森门格综合征等。器质性的肺动脉瓣关闭不全比较少见，可由于风湿性单纯肺动脉瓣炎、马方综合征、感染性心内膜炎引起瓣膜毁损、瓣膜分离术后或右心导管术损伤致肺动脉瓣关闭不全。生理性肺动脉瓣反流在健康人群中，尤其是在青少年和妊娠期女性中相当常见，可达17%～100%。临床上，肺动脉瓣关闭不全的临床表现多数因原发病临床表现突出而被掩盖。

【三尖瓣和肺动脉瓣疾病诊疗环节】

1. 详细询问患者的症状学特征及相关病史。

2. 查体时重点关注心脏的体征以及有助于判断病情严重程度的其他体征。

3. 针对疑诊的患者进行超声心动图、心电图、X线等检查，以确定三尖瓣和肺动脉瓣疾病的诊断，完成诊断过程。

4. 对确诊的三尖瓣和肺动脉瓣疾病患者选择治疗的地点，即门诊、病房或是监护室。

5. 评估病情，选择是否进行心导管和心血管造影检查。

6. 结合患者的情况，尤其是有无急性、慢性并发症，选择初始的治疗方案。

7. 在适当的时间判断初始治疗是否有效，若有效，确定下一步治疗方案。

8. 对于初始治疗无效或者失败的患者，分析可能原因，并进行相应的处理。

9. 确定住院治疗结束的时间、出院随访日期以及出院后的注意事项。

【临床关键点】

1. 三尖瓣和肺动脉瓣疾病为病理解剖诊断，需要增加病因诊断、病理生理诊断、疾病的分型和分期、并发症的诊断。

2. 超声心动图、胸部X线检查等影像学检查是诊断三尖瓣和肺动脉瓣疾病不可或缺的条件。

3. X线检查、心导管和心血管造影检查在三尖瓣和肺动脉瓣疾病中应用相对较少，但对于合并先天性心脏病的诊断治疗具有重要意义。

4. 三尖瓣和肺动脉瓣疾病除肺动脉瓣狭窄外，大多为继发性，因此三尖瓣和肺动脉瓣疾病的治疗的前提是寻找原发病。

5. 三尖瓣和肺动脉瓣疾病的治疗以治疗原发病为主，同时进行对症治疗。非手术治疗主要以改善右心功能、改善症状为主；治疗过程中应尽快进行病情评估，有手术适应证者需要及早改善心脏功能，及时行手术治疗。

6. 三尖瓣和肺动脉瓣疾病的治疗地点选择与病情、并发症及伴随疾病有关。

7. 三尖瓣和肺动脉瓣疾病治疗效果的主要评价标准为患者自觉症状和体征的变化情况。

8. 三尖瓣和肺动脉瓣疾病治疗失败或者无效时需要考虑多种情况，尤其是诱发因素、机体内环境及伴随疾病等，分析患者具体状况才能改善治疗效果。

临床病例

患者，男性，47岁，因"间断呼吸困难14年，加重伴腹胀半个月"就诊。

患者近14年来，间断出现呼吸困难，轻度发绀，活动后加重，休息时减轻，伴乏力、食欲缺乏、心慌、心悸，无心前区疼痛，无晕厥，曾多次住院治疗，确诊为"冠心病"。每次住院好转后出院。在家长期口服"硝酸异山梨酯、地高辛、螺内酯和呋塞米"。近半个月来，患者感冒后自觉症状再次出现且加重，双下肢肿胀，伴上腹部饱胀，食欲差，白天尿少，夜尿增多。体重明显增加。

初步病史采集后，因为患者有间断呼吸困难，活动后加重，伴乏力、食欲缺乏、心慌、心悸等症状，同时既往诊断为冠心病，首先考虑为心力衰竭。对于此类患者，临床上随之需要考虑以下3个相关问题。

【问题1】 该患者的心力衰竭主要是右心衰竭、左心衰竭还是全心衰竭？心功能如何分级？

思路1 识别心力衰竭主要依靠床边诊断，其他辅助检查有助于确定或排除诊断。所有疑诊心力衰竭的患者都需要进行临床分类。根据心力衰竭的病因、诱因、血流动力学与临床表现作出分类，便于理解，也利于诊断和治疗。心力衰竭根据发生衰竭的部位，分为左心衰竭、右心衰竭和全心衰竭。根据左心室收缩功能来划分，心力衰竭可以分为收缩性心力衰竭和舒张性心力衰竭。心力衰竭患者心功能分级主要应用纽约心脏病协会（New York Heart Association，NYHA）分级和6分钟步行试验。6分钟步行试验安全、简便、易行，不但能评定患者运动耐力，而且可以预测患者预后。6分钟步行距离<300m提示预后不良。

知识点

左心衰竭与右心衰竭的临床表现

左心衰竭的主要表现以肺淤血为特征，包括呼吸困难、疲乏无力、夜尿增加和少尿等；右心衰竭的主要表现以体循环淤血为特征，包括体静脉压升高、各重要脏器充血肿胀、周围组织水肿、胸腔积液和腹腔积液等。

知识点

NYHA 分级

NYHA 分级是按诱发心力衰竭症状的活动程度将心功能的受损状况分为四级。

Ⅰ级：患者有心脏病，但日常活动不受限。日常体力活动不引起明显的气促、疲乏或心悸。

Ⅱ级：心脏病患者的体力活动轻度受限。休息时无症状，日常体力活动可引起明显的气促、疲乏或心悸。

Ⅲ级：患者有心脏病，体力活动明显受限。休息时无症状，轻于日常体力活动即可引起显著的气促、疲乏、心悸。

Ⅳ级：心脏病患者不能从事任何体力活动，休息状态下也出现心力衰竭症状，任何体力活动均会引起不适。不需要静脉给药，可在室内或床边活动者为Ⅳa级；不能下床并需静脉给药支持者为Ⅳb级。

知识点

6 分钟步行试验

在平坦的地面划出一段长达 30.5m 的直线距离，两端各置一把椅子作为标志。患者在其间往返运动，速度由自己决定，在旁的检测人员每 2 分钟报时一次，并记录患者可能发生的不适（气促、胸闷、胸痛）。如患者不能坚持可暂停试验或中止试验。6 分钟结束后计算其步行距离。要求患者在平直走廊里尽可能快地行走，测定 6 分钟的步行距离，若 6 分钟步行距离<150m 为重度心力衰竭；150～450m 为中度心力衰竭；>450m 为轻度心力衰竭。本试验除用以评价心脏的储备功能外，还常用以评价心力衰竭的治疗效果。

　　绝对禁忌证：①不稳定心绞痛；②急性心肌梗死。

　　相对禁忌证：①静息状态心率>120 次/min；②高血压>180/100mmHg；③平时需要持续吸氧者。

　　思路 2　该患者开始时有间断呼吸困难 14 年、轻度发绀，伴乏力、食欲缺乏等症状，需要考虑慢性全心衰竭的可能。其感冒后症状加重，双下肢肿胀，伴上腹部饱胀，食欲差，白天尿少，夜尿增多，则应考虑出现了慢性心力衰竭急性失代偿的可能。

　　【问题2】　该患者有无发病的诱因？

　　思路　慢性心力衰竭急性失代偿的发生可能会有些诱因，如果在询问病史中能够及时发现这些可能的诱因，对控制心力衰竭进一步加重非常有帮助。有基础心脏病的患者，其心力衰竭症状往往由一些增加心脏负荷的因素所诱发。

知识点

常见的诱发心力衰竭的原因

　　1. **感染**　呼吸道感染是最常见、最重要的诱因。感染性心内膜炎作为心力衰竭的诱因也不少见，因其发病隐袭常易漏诊。

　　2. **心律失常**　心房颤动是器质性心脏病最常见的心律失常之一，也是诱发心力衰竭最重要的因素。其他各种类型的快速性心律失常以及严重的缓慢性心律失常均可诱发心力衰竭。

　　3. **血容量增加**　如摄入钠盐过多或静脉输入液体过多、过快等。

　　4. **过度体力劳累或情绪激动**　如妊娠后期及分娩过程、暴怒等。

　　5. **治疗不当**　如负性肌力药物的使用、不恰当停用利尿药物或降血压药等。

　　6. **原有心脏病变加重或并发其他疾病**　如冠心病发生心肌梗死、肺栓塞、急性瓣膜功能不全、风湿性心瓣膜病出现风湿活动、合并甲状腺功能亢进症或贫血等。

　　该患者此次发病前有上呼吸道感染病史，可能是心力衰竭急性失代偿的主要诱因。

　　【问题3】　病史采集结束后，下一步查体应重点做哪些方面？

　　思路 1　目前考虑患者为慢性心力衰竭失代偿，对门诊就诊患者而言，查体的重点应放在心力衰竭发生的诱因、病因及临床表现方面。但是随着目前利尿剂和 ACEI 的广泛使用，很多心力衰竭患者缺乏传统的典型体征。查体的内容应包括：①营养状态的评估，心力衰竭患者通常营养不良；②肺部是否有啰音，啰音的分布，啰音是否移动等；③心脏体征，除基础心脏病的固有体征外，左心衰竭可有心脏增大，肺动脉听诊区第二心音亢进及舒张期奔马律，右心衰竭可有三尖瓣反流杂音；④出现体循环静脉压升高的表现，包括颈静脉充盈、肝-颈静脉回流征、胸腔积液、腹腔积液、下肢水肿等。

知识点

心力衰竭患者的肺部啰音

　　肺部啰音可以仅存在于肺底部，严重时满布双肺，以湿啰音为主，啰音常为移动性，侧卧及坐位时背部听诊明显，也可伴有哮鸣音，提示小气道痉挛；啰音可以分布在单侧肺部，以右侧常见，如果仅在左侧有啰音，要注意肺栓塞的可能。

知识点

心力衰竭患者的颈静脉充盈情况

　　观察颈静脉充盈情况是观察静脉压力最便捷和准确的方法。患者取半卧位（通常为45°角），正常静脉压时锁骨上端一般看不到静脉显露，即颈静脉充盈最高点距离胸骨角水平线4cm以内，而在静脉压力升高时，可见颈静脉充盈，以右侧明显。无论患者是半卧位还是坐位，胸骨角均在右心房中心之上约5cm，可以根据颈静脉充盈的最高点估计中心静脉压。如颈静脉充盈的最高点与经过胸骨角水平线的距离为5cm，则估计其中心静脉压为10cmH$_2$O（0.98kPa）。

思路2 上述这些体征是否有利于判定病情严重程度？这些重点查体主要是有利于初步确定患者病因是否为心脏原因，同时辅助判断病情严重程度。如果患者的临床情况较差，需要特别关注患者的体温、呼吸频率、脉搏和血压等生命体征，同时要注意观察患者的意识状态、呼吸困难的程度等情况。

门诊查体记录

查体：脉搏87次/min，血压100/80mmHg，颈静脉充盈，口唇轻度发绀，双肺呼吸音粗糙，双肺底可闻及少许细湿啰音。心率97次/min，律不齐，第一心音强弱不一，三尖瓣听诊区可闻及3/6级收缩期杂音。双下肢中度水肿。

【问题4】 上述门诊记录是否准确反映了患者的体征？
思路 从问题3的分析可以知道，该查体记录存在以下问题：①因为该患者为心力衰竭患者，需要进行营养状态的评估、有无呼吸困难等表现，需要有准确的呼吸次数；②在重点查体时，心脏查体只记录了听诊的情况，体循环静脉压升高的记录不够详细，有无肝-颈静脉回流征、胸腔积液、腹腔积液尚不清楚。心脏查体方面，虽然听诊非常敏感，更容易发现异常的体征，但是仍然需要关注视、触、叩等检查。

该患者补充相关检查后的查体结果如下：
体温36.6℃，脉搏87次/min，呼吸26次/min，血压100/80mmHg，营养状态中等，坐位休息，颈软，可见颈静脉充盈，口唇轻度发绀，双肺呼吸音粗糙，双肺底可闻及少许细湿啰音。心前区无隆起，未触及震颤，心界向两侧扩大，心率97次/min，律不齐，第一心音强弱不一，第二心音略亢进，三尖瓣听诊区可闻及3/6级收缩期杂音。腹软，肝肋下3cm，质韧，压痛，肝-颈静脉回流征阳性。双下肢中度水肿。

【问题5】 结合上述查体结果，为明确诊断和评估病情应进一步实施哪些检查？
思路 通过上述查体结果可以发现患者呼吸频率明显增快，且有心肺异常体征。结合患者的症状，应首先考虑慢性心力衰竭急性失代偿的诊断。为进一步明确诊断和评估病情，该患者应进行血常规、血生化、氨基末端脑利尿钠肽前体（NT-proBNP）、心电图、X线胸片和超声心动图的检查。

门诊辅助检查

血常规：红细胞计数3.2×10^{12}/L，血红蛋白109g/L，白细胞计数11.0×10^9/L，中性粒细胞百分比88.5%，血小板计数150×10^9/L。

血生化：钾3.2mmol/L，钠135mmol/L，白蛋白35.4g/L，尿素氮10.15mmol/L，肌酐108μmol/L。

NT-proBNP 16 385ng/L。

心电图报告：①电轴右偏；②心房颤动；③偶发室性期前收缩；④完全性右束支传导阻滞；⑤ST-T改变。

超声心动图报告：右心房、右心室扩大，部分右心室房化，大小75mm×103mm；室间隔完整，房间隔中央见2mm回声中断；三尖瓣前叶附着点未见明显移位，但瓣叶形态冗长呈"篷帆样"改变，隔叶距二尖瓣前叶约14mm，瓣膜关闭时对合欠佳。余瓣膜形态、结构、启闭未见明显异常。LVEF 42%。彩色多普勒检查示：心房水平可见右向左分流，束宽2mm；三尖瓣重度反流，估测肺动脉收缩压为52mmHg；二尖瓣中度反流；肺动脉瓣中度反流。结论：先天性心脏病、三尖瓣下移畸形、卵圆孔未闭、三尖瓣反流（重度）、二尖瓣反流（中度）、肺动脉瓣反流（中度）、肺动脉高压（中度）、左心室收缩功能减退（图2-5-12）。

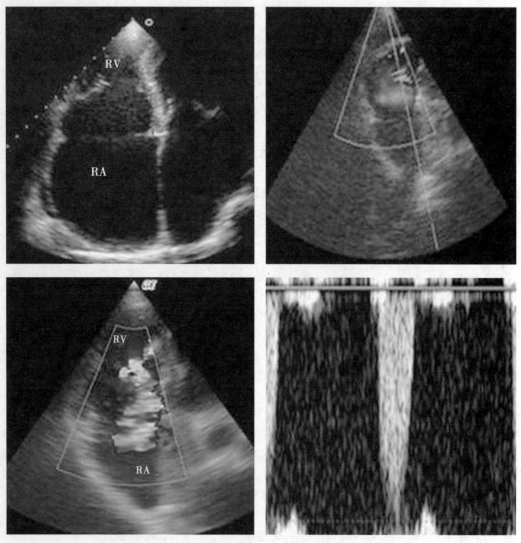

图 2-5-12 超声心动图
RV. 右心室；RA. 右心房。

X 线检查示：心影扩大、肺纹理增多。

【问题6】 如何判读该患者的血常规结果？

思路 患者血常规的特点为"白细胞计数及中性粒细胞百分比明显升高，轻度贫血"，提示患者为细菌感染。患者此次心力衰竭急性失代偿的诱因有可能为感染。患者轻度贫血可能是慢性心力衰竭引起的营养状态不良所致。

【问题7】 如何判读患者的超声心动图结果？

思路1 该患者超声心动图结果提示：三尖瓣前叶附着点未见明显移位，但三尖瓣前瓣瓣叶形态冗长，呈"篷帆样"改变，活动幅度大。隔叶距二尖瓣前叶约 14mm，明显下移，瓣膜关闭时对合欠佳。右心房及房化右心室共同显示巨大的右心房腔，功能性右心室腔纵径缩短。多普勒检查可见心房水平右向左分流和三尖瓣反流。这些检查结果提示三尖瓣下移畸形（Ebstein 畸形）。超声心动图能够基本上明确三尖瓣关闭不全的病因，也能测定反流及半定量分析反流程度。但是由于解剖位置的关系，超声心动图测定三尖瓣瓣口面积和瓣环大小常较困难，且不够准确。另外，当三尖瓣为明显的器质性病变（如狭窄合并闭锁不全）时，通过测定三尖瓣反流特性来估测肺动脉压力也不太可靠，在这种情况下以采用心导管直接测定为宜。

思路2　超声心动图对明确诊断瓣膜性心脏病具有无可替代的优势，但是在评估瓣膜性心脏病所致的心力衰竭病情方面，需要结合临床的各种资料进行综合判定。此类患者初诊时应在行心电图检查的同时进行超声心动图检查，不仅可以判断病因，还可以有助于确定病变累及的部位。如果经超声心动图即可确定心脏病变的部位和原因，则无须进一步行心导管检查；如果仍然难以确定病变的性质、部位和范围，且经过治疗后病情无明显改善，则应在有条件时，行心导管检查。

结合临床症状、体征、实验室辅助检查和超声心动图检查结果，该患者可诊断为：①先天性心脏病、三尖瓣下移畸形、心房颤动、室性期前收缩、完全性右束支传导阻滞、心功能Ⅳ级；②肺部感染。

【问题8】　三尖瓣下移畸形与该患者临床表现的关系如何？

思路1　三尖瓣下移畸形是三尖瓣向右心室移位，主要是隔瓣叶和后瓣叶下移，常附着于近心尖的右心室壁而非三尖瓣的纤维环部位，将右心室分为"心房化的右心室"和"功能性右心室"。对于三尖瓣下移的病例，由于三尖瓣的瓣环和右心室高度扩大以及瓣叶畸形，往往呈现关闭不全。三尖瓣下移病例中50%～60%伴有卵圆孔未闭或心房间隔缺损，心房水平呈现右至左分流，动脉血氧饱和度降低，临床上出现发绀。房室结及希氏束解剖位置正常，但右束支可能被增厚的心内膜压迫产生右束支传导阻滞，约5%的病例有异常肯特束呈现预激综合征。

思路2　三尖瓣下移畸形的血流动力学改变取决于三尖瓣关闭不全的轻重程度、是否合并有心房间隔缺损以及缺损的大小和右心室功能受影响的程度。由于房室环和右心室扩大以及瓣叶变形等原因，不同程度的三尖瓣关闭不全很常见。在右心房收缩时右心室舒张，房化心室部分也舒张扩大，致使右心房血液未能全部进入右心室。右心房舒张时右心室收缩，房化的右心室也收缩，于是右心房同时接来自腔静脉、心房化右心室和经三尖瓣反流的血液，致使右心房血容量增多，使房腔扩大，右心房压力升高，最终导致心力衰竭。严重三尖瓣关闭不全导致右心室舒张期容量负荷过重而扩大，最终导致右心衰竭和体循环淤血的征象。对于合并有卵圆孔未闭或心房间隔缺损的病例，右心房压力高于左心房时则产生右至左分流，体循环动脉血氧含量下降呈现发绀和杵状指/趾。三尖瓣下移畸形的常见并发症有心力衰竭、感染性心内膜炎、心律失常、血栓栓塞、肺动脉高压、心脏性猝死等。

【问题9】　如何确定该患者治疗的地点？是选择门诊还是住院治疗？

思路1　瓣膜性心脏病患者的治疗地点主要取决于瓣膜性心脏病的严重程度，尤其是心功能的分级最为重要。目前按照NYHA分级将心功能的受损状况分为四级。其中，Ⅰ级和Ⅱ级患者可以考虑门诊治疗，Ⅱ级以上患者可考虑住院治疗。该患者心功能Ⅳ级，需要住院治疗。

NT-proBNP是一个反映心腔内压力的指标，十分敏感，可用于心力衰竭急性失代偿性的诊断和鉴别诊断，同时监测心力衰竭的治疗效果。NT-proBNP与心功能NYHA分级密切相关。心力衰竭越严重，人体自身分泌的NT-proBNP浓度越高。

2. 有助于评估严重程度和预后　NT-proBNP>5 000ng/L 提示心力衰竭患者短期内死亡风险较高；NT-proBNP>1 000ng/L 提示其长期死亡风险较高。

3. 灰区值　为介于"排除"和按年龄调整的"纳入"值之间，评估其临床意义需要综合考虑临床状况，排除其他原因，因为急性冠脉综合征、慢性肺部疾病、肺动脉高压、高血压、心房颤动等均可引起测定值升高。

思路 2　选择患者的治疗地点也和患者基础心脏病有关。如果根据检查结果判断瓣膜性心脏病病情较轻，可以在门诊接受治疗。而有些瓣膜性心脏病患者，尽管在早期病情较轻，但病情进展相对较快或者并发症较为严重，需要住院治疗，必要时及早行手术治疗。该患者病因为三尖瓣下移畸形，需要行手术治疗。

【问题 10】 该患者应如何治疗？

思路　该患者已经明确诊断为三尖瓣下移畸形，需要行手术治疗，但是患者目前有心力衰竭的症状体征，需要纠正之后再行手术治疗。对于症状轻微、检查发现心内畸形程度不重、心脏结构改变不明显的三尖瓣下移畸形，可观察随诊，或给予适当的内科对症治疗。对于需要行手术治疗的患者，在手术前后给予适当的内科治疗也是必不可少的。例如，在手术前，强心、利尿治疗可减轻肝大、腹腔积液等右心衰竭症状；对于肝大、淤血引起肝功能损害、凝血功能受损的患者，术前采用维生素 K 和凝血酶原复合物等加以治疗，可为手术创造较好的条件。对于功能性三尖瓣关闭不全的患者，关键是治疗原发病及心力衰竭，预防心内膜炎。

住院后治疗措施

该患者住院期间给予地高辛 0.125mg，口服，1 次 /d，呋塞米 20mg，静脉注射，1 次 /d，螺内酯 20mg，口服，1 次 /d，使用抗生素控制感染，补充电解质，抗凝，改善心肌代谢治疗。3 天后患者水肿较前减轻，夜间可以平卧入眠，但仍有畏食、食欲缺乏。

【问题 11】 该患者入院后治疗是否有效？下一步应如何处理？

思路　由于患者已经明确诊断为慢性心力衰竭急性失代偿，经过强心、利尿治疗后，患者水肿较前减轻，尿量增加，夜间可以平卧入眠，提示治疗效果尚可，但是患者症状没有完全消退，因此需要对治疗效果进行及时准确的评价，以便选择合理的治疗措施。心力衰竭病情好转的评价指标包括症状、体征、血常规、血生化、NT-proBNP，以及超声心动图检查。其中症状、体征作为初始治疗效果判断的主要标准。

如果出现症状、体征明显改善，则判断为初始治疗有效。反之，则应判断为初始治疗失败或者无效。该患者经初始治疗后，症状、体征获得改善，故可判断为初始治疗有效，但是患者仍有畏食、食欲缺乏，下一步如何治疗？

该患者入院第 4 天检查结果提示如下。血常规：红细胞计数 3.4×10^{12}/L，血红蛋白 110g/L，白细胞计数 9.3×10^9/L，中性粒细胞百分比 75%，血小板计数 162×10^9/L；血生化：钾 3.0mmol/L，钠 133mmol/L；NT-proBNP 9 623ng/L。

【问题 12】 对该检验结果应该如何判读？下一步应如何处理？

知识点

洋地黄中毒

洋地黄排泄缓慢，容易蓄积中毒，同时治疗量和中毒量之间相差很小，每个患者对其的耐受性和消除速度又有很大差异，故需根据病情、疗效及其他因素来摸索不同患者的最佳剂量。

洋地黄中毒者，一般会有恶心、呕吐、畏食、头痛、眩晕等反应，首先应鉴别其是由于心功能不全加重还是洋地黄过量所致，前者需加量，后者则宜停药。

洋地黄中毒的表现包括：①胃肠道反应，一般较轻，常见食欲缺乏、恶心、呕吐、腹泻、腹痛。②心律失常,服用洋地黄过程中,心律突然转变,是诊断洋地黄中毒的重要依据,表现为各种类型的心律失常并存或先后出现。最常见的心律失常包括室性期前收缩二联律、房性心动过速伴房室阻滞等。③神经系统表现,可有头痛、失眠、忧郁、眩晕、耳鸣、乏力、嗜睡,甚至神志错乱;④视觉改变,常见黄视或绿视以及复视,可出现视物模糊、畏光、眼前闪光、有暗点、视力减退等。

思路　患者血常规结果较前明显改善,提示患者作为心力衰竭诱发因素的感染得以有所控制。同时复查患者心力衰竭标志物较前亦有所下降,结合患者临床症状、体征的变化,提示患者心力衰竭得到部分纠正,但是患者目前仍有畏食、食欲缺乏,需要查找是何原因所致。现在患者出现临床表现与化验检查结果不一致的情况,在心力衰竭得到纠正的同时,患者仍有部分症状没有改善,需要明确是应继续强心、利尿,还是有其他原因。

血生化检查结果仍然为低钾血症,首先不能排除患者低钾血症造成的胃肠道蠕动减慢;其次,患者每天应用洋地黄类药物治疗,在低钾血症、缺氧、大剂量使用利尿剂的情况下,容易发生洋地黄中毒。

知识点

洋地黄效应

所谓洋地黄效应是指在用治疗剂量的洋地黄后所引起的心电图上 QT 间期缩短和 ST-T 改变。心电图典型表现:开始 QRS 主波向上的导联 T 波降低或平坦,但方向仍直立;之后出现 ST 段逐渐斜形下垂,略向下凸出,T 波转为先负后正的双向,ST 段与 T 波倒置部分连在一起。这样 QRS 主波向上的导联 ST 段和 T 波便形成一个前肢稍长、斜形下垂、后肢稍短,形似鱼钩状波形。出现这些改变仅仅是应用洋地黄的标志,并不意味着使用过量或中毒。如无其他指征,一般无须停药。

根据患者既往长期服用地高辛,结合检查结果,首先考虑有无洋地黄中毒,给予复查心电图。

复查心电图结果示:①电轴右偏;②心房颤动;③频发多源室性期前收缩;④完全性右束支传导阻滞;⑤ST-T 改变。患者视物模糊,给予加强电解质补充,补钾、补镁,停用地高辛,该患者 2 天后水肿进一步消退,畏食、食欲缺乏较前明显减轻。

【问题 13】　如何解读心电图结果? 下一步应如何处理?

思路　该患者在治疗过程中出现频发多源室性期前收缩,根据问题 12 中的分析,应判断出现洋地黄中毒。异位快速性心律失常伴低钾、低镁血症时,可予静脉补充适量的钾盐和镁盐,房室传导阻滞者禁用。电复律治疗一般属禁忌,因可致心室颤动。但是出现心室颤动时,需要电除颤。

知识点

洋地黄中毒的诱发因素

洋地黄中毒多是由于洋地黄用量过大引起,但一些口服维持量的患者也可出现洋地黄中毒,说明个体间差异较大。此外,还有很多因素可诱发洋地黄中毒:①低血钾、高血钙及碱中毒时易出现洋地黄中毒;②肝肾功能不全时可产生蓄积中毒;③甲状腺功能异常;④心肌本身有病变时,如心肌有活动性炎症、缺血、坏死等,对洋地黄耐受性低而容易中毒;⑤缺氧亦可使心肌对洋地黄的耐受性降低;⑥抗生素能改变肠道菌谱,提高地高辛的血药浓度;⑦同时合用其他药物,如奎尼丁、维拉帕米、胺碘酮时,均可增高地高辛的血药浓度;⑧改变自主神经活性的药物(如利血平、β 受体激动剂等)亦可诱发洋地黄中毒。

下一步的治疗除了继续补充电解质外,根据病情加用强心药物治疗,但是螺内酯可延长洋地黄半衰期,因此,需要减量应用洋地黄,定期复查心电图。患者停用洋地黄 2～3 天后,洋地黄中毒的心外表现可消失,

心脏表现常需要停药 5～7 天才消失。

洋地黄中毒的治疗

1. 立即停用洋地黄，必要时停用利尿剂。

2. 异位快速性心律失常伴低钾、低镁血症时，可予静脉补充适量的钾盐和镁盐，对消除异位心律往往有效。房室传导阻滞者禁用。

3. 对于有快速性心律失常者，利多卡因 50～100mg 溶于葡萄糖溶液 20ml 中，每 5～10 分钟缓慢静脉推注 1 次，总量不超过 300mg，之后以 1～4mg/min 的速度静脉滴注维持，适用于室性心律失常；苯妥英钠 100mg 溶于注射用溶液 20ml 中静脉推注，每 5～10 分钟缓慢静脉推注 1 次，直至心律失常得到控制，总量不超过 250～300mg，之后改为口服维持，400～600mg/d。

4. 对于出现缓慢性心律失常的患者，可用阿托品 0.5～1.0mg 皮下或静脉注射。

5. 电复律治疗一般属于禁忌，因洋地黄中毒时心肌细胞兴奋性增高，直流电复律可致心室颤动。

6. 严重洋地黄中毒时，可用特异性洋地黄抗体，其能和已与 Na^+-K^+-ATP 酶结合的洋地黄结合，并消除其作用。该抗体解毒效应迅速且可靠，但可能导致心力衰竭恶化。特异性洋地黄抗体碎片的作用更优，因其分子量小，结合洋地黄后可迅速排出体外。

7. 在治疗洋地黄中毒时，应及时修正诊断并查找中毒诱因。

患者入院第 10 天，上腹部饱胀消失，食欲较前好转，白天尿量多，双下肢无水肿。体重减轻约 3kg。复查超声心动图：LVEF 为 51%。结论：先天性心脏病、三尖瓣下移畸形、卵圆孔未闭、三尖瓣反流（重度）、二尖瓣反流（轻 - 中度）、肺动脉瓣反流（中度）、肺动脉高压（中度）。加用美托洛尔 6.25mg，口服，3 次 /d。请心外科会诊，转入心外科手术治疗。

【问题 14】 三尖瓣下移畸形手术治疗的适应证及内科处理有哪些？

思路 患者经过内科治疗后，心力衰竭的症状和体征得到控制，基本达到干体重，加用小剂量 β 受体阻滞剂，复查超声心动图 LVEF 为 51%。可以考虑行心外科手术治疗。

三尖瓣下移畸形手术治疗的适应证

三尖瓣下移畸形患者有乏力、心悸、气急、心律失常、发绀、心力衰竭等症状。对于心房水平没有右向左分流的病例，其右心衰竭尤其严重和顽固。相反，在合并有卵圆孔未闭或房间隔缺损的病例中，则因右向左分流而出现明显发绀，右心衰竭症状较轻，活动能力仍显著受限。上述有右心衰竭或发绀的患者均为手术适应证，诊断明确后应施行手术治疗。

术前准备与术后处理：①术前应用强心、利尿治疗，减轻肝大、腹腔积液等右心衰竭症状。②患者肝大、淤血引起肝功能损害，凝血酶原时间延长。术前需用维生素 K 和凝血酶原复合物等加以治疗。术后仍须积极作内科治疗，控制心力衰竭和心律失常，密切观察血清钾、钠、氯化物测定和心电图改变。术后注意止血。术后发绀消失，肝脏缩小，腹腔积液消失，心影也明显缩小，提示手术疗效满意。

【问题 15】 三尖瓣下移畸形手术的预后及并发症。

思路 三尖瓣下移病例的预后也有较大差异。临床上呈现重度发绀者约 80%，多在 10 岁死亡，而轻度发绀者则仅 5%，多在 10 岁左右死亡。呈现充血性心力衰竭后大多在 2 年内死亡，约 3% 的病例发生猝死。常见的死亡原因包括充血性心力衰竭、心律失常、缺氧或肺部感染。成年患者常死于反复栓塞、脑血管意外和脑脓肿，大多数患者在 20 岁前死亡，平均死亡年龄为 20 岁。

影响三尖瓣手术近期疗效的主要因素是高龄和术前心功能状态，影响其远期手术疗效的主要因素是术前心功能状态、三尖瓣病变复发，以及与抗凝有关的并发症。对于有左心系统疾患的患者，症状和临床过程主要取决于左心疾患的严重程度，三尖瓣关闭不全可加重右心衰竭体征。由心内膜炎引起的三尖瓣关闭不全预后不良。

三尖瓣下移畸形手术存在以下并发症：

1. 血栓形成 原因：折叠缝合房化右心室，打结后形成部分"囊袋"，使血液滞留而形成血栓。若施行机械瓣置换术，则更易形成血栓。如应用人造机械瓣行三尖瓣置换术，则术后必须进行抗凝治疗，目前多推荐使用生物瓣。

2. 三尖瓣关闭不全 原因：三尖瓣下移患者多同时存在三尖瓣发育不良，因瓣叶有裂孔和瓣环扩大而产生关闭不全；单纯折叠术后三尖瓣环仍较大，其前瓣叶盖不住瓣口。

【问题 16】 三尖瓣反流作为临床上最为常见的疾病，如何评估病情？

思路 正常人经超声心动图常可检出轻微或轻度的三尖瓣反流，而风湿性心脏病、瓣膜脱垂、先天性心脏病、感染性心内膜炎、良性肿瘤、胸壁钝性外伤、右心室心内膜活检相关性损伤、右心室起搏器或植入型心律转复除颤器的电极等可导致具有临床意义的三尖瓣反流。病理性三尖瓣反流大部分为继发性，而不是由于原发瓣膜病变所致。继发性三尖瓣反流是由于瓣环扩张，以及与右心室压力和 / 或容量负荷过重相关的三尖瓣叶牵拉增大所致。引起压力负荷过重最常见的原因是肺动脉高压，而肺动脉高压多为左侧心脏病所致，或者较少见的由肺源性心脏病或特发性肺动脉高压引起。右心室容量负荷过重可能与房间隔缺损或右心室内在病变相关。三尖瓣环呈马鞍状椭圆形的立体结构，当瓣环在前后方向扩张的时候，三尖瓣环逐渐演变为平面结构的圆形。即使减轻了右心室的负荷，三尖瓣环也不会恢复到原有的正常尺寸和结构。

三尖瓣反流的分期如表 2-5-1 所示。严重的三尖瓣反流（C 期和 D 期）预后较差，与年龄、左心和右心功能、右心室大小无关。对于具有右心衰竭症状与体征的患者，即使没有达到其他血流动力学或者形态学标准，也应该划入 D 期。

表 2-5-1 三尖瓣反流的分期

分期	定义	瓣膜血流动力学	血流动力学改变的结果	症状
A	风险期	没有或者极少量三尖瓣反流	没有	没有症状或者表现出与原发病（包括左心、肺部和肺血管疾病）相关的症状
B	进展期	轻度或者中度反流	轻度反流：右心室、右心房、下腔静脉腔径正常；中度反流：右心室腔径正常；右心房正常或者轻度扩张，右心房压力正常；下腔静脉正常或者轻度扩张但呼吸相变化正常	没有症状或者表现出与原发病（包括左心、肺部和肺血管疾病）相关的症状
C	无症状严重期	重度反流	右心室、右心房、下腔静脉扩张，同时下腔静脉呼吸相变化降低，右心房压力升高，舒张期可出现室间隔受压	没有症状或者表现出与原发病（包括左心、肺部和肺血管疾病）相关的症状
D	有症状严重期	重度反流	右心室、右心房、下腔静脉扩张，同时下腔静脉呼吸相变化降低，右心房压力升高，舒张期室间隔受压，晚期出现右心室收缩功能减退	头晕、心悸、呼吸困难、腹胀、畏食、水肿

评估方法：

三尖瓣反流的主要症状是相关瓣膜病变的症状，即使重度三尖瓣反流也可能长期良好耐受。虽然症状是负荷依赖性的，但右心衰竭的临床表现对评估三尖瓣反流的严重程度仍具有价值。

1. 经胸超声心动图是评估三尖瓣反流严重程度的重要手段，其能够判断病因、测量右心和下腔静脉腔径大小、评价右心室收缩功能、估测肺动脉压力，以及确定与之相关的左心疾病（Ⅰ类适应证，C 级证据）。

2. 当临床检查结果与无创性检查结果不一致时，可以考虑进行肺动脉压力和肺血管阻力的有创性检查

（Ⅱa类适应证，C级证据）。

3．心脏磁共振成像（cardiac magnetic resonance，CMR）或是实时三维超声检查对于评估严重的三尖瓣反流患者（C期和D期）右心室收缩功能及收缩舒张容量是有必要的（Ⅱb类适应证，C级证据）。

4．对于重度三尖瓣反流不伴或伴有轻微症状的患者（C期），可以进行运动负荷试验评估其活动耐力（Ⅱb类适应证，C级证据）。

【问题17】 三尖瓣反流临床预后如何？

思路 有关原发性三尖瓣反流自然史可用的有限的数据表明，即使功能上可良好耐受很多年，重度三尖瓣反流预后仍很差。由于右侧瓣膜反流，长期容量负荷过重可引起心室功能不全和不可逆的心肌损害。在对其病因治疗后，当右心室衰竭改善时，继发性三尖瓣反流可减轻或消失。然而，对于左心疾病引起的三尖瓣反流而言，即使成功地纠正了左侧病变后，三尖瓣反流仍可持续存在。肺动脉高压、右心室压力增高和内径增大、右心室功能减退、心房颤动、起搏器导线和三尖瓣变形的严重程度（三尖瓣环直径、接合高度）都是三尖瓣反流持续存在或晚期恶化重要的危险因素。

【问题18】 三尖瓣反流的治疗措施有哪些？

思路1 药物治疗是目前患者倾向的选择。

1．对于严重的三尖瓣反流及具有右心衰竭症状和体征的患者（D期），可以使用利尿剂治疗（Ⅱa类适应证，C级证据）。

2．对于严重功能性三尖瓣反流患者（C期和D期），可以采取降低肺动脉压力和/或肺动脉血管阻力的药物治疗措施（Ⅱb类适应证，C级证据）。

3．对于有症状的重度原发性三尖瓣反流患者，推荐行三尖瓣手术。虽然这些患者对利尿剂治疗反应良好，但延迟手术可能导致不可逆的右心室损害、器官衰竭和手术干预过晚的不良后果。

思路2 瓣环成形术是手术治疗三尖瓣反流的关键。如果技术上符合条件，作为一般原则，瓣膜修复优于换瓣，且手术应尽早实施，以免发生不可逆的右心室功能不全。

1．对于严重三尖瓣反流患者（C期和D期），进行左侧瓣膜手术时，推荐同时进行三尖瓣外科手术（Ⅰ类适应证，C级证据）。

2．对于有三尖瓣环扩张，或者既往有右心衰竭证据的三尖瓣轻、中度及有较大功能性反流的患者（B期），在进行左侧瓣膜手术的同时进行三尖瓣修补术是有益的（Ⅱa类适应证，B级证据）。

3．对于伴有症状的重度三尖瓣反流患者（D期），在药物治疗无效的情况下，三尖瓣手术治疗是有益的（Ⅱa类适应证，C级证据）。

4．对于有三尖瓣中度反流（B期）和肺动脉高压患者，在进行左侧瓣膜手术的同时，可以考虑进行三尖瓣修补术（Ⅱb类适应证，C级证据）。

5．对于无症状或极轻症状的三尖瓣重度反流患者（C期）及有进行性右心室扩张和/或不全的患者，可以考虑进行三尖瓣手术（Ⅱb类适应证，C级证据）。

6．对于在左侧心瓣膜手术后由于重度三尖瓣反流导致症状持续存在的患者（D期），如无严重右心收缩功能不全或肺血管病变，应当考虑再次单独对三尖瓣进行修补或置换术（Ⅱb类适应证，C级证据）。

（高海青）

推荐阅读文献

[1] ROGERS J H, BOLLING S F. The tricuspid valve: current perspective and evolving management of tricuspid regurgitation. Circulation, 2009, 119(20): 2718-2725.

[2] NATH J, FOSTER E, HEIDENREICH P A. Impact of tricuspid regurgitation on long-term survival. J Am Coll Cardiol, 2004, 43(3): 405-409.

[3] Antunes M J, Barlow J B. Management of tricuspid valve regurgitation. Heart, 2007, 93(2): 271-276.

[4] NAVIA J L, NOWICKI E R, BLACKSTONE E H, et al. Surgical management of secondary tricuspid valve regurgitation: annulus, commissure, or leaflet procedure? J Thorac Cardiovasc Surg, 2010, 139(6): 1473-1482.

[5] ROSHANALI F, SAIDI B, MANDEGAR M H, et al. Echocardiographic approach to the decision-making process for

tricuspid valve repair. J Thorac Cardiovasc Surg, 2010, 139(6): 1483-1487.

[6] NISHIMURA R A, OTTO C M, BONOW R O, et al. 2014 AHA/ACC guideline for the management of patients with valvular heart disease: a report of the american college of cardiology/american heart association task force on practice guidelines. Circulation, 2014, 129(23): e521-e643.

[7] NISHIMURA R A, OTTO C M, BONOW R O, et al. 2014 AHA/ACC guideline for the management of patients with valvular heart disease: executive summary: a report of the american college of cardiology/american heart association task force on practice guidelines. Circulation, 2014, 129(23): 2440-2492.

第四节　联合瓣膜病

联合瓣膜病的病因以风湿性最为常见。风湿性心脏病患者大约有 1/2 为多瓣膜损害；其次为黏液样变性，可以同时损害多个瓣膜，如同时累及二尖瓣、三尖瓣，导致二尖瓣、三尖瓣脱垂，或者同时累及二尖瓣和主动脉瓣等；再者，是以一个瓣膜损害为主，引起心脏压力和容量负荷过重，继发其他心脏瓣膜功能障碍。如二尖瓣狭窄伴右心室扩大，肺动脉高压继发三尖瓣和肺动脉瓣关闭不全。少见的原因可有不同疾病引起多瓣膜损害，如先天性肺动脉瓣狭窄合并风湿性心脏病。联合瓣膜病的血流动力学特征和临床表现取决于瓣膜的组合形式以及各瓣膜受损的严重程度。通常，多瓣膜损害时，总的血流动力学损害较单一瓣膜损害严重，往往可产生较明显的症状。

【临床诊疗环节】

1. 详细询问患者的症状学特征及相关病史。
2. 查体时重点关注心脏的体征以及有助于判断病情严重程度的其他体征。
3. 针对疑诊的患者进行超声心动图、心电图、X 线等检查，以确定联合瓣膜病的诊断，完成诊断过程。
4. 对确诊的联合瓣膜病患者选择治疗的地点，即门诊、病房或是监护室。
5. 评估病情，选择是否进行心导管和心血管造影检查。
6. 结合患者的情况，尤其是有无急性、慢性并发症，选择初始的治疗方案。
7. 在适当的时间判断初始治疗是否有效，若有效，确定下一步治疗方案。
8. 对于初始治疗无效或者失败的患者，分析可能原因，并进行相应的处理。

【临床关键点】

1. 联合瓣膜病为病理解剖诊断，需要增加病因诊断、病理生理诊断、疾病的分型和分期、并发症的诊断。
2. 联合瓣膜病在病理生理上往往可使病情加重，对心脏功能造成综合性的不良影响，治疗的前提是明确病因及病变组合形式。
3. 超声心动图、X 线片等影像学检查是诊断联合瓣膜病不可或缺的条件。
4. 心导管和心血管造影检查在联合瓣膜病中应用相对较少，根据病情进行选择，但其对于合并先天性心脏病的诊断与治疗具有重要意义。
5. 联合瓣膜病的内科治疗与单瓣膜病相同，主要是对症治疗以及为外科手术做准备。
6. 联合瓣膜病的根本治疗是外科手术，术前需要明确瓣膜病变的严重程度，避免遗漏某瓣膜病变，术前确诊和明确相对严重程度对治疗决策至关重要，手术治疗有效并有益，可提高长期存活率。
7. 联合瓣膜病的治疗地点通常为住院治疗。
8. 联合瓣膜病预后差，瓣膜损害的数目越多，死亡率越高，需要仔细寻找决定其远期预后的危险因素，并予以控制。

临床病例

患者，男性，65 岁。劳累后心悸、气短 7 年余，加重 5 天。

患者近 7 年来，体力活动后出现心慌、气短，伴有胸闷、干咳，无心前区疼痛，无恶心、呕吐，无头晕、头痛，休息后可自行缓解，夜间可以平卧入眠，无呼吸困难及憋醒史，偶有双下肢水肿。当地医院确诊为"风湿性心脏病"(具体不详),给予强心、利尿等治疗,好转出院。自此,每当劳累或感冒后都会出现上述心慌、气短症状,活动耐量逐渐下降。5天前,患者平地行走200m后即可出现上述症状,自觉症状较前明显加重,持续时间延长,咳嗽、咳黄色黏痰、咳嗽时痰中带血,夜间不能完全平卧,出现夜间阵发性呼吸困难、畏食、腹胀、小便量少、双下肢水肿。

初步病史采集后,因为患者有劳累后心慌、气短7年余,加重5天,伴咳嗽、咳黄色黏痰、咳嗽时痰中带血、双下肢水肿等症状和体征,同时既往诊断为风湿性心脏病,首先考虑为瓣膜性心脏病所致的心力衰竭。对于此类患者,临床上随之需要考虑以下3个相关问题。

【问题1】 造成该患者心力衰竭的原因是什么?

思路1 瓣膜性心脏病主要影响心脏血流动力学变化。该患者发生心力衰竭的原因是瓣膜性心脏病,但是需要明确是单瓣膜病变还是联合瓣膜病。单瓣膜病变症状与体征典型,而多瓣膜病变对心功能的影响是综合性的,通常比单瓣膜病变更严重。患者临床表现形式和血流动力学取决于受损瓣膜的组合形式和各瓣膜受损的严重程度,确诊需要依赖超声心动图。

思路2 患者既往有风湿性心脏病病史,而风湿性心脏病多侵及二尖瓣,推测患者可能有二尖瓣病变。患者有咯血、双下肢水肿等,同时又合并肺动脉高压、右心衰竭的症状与体征。据此,患者可能有联合瓣膜损害。

知识点

联合瓣膜病病因及病变组合形式

1. 同一病因累及2个或2个以上瓣膜,最常见为风湿性心脏病引起的二尖瓣和主动瓣膜或其他瓣膜病变;其次为感染性心内膜炎可同时侵犯二尖瓣、主动脉瓣或三尖瓣、肺动脉瓣。

2. 病变源于1个瓣膜随病情发展可影响或累及另一个或多个瓣膜,导致其相对性狭窄或关闭不全。如风湿性二尖瓣狭窄可引起肺动脉高压,肺动脉高压使右心室压力负荷过重,引起右心室扩大而致三尖瓣关闭不全。

3. 2种或2种以上病因损害不同瓣膜,如风湿性二尖瓣病变合并感染性心内膜炎等。

【问题2】 该患者有无发病的诱因?

思路 慢性瓣膜性心脏病的血流动力学变化比较缓慢,心脏多呈适应性改变,发生心力衰竭急性失代偿通常有诱因。常见诱因见本章第三节。该患者此次发生心力衰竭急性失代偿的诱因为感染,肺部感染的可能性大。

【问题3】 病史采集结束后,下一步查体应重点做哪些方面?

思路1 考虑联合瓣膜病的诊断之后,需要明确瓣膜损害的组合形式。每一种瓣膜病变均会对心脏和循环造成各自的影响,严重的病变在临床表现中最突出。联合瓣膜病的临床表现和血流动力学改变取决于受损瓣膜的组合形式和各瓣膜受损的相对严重程度。需要注意联合瓣膜病的临床表现和血流动力学特点:①严重的损害掩盖轻的损害,导致后者被误诊或漏诊;②上游瓣膜损害的影响较大,各个瓣膜损害程度相近的时候,上游瓣膜损害对血流动力学的影响比下游大,所以下游的瓣膜疾病可能被掩盖或漏诊;③总的血流动力学改善或加重:某一瓣膜的损害可能减耗或抵消另一瓣膜病变的血流动力变化,从而减轻临床症状,2个损害较轻的瓣膜也可能因为血流动力学改变相加而出现明显的临床症状。

思路2 联合瓣膜病变的存在常使单个瓣膜病变的典型体征发生改变,从而给诊断带来困难。查体的重点在于心脏各个瓣膜损害可能的症状与体征均需要予以注意。该患者既往有风湿性心脏病史,因此查体的重点首先是二尖瓣病变所致的症状与体征;其次,患者有右心力衰竭的症状与体征,需要注意右心瓣膜有无损害;最后,患者尚有活动耐力的降低,需要考虑主动脉瓣有无病变。

门诊查体记录

查体:脉搏84次/min,呼吸27次/min,血压112/70mmHg,半坐位休息,颈软,可见颈静脉充盈,口唇无发绀,双肺呼吸音粗糙,双肺底可闻及湿啰音。心前区无隆起,未触及震颤,心界向左侧扩大,心率90次/min,律不齐,第一心音强弱不一,第二心音略亢进,二尖瓣听诊区可闻及舒张期"隆隆样"杂音,三尖瓣听诊区可闻及3/6级收缩期杂音。腹软,肝脾肋下未触及。双下肢中度水肿。

【问题4】　结合上述查体结果,为明确诊断和评估病情,应进一步实施哪些检查?

思路　通过上述查体结果可以发现患者呼吸频率明显增快,且有心肺异常体征。结合患者的症状,应首先考虑瓣膜性心脏病、慢性心力衰竭急性失代偿的诊断。为进一步明确诊断和评估病情,该患者应进行血常规、血生化、NT-proBNP、动脉血气分析、心电图、X线胸片和超声心动图的检查。

门诊辅助检查

血常规:红细胞计数 $4.5×10^{12}$/L,血红蛋白130g/L,白细胞计数 $10.9×10^9$/L,中性粒细胞百分比87.5%,血小板计数 $200×10^9$/L。血生化:钾3.6mmol/L,钠140mmol/L。白蛋白36.2g/L,尿素氮7.8mmol/L,肌酐98μmol/L,NT-proBNP 12 896ng/L。

心电图报告:①心房颤动;②ST-T改变。

超声心动图报告:左心房内径56mm,左心室舒张末期内径50mm,二尖瓣瓣口面积 $0.8cm^2$,肺动脉平均压50mmHg,LVEF为43%,结论:风湿性心脏病、二尖瓣狭窄(重度)、二尖瓣反流(轻度)、主动脉瓣反流(轻度)、三尖瓣反流(中度)、肺动脉瓣反流(轻中度)、肺动脉高压(重度)(图2-5-13)。

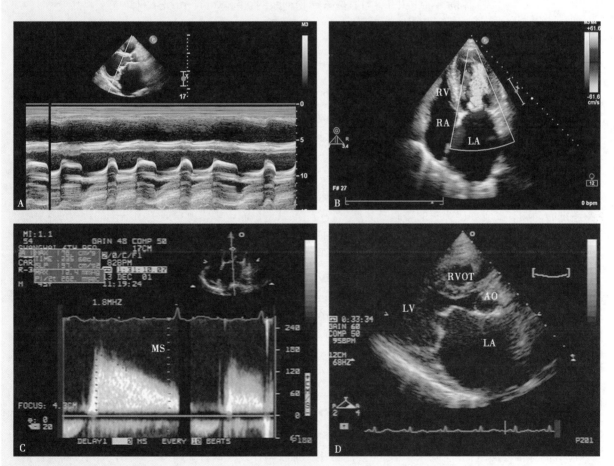

图2-5-13　超声心动图检查

A. 二尖瓣狭窄患者M型超声"城垛样"改变;B. 二尖瓣狭窄患者二尖瓣口血流加速图像;C. 二尖瓣口面积测量;D. 二尖瓣狭窄左心室长轴切面。RV. 右心室;RA. 右心房;LA. 左心房;LV. 左心室;RVOT. 右心室流出道;AO. 主动脉。

X线检查报告示:心影扩大、肺动脉段凸出、肺纹理增多。

【问题5】 患者血液学检查结果有何意义？

思路1 患者心力衰竭的诊断明确，根据血液学检查的结果，首先，可以明确患者目前机体内环境情况；其次，可提示患者此次心力衰竭急性失代偿的诱因；最后，通过血液学检查结果可明确患者目前的情况和判断预后。

思路2 患者咳嗽、咳痰为黄色黏痰，同时血常规各数值升高，高度提示患者此次发生心力衰竭急性失代偿的诱因是肺部感染。此外，患者患有风湿性心脏病、二尖瓣狭窄、肺淤血，更易出现肺部感染。

NT-proBNP 是一种可对心力衰竭患者进行有效诊断和预后评定的生物标志物。就诊时测定 NT-proBNP 低于 300ng/L，则该患者急性心力衰竭的可能性很小（排除诊断）；如高于相应年龄层次的界值，则该患者急性心力衰竭的可能性很大；如检测值介于上述两界值点之间，可能是程度较轻的急性心力衰竭，或是非急性心力衰竭原因所致的 NT-proBNP 轻度增高（如心肌缺血、心房颤动、肺部感染、肺癌、肺动脉高压或肺栓塞等），此时应结合其他检查结果进一步鉴别诊断。心力衰竭患者就诊时和治疗后的 NT-proBNP 水平具有重要的预后（预测近期或远期心血管病死亡或心力衰竭加重住院）价值，NT-proBNP 越高，患者预后越差；心力衰竭治疗有效者 NT-proBNP 水平迅速降低。因此，建议在患者就诊时（或治疗前）和治疗后病情稳定时进行 NT-proBNP 的系列检测，如治疗后 NT-proBNP 下降 30% 以上，则考虑患者预后良好。如无治疗前 NT-proBNP 检测数据，则<4 000ng/L 可作为治疗后预后得到改善的指标。

知识点

脑利尿钠肽（BNP）与氨基末端脑利尿钠肽前体（NT-proBNP）

BNP 由心肌细胞合成，但是并不是直接合成 BNP，而是先合成 proBNP，proBNP 具有 108 个氨基酸，在血液中会分解，产生 BNP（22 个氨基酸）和 NT-proBNP（76 个氨基酸）。NT-proBNP 和 BNP 均能作为诊断和评估心力衰竭的指标。BNP 公认的有临床诊断价值的临界值是 100ng/L，筛查时可以适当降低。但是 BNP 的代谢途径和 NT-proBNP 有着很大的不同，由于 BNP 主要是通过受体清除，而 NT-proBNP 是通过肾代谢途径清除，所以在心力衰竭伴随肾衰竭或者肾衰竭伴随心力衰竭的患者中（大约在心力衰竭患者中占 30%），需要动态检测 NT-proBNP，以评估心力衰竭的临床变化。

【问题6】 如何判读患者的超声心动图结果？

思路1 联合瓣膜病的诊断首先依靠的是临床症状、体征，通过心脏听诊闻及的特征性杂音可提示诊断，超声心动图有助于明确损害的瓣膜及其严重程度，可以定量测定瓣膜狭窄或关闭不全的程度、各房室的大小、心室壁的厚度、左心室的收缩功能、肺动脉压力等。超声心动图的检查结果对指导手术、介入和药物治疗有重要价值。

思路2 患者经过超声心动图检查明确诊断为风湿性心脏病，同时也证实患者存在左心收缩功能不全，需要纠正心功能后才能考虑手术治疗。同时该超声心动图报告里尚缺少一项重要内容。患者目前为心房颤动，超声心动图未能提示心房内血流状态或者有无血栓形成。

结合临床症状、体征、实验室辅助检查和超声心动图检查结果，该患者可诊断为：①风湿性心脏病、二尖瓣狭窄（重度）、二尖瓣反流（轻度）、主动脉瓣反流（轻度）、三尖瓣反流（中度）、肺动脉高压（重度）、心房颤动、心功能Ⅲ级；②上呼吸道感染。

【问题7】 如何确定该患者治疗的地点？是选择门诊还是住院治疗？

思路1 瓣膜性心脏病患者治疗的地点选择，主要取决于瓣膜性心脏病的严重程度，尤其是心功能的分级最为重要。该患者平地行走 200m 后即可出现心力衰竭症状，按照 NYHA 分级，心功能Ⅲ级，需要住院治疗。患者的评估方面包括：①临床评估，主要观察相关症状与伴发疾病。②超声心动图，其为诊断与评估严重程度和预后的重要手段。不同超声心动图的发现之间需要相关佐证、具有连贯性且需要结合临床评估。③其他检查技术，包括负荷试验、负荷超声心动图、磁共振检查、多排 CT 及心导管检查等。

思路2 患者治疗地点的选择也和患者基础心脏病有关。联合瓣膜病患者就诊时，多伴有严重血流动力学变化，需要住院治疗，必要时及早行手术治疗。该患者病因是风湿性心脏病，有多瓣膜损害，需要手术治疗。

【问题8】　该患者常见的并发症有哪些?

思路　联合瓣膜病患者血流动力学异常导致心脏结构和功能的异常,较单瓣膜疾病更易出现并发症。该患者的并发症包括心房颤动、心力衰竭和呼吸道感染。

知识点

联合瓣膜病常见的并发症

1. 心房颤动　心房颤动是最常见的心律失常,发生率在50%以上,为相对早期的并发症,有时为首发病症,也可为首次呼吸困难发作的诱因或体力活动受限的开始。开始房性期前收缩→房性心动过速→心房扑动→阵发心房颤动→慢性持续性心房颤动→永久性心房颤动。

2. 急性肺水肿　此为严重并发症,特别是在早期,右心功能尚好时,常于剧烈体力活动、情绪激动、感染、妊娠分娩、并发心房颤动或其他快速性心律失常时诱发急性肺水肿。表现为呼吸困难、发绀、不能平卧、端坐呼吸、咳粉红色泡沫样痰,以及双肺布满干、湿啰音,如不及时救治,可能导致死亡。

3. 血栓栓塞　巨大左心房(>55mm)、心房颤动、心输出量减少为血栓栓塞的危险因素。根据《2014年心房颤动患者管理指南》,可以借鉴 CHA_2DS_2-VASc 评分方案评估血栓栓塞的危险度。CHA_2DS_2-VASc 评分方案为:

C:充血性心力衰竭,1分。

H:高血压,1分。

A_2:年龄≥75岁,2分。

D:糖尿病,1分。

S_2:卒中或 TIA 或体循环栓塞病史,2分。

V:血管疾病,1分。

A:年龄65~74岁,1分。

Sc:女性,1分。

满分共9分,分值越高,非瓣膜性心房颤动患者发生血栓栓塞的风险越高。

4. 心力衰竭　为晚期并发症,是联合瓣膜病的主要致死原因,心力衰竭发生率占50%~70%,剧烈活动、妊娠、活动风湿常常是诱发因素。

5. 感染性心内膜炎　发生率为6%~10%,发生在瓣膜病的早期。

6. 呼吸道感染　在肺淤血的基础上,很容易合并细菌感染,加重心力衰竭。但肺淤血不利于肺结核分枝杆菌的生长,不易合并肺内结核。

【问题9】　该患者应如何治疗?

思路　联合瓣膜病的治疗,应全面分析纠正治疗某一瓣膜病变的利弊关系,有时纠正了某一瓣膜的异常,会明显加重另一瓣膜异常的血流动力改变,因此,通常情况下宜对合并存在的瓣膜病变同时纠正。治疗过程需要进行分层:①对于有心功能代偿和无临床症状的患者,可动态观察病情变化,一般不必治疗;②对合并各种危险因素(如高血压病、冠心病和糖尿病等)的患者进行积极治疗,并积极防治各种并发症(如心力衰竭、心律失常、感染性心内膜炎、栓塞等);③对已发生并发症(如房室传导阻滞、病态窦房综合征等)的患者,应及时安装起搏器,对症状期患者应定期随访,以免发生意外;④对瓣膜严重病变有明显血流动力学障碍的有症状患者,应劝其进行手术或其他介入性治疗。

心脏联合瓣膜病的治疗包括药物等内科治疗和外科手术治疗。心功能Ⅳ级者通常合并肝肾功能损伤,需追加针对于此的治疗。对于出现水钠潴留等心力衰竭表现者应用利尿剂、输注白蛋白、纠正电解质紊乱甚至血滤等措施;对于出现快速心房颤动者应用地高辛、β受体阻滞剂等控制心室率;该患者有二尖瓣狭窄,无须 CHA_2DS_2-VASc 评分即应该应用华法林等抗凝治疗。同时强调避免劳累和情绪激动、适当限制钠水摄入、预防感染等诱发心力衰竭的因素。纠正心力衰竭的治疗方案具体详见第二篇第一章第一节相关知识点。人工心脏瓣膜置换或瓣膜成形术等手术治疗是心脏瓣膜病的根治方法,对于已经出现心力衰竭症状的心脏瓣膜病患者,应积极评价手术的适应证和禁忌证,争取手术治疗的机会。

患者入院后,给予强心、利尿药物改善心功能,采用抗生素抗感染,注意补钾。治疗6天后,患者症状明显减轻,双下肢水肿消退。复查超声心动图,LVEF为48%,血钾4.25mmol/L,血常规正常。停止使用抗生素,给予小剂量β受体阻滞剂,请心外科会诊,转入心外科手术治疗。

【问题10】 如何进行多瓣膜疾病患者的病情评估?

思路 在对瓣膜性心脏病治疗前,需要对患者病情进行系统的评估。评估的时候需要注意的内容包括:①患者通常病程较长,需要客观而准确地收集病史,并使其系统化、条理化,有助于尽快分析病情;②查体要详细,特别是心脏以及心源性体征;③强调实验室等辅助检查的重要性,尤其要明确超声心动图在诊断和鉴别诊断中的重要地位,同时注意化验检查结果所反映的机体内环境的情况;④明确有无并发症;⑤心功能的储备情况;⑥有无其他与瓣膜性心血管疾病密切相关的疾病,如糖尿病、冠心病、肺源性心脏病、脑血管病等;⑦患者目前的身体状况、心理状态、社会经济支持条件等。

一般而言,联合瓣膜病变的预后比单一瓣膜病变的预后差。联合瓣膜病手术治疗为主要措施。有充分证据表明,手术治疗是有效和有益的,可提高长期存活率,心功能由Ⅳ级提高到Ⅱ级者达99.6%,对合并有严重冠心病者同时进行冠状动脉搭桥术,则预后改善更为明显。多瓣膜人工瓣膜置换术死亡风险高,预后不良,术前确诊和明确相对严重程度对治疗决策的选择至关重要。二尖瓣联合主动脉瓣置换术的死亡率很高,三瓣膜置换术的死亡率更高,应尽可能避免,而应选择修复或分离其中某一个或两个瓣膜。

影响预后的因素:①年龄,高龄者病死率高;②心功能,术前心功能明显减退者,其病死率是正常心功能患者的5~20倍;③冠心病,严重冠状动脉病变者(冠状动脉狭窄>70%)的术后病死率较非冠心病者增高2.7倍;④左心室严重扩大者;⑤有肺、肝、肾疾患或糖尿病周围血管疾病者预后较差;⑥既往有瓣膜手术史以及严重室性心律失常会增加死亡率。

【问题11】 联合瓣膜病的诊断与治疗流程?

思路 联合瓣膜病的诊断一般根据病史、临床表现(主要是心脏杂音),结合心电图与X线等检查,不难作出定性诊断。超声心动图在心脏瓣膜病诊断、治疗、病程监测及预后判断等方面发挥着重要作用,尤其对于合并多种疾病的复杂病变,其对临床诊治策略的制订具有决定性作用,现已成为诊断联合瓣膜病的主要手段。只有少部分病例仍需进一步进行心导管和心血管造影检查以获得更详细、客观的血流动力学资料,确定联合瓣膜病的病变类型和严重程度,以及心功能状态和有无合并冠心病等其他心脏病,为联合瓣膜病的合理外科治疗提供更为可靠的依据。

应在充分估计心功能及各瓣膜病变的严重程度之后再考虑手术治疗。主要是综合考虑到患者自身的瓣膜的功能损害程度、血流动力学情况、手术条件、经济负担等,以作出正确的决策。对不能手术的患者,应尽可能给予内科治疗,延长患者生命。

【问题12】 瓣膜性心脏病的急诊情况有哪些?

思路 心脏瓣膜病急症在临床上并不少见,心脏瓣膜病急症起病急、变化快,如果漏诊或误诊而影响及时治疗,后果可能是灾难性的。因此,临床医师必须牢记,任何突然出现血流动力学不稳定或者表现为急性心力衰竭的患者都应该考虑到急性心脏瓣膜病的可能性。心脏瓣膜病急症主要包括急性主动脉瓣关闭不全、急性二尖瓣关闭不全、急性咯血、急性肺水肿等。

(高海青)

推荐阅读文献

[1] NISHIMURA R A, OTTO C M, BONOW R O, et al. 2014 AHA/ACC Guideline for the Management of Patients With Valvular Heart Disease: A Report of the American College of Cardiology/American Heart Association Task Force on Practice Guidelines. Circulation, 2014, 129(23): e521-e643.

[2] NISHIMURA R A, OTTO C M, BONOW R O, et al. 2014 AHA/ACC Guideline for the Management of Patients With Valvular Heart Disease: Executive Summary: A Report of the American College of Cardiology/American Heart Association

Task Force on Practice Guidelines. Circulation，2014，129（23）：2440-2492.

[3] KWON D A，PARK J S，CHANG H J，et al. Prediction of outcome in patients undergoing surgery for severe tricuspid regurgitation following mitral valve surgery and role of tricuspid annular systolic velocity. Am J Cardiol，2006，98（5）：659-661.

[4] BERNAL J M，PONTON A，DIAZ B，et al. Combined mitral and tricuspid valve repair in rheumatic valve disease：fewer reoperations with prosthetic ring annuloplasty. Circulation，2010，121（17）：1934-1940.

第六章　血脂异常

心血管死亡是我国居民首要的死亡原因。基础研究、人群流行病学，以及随机对照干预研究均提示血脂异常，特别是高胆固醇血症是动脉粥样硬化性心血管疾病（atherosclerotic cardiovascular disease，ASCVD）最重要的危险因素。随机对照干预研究、荟萃分析证明降脂治疗可有效降低心血管事件和全因死亡。但是，随着生活方式的改变，中国人群的血脂水平逐步升高，血脂异常患病率呈上升态势，但知晓率、治疗率和控制率不足。因此，重视血脂异常的规范诊断和治疗，方可有效降低心血管死亡。

【临床诊疗环节】

1. 确定是否存在血脂异常。
2. 确定血脂异常的临床分型。
3. 排除可以引起血脂异常的继发性疾病。
4. 评估血脂异常的危险分层。
5. 明确血脂异常的干预靶点和靶目标。
6. 确定血脂异常的治疗策略。
7. 确定随访日期及随访内容。

【临床关键点】

1. 血脂异常的治疗目的在于防治 ASCVD，降低心血管事件风险。
2. 血脂异常通常无明显症状，诊断和分型依赖规范的血脂检测。
3. 明确血脂异常诊断后，应首先排除可以引起血脂异常的继发因素，继发性血脂异常应进行病因治疗。
4. 进行 ASCVD 危险分层，以确定血脂异常的干预靶目标。
5. 低密度脂蛋白胆固醇（LDL-C）是首要的干预靶点，非高密度脂蛋白胆固醇（non-HDL-C，非 HDL-C）是次要干预靶点。
6. 治疗性生活方式改变是血脂异常治疗重要且基础的措施。
7. 他汀类药物是 ASCVD 防治和高胆固醇血症治疗的首选药物。起始应使用中等强度他汀类药物，适当调整剂量，若胆固醇水平不能达标，可与其他调脂药物联合使用。
8. 血脂异常患者在治疗过程中需要定期随访，监测不良反应发生情况。

临床病例

患者，男性，55 岁，主因"发现血脂异常 1 年"就诊。1 年前患者体检时发现血脂异常，生化示：总胆固醇（TC）6.6mmol/L，LDL-C 4.2mmol/L，甘油三酯（TG）2.3mmol/L，HDL-C 1.2mmol/L，空腹血糖 5.6mmol/L，未诊治。1 周前再次体检，血标本成乳糜样（图 2-6-1），生化示：TC 7.0mmol/L，LDL-C 4.6mmol/L，TG 14mmol/L，HDL-C 1.2mmol/L，空腹血糖 10.1mmol/L。为进一步诊治，就诊于心内科门诊。患者自发病以来，无胸闷、胸痛，无头晕、黑矇，无眼睑水肿、泡沫尿，无腹痛、腹胀，近半年大便干燥，每三天一次，小便正常。既往史：高血压病史 1 年，血压最高 155/100mmHg，目前服用缬沙坦，血压波动于 120～130/80～90mmHg。否认冠状冠心病、脑卒中病史，否认肾脏病病史，无特殊药物使用史。个人史：喜食油腻食物，吸烟 20 年，每天 5 支，无饮酒史。家族史：父亲 52 岁时罹患急性心肌梗死。

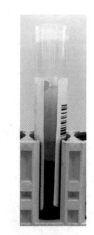

图 2-6-1　该患者的乳糜样血标本

【问题1】 该患者的初步诊断是什么?

思路 根据该患者的初步问诊,需要考虑如下疾病:

1. 高脂血症 1年前患者体检发现血脂异常,1周前再次行生化检查示:TC 7.0mmol/L,TG 14mmol/L。根据《中国成人血脂异常防治指南(2016年修订版)》(本章以下简称"2016中国指南"),TC>5.2mmol/L、TG>1.7mmol/L、TC及TG均增高,可诊断为高脂血症。但患者两次化验的TG水平相差悬殊,且TG容易受到饮食的影响,应按照标准采血流程,再次进行血脂检测。

2. 高血压(2级,高危) 患者中年男性,高血压病史1年,血压最高值为155/100mmHg,诊断为高血压2级。因患者具有男性、≥55岁、血脂异常、早发心血管疾病家族史的危险因素,高血压危险分层为高危。

3. 糖尿病 1周前体检查空腹血糖升高,为10.1mmol/L,考虑糖尿病可能。但患者无烦渴多饮、多尿、多食等糖尿病症状,依据《中国2型糖尿病防治指南(2017年版)》标准,需再次复查空腹血糖协助诊断。

知识点

1. 血脂异常的诊断标准 血脂异常通常无明显症状,诊断主要依据规范的血脂检测。目前,我国沿用2016年中国成人血脂异常防治指南的诊断标准(表2-6-1)。

表2-6-1 中国人群血脂水平的分层标准 单位:mmol/L(mg/dl)

分层	TC	LDL-C	HDL-C	TG
理想水平	—	<2.6(100)	—	—
合适水平	<5.2(200)	<3.4(130)	—	<1.7(150)
边缘升高	≥5.2(200)且<6.2(240)	≥3.4(130)且<4.1(160)	—	≥1.7(150)且<2.3(200)
升高	≥6.2(240)	≥4.1(160)	—	≥2.3(200)
降低	—	—	<1.0(40)	—

注:TC.总胆固醇;LDL-C.低密度脂蛋白胆固醇;HDL-C.高密度脂蛋白胆固醇;TG.甘油三酯。—表示数据不详。

2. 血脂检测的注意事项 为了保证血脂检测的准确性,2016中国指南建议采取以下措施减小可控因素对血脂水平的影响:

(1)采集标本前至少2周内应保持饮食习惯和体重稳定。

(2)采集标本前24小时内不进行剧烈体力活动。

(3)采集标本前至少禁食12小时。

(4)除特殊情况外,采血前坐位休息至少5分钟,取坐位接受采血。

(5)静脉穿刺时止血带使用不超过1分钟。

(6)血液标本保持密封,避免振荡。

(7)用血清做血脂分析样品,血液标本在1~2小时内离心,分离血清。

(8)及时分析血清样品,尽量避免样本存放(若必须储存,样品密封短期可存于4℃,长期需存于-70℃以下)。

依据以上注意事项,再次对该患者进行血脂检测,检测结果如下:

血脂谱:TC 6.6mmol/L,LDL-C 4.5mmol/L,TG 2.5mmol/L,HDL-C 1.3mmol/L。

【问题2】 该患者属于哪种类型的血脂异常?

思路 该患者规范的血脂检测结果提示TC≥6.2mmol/L,TG≥2.3mmol/L,HDL-C正常,TC、TG均升高,根据2016中国指南对血脂异常的临床分型(表2-6-2),诊断为混合型高脂血症。下一步需完善检查排除继发性因素引起的高脂血症。

表2-6-2 高脂血症的表型分型

疾病	TC	TG	HDL-C
高胆固醇血症	增高	—	—
高甘油三酯血症	—	增高	—
混合型高脂血症	增高	增高	—
低HDL-C血症	—	—	降低

注：TC. 总胆固醇；TG. 甘油三酯；HDL-C. 高密度脂蛋白胆固醇。—表示不详。

为除外继发性血脂异常，进一步完善查体和相关化验：

查体：体温36.5℃，脉搏72次/min，呼吸20次/min，血压130/80mmHg，身高179cm，体重85kg，体重指数（BMI）26.5kg/m²。表情无淡漠，毛发分布正常。眼睑内眦未见黄色结节，角膜无灰色及黄色沉着。手足背伸肌腱及跟腱、肘、膝皮肤伸面未见黄色结节。甲状腺未触及肿大，颈动脉未闻及血管杂音。双肺呼吸音清，未闻及干、湿啰音。心率72次/min，律齐，肺动脉瓣听诊区第二心音亢进（$A_2>P_2$），各瓣膜听诊区未闻及额外心音及杂音。腹软，无压痛、反跳痛及肌紧张，肝脾肋下未及，肠鸣音减弱，3次/min，未闻及异常血管杂音。双下肢无水肿，双侧足背动脉搏动对称。

甲状腺功能：游离甲状腺素（FT_4）18.4pmol/L（正常范围11.45～23.17pmol/L），游离三碘甲腺原氨酸（FT_3）3.7pmol/L（正常范围3.5～6.5pmol/L），促甲状腺激素（TSH）0.92μU/ml（正常范围0.35～5.5μU/ml）。

生化检查：丙氨酸转氨酶（ALT）34U/L，天冬氨酸转氨酶（AST）36U/L，肌酸激酶（CK）200U/L，空腹葡萄糖（Glu）10.5mmol/L，白蛋白（ALB）40g/L，血肌酐（CRE）55μmol/L，尿素氮（BUN）5.07mmol/L，尿酸（UA）256μmol/L。

尿常规：尿比重1.010，葡萄糖（-），蛋白（-），潜血（-）。

【问题3】 根据以上查体及化验结果，是否可以排除继发性高脂血症？

思路 结合患者的临床表现和辅助检查，可排除继发性高脂血症：①患者虽有便秘，但无表情淡漠、毛发稀疏、甲状腺肿大等体征，甲状腺功能检查提示 T_3、T_4、TSH 均正常，排除甲状腺功能减退症导致的高脂血症；②患者无基础肝肾疾病史，生化检查提示肝肾功能均正常，排除肝病和肾病综合征导致的高脂血症；③患者近期无特殊药物使用史，排除药物引起的高脂血症；④患者再次复查空腹血糖>7mmol/L，糖尿病诊断明确，然而，该患者血脂异常先于糖尿病，可排除糖尿病导致的高脂血症；⑤患者无饮酒史，超重但未达到肥胖标准，可排除饮酒、肥胖导致的高脂血症。

知识点

血脂异常的继发原因

继发性高脂血症是指由于系统性疾病、不良生活方式或使用某些药物所引起的血脂异常（表2-6-3）。在排除继发性高脂血症后，即可诊断为原发性高脂血症。大部分原发性高脂血症是由单一基因或多个基因突变所致，以家族性高胆固醇血症最常见。

表2-6-3 继发性高脂血症的常见病因

类别	举例
生活方式	高能量、高脂和高糖饮食、过度饮酒、吸烟、缺乏运动等
疾病	肥胖、糖尿病、甲状腺功能减退症、肾病综合征、肝脏疾病、骨髓瘤等血液系统疾病等
药物	利尿剂、非心脏选择性β-受体阻滞剂、糖皮质激素、环孢素、化疗药物等
其他	妊娠等

继发性高脂血症
两例

【问题4】 该患者属于 ASCVD 的高危人群吗?

思路 国内外指南均强调对血脂管理目标人群进行危险分层,按照发生 ASCVD 危险程度分为极高危、高危、中危、低危四个等级。由于种族、研究样本、研究手段等差异,危险分层在全球范围内仍缺乏统一标准。最具代表性的是美国的 Framingham 评分量表和欧洲的 SCORE 评分量表。但是,国内的一项大规模研究表明,Framingham 评分量表高估了中国人群的冠心病风险。因此,基于长期随访的队列研究,2016 中国指南提出了预测中国人群未来 10 年 ASCVD 发生风险的模型(图 2-6-2)。

该患者为男性,55 岁,合并糖尿病,LDL-C 水平在 1.8~4.9mmol/L 之间,TC 水平在 3.1~7.2mmol/L 之间。依据 2016 中国指南的危险分层方法,该患者可直接列为 ASCVD 的高危人群。

知识点

血脂异常的危险分层

符合下列任意条件者,可直接列为高危或极高危人群
极高危:ASCVD 患者
高危:(1)LDL-C≥4.9mmol/L 或 TC≥7.2mmol/L
　　　(2)糖尿病患者 1.8mmol/L≤LDL-C<4.9mmol/L(或)3.1 mmol/L≤TC<7.2mmol/L
且年龄≥40 岁

不符合者,评估 10 年 ASCVD 发病危险

危险因素个数[1]	血清胆固醇水平分层/(mmol/L)		
	3.1≤TC<4.1(或）1.8≤LDL-C<2.6	4.1≤TC<5.2(或）2.6≤LDL-C<3.4	5.2≤TC<7.2(或）3.4≤LDL-C<4.9
无高血压 0~1 个	低危（<5%）	低危（<5%）	低危（<5%）
2 个	低危（<5%）	低危（<5%）	中危（5%~9%）
3 个	低危（<5%）	中危（5%~9%）	中危（5%~9%）
有高血压 0 个	低危（<5%）	低危（<5%）	低危（<5%）
1 个	低危（<5%）	中危（5%~9%）	中危（5%~9%）
2 个	中危（5%~9%）	高危（≥10%）	高危（≥10%）
3 个	高危（≥10%）	高危（≥10%）	高危（≥10%）

ASCVD 10 年发病危险为中危且年龄小于 55 岁者,评估余生危险

具有以下任意 2 项及以上危险因素者,定义为高危:
• 收缩压≥160mmHg 或舒张压≥100mmHg
• 非 HDL-C≥5.2mmol/L（200mg/dl）
• HDL-C<1.0mmol/L（40mg/dl）
• BMI≥28kg/m²
• 吸烟

图 2-6-2 血脂异常患者 ASCVD 危险评估流程图
1. 危险因素包括吸烟、低 HDL-C、男性≥45 岁或女性≥55 岁。
ASCVD. 动脉粥样硬化性心血管疾病;LDL-C. 低密度脂蛋白胆固醇;TC. 总胆固醇;HDL-C. 高密度脂蛋白胆固醇;BMI. 体重指数。

【问题5】 该患者血脂异常的干预靶点和靶目标分别是什么?

思路 1 大量临床研究已明确证实,LDL-C 升高是导致 ASCVD 的关键因素。不同指南对首要干预靶

点的推荐有所不同,以 LDL-C、非 HDL-C 或其他指标作为首要干预靶点,但 2016 中国指南仍把 LDL-C 作为首要干预靶点,将非 HDL-C 为次要干预靶点。因此,对于该患者,我们的首要目标是降低其 LDL-C 水平。

思路 2 根据 2016 中国指南对高危患者靶目标的推荐,该患者调脂治疗的靶目标为 LDL-C<2.6mmol/L(100mg/dl)、非 HDL-C<3.4mmol/L(130mg/dl)。

知识点

血脂异常的干预靶点和干预目标

不论基线 LDL-C 水平高低,降低 LDL-C 水平在二级预防和一级预防中均能降低心血管事件风险。尽管国内外指南对血脂异常干预靶点和目标值的推荐稍有差别,部分国外新发表的血脂异常诊疗指南甚至不推荐设定调脂目标值。但是,在我国取消调脂目标值尚无证据和理由。为此,2016 中国指南仍坚持以 LDL-C 作为主要干预靶点,非 HDL-C 作为次要靶点,并设定了相应的靶目标值(表 2-6-4)。

表 2-6-4 血脂异常患者的血脂目标值　　　　　　　　　　　　单位: mmol/L(mg/dl)

危险等级	《中国成人血脂异常防治指南(2016年修订版)》	《2016年欧洲心脏病学会/欧洲动脉粥样硬化学会血脂异常管理指南》	《2014美国国家脂质协会血脂异常管理建议》
低、中危	LDL-C<3.4(130) 非 HDL-C<4.1(160)	LDL-C<3.0(115) 非 HDL-C<3.8(145)	LDL-C<2.6(100) 非 HDL-C<3.4(130)
高危	LDL-C<2.6(100) 非 HDL-C<3.4(160)	LDL-C<2.6(100)[①] 非 HDL-C<3.4(130)	LDL-C<2.6(100) 非 HDL-C<3.4(130)
极高危	LDL-C<1.8(70) 非 HDL-C<2.6(160)	LDL-C<1.8(70)[②] 非 HDL-C<2.6(100)	LDL-C<1.8(70) 非 HDL-C<2.6(100)

注: LDL-C,低密度脂蛋白胆固醇; HDL-C,高密度脂蛋白胆固醇。
①若基线在 2.6~5.2(100~200)之间,至少降低 50%。
②若基线在 1.8~3.5(75~135)之间,至少降低 50%。

【问题6】 为实现上述目标值,需要对该患者采取哪些干预措施?

思路 该患者属于 ASCVD 高危患者,根据国内外各大血脂异常防治指南推荐,应在治疗性生活方式改变(therapeutic lifestyle change,TLC)的基础上立即开始调脂药物治疗。科学的生活方式是控制该患者血脂异常重要而基础的措施。

【问题7】 该患者的治疗性生活方式改变包括哪些?

思路 该患者有超重和吸烟,合并高血压和糖尿病,平素喜食油腻食物,积极改善不良的生活方式至关重要,具体措施如下。

1. 饮食 减少饱和脂肪酸及膳食胆固醇的摄入,包括内脏、肥肉、鸡蛋、油炸食品、奶油制品等;同时增加富含膳食纤维食物的摄入,包括全谷类、水果、蔬菜、豆类等。

2. 运动 进行轻、中度的体力活动,如快走、骑车、登楼梯等,每周5~7天,每次30分钟,减轻体重。

3. 其他 戒烟、限盐,控制血压及血糖。

【问题8】 如何选择该患者的调脂药物?

思路 他汀类药物是降低 LDL-C 和防治 ASCVD 的首选药物。国外有指南推荐临床上起始应用高强度他汀,但是,中国人群血脂水平和他汀耐受性与西方人群有所差异,且目前缺乏高强度他汀治疗的安全数据。因此,2016 中国指南建议临床上依据患者血脂基线水平起始应用中等强度他汀,根据个体调脂疗效和耐受情况,适当调整剂量,若胆固醇水平不达标,与其他调脂药物联合应用。该患者目前 LDL-C 为 4.5mmol/L,目标水平为 2.6mmol/L 以内,需至少降低 42.3%,依据不同他汀类药物的降低胆固醇水平幅度,可选择的药物见表 2-6-5。

表 2-6-5　他汀类药物的降低胆固醇强度

强度	药物
高强度 （每日剂量可降低 LDL-C≥50%）	阿托伐他汀 40～80mg/d[①] 瑞舒伐他汀 20mg/d
中等强度 （每日剂量可降低 LDL-C 25%～<50%）	阿托伐他汀 10～20mg/d 瑞舒伐他汀 5～10mg/d 氟伐他汀 80mg/d 洛伐他汀 40mg/d 匹伐他汀 2～4mg/d 普伐他汀 40mg/d 辛伐他汀 20～40mg/d 血脂康[②]1.2g/d

注：LDL-C. 低密度脂蛋白胆固醇。

[①]阿托伐他汀 80mg，针对中国居民的使用经验不足，请谨慎使用。

[②]为指南推荐，有循证证据。

知识点

调脂药物的分类

（一）主要降低胆固醇的药物

1. 他汀类药物　他汀类药物的主要作用机理是抑制胆固醇合成的限速酶 3- 羟基 -3- 甲基戊二酰辅酶 A（3-hydroxy-3-methylglutaryl coenzyme A，HMG-CoA）还原酶，减少内源性胆固醇合成，从而显著降低血清 TC、LDL-C 水平，也能降低血清 TG 水平和轻度升高血清 HDL-C 水平。他汀类药物对 LDL-C 的影响与药物种类以及剂量相关（表 2-6-6），最大耐受量的强效他汀类药物可使 LDL-C 水平降低 50% 以上。常见的不良反应包括肝功能异常、肌肉不良反应、新发糖尿病和认知功能异常等。禁忌证包括：①对他汀类药物过敏者；②胆汁淤积性肝病、活动性肝病及转氨酶升高超过 3 倍健康人群高限（upper limits of normal，ULN）的患者；③孕妇、哺乳期及计划妊娠的女性。

2. 胆固醇吸收抑制剂　依折麦布是目前唯一用于临床的胆固醇吸收抑制剂，通过抑制 NPC1L1 蛋白来降低血清 TC 和 LDL-C 水平。依折麦布 10mg/d，可降低血清 LDL-C 水平 13%～20%。IMPROVE-IT（improved reduction of outcomes: vytorin efficacy international trial，进一步降低终点事件：葆至能疗效国际试验）研究证实在他汀类药物的基础上加用依折麦布能够进一步降低心血管事件。依折麦布与他汀类药物联合适用于极高危患者的 ASCVD 防治，同时也可用于他汀类药物不耐受的患者。不良反应主要包括头疼、消化道和肌肉症状，血 ALT、AST 和 CK 水平升高较少见。禁忌证：对该药任何成分过敏者、活动性肝病患者，以及妊娠期和哺乳期妇女。

3. 前蛋白转化酶枯草溶菌素 9（PCSK9）抑制剂　PCSK9 抑制剂通过阻断 PCSK9 对低密度脂蛋白受体的作用，促进循环 LDL 的清除，从而降低 LDL-C 浓度。PCSK9 抑制剂无论单独或与他汀类药物联合应用均可使血清 LDL-C 水平明显降低，幅度可达 50%～60%。FOURIER 研究和 ODYSSEY-OUTCOMES 研究也证实可减少心血管事件。目前市场上的 PCSK9 抑制剂主要为全人源化的单克隆抗体 alirocumab（用法：75～150mg，每 2 周 1 次）和 evolocumab（用法：140mg，每 2 周 1 次，或 420mg，每月 1 次）。主要不良反应包括过敏、注射部位局部反应（如疼痛或皮疹）、上呼吸道感染、鼻咽炎，以及轻度的胃肠道反应（如腹泻或恶心）。长期用药的安全性有待进一步观察。禁忌证：对该药任何成分过敏者。

4. 胆酸螯合剂　胆酸螯合剂通过与肠道内胆酸进行不可逆性结合，阻断胆酸的肠肝循环，从而降低血清 LDL-C 水平。疗效呈剂量依赖性，可以使 TC 和 LDL-C 分别降低 20%～25% 和 15%～35%。因不能被吸收，副作用主要为胃肠道反应，如恶心、腹胀、便秘、腹泻、肠梗阻，甚至可以导致严重的高甘油三酯血症。由于副作用较大等原因,该类药物目前已较少使用。

5. 普罗布考 普罗布考降低血胆固醇水平的机理不清。普罗布考 0.5g,2 次 /d,可以使 TC 降低 18.58%。普罗布考不仅能降低血清胆固醇水平,还具有减轻和消退黄素瘤的作用。不良反应主要包括胃肠道反应、头晕、头痛、失眠、皮疹等;QT 间期延长极少见,但后果严重,应关注。禁忌证:室性心律失常、QT 间期延长、血钾过低者。

6. 其他 烟酸、贝特类药物、多廿烷醇对血胆固醇浓度有一定的降低作用,但均缺乏能防治 ASCVD 的循证证据。脂必泰是一种红曲与中药的复合制剂,常用剂量为每次 0.24~0.48g,2 次 /d,具有轻中度降低胆固醇作用。米泊美生和洛美他派用于治疗纯合子型家族性高胆固醇血症,这两种药尚未在中国上市。

(二)主要降低 TG 的药物

1. 贝特类药物 该类药是降低 TG 最有效的药物,通过激活过氧化物酶体增殖物激活受体 α (peroxisome proliferator-activated receptor α, PPARα),增强脂蛋白脂肪酶(lipoprteinlipase, LPL)的脂解活性,有利于清除富含 TG 的脂蛋白,降低 TG 和升高 HDL-C 水平,促进胆固醇逆转运,并使 LDL 亚型由小而密的颗粒向大而疏松的颗粒转变。主要用于高胆固醇血症或以 TG 升高为主的混合型高脂血症患者。最常用的贝特类药物为非诺贝特,常用剂型 0.16~0.2g 每次 0.1g,1 次 /d,此外还包括苯扎贝特、吉非贝齐。常见不良反应与他汀类药物类似,包括肝脏、肌肉和肾毒性等,血清 CK 和 ALT 水平升高的发生率均<1%。绝对禁忌证:严重肝、肾疾病。

2. 烟酸类 烟酸的调脂作用机制可能与抑制脂肪组织中的脂解和减少肝脏中极低密度脂蛋白合成和分泌有关。此外,烟酸也可增强 LPL 的活性,加速 TG 的水解。适用于高胆固醇血症,低 HDL-C 血症或以 TG 升高为主的混合型高脂血症。但是,临床研究显示,在他汀类药物基础上联合烟酸的治疗方案与单用他汀类药物相比无心血管保护作用,目前欧美多国已将烟酸类药物淡出调脂药物市场。烟酸有普通和缓释两种剂型。普通剂型不良反应明显,现已不常用;目前多采用缓释型烟酸,其不良反应明显减少。缓释片常用量为每次 1~2g,1 次 /d。建议从小剂量(0.375~0.500g/d)开始,睡前服用;4 周后逐渐加量至最大推荐剂量。常见不良反应有颜面潮红、高血糖、高尿酸、上消化道不适等。绝对禁忌证:慢性肝病和严重痛风。

3. 高纯度鱼油制剂 鱼油主要成分为 n-3 脂肪酸,即 ω-3 脂肪酸。n-3 脂肪酸通过调节极低密度脂蛋白和乳糜微粒代谢降低血清 TG 水平,其效果与使用的剂量及基础 TG 水平有关。当血 TG 正常时该药几乎没有调脂作用;若血 TG>2.26mmol/l, n-3 脂肪酸(4g/d)治疗可使 TG 降低 30%。其与贝特类药物合用于治疗严重高甘油三酯血症,也可与他汀类药物合用治疗混合型高脂血症。早期有临床研究显示高纯度鱼油制剂可降低心血管事件,但未被随后的临床试验证实。该药不良反应较少,最常见为轻微消化不良。少数病例出现转氨酶或 CK 轻度升高,偶见出血倾向。

【问题 8】 该患者 TG 也增高,需要加用贝特类药物或高纯度鱼油制剂等吗?

思路 该患者 TG 轻度升高,目前为 2.5mmol/L,根据 2016 中国指南,暂不需要在他汀类药物的基础上加用贝特类药物或高纯度鱼油制剂。但是,为了预防 ASCVD 危险,在追求 LDL-C 达标的同时,应重视非 HDL-C 达到目标值(<3.4mmol/L)。该患者若经他汀治疗后,非 HDL-C 仍不能达到目标值,可考虑在他汀类药物基础上加用贝特类药物、高纯度鱼油制剂。

【问题 9】 若该患者服用最大耐受他汀类药物后 LDL-C 仍≥2.6mmol/L,下一步该如何调整降脂方案?

思路 该患者在生活方式改变和最大耐受他汀类药物治疗的情况下 LDL-C 仍未达标,依据当前国内外指南,推荐调脂药物的联合应用。调脂药物联合应用的优势在于提高血脂控制的达标率,同时降低不良反应的发生率。IMPROVE-IT 研究、FOURIER 研究和 ODYSSEY-OUTCOMES 研究等结果提示在他汀类药物治疗的基础上加用依折麦布和 / 或 PCSK9 抑制剂不但能进一步降低 LDL-C 水平,提高达标率,同时可以明显改善临床预后,所以他汀类药物联合上述两种非他汀类药物已成为 ASCVD 防治的重要手段。参照 2016 中国指南,该患者可以考虑中等强度他汀类药物与依折麦布联合治疗。他汀类药物与依折麦布分别影响胆固醇的合成和吸收,可产生良好的协同作用。两者联合治疗可使血清 LDL-C 在他汀类药物治疗的基础上再下降18%左右，且不增加他汀类药物的不良反应。

【问题10】　该患者调脂治疗期间需要定期监测和随访的内容有哪些？

思路　该患者在使用他汀类药物治疗后，需定期监测治疗反应及他汀类药物引起的不良反应。

根据2016中国指南，该患者在开始服用他汀类药物6周内复查血脂及转氨酶和CK。若血脂达标且无药物不良反应，逐渐改为每6～12个月复查1次。若血脂未达标且无药物不良反应，每3个月复查1次。若治疗3～6个月后，血脂仍未达标，则需调整药物剂量或种类，或联合药物治疗。每当调整治疗后均应在治疗6周内复查。

【问题11】　若该患者在服用他汀类药物期间出现肝功能异常，下一步处理方案是什么？

思路　依据《2016年欧洲心脏病学会/欧洲动脉粥样硬化学会血脂异常管理指南》，若该患者ALT的升高<3倍ULN，可继续采用当前他汀类药物治疗，4～6周后再次复查ALT。若ALT的升高≥3倍ULN，则停用他汀类药物或减量并在4～6周内复查ALT，恢复正常可考虑谨慎恢复用药，持续升高则需要寻找其他原因。

【问题12】　若该患者在服用他汀类药物期间出现肌肉不良反应，下一步处理方案是什么？

思路　他汀类药物对肌肉的影响包括：①肌痛，表现为肌肉疼痛或无力，不伴CK升高；②肌炎，有肌肉症状，并伴CK升高；③横纹肌溶解，有肌肉症状，并伴有CK显著升高超过正常上限的10倍，常有褐色尿或肌红蛋白尿。横纹肌溶解是他汀类药物最危险的不良反应，严重者可引起死亡。依据《2016年欧洲心脏病学会/欧洲动脉粥样硬化学会血脂异常管理指南》，应根据CK升高的幅度对患者采取不同的处理方案（具体流程见图2-6-3）。

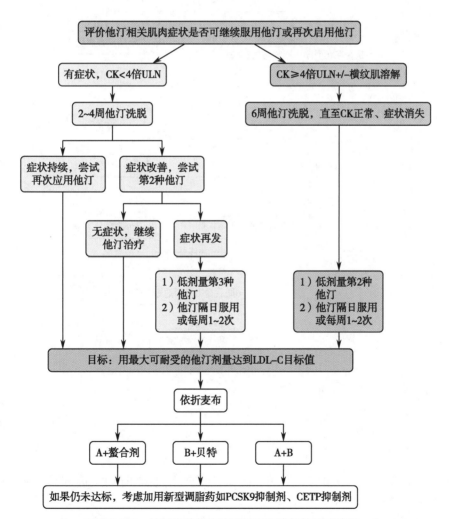

图 2-6-3　他汀类药物治疗期间肌肉症状的治疗流程

CK. 肌酸激酶；ULN. 健康人群高限；LDL-C. 低密度脂蛋白胆固醇；HDL-C. 高密度脂蛋白胆固醇；PCSK9. 前蛋白转化酶枯草溶菌素9；CETP. 胆固醇酯转运蛋白。

【问题 13】 该患者高脂血症合并高血压,降压药物应该如何选择?

思路 2001 年《美国国家胆固醇教育计划成人治疗组第三次指南》指出,利尿剂和 β 受体阻滞剂对血脂有不良影响(表 2-6-6),因此,该患者应避免使用上述两种药物,以达到较好的降压效果,又不影响脂质代谢。该患者同时合并糖尿病,建议优选血管紧张素转换酶抑制剂(ACEI)或血管紧张素 Ⅱ 受体阻滞剂(ARB)类降压药物。

表 2-6-6 降压药物对血脂的影响

药物	TC	LDL-C	TG	HDL-C
噻嗪类利尿剂(大剂量)	↑	↑	↑	无影响或轻微
袢利尿剂	↑	↑	↑	↓(呋塞米)
β 受体阻滞剂(无 α 受体阻断或无内源性拟交感活性)	影响多样	影响多样	↑	↓
α₁ 受体阻滞剂或 α₂ 受体激动剂	↓	↓	无影响	无影响

注:TC. 总胆固醇;LDL-C. 低密度脂蛋白胆固醇;TG. 甘油三酯;HDL-C. 高密度脂蛋白胆固醇。↑表示上升,↓表示下降。

【血脂异常的临床诊疗图】 (图 2-6-4)

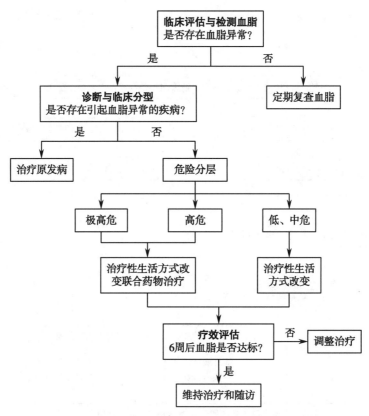

图 2-6-4 血脂异常的临床诊疗路径

(陈 红)

推荐阅读文献

[1] CATAPANO A L, GRAHAM I, D E BACKER G, et al.. 2016 ESC/EAS guidelines for the management of dyslipidaemias. Eur Heart J, 2016, 37(39): 2999-3058.

[2] GRUNDY S M, STONE N J, BAILEY A L, et al. 2018 AHA/ACC/AACVPR/AAPA/ABC/ACPM/ADA/AGS/APhA/ASPC/NLA/PCNA guideline on the management of blood cholesterol. J Am Coll Cardiol, 2019, 73(24): e285-e350.

[3] COONEY M T, DUDINA A L, GRAHAM I M. Value and limitations of existing scores for the assessment of

cardiovascular risk: a review for clinicians. J Am Coll Cardiol，2009，54（14）：1209-1227.

[4] National Cholesterol Education Program（NCEP）Expert Panel on Detection，Evaluation，and Treatment of High Blood Cholesterol in Adults（Adult Treatment Panel Ⅲ）. Third report of the National Cholesterol Education Program（NCEP）expert panel on detection，evaluation，and treatment of high blood cholesterol in adults（adult treatment panel Ⅲ）final report. Circulation，2002，106（25）：3143-3421.

[5] CANNON C P，BLAZING M A，GIUGLIANO R P，et al. Ezetimibe added to statin therapy after acute coronary syndromes. N Engl J Med，2015，372（25）：2387-2397.

[6] SABATINE M S，GIUGLIANO R P，KEECH A C，et al. Evolocumab and clinical outcomes in patients with cardiovascular disease. N Engl J Med，2017，376（18）：1713-1722.

[7] SCHWARTZ G G，STEG P G，SZAREK M，et al. ODYSSEY OUTCOMES committees and investigators: alirocumab and cardiovascular outcomes after acute coronary syndrome. N Engl J Med，2018，379（22）：2097-2107.

[8] LANDMESSER U，CHAPMAN M J，STOCK J K，et al. 2017 Update of ESC/EAS Task Force on practical clinical guidance for proprotein convertase subtilisin/kexin type 9 inhibition in patients with atherosclerotic cardiovascular disease or in familial hypercholesterolaemia. Eur Heart J，2018，39（14）：1131-1143.

[9] 中国成人血脂异常防治指南修订联合委员会. 中国成人血脂异常防治指南（2016 年修订版）. 中华心血管病杂志，2016，44（10）：833-853.

第七章 心肌疾病

第一节 心肌病

心肌病为一组异源性的疾病，是指机械和 / 或电传导异常相关的心肌疾病，通常表现为不恰当的心室肥厚、扩张、收缩或舒张功能异常，以及心脏电活动异常，可由各种原因（部分是基因异常）所致。通常依据是否存在心脏外的致病因素或病因，分为原发性心肌病和继发性心肌病。原发性心肌病是指无明确的引起心肌病变的其他致病因素，以心肌为主要或唯一的受累脏器。继发性心肌病是指心肌病变具有明确的致病因素，心肌病变可以是全身（多系统）疾病的一个部分。依据 2006 年美国心脏协会的分类，原发性心肌病分为遗传性、获得性和混合性三大类。遗传性心肌病包括肥厚型心肌病（hypertrophic cardiomyopathy，HCM）、致心律失常右心室心肌病、左心室致密化不全、线粒体心肌病、心脏离子通道病等。本节以 HCM 为例，探讨类似心肌病的诊断与治疗过程。

【HCM 临床诊疗环节】

1. 详细询问患者的临床症状，包括心力衰竭的症状、有无晕厥，以及可能引起心肌肥厚的其他疾病病史和家族史。

2. 查体重点关注有无心力衰竭和左心室流出道梗阻的体征，包括心界大小、心脏杂音、肺部啰音、下肢水肿情况等。

3. 完善心力衰竭生化标志物［脑利尿钠肽（BNP）或氨基末端脑利尿钠肽前体（NT-proBNP）］检查，综合判断心力衰竭严重程度与功能分级。

4. 完善心脏影像学检查。主要是超声心动图，有条件的医疗机构进行心脏磁共振成像（CMR），同时进行延迟钆显像（late gadolinium enhancement，LGE）。重点评估是否存在左心室梗阻及梗阻部位。对于静息状态下没有左心室梗阻的患者应建议其进行运动负荷、含服硝酸酯类药物或 Valsalva 动作等改变左心室的前后负荷，观察是否存在潜在梗阻（尤其是对非对称性室间隔肥厚的患者）。

5. 完善常规心电图和动态心电图检查，必要时可重复。明确是否存在心律失常，尤其是恶性室性心律失常情况。

6. 对患者进行猝死的风险评估。

7. 重点与引起心肌肥厚的其他疾病进行鉴别，包括高血压心肌肥厚、瓣膜病性心肌肥厚，以及淀粉样变和糖原贮积病心肌受累等。

8. 根据患者情况给予初始的抗心力衰竭、减轻流出道梗阻及抗心律失常的药物治疗。

9. 对于药物治疗效果不好者或者部分高危患者，结合患者心电图和超声心动图情况，在心脏专科医师或心脏电生理医生指导下，决定是否有必要使用植入型心律转复除颤器（ICD）或外科及介入手术解除梗阻。

10. 明确患者长期服用药物种类、剂量，门诊随访内容，以及出院后的注意事项。

11. 在一级亲属中进行 HCM 筛查。

12. 条件允许时，可进行 HCM 致病基因的筛查，尤其对有心肌病家族史的患者。

【临床关键点】

1. HCM 诊断中超声心动图技术至关重要，尤其是血流动力学评估。

2. 重点与引起心肌肥厚的其他疾病进行鉴别。

3. 临床主要关注三点，心力衰竭、心律失常和心脏性猝死。

4. 心力衰竭主要为舒张性心力衰竭及流出道梗阻所致，药物治疗以改善舒张功能和减轻左心室梗阻为主，应首选 β 受体阻滞剂，对 β 受体阻滞剂不能耐受者，可以考虑非二氢吡啶类钙通道阻滞剂。对于存在左心室梗阻的患者,应慎用正性肌力药(洋地黄等)以及降低左心室前、后负荷的药物(硝酸酯类药物、利尿剂、钙通道阻滞剂、α受体阻滞剂等)。

5. 对于猝死高危患者建议植入ICD。

6. 对于HCM合并心房颤动患者,由于对心率过快耐受性差,维持窦性心律又比较困难,应结合患者病情选择节律控制还是室率控制。

7. 对于HCM合并心房颤动患者,因血栓风险高,如无禁忌,均应进行抗凝治疗,无须进行评估心房颤动患者血栓栓塞风险的CHA_2DS_2-VASc评分。

8. 对于药物治疗后仍有明显心力衰竭症状的患者,如左心室流出道压差仍高于50mmHg,可考虑采用外科手术的方法或者化学消融肥厚的心肌,以减轻梗阻,缓解症状,改善预后。

临床病例

患者,男性,36岁,主因"活动后胸闷半年,加重伴发热1周"入院。

患者近半年出现活动后胸闷,伴心悸,逐渐加重,上3楼有症状。近1周着凉后出现发热、黄痰,憋气加重入院。心电图示窦性心律、76次/min,左心室肥厚,$V_2 \sim V_6$ ST段压低伴T波倒置(图2-7-1)。为进一步诊治收入院。既往高血压5年余,口服降压药物,血压控制于130/80mmHg左右,曾行24小时动态血压监测"正常"。吸烟10年。其一兄曾"心电图异常",40岁时猝死。入院查体:血压140/95mmHg,脉搏78次/min,呼吸20次/min,体温37.8℃,高枕卧位,颈静脉不充盈。双肺闻及少量湿啰音,心律齐,胸骨左缘3/6级收缩期杂音,双下肢不肿。

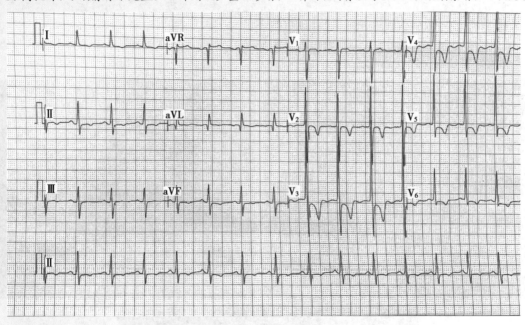

图2-7-1 患者心电图

初步采集病史和查体后,需要考虑以下问题。

【问题1】 患者活动时胸闷的原因是什么?

思路 患者为中年男性,有活动相关的胸闷,结合心电图和心脏杂音,首先考虑心力衰竭的可能性大,纽约心脏病协会(New York Heart Association,NYHA)分级Ⅲ~Ⅳ级,但明确诊断需要完善超声心动图、BNP等检查。另外,有高血压、吸烟等危险因素,活动后胸闷、胸痛应除外冠心病。还需要与高血压引起的心脏损害相鉴别,患者高血压仅5年,平素血压控制好,行24小时动态血压监测"正常",不支持高血压心脏病。另外,呼吸系统疾病如慢性阻塞性肺疾病(COPD)等也应注意,患者为中年男性、长期吸烟,但既往无呼吸系统疾病病史,故可能性较小。

【问题2】 本次发病的诱发因素有哪些?

思路 患者本次入院前有受凉后的发热伴咳嗽、咳黄痰,考虑上呼吸道感染为此次发病的诱发因素。下一步应进行有效的抗感染治疗。

【问题3】 为明确诊断,下一步应实施哪些检查项目?

思路

1. 患者考虑存在呼吸道感染,应完善血常规、肝肾功能、胸部X线检查,以便除外肺部感染,并留取痰培养尽量获得病原学资料,指导下一步抗生素治疗。

2. 患者高度疑诊心力衰竭,应完善超声心动图、BNP或NT-proBNP水平测定。此外,患者需除外冠心病,应完善冠状动脉CTA或冠状动脉造影检查。

辅助检查

实验室检查:白细胞计数 $9.43×10^9$/L,中性粒细胞百分比 81.9%,血红蛋白 152g/L,血小板计数 $200×10^9$/L。肝肾功能正常。

低密度脂蛋白和高密度脂蛋白水平分别为 4.18mmol/L 和 0.68mmol/L。

血气分析:pH 7.42,二氧化碳分压 38.5mmHg,氧分压 76.5mmHg。

心肌酶[肌酸激酶(CK)、肌酸激酶同工酶(CK-MB)和肌钙蛋白 I(TnI)]正常。

BNP:1 200ng/L(正常值<100ng/L)。

影像学检查:

胸部X线检查示双肺纹理清晰、未见斑片影,心影正常,心胸比为 0.45。

计算机体层摄影(CT)及冠状动脉重建未见明确冠状动脉狭窄性病变。

超声心动图检查:左心房增大(前后径 45mm)、左心室舒张末期内径 50mm,左心室收缩末期内径 30mm,室壁运动正常,左心室射血分数 70%,左心室不对称性肥厚,室间隔基底部最厚 23mm,左心室后壁 9mm,二尖瓣前叶收缩期轻度前移,二尖瓣可见中等量反流,左心室流出道血流速度最快 1.9m/s,频谱呈匕首样。左心室舒张功能减低(E/A 值为 0.5)(图 2-7-2)

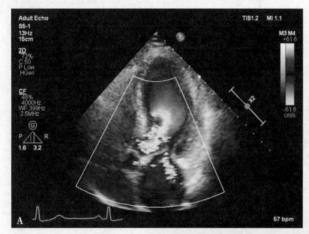
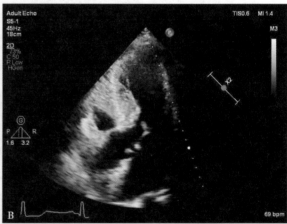
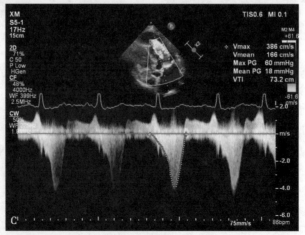

图 2-7-2 患者超声心动图

A. 二尖瓣返流;B. SAM 现象;C. 匕首样压差。

【问题4】 结合上述资料,患者目前诊断什么疾病? 其主要临床表现有哪些?

思路　患者超声心动图结果提示肥厚型心肌病可能性大,静息状态下未见梗阻。结合 BNP 结果,患者存在射血分数保留的心力衰竭(heart failure with preserved ejection fraction,HFpEF)。另外考虑患者存在呼吸道感染,为本次心力衰竭加重的诱发因素。

HCM 是一种以心肌肥厚为特征的心肌疾病,主要表现为左心室壁增厚,90% 为非对称性肥厚,心肌厚度通常≥15mm,肥厚的部位可以在室间隔、左心室中部或心尖部,可伴有左心室流出道或左心室其他部位的梗阻,通常不伴有左心室腔的扩大。

HCM 是一种遗传性心肌病。绝大部分 HCM 呈常染色体显性遗传,约 60% 的成年 HCM 患者可检测到明确的致病基因突变,其中 40%～60% 为编码肌小节结构蛋白的基因突变,已发现 27 个致病基因与 HCM 相关。成年人患病率为 0.2%。

HCM 大体病理可见心脏肥大、心壁不规则增厚,组织病理可见心肌纤维排列紊乱及形态异常、心肌细胞肥大、间质纤维化和心肌间质小冠状动脉管壁增厚、管腔缩小。

很多 HCM 患者并无任何症状,仅仅是在对其他 HCM 患者进行家族筛查时查体发现杂音或心电图异常。有症状的患者主要表现如下:

1. 心力衰竭的相关症状　主要是劳力性呼吸困难,有症状患者中 90% 以上有此表现。引起 HCM 患者心力衰竭的主要原因包括心肌肥厚导致的舒张功能不全、左心室流出道梗阻、二尖瓣反流,终末期患者可有左心室收缩功能降低。

2. 胸痛　25%～30% 的 HCM 患者有胸痛不适的症状,多呈劳力性胸痛,也有不典型的疼痛持续发生且发生于休息时及餐后,但冠状动脉造影正常。胸痛可能是由于心脏血液的供需失衡所致。一方面,心肌增厚、收缩力增强,以及流出道梗阻造成的心肌张力增加会使心肌需氧增加;另一方面,心肌微血管病变、心肌纤维化等造成心肌供血减少,供需失衡会造成活动后胸痛。

3. 心律失常　HCM 患者可伴有心房颤动、其他室上性及室性心律失常。患者可表现为心悸、原有的心力衰竭症状加重、晕厥,部分患者因为室性心律失常而猝死。

4. 晕厥　15%～25% 的 HCM 患者至少发生过一次晕厥,另有 20% 的患者有先兆晕厥,一般见于活动时。晕厥发病原因包括心律失常、流出道梗阻、心室压力反射所引起的不恰当的外周血管扩张等。晕厥是 HCM 患者猝死的重要危险因素,尤其是年轻的 HCM 患者,若近期发生晕厥,应高度重视。

5. 心源性猝死　是引起 HCM 患者死亡的主要原因,多与致命性心律失常有关,可为室性心动过速、心室颤动,亦可为停搏、房室传导阻滞。

6. 心源性休克　流出道严重梗阻的 HCM 患者,如果过度利尿或扩血管治疗等导致左心室前后负荷急剧下降,可发生心源性休克。此外,心动过速也可能是诱发因素。

7. 终末期心力衰竭　5% 的 HCM 患者会发展到终末期。表现为心脏扩大、室壁变薄、LVEF 下降。

HCM 查体所见的阳性体征与左心室流出道梗阻和二尖瓣反流有关。心脏听诊第一心音后的递增递减型杂音,在心尖和胸骨左缘之间最清晰。Valsalva 动作,从蹲、坐、仰卧等姿势转为站立,使用硝酸甘油后,可导致左心室流出道梗阻加重,从而使心脏杂音增强。

【问题5】 该患者还应与哪些疾病进行鉴别?

思路　HCM 主要还应与其他引起左心室肥厚的疾病进行鉴别,主要如下:

1. 高血压引起的心肌肥厚　此类患者高血压病史较长,心肌肥厚通常呈对称性,肥厚心肌为均匀的低回声,室壁厚度一般≤15mm。这些均与本患者不符。

2. 主动脉瓣狭窄和先天性主动脉瓣下隔膜　多为对称性肥厚,室壁厚度一般≤15mm。超声心动图可明确病变特点、部位及血流动力学改变,其程度多为中、重度以上。瓣下隔膜可通过心脏磁共振成像清晰显示。本患者超声心动图检查可除外此诊断。

3. 运动员心脏　长期训练的运动员可出现对称性心肌肥厚,但心室厚度极少超过 15mm。家族史和病史有助于和 HCM 鉴别。运动员心脏心电图可以有窦性心动过缓、左心室高电压,但极少出现病理性 Q 波和 T 波倒置。此外,HCM 除非在终末期,很少出现左心室增大,超声心动图的组织多普勒超声心动图显示 HCM 的舒张期 E 峰明显降低,心脏 MRI 上 HCM 会有延迟钆显像,这几点都有助于和运动员心脏鉴别。此外也可考虑基因检测。

4. 淀粉样变 该病是不可溶性淀粉样前蛋白沉积于器官或组织而引起的一组疾病，心脏是淀粉样变常累及的器官，最常见的是轻链型和 *TTR* 基因突变型。该病的心脏受累的特点是心肌肥厚伴心电图低电压（轻链型），部分患者可为正常电压，但不会出现高电压，这一点可与 HCM 鉴别。此外淀粉样变可有血液系统的检查异常（M 蛋白等），神经系统、消化系统受累，组织活检发现淀粉样物质沉淀。这些均可和 HCM 鉴别。此外也可考虑基因检测。本患者可除外淀粉样变。

5. 糖原贮积病 其中 Danon 病可有严重的左心室肥厚，常伴心室预激和传导异常等心电图表现。该病是 x 连锁显性遗传性溶酶体糖原贮积病，是 *LAMP2* 基因突变所致。和 HCM 的鉴别要点主要是该病有骨骼肌和神经系统多系统的表现，基因检测有助于诊断。对本患者不难排除该病。

6. α- 半乳糖苷酶 A 缺乏症 又称 Anderson-Fabry 病，该病是 *GLA* 基因突变导致溶酶体内 α- 半乳糖苷酶 A 缺乏，导致神经鞘脂类化合物在多种组织细胞的溶酶体中堆积，造成组织和器官病变。该病可有向心性心肌肥厚。本病通常合并其他系统受累的症状，如外周神经疼痛、少汗、皮肤血管角化瘤、蛋白尿、肾功能不全。确诊依赖于 α- 半乳糖苷酶 A 活性的测定，基因检测也可用于该病的诊断。本例患者 α- 半乳糖苷酶 A 活性在正常范围。

7. 其他伴有心肌肥厚的少见疾病 包括弗里德赖希共济失调（Friedreich ataxia）、努南综合征（Noonan syndrome）、豹斑综合征（Leopard syndrome）、Costello 综合征（Costello syndrome）和心面皮肤综合征（cardiofaciocutaneous syndrome，CFC）等，这些一般会同时累及其他系统或器官，临床上出现其他系统（尤其是神经和肌肉）受累的特殊征象，与肌小节蛋白编码基因突变导致的 HCM 不同，基因诊断是主要的鉴别手段之一。本例患者并没有这些疾病的临床特点。

【问题6】 下一步如何治疗?

思路

1. 呼吸道感染为本次入院的主要诱发因素，结合患者血常规升高，应积极抗生素控制感染。

2. 患者为基础病史 HCM 引起的心力衰竭，应给予相应药物治疗。

HCM 患者心力衰竭症状大多是由于左心室舒张功能不全、左心室流出道梗阻，以及二尖瓣关闭不全引起的。针对心力衰竭及流出道梗阻的药物治疗首选负性肌力作用的药物，主要为 β 受体阻滞剂和非二氢吡啶类钙通道阻滞剂。因为 β 受体阻滞剂扩张外周血管的作用极小，应作为药物治疗的首选药物。β 受体阻滞剂可以减轻流出道梗阻，尤其是活动后的流出道梗阻。此外，β 受体阻滞剂可以减慢心率，延长舒张期，降低心肌耗氧量，改善舒张功能不全的症状，对胸痛症状的改善亦有作用。对于 β 受体阻滞剂单药治疗后仍有明显梗阻和心力衰竭症状的患者，可以换用钙通道阻滞剂，一般选用维拉帕米，或者和 β 受体阻滞剂合用，但合用时需注意心率变化。除了负性肌力和减慢心率的作用以外，维拉帕米还可改善心肌的微循环，缓解胸痛；也可使用地尔硫䓬，但理论依据和实际效果均不及维拉帕米。上述药物使用时，应逐渐加量至最大耐受量。血管扩张剂和利尿剂因为可能引起梗阻加重、恶化心力衰竭症状，应尽量避免使用。

除了心力衰竭症状以外，胸痛也是 HCM 患者的重要症状。治疗胸痛的药物和治疗 HCM 合并心力衰竭类似，β 受体阻滞剂和维拉帕米均可使用。对于没有梗阻的 HCM 患者，维拉帕米缓解胸痛的效果极为明显。

入院后治疗

入院后给予抗生素控制呼吸道感染，并加用琥珀酸美托洛尔，因患者静息状态下无流出道梗阻，给予呋塞米利尿治疗后，患者症状逐渐缓解。心率控制于 60 次 /min 左右，BNP 降至 150ng/L。

【问题7】 患者心力衰竭控制后需要进行哪些进一步检查?

思路 患者考虑 HCM，心源性猝死是重要的死因，应完善如下检查并进行危险分层。

1. 动态心电图 又称 Holter 监测，是发现 HCM 患者的各种心律失常的重要检查，如果有条件，应进行 48～72 小时。动态心电图监测中发现的非持续性室性心动过速是 HCM 患者心源性猝死的独立危险因素。每个 HCM 患者均应行动态心电图检查协助进行危险分层。

2. 心脏 MRI 对于所有怀疑 HCM 的患者都建议进行心脏 MRI 检查，对心脏功能进行全面评估。心脏 MRI 空间分辨率高，可对超声心动图上可能观察不清的部位进行精确评估。此外，心脏 MRI 结合延迟钆显像可以评估 HCM 患者心肌纤维化的范围。延迟钆显像范围占心肌质量≥15% 是 HCM 患者猝死的高危因素。

3. 运动负荷试验 虽然患者静息状态下没有明显流出道梗阻，但相当一部分患者（30%左右）存在潜在梗阻，建议对所有怀疑 HCM 的患者进行运动负荷后复查超声心动图，如无相应设备，可让患者做深蹲后站起动作，重复 5～10 次后复查，也可做 Valsalva 动作后复查超声心动图，以期发现潜在的梗阻。此外运动负荷试验可发现与运动相关的心律失常、ST-T 改变，以及是否存在血压反应异常（从静息到最大运动量血压升高 ≤20mmHg 或从最大运动量到静息血压降低 ≤20mmHg）。

4. HCM 是一种遗传性疾病 对于 HCM 的一级亲属应进行筛查，除了病史和查体以外，推荐进行心电图和超声心动图的检查。不推荐常规进行基因筛查，除非先证者已有明确的致病基因，可对一级亲属进行基因检测。但目前心肌病的表现型和基因型之间是"多对多"的关系，而且目前尚未发现某种基因型与心源性猝死独立相关，所以在 HCM 的诊断中不推荐常规进行基因检测。但如果在与其他可引起左心室肥厚的遗传疾病进行鉴别诊断时，可进行基因检测。

患者检查结果

心脏 MRI：左心室前壁及下壁心肌非对称性肥厚，延迟钆显像示室间隔可见斑片状延迟强化，符合肥厚型心肌病。

动态心电图：窦性心律，心率 46～130 次/min，平均 64 次/min。可见阵发心房颤动，4 次室性期前收缩。检查过程中患者无明显症状。

复查超声心动图：患者做 10 次深蹲后站立动作后，可见明显 SAM 征，左心室流出道血流速度明显增快，最快 4.0m/s，中至大量二尖瓣反流。

【问题8】 患者下一步如何处理？

思路

1. 患者存在潜在的流出道梗阻，应将琥珀酸美托洛尔加量至最大耐受量。

2. 患者阵发心房颤动，但动态心电图检查中发生心房颤动时并无明显症状。HCM 患者对于心房颤动耐受性差，在心室率快时容易出现心力衰竭，所以维持窦性心律有助于控制心力衰竭症状。但是，HCM 患者往往有左心房增大、左心房压增高，所以维持窦性心律比较困难。因此，具体采用节律控制还是室律控制应结合患者的临床情况，尤其是有无心力衰竭症状而定。本例患者心房颤动发作时无明显症状，可考虑心室率控制。将琥珀酸美托洛尔加量至最大耐受量。鉴于患者存在潜在梗阻，不考虑洋地黄类控制心室率。

另外，对于心室率难以控制且无法恢复窦性心律的患者，可考虑房室结消融加起搏器治疗。如果发作心房颤动时患者症状明显，可考虑节律控制策略。转复窦性心律可采用电转复或者药物转复，长期维持窦性心律的药物可选用胺碘酮，也有某些国外学者建议首选索他洛尔。对于药物维持窦性心律困难或者因为副作用无法坚持用药的患者，如果心房颤动引起的症状严重，经过仔细评估后可进行射频导管消融治疗，通过隔离肺静脉，维持窦性心律。但目前 HCM 患者中进行心房颤动消融治疗尚缺少高质量的临床研究。

HCM 患者发生心房颤动后均需进行抗凝治疗，无须进行 $CHA_2DS_2\text{-}VASc$ 评分，可选用华法林 [国际标准化比值（INR）维持于 2～3] 或新型口服抗凝药。

【问题9】 本例患者猝死风险如何？

思路 患者诊断 HCM，有一兄 40 岁猝死，提示患者有较高的猝死风险。另外，提示 HCM 患者猝死高危的因素有：非持续性室性心动过速、左心室壁最大厚度 >30mm、不明原因的晕厥、存在心尖部或其他部位的室壁瘤、HCM 进展至终末期（尤其是 LVEF 降低）。存在以上情形之一的 HCM 患者，建议植入 ICD 进行心源性猝死的一级预防。

提示 HCM 患者心源性猝死的高危因素还有：①运动血压反应异常；②发病年龄小于 30 岁；③左心室流出道压差 ≥30mmHg；④同时携带多个基因突变；⑤延迟钆显像范围 ≥左心室质量的 15%。如果存在 ≥2 项以上的因素，也考虑植入 ICD 进行心源性猝死的一级预防。

2014 年欧洲心脏病学会的肥厚型心肌病的诊断和管理指南中，提出 HCM 患者 5 年心源性猝死绝对风险的评估模型，纳入了年龄、心室最大厚度、左心房大小、左心室流出道最大压差、心源性猝死家族史、晕厥病史和短阵室性心动过速等危险因素。使用该 HCM 预测模型对患者进行个体化风险评估，5 年心源性猝死风险≥6%者建议植入 ICD,风险<4%者不建议植入 ICD,风险在 4%～6%者根据具体情况而定。

需要强调的是,在 HCM 心源性猝死的高危患者中,不能仅靠药物治疗,因为单纯药物治疗无法完全预防心源性猝死的发生。但药物治疗可以缓解心律失常引起的症状,并可减少 ICD 的放电,治疗首选 β 受体阻滞剂,应逐渐滴定到最大耐受量。对于 ICD 频繁放电的患者,可考虑使用Ⅲ类抗心律失常药物(胺碘酮或索他洛尔)。

进一步治疗

琥珀酸美托洛尔逐渐加量至 190mg,1 次/d,静息心率控制于 55～60 次/min 左右,并加用达比加群抗凝治疗,建议患者植入 ICD 进行猝死的一级预防,患者拒绝,门诊随诊。随诊过程中患者症状明显缓解。心功能Ⅰ级,可上 5 楼,复查超声心动图,SAM 征仍然存在,在 10 次深蹲后站立动作后,左心室流出道血流速度 3m/s,最大压差 36mmHg。

【问题 10】 本例患者流出道梗阻是否需要进一步处理?

思路 经过充分的药物治疗仍然存在明显的心力衰竭症状并且静息或活动后流出道压差≥50mmHg,可考虑采用外科手术或者酒精消融的方法减轻流出道梗阻。本患者经过药物治疗后压差 36mmHg,无明显心力衰竭症状,可继续用药观察。

本患者虽然经过药物治疗效果尚可,但患者有高危猝死风险且未植入 ICD,应密切随诊,避免剧烈运动,定期复查动态心电图、超声心动图,如有晕厥或先兆晕厥情况,应及时就诊。门诊医生应反复建议 ICD 植入。

(张抒扬)

第二节 心 肌 炎

心肌炎是由感染、过敏、自身免疫性疾病、药物毒物等原因引起的心肌炎症性病变,主要根据临床和病理学表现进行诊断和分类。

心肌炎最常见的病因是感染,其中又以病毒感染最多见。病毒对心肌的损伤机制分为两种:①病毒直接侵犯心肌细胞,造成对心脏的直接毒性作用,其中有溶细胞性 T 细胞损伤心肌并参与心肌细胞的凋亡;②获得性免疫产生的抗体与肌球蛋白等自身结构和功能蛋白产生交叉反应,进一步造成一过性或长期的心肌损伤。20 世纪 80—90 年代,肠病毒(如柯萨奇病毒)相关的心肌炎和扩张型心肌病被广泛报道。近十年来,其他类型的病毒报道越来越多,如腺病毒、人类细小病毒 B19、丙型肝炎病毒及疱疹病毒等,提示了病毒性心肌炎的病原学变迁。除了病毒之外,感染性心肌炎还包括细菌、真菌、原虫、寄生虫等病原微生物感染造成的心肌损伤。

与感染性心肌炎相对的另一类心肌炎为非感染性心肌炎:包括药物、毒物、变态反应及自身免疫性疾病导致的心肌炎性病变。对心肌的损伤机制主要为药物或毒物的直接毒性反应以及非感染性因素激活的细胞和体液免疫对自身心肌细胞成分的攻击。此外,近年的研究表明,基因的易感性也参与了感染性和非感染性心肌炎的进展。

心肌炎是临床上非常广泛的一组疾病谱,但是心肌炎的确诊却非常困难。首先,心肌炎的临床表现多种多样,症状轻重不一,有的患者表现为心源性休克或心源性猝死,但大多数患者呈亚临床、自限性病程而没有明显症状。这种临床表现的不特异性易造成临床医师对心肌炎诊断的困惑。一方面,因患者临床表现不典型而忽略了心肌炎相关的检查和诊断,以至于少部分患者出现病情急剧恶化;另一方面,也会出现由于患者主诉感冒后乏力、胸闷及心悸症状,而心电图发现期前收缩就轻率地诊断为心肌炎。显然,对心肌炎这两种过严或过宽的诊断都是不合适的。

更重要的是,心肌炎的确诊需要心内膜活检作为病理依据。达拉斯标准(Dallas criteria)提出心肌炎诊断需要有炎性细胞浸润、心肌细胞变性和非缺血性坏死,近年来免疫组化标准的加入使心肌炎的病理学诊断标准更加细化,却仍然不能改变心内膜活检病理诊断灵敏度仅有 10%～35% 的问题。这是因为心肌炎心肌受累多为片状、灶性,有些患者虽然进行了心内膜活检,却没能取到病变心肌。近年的研究显示,左心室侧壁心肌活检对心肌炎的诊断率显著高于右心室间隔。随着分子诊断技术的进展，除了病理学分析外，目前还推荐应用聚合酶链反应（polymerase chain reaction，PCR）技术对心肌组织进行病毒基因组学检测，从而提高了病毒性心肌炎的诊断率。然而，心肌活检术毕竟是有创检查，无论是国内还是国外，该检查手段的实施均不广泛。近年来，心脏 MRI 检查成为心肌炎无创检查的重要手段，具有较高的灵敏度和特异度，但至今我们仍然缺乏特异性确诊心肌炎的无创检查手段。

支持治疗（包括针对心力衰竭、心律失常等并发症）对心肌炎的治疗非常重要，其中对于暴发性心肌炎患者而言，虽然起病突然、进展迅速、心脏受累广泛、血流动力学不稳定，但是经过积极治疗（机械的心肺辅助装置、血管活性药物及密切的血流动力学监测）可以最大限度地缩短心肌恢复的时间，93% 的患者可以存活 11 年以上，且不需要心脏移植；而对于慢性心肌炎患者，这一存活比例只有 45%。

【临床诊疗环节】

1. 详细询问患者数周至数月前的临床表现，是否存在病毒感染的前驱症状，以及其他感染性、非感染性心肌炎的支持点。

2. 查体时注意关注血压、心率、心律及系统性疾病的全身表现。

3. 心肌酶学检查，尤其是 cTn I 或 cTn T、对于心功能不全患者行 BNP 或 NT-ProBNP 检测、胸部 X 线片、心脏超声、心脏 MRI、心内膜活检。

4. 部分患者临床表现与急性冠脉综合征难以鉴别时，应行冠状动脉造影除外心肌缺血性病变。

5. 充分休息，积极支持治疗，包括对心力衰竭、心源性休克、心律失常的有效治疗。

6. 激素及其他免疫抑制剂、免疫调节剂、抗病毒治疗的适用人群和疗效评估。

7. 确定随访日期，药物治疗、选择监测指标并指导患者何时开始体育运动。

【临床关键点】

1. 心肌炎的临床表现多样，症状轻重不一，确诊困难。

2. 心肌炎并不少见，通过对心源性猝死的年轻人进行尸检，发现心肌炎的患病率在 2%～42%；对原因不明的非缺血性扩张型心肌病患者进行心内膜活检，9%～16% 的患者为心肌炎，而这一比例在儿童患者中高达 46%。

3. 通过临床表现、体征及实验室检查可以筛选出心肌炎可疑、可能性大的患者，采用心内膜活检可以对患者作出明确诊断。

4. 尽管心肌炎常常不需要特殊治疗能自行缓解，但仍有 30% 病理明确为心肌炎的患者可能进展为扩张型心肌病。因此积极的支持治疗、个体化治疗有利于患者的转归。

5. 长期随访中注意药物治疗和运动管理。

临床病例

患者，男性，22 岁，因"腹泻 2 天后出现胸痛 2 周"入院。其病史采集如下：

患者于 16 天前无诱因出现腹泻，伴下腹痛，粪便呈糊状或稀水样，排便后腹痛缓解，每天 2～3 次，连续 2 天，无发热及恶心、呕吐，未诊治。2 周前睡眠时突发心前区疼痛，呈针刺样，伴左前臂麻木，不似压榨感或烧灼感，不伴头晕、心悸、大汗及腰背部放射痛，无胸闷、呼吸困难。疼痛与呼吸、体位及饮食无关，持续 7 小时自行缓解。上述症状间断发作 3 次，性质相同。既往否认高血压、糖尿病、血脂异常。吸烟 7 年，每天 20 支。家族史阴性。

该患者为年青男性，有吸烟史，突发胸痛来诊，临床上需要考虑下列几个问题。

【问题 1】 患者胸痛的特点是什么？

思路 患者急性起病，以胸痛为主要表现。胸痛发生于腹泻之后，为发生于休息时心前区的针刺痛，与呼吸、体位及饮食无关，持续时间长且反复发作。该胸痛与典型的心绞痛表现不符，需要特别注意疼痛诱因、性质、缓解和加重因素等。鉴别诊断应该考虑急性心肌梗死、肺栓塞、肺炎、主动脉夹层、胸膜炎、自发性气胸等胸痛相关的疾病。

为了进一步明确患者病因，生命体征、氧合情况、心脏和肺部的查体，以及 12 导联心电图检查应该尽快进行，并迅速安排血生化、心肌酶学和超声心脏图等检查。

知识点

病毒性心肌炎和心肌心包炎

35% 的病毒性心肌炎患者会出现胸痛。胸痛可以是典型的心绞痛，也可以表现为心包受累所致的特征性胸痛。心包受累典型的疼痛为突发的心前区刀割样或针刺样痛，可以放射至颈部、左肩和左上臂。疼痛随体位变化而改变，吸气、咳嗽和平卧位时明显，坐位前倾时则可以减轻。胸痛可以持续数小时乃至数天。

心肌心包炎指同时累及心肌和心包的炎症病变。其诊断标准包括：①典型心包炎加上心肌受累的指标，如心肌酶、cTn 水平升高，其中 cTn 指标尤其重要；②心脏 MRI 检查支持心肌炎症改变；③伴或不伴心肌室壁运动异常和左心室功能受损。

入院时查体及心电图检查

查体：体温 36.7℃，脉搏 61 次 /min，呼吸 17 次 /min，血压 121/ 62mmHg，血氧饱和度 98%。神清语利；全身皮肤黏膜未见苍白、黄染、出血点；浅表淋巴结未触及肿大。颈静脉无怒张。双肺呼吸活动度对称一致，双肺叩诊呈清音，双肺呼吸音清，未闻及干湿啰音。心前区无隆起，未触及震颤，心界不大。心律齐，各瓣膜听诊区未闻及病理性杂音，未闻及心包摩擦音及额外心音。腹平软，未及包块，肝脾肋下未触及。双下肢无水肿。神经系统查体无特殊。

患者入院时和入院后 3 天心电图见图 2-7-3。

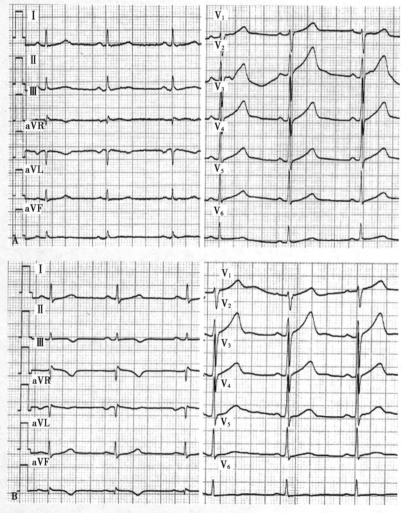

图 2-7-3 患者心电图
A. 入院时；B. 入院后 3 天。

【问题2】 如何判读患者入院时和入院后3天心电图?

思路 入院时患者心电图检查显示Ⅱ、Ⅲ导联 ST 段抬高约 0.05mV；Ⅲ导联呈 QR 型，T 波倒置；从该心电图改变结合患者临床症状不能除外急性冠脉综合征，因此从临床处理上应对患者密切监护，10 分钟后复查心电图，并留取血标本检测心肌酶。患者 10 分钟后复查心电图Ⅱ、Ⅲ导联 ST 段仍抬高 0.1mV，考虑急性冠脉综合征、ST 段抬高心肌梗死，遂急诊行冠状动脉造影，结果冠状动脉未见明显异常。3 天后心电图见Ⅱ、Ⅲ导联 ST 段回落至等电位线，Ⅲ导联 Q 波加深，aVF 导联 R 波消失代之以 Q 波，下壁导联 T 波均倒置。心电图演变支持下壁心肌坏死，其原因为非缺血性，需要考虑心肌心包炎导致的心外膜下浅层心肌受累。

> 知识点
>
> ### 急性心肌炎
>
> 急性心肌炎查体可以发现：发热、心动过速、心律失常，以及充血性心力衰竭的相应体征。第一心音减弱，有时闻及奔马律，心尖部可闻及收缩期杂音，心包受累者可闻及心包摩擦音。
>
> 急性心肌炎心电图改变多种多样，但是灵敏度和特异度均不高。可能的异常发现有：①窦性心动过速、房性或交界性心动过速，阵发或非阵发性室性心动过速、心房或心室扑动或颤动；②多源、成对室性期前收缩、房室传导阻滞、窦房传导阻滞或束支传导阻滞；③ST 段异常抬高或下移，或出现异常 Q 波等，有时与 ST 段抬高心肌梗死单纯从心电图上难以鉴别。
>
> 心电图的相关研究显示：QRS 波增宽与预后相关，而 Q 波和早期复极与预后或心内膜活检的炎症反应程度无关。

心肌酶学检查：外院查 CK-MB 110.02μg/L，超敏 cTn>50μg/L；入院后查 CK 349U/L，CK-MB 24.3μg/L，cTnI 66.01μg/L。14 天后复查心肌酶：CK 91U/L，CK-MB 1.0μg/L，cTnI 7.454μg/L；

其他检查结果：血沉、C 反应蛋白正常；血常规：白细胞计数 $4.64×10^9$/L，红细胞计数 $4.87×10^{12}$/L，血红蛋白 149g/L，淋巴细胞百分比 48.3%，血小板计数 $240×10^9$/L；肝功能、肾功能：谷丙转氨酶 536U/L，肌酐 59μmol/L，钾 4.2mmol/L，白蛋白 45g/L；NT-proBNP<100ng/L。

病毒血清学检测：抗单纯疱疹病毒(herpes simplex virus, HSV)-Ⅱ抗体 IgM(+)，其他如柯萨奇病毒 A 和 B、艾柯病毒、微小病毒、麻疹病毒、腮腺炎病毒、风疹病毒、丙型肝炎病毒、HIV 病毒均未见 IgM 阳性结果和 IgG 滴度改变。

超声心动图结果：超声心动图示左心室舒张末内径 57mm，左心室收缩末内径 31mm，左心室缩短分数 45%，LVEF 为 76%，左心房前后径 40mm，左心室舒张功能减低(E/A 值为 1.5)。

【问题3】 根据目前的临床表现和化验结果，如何考虑患者的诊断和鉴别诊断?

思路 患者 cTnI 显著升高标志着心肌损伤，且其持续时间长，发病后 2 周仍未降至正常，与典型的心肌梗死后心肌酶动态变化不符。根据患者临床表现和化验结果，首先考虑病毒性心肌炎可能性大，依据：患者为青年男性，病程急，发病前有腹泻症状；发作时心电图示 ST 段抬高，不似典型弓背向上抬高，ST 段动态变化不明显；cTn 水平持续升高，超声心动图示室壁运动正常，无节段性室壁运动异常。冠状动脉造影正常。病毒血清学检测抗 HSV-Ⅱ抗体 IgM(+)提示急性期病毒感染状态。应进一步行心脏 MRI 及心内膜活检明确诊断。

鉴别诊断方面：急性心肌梗死可能性不大，依据：患者为青年男性，冠心病危险因素不多；胸痛症状发作不典型，心电图动态变化不明显，cTn 持续升高，超声未提示节段性室壁运动异常，冠状动脉造影正常。变异性心绞痛(冠状动脉痉挛)可能性也不大，冠状动脉痉挛可由药物、毒物等因素诱发，常发生于夜间；可有多个导联 ST 段一过性抬高或 cTnI 水平升高，症状消失后 ST 回落至等电位线。该患者有 ST 抬高及 cTnI 水平升高，症状发生于夜间，但患者 ST 段改变和心肌酶变化不支持；患者年纪较轻，发生严重的心肌损害，应考虑少见的病因，如特殊药物中毒、使用毒品、自身免疫性疾病等。经仔细询问病史、仔细查体、筛查免疫指标，未找到可能的线索。经检查，前文中其他与胸痛相关的疾病也可以除外。

> **知识点**
>
> 　　除丙肝病毒、立克次体、莱姆病、人类免疫缺陷病毒等抗体对诊断有帮助外，阳性的病毒血清学结果并不提示心肌炎，只能说明机体存在针对该病原菌的免疫反应。由于正常人群外周血中普遍存在抗嗜心性病毒的 IgG 抗体以及交叉反应的大量存在，病毒血清学在诊断病毒性心肌炎时作用有限。
>
> 　　当心肌组织中病毒基因组检测阴性时，应注意免疫介导的心肌炎或炎症性心肌病，即机体产生心脏特异性抗体，造成心肌损伤。

【问题4】 如何判读患者的超声心动图结果？

　　思路 超声心动图有助于除外非炎症性的心脏疾病，如瓣膜病等；并且有助于监测心腔大小、室壁厚度、心室功能及心包积液。心肌炎的超声心动图可见心室收缩功能减低、节段或弥漫性室壁运动异常，这些发现可能和缺血性心脏病类似；也有患者心室收缩功能正常而舒张功能减低。心脏结构方面可见心脏扩大、室壁增厚、心肌回声不均匀、左心室内血栓等。利用斑点追踪技术分析心肌应变率，可以发现心肌收缩期应变率峰值的改变。对于暴发性心肌炎患者，心脏超声可能表现为心腔不大、室壁增厚、收缩功能减低三联征，可能是严重的炎症反应导致间质水肿和心肌收缩力下降。

> **知识点**
>
> ### 超声心动图检查
>
> 　　所有临床怀疑心肌炎的患者都应该行超声心动图检查：①超声心动图不仅可以检测到心肌、心包和心脏结构功能的变化，而且能够为除外非炎症性的心脏疾病提供依据；②暴发性心肌炎患者的超声心动图可能表现为心腔不大、室壁增厚、收缩功能减低三联征；③应用超声心动图斑点追踪等新技术，探索无创检查手段对炎症心肌组织功能的评价，但目前尚未形成共识；④超声心动图是心肌炎患者随访中，评价心脏结构功能的重要检查手段。

【问题5】 哪些患者需要考虑心肌炎？

　　思路 临床上常常会遇到类似于本例患者的中青年患者，突发胸痛或心力衰竭症状，胸痛症状不典型，心电图提示可疑的缺血性改变，但是冠状动脉造影结果正常。研究发现对这类患者进行心内膜活检，有32% 诊断为急性病毒性心肌炎，如果用心肌组织中病毒基因组阳性率来诊断，则心肌炎的诊断率更高。因此对于这类患者，临床医生对急性心肌炎应该具有足够的敏感性和警惕性。那么，究竟什么样的患者需要考虑心肌炎呢？

　　新的诊断策略将患者的临床症状、心电图改变、非冠状动脉缺血造成的心肌损伤标志物的升高、心脏影像学提示的心脏结构和功能异常，以及心脏 MRI 检查出现心肌炎的特征性表现分别归为五项证据，如果患者满足其中两项证据，则临床可疑心肌炎；若满足全部五项，则高度怀疑心肌炎，如果同时心内膜活检符合心肌炎的诊断标准，则心肌炎诊断明确。

> **知识点**
>
> ### 心肌炎诊断扩大标准
>
> （一）临床证据
> 临床心力衰竭症状、发热、病毒感染前驱症状、乏力、活动后气短、胸痛、心悸、先兆晕厥或晕厥、心源性休克。
>
> （二）实验室证据
> 1. 心电图 / 动态心电图监测 Ⅰ～Ⅲ度房室传导阻滞、束支传导阻滞、室内传导阻滞、ST-T 改变、室性心动过速或心室颤动、心房颤动、频发期前收缩等。

2. 心肌标志物升高（cTnT 或 cTnI）。

3. 心脏结构功能异常，并能除外局灶性冠脉缺血。

（1）超声心动图：①局灶性或弥漫性室壁运动异常；②心脏扩大或正常；③局灶性或弥漫心脏肥厚（心肌水肿）；④有或无心包积液。

（2）肌球蛋白抗体的心肌核素显像＋冠状动脉正常或无可逆的冠状动脉缺血。

4. 心脏 MRI 检查典型的心肌炎组织特征　心肌 T_2 信号增强、延迟钆显像。

5. 心肌活检　病理组织学可见炎性细胞浸润及心肌细胞变性和非缺血性坏死；免疫组化结果符合心肌炎病理诊断标准：白细胞计数≥14 个 /mm²、包含 4 个单核细胞 /mm² 且 CD3$^+$T 细胞计数≥7 个 /mm²。

6. PCR 或原位杂交存在病毒基因组。

若患者满足除心肌活检外的两类及以上标准，提示临床怀疑心肌炎；若临床怀疑心肌炎同时心肌活检结果也符合，可以确诊心肌炎。

【问题6】 心脏磁共振检查在心肌炎诊断中的进展和地位如何？

思路　患者进行了钆增强的心肌 MRI 检查，结果见图 2-7-4。

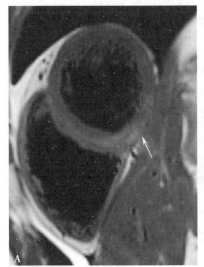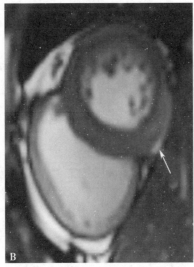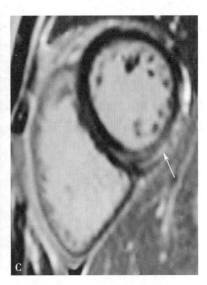

图 2-7-4　钆增强的心肌 MRI 检查

T_2 加权像中（A，箭头）和 Cine 亮血序列（B，箭头）在左心室下壁有心外膜下高信号；上述部位有延迟强化（C，箭头）。

心脏 MRI 检查可以提供无创的心肌组织特异性病变结果。T_2 加权像的增强显影提示局部心肌水肿，而延迟钆显像则表明心肌纤维化或瘢痕形成。该患者心脏 MRI 检查结果支持典型的心肌炎表现。心肌 MRI 检查可以用于临床稳定，行心内膜活检之前的患者。心肌 MRI 检查的应用显著提高了心肌炎诊断的灵敏度（86%）和特异度（95%）。要注意的是急性期患者心脏 MRI 检查与心内膜活检结果，两者存在很好的相关性，但对于慢性心肌炎患者，两者相关性降低。由于灵敏度偏低，即使心脏 MRI 检查结果阴性，也并不能除外心肌炎。

知识点

心肌炎的心脏磁共振表现

对于临床怀疑心肌炎的患者，心脏 MRI 检查结果如果符合下列两条，提示存在心肌炎（Lake louise 标准）：

（1）在 T_2 加权像中，心肌出现节段性或弥漫性增强信号，提示心肌水肿。

（2）以钆为造影剂，T_1 加权像心肌出现弥漫性的早期增强显影。

（3）钆增强扫描，T_1 加权像中，非缺血区至少有一个局灶部位出现延迟钆增强显影。

第三条提示心肌炎症导致的心肌损伤和瘢痕形成。左心衰竭及心包积液为心肌炎诊断次要证据。如果符合三条中一条或虽均不符合，但临床有证据高度疑似心肌炎，应在初次检查 1～2 周后，复查心脏磁共振。

【问题 7】 什么样的患者需要进行心内膜活检？

思路 心内膜活检可以明确心肌炎的诊断，并且可以确定病原学和炎症种类（结节病，巨细胞性、嗜酸细胞性或淋巴细胞性心肌炎），这些不同的病原学和炎症种类意味着不同的治疗措施。2007 年美国心脏协会（AHA）、美国心脏协会（ACC）及欧洲心脏病学会（ESC）联合制定了心内膜心肌活检在心血管疾病中应用的评估指南，其中有两种情况为心内膜心肌活检Ⅰ类推荐：①疑诊暴发性心肌炎，2 周内发生不能解释的心力衰竭伴心脏大小正常或左心室扩大且合并血流动力学障碍。②疑诊心肌炎，合并新发生的无法解释的心力衰竭；持续时间大于 2 周而小于 3 个月，伴有左心扩大、室性心律失常或房室传导阻滞（二度Ⅱ型及三度），治疗 1～2 周仍无效果的患者。图 2-7-5 为典型急性病毒性心肌炎病理图，可以见到心脏组织中炎性细胞浸润伴心肌细胞坏死。

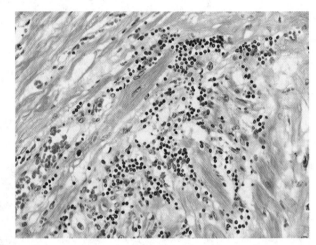

图 2-7-5 典型急性病毒性心肌炎病理，可以见到心脏组织中炎性细胞浸润伴心肌细胞坏死

知识点

1985 年提出的达拉斯标准（Dallas criteria）为传统染色的心脏组织中有炎性细胞浸润伴或不伴心肌细胞坏死，和 / 或心肌细胞变性。

有经验的团队进行心内膜活检，并发症发生率为 0.8%。

在疾病早期进行活检，最好在发病的 4 天内。

取材 4～6 块组织可以减少样本误差 <5%。

标本应立即放进 10% 甲醛溶液中固定，用于光镜检查，其余的标本应放入液氮并在 -80℃ 条件中保存。

【问题 8】 除病毒性心肌炎，其他类型心肌炎的典型病理表现如何？

思路 1 嗜酸细胞性心肌炎病理改变见图 2-7-6。心肌中可见大量嗜酸性粒细胞浸润，造成心肌的坏死和变性。早期应用糖皮质激素之后心腔变小、左心室收缩功能恢复正常；心包积液消失（图 2-7-7 为治疗前后左心室心腔 M 型超声对比）。

思路 2 巨细胞性心肌炎病理表现如下：广泛的点片状坏死，伴淋巴细胞、组织细胞形成的混合性炎细胞反应。肉芽肿内可见多核巨细胞（图 2-7-8）。患者表现为进行性充血性心力衰竭，常伴有难治性心律失常，药物效果欠佳，死亡率高，心脏移植是最佳选择。

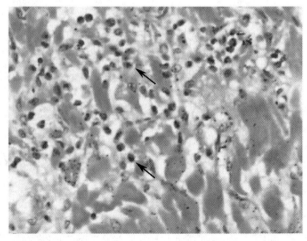

图 2-7-6 嗜酸细胞性心肌炎病理改变（箭头所指为嗜酸性粒细胞）

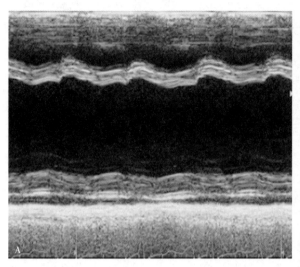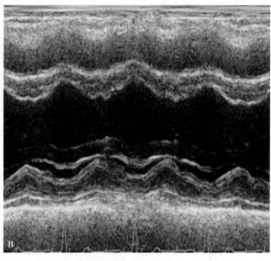

图 2-7-7 治疗前后左心室心腔 M 型超声对比
A. 治疗前；B. 治疗后。

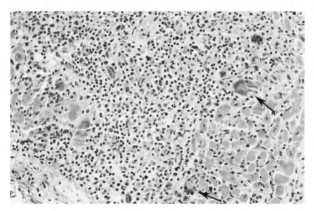

图 2-7-8 巨细胞性心肌炎病理表现（箭头所指为多核巨细胞）

知识点

心内膜活检可以明确心肌炎的诊断，并且为确定病原学和炎症种类提供依据，为治疗提供帮助。

【问题 9】 不同检查手段对心肌炎诊断的灵敏度和特异度如何？

思路 cTn 特异度高，但灵敏度低，因此 cTn 阴性并不能除外心肌炎。心肌 MRI 检查具有较好的灵敏度和特异度。而心肌炎病理标准特异度尚可，灵敏度较低。当加测病毒基因组学之后，灵敏度和特异度有所升高。

不同检查手段对心肌炎诊断的灵敏度和特异度内容见表 2-7-1。

表 2-7-1 不同检查手段对心肌炎诊断的灵敏度和特异度

诊断方法	灵敏度 /%	特异度 /%
心电图改变（房室传导阻滞、Q 波、ST 改变）	47	—
肌钙蛋白（>0.1μg/L）	34~53	89~94
CK-MB	6	—
病毒抗体或肌球蛋白抗体	25~32	40
铟 111 肌球蛋白抗体显像	85~91	34~53

诊断方法	灵敏度/%	特异度/%
心脏超声（心功能不全）	69	—
CMR	86	95
心肌活检（心肌炎病理标准）	35～50	78～89
心肌活检（PCR 检测病毒基因组）	38～65	80～100

注：CK-MB. 肌酸激酶同工酶；CMR. 心脏磁共振成像；PCR. 聚合酶链反应。—表示数值不详。

【问题 10】 心肌炎如何治疗？

思路　应采取以下治疗措施：

1. 休息　在心肌炎急性期，不能进行体力活动，休息应持续到病情完全缓解。无论年龄、性别、症状轻重和治疗情况，对抗性的或娱乐性的体育活动都应该暂停。至少休息治疗 6 个月，临床症状基本缓解后，经临床评价合格才可再开始尝试运动，且每半年需要再评估一次。

2. 支持治疗　应按照心力衰竭的指南进行治疗，包括 ACEI、ARB、β 受体阻滞剂、利尿药等。若患者已用最佳药物治疗但病情仍持续恶化（暴发性心肌炎患者更易见到），可予机械心肺辅助装置支持，如体外膜氧合（extracorporeal membrane oxygenation，ECMO）、左心室辅助装置、主动脉内球囊反搏装置等为患者康复或心脏移植提供桥梁。一项对既往 10 年美国心肌炎住院患者数据库的分析表明，合并心源性休克的心肌炎患者比例明显增加但是住院病死率却无增长，这可能得益于机械循环支持系统的发展和广泛应用。

对有症状的心动过缓或Ⅲ度房室传导阻滞，临时起搏器可帮助渡过急性期。若出现持续的室性心律失常，可能需要使用胺碘酮；2013 年 ESC 建议急性期不考虑安装 ICD，而对于急性期过后的心律失常治疗遵循 ESC 指南。

3. 抗病毒治疗　仅用于心内膜活检证明心肌存在病毒活跃复制的病例；干扰素可用于持续存在病毒感染的扩张型心肌病患者。静脉滴注丙种球蛋白在成人中不推荐使用。

4. 免疫抑制剂　仅用于重症患者，如存在心源性休克、致死性心律失常（Ⅲ度房室传导阻滞、室性心动过速），以及心肌活检证实自身免疫性心肌炎无病毒等病原体的活跃复制者，应足量、早期使用。

5. 体循环病毒抗体免疫吸附疗法　初步评估有效，但仍需大规模前瞻性临床研究验证。

6. 如积极治疗后，血流动力学及心电仍不能稳定，则评估是否行心脏移植。

【问题 11】 患者预后如何？

思路　心肌炎预后与病因、临床表现和疾病程度相关。巨细胞性心肌炎的预后非常差。50% 的急性病毒性心肌炎患者在 2～4 周内缓解，但有 25% 的患者发生心功能不全，12%～25% 的患者可能病情急剧加重导致死亡或需要心脏移植。左右心室都受累的心功能不全是死亡或心脏移植的主要预测因素。

知识点

1. 心肌炎预后与病因、临床表现和疾病程度相关。

2. 左右心室都受累的心功能不全是死亡或心脏移植的主要预测因素。

【问题 12】 患者应该怎样进行随访？

思路　临床上看，心肌炎患者可以部分或完全恢复；但部分患者可能多年后复发。对于心肌持续存在免疫反应的患者，可能发展为扩张型心肌病。

对于本例患者，类似心肌梗死表现，冠状动脉正常，心室功能正常，可以在心肌酶降至正常后出院，并且长期随访。若患者心肌酶持续升高超过数周甚至数月，或者出现心室功能进行性降低，应该入院行心内膜活检。

知识点

所有心肌炎患者都应该进行随访，定期评价临床情况、心肌酶、心电图和超声心动图。

【知识拓展】
【问题1】 心肌炎患者的诊断、治疗流程是什么?
思路 具体见图2-7-9。

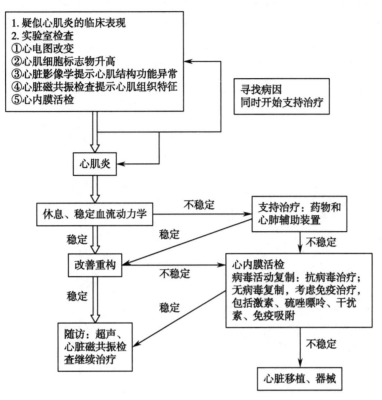

图2-7-9 心肌炎患者的诊断、治疗流程

【问题2】 临床常用的心肌炎相关定义有哪些?
思路

1. 暴发性心肌炎 病毒感染前驱症状后两周内出现血流动力学受损的急性心力衰竭或反复恶性心律失常。患者心脏功能抑制严重,可能需要循环支持,病理常见多灶性、活动性、淋巴细胞性心肌炎。虽然根据以往的经验,此类患者度过急性期后预后较好,但近年的回顾性研究显示,无论在急性期或长期随访过程中,此类患者的死亡率及心脏移植比例都高于非暴发性心肌炎患者,且长期随访恢复的 LVEF 仍低于非暴发性心肌炎患者。

2. 急性心肌炎 病程急,但没有那么险恶,心室收缩功能受损,可能进展为扩张型心肌病。

3. 慢性活动性心肌炎 慢性病程,常常有临床和病理上的复发,左心室收缩功能受损和慢性炎症反应相关,心内膜活检显示轻到中度纤维化。

4. 慢性持续性心肌炎 慢性病程,病理可见持续性炎细胞浸润,常见到灶性心肌坏死,临床常伴有胸痛和心悸,心功能尚正常。

(张抒扬)

推荐阅读文献

[1] FRIEDRICH M G, SECHTEM U, SCHULZ-MENGER J, et al. Cardiovascular magnetic resonance in myocarditis: A JACC White Paper. J Am Coll Cardiol, 2009, 53(17): 1475-1487.

[2] CAFORIO A L, PANKUWEIT S, ARBUSTINI E, et al. Current state of knowledge on aetiology, diagnosis, management, and therapy of myocarditis: a position statement of the European Society of Cardiology Working Group on Myocardial and Pericardial Diseases. Eur Heart J, 2013, 34(33): 2636-2648.

[3] ZIPES D P, LIBBY P, BONOW R O, et al. Braunwald's heart disease. 11th ed. Philadelphia: Elsevier, 2018.

[4] COOPER L T, BAUGHMAN K L, FELDMAN A M, et al. The role of endomyocardial biopsy in the management of cardiovascular disease: a scientific statement from the American Heart Association, the American College of Cardiology, and the European Society of Cardiology. Endorsed by the Heart Failure Society of America and the Heart Failure Association of the European Society of Cardiology. J Am Coll Cardiol, 2007, 50(19): 1914-1931.

第八章　心脏病急症的诊断与处理

第一节　心脏骤停及心肺复苏

心脏骤停（cardiac arrest）是指心脏泵血功能的突然停止，偶有自行恢复，但通常会导致死亡，其主要临床表现为意识丧失，以及大动脉搏动与心音消失。心脏性猝死（sudden cardiac death，SCD）系指由于心脏原因所致的突然死亡，可发生于原有或无心脏病的患者中，常无任何危及生命的前期表现，突然意识丧失，在急性症状出现后 1 小时内死亡。

导致心脏骤停的病理生理机制最常见为致死性快速性室性心律失常（心室颤动和持续性室性心动过速），其次为缓慢性心律失常和心脏停搏，较少见的为无脉性电活动。另外，自主神经系统的兴奋性与心律失常也有密切相关性，交感神经兴奋易引起致命性心律失常，而迷走神经兴奋对交感性刺激诱发的致死性心律失常具有预防和保护效应。无论何种机制所致的心脏骤停都标志着临床死亡，心脏骤停 8～10 分钟内即可导致脑组织的不可逆性损伤，其次是心肌、肝、肾等重要脏器。

【心脏骤停诊疗环节】

（1）确认现场环境安全。

（2）识别心脏骤停。

（3）启动应急反应系统：取得自动体外除颤器（automatic external defibrillator，AED）及急救设备。

（4）基础生命支持：心肺复苏及电除颤。

（5）高级生命支持。

心室扑动（ventricular flutter），简称"室扑"，无正常的 QRS-T 波群，代之的是连续快速而相对规则的大正弦波，扑动频率达 150～300 次/min，大多为 200 次/min。

心室颤动（ventricular fibrillation），简称"室颤"，QRS-T 波群完全消失，出现不规则、形态振幅不等的低小波（<0.2mV），频率达 200～500 次/min，有时心室颤动波细，多见于心室颤动持续较长后，复苏成功率低。

心室扑动和心室颤动均属致命性心律失常，若不治疗则 3～5 分钟内可致命。发作时心室激动程序打乱，心室肌快而微弱的规则或不规则活动，严重影响心室的排血功能，其结果是心室无排血、心音和脉搏消失、血压测不出、心脑等器官和外周组织血液灌注停止。心室扑动是心室颤动的前奏，而心室颤动是导致心源性猝死常见的心律失常。

【临床关键点】

生存链的五个环节：

（1）尽快识别与呼救急救系统。

（2）尽早实施心肺复苏（cardiopulmonary resuscitation，CPR）。

（3）尽快除颤。

（4）尽快进行有效高级心血管生命支持。

（5）心脏骤停后综合治疗。

临床病例

患者，男性，50 岁，因"反复胸痛 2 年，加重伴气短、大汗 2 小时"急诊。患者自述 2 年来反复活动后胸骨后闷痛，每次持续约 10 分钟，休息后可自行缓解，曾外院确诊为"冠心病"，未系统诊治。2 小时前于睡眠中突发胸骨后闷痛,性质较前加重不可耐受,伴有左肩部疼痛、大汗、气短。行病史采集过程中,患者突发意识丧失,呼之不应,二便失禁。既往:吸烟史20年,2包/d,高血压病史10年,血压最高达180/110mmHg,平素未监测血压,未诊治。查体:血压测不到,呼吸停止,意识丧失,呼之不应,颈动脉搏动及股动脉搏动未触及,听诊心音消失。

【问题1】 通过上述病史,该患者目前出现了什么紧急情况?

思路1 结合患者的初步病史采集,初步诊断急性心肌梗死。根据查体时突发的意识丧失、呼之不应、二便失禁症状,首先考虑心脏骤停。

知识点

心脏骤停的危险因素

①年龄的增长;②男性;③高血压与心室肥厚;④高脂血症,尤其低密度脂蛋白的增高;⑤饮食习惯欠佳;⑥剧烈运动;⑦过度饮酒;⑧吸烟;⑨情绪压抑等精神因素;⑩猝死家族史、室内传导阻滞、糖耐量异常等其他因素。

思路2 患者有高血压、吸烟史、冠心病基础,未系统诊治是病情加重的原因,存在发生急性心肌梗死的风险,本次入院前2小时出现无法缓解的胸痛,伴大汗,提示急性心肌梗死的可能,突发意识丧失及大动脉搏动消失符合心脏骤停的表现。该患者疾病发展符合心脏骤停临床过程。

知识点

与心脏骤停有关的心脏异常

(一)缺血性心脏病(最常见)

1. 冠状动脉粥样硬化 ①急性冠脉综合征:不稳定型心绞痛、急性心肌梗死;②慢性缺血性心肌病。

2. 冠状动脉起源异常、发育异常。

3. 冠状动脉栓塞及其他机械性阻塞。

4. 冠状动脉功能性阻塞 痉挛、心肌桥。

5. 冠状动脉夹层。

6. 冠状动脉炎。

(二)非缺血性心脏病

1. 心肌病 包括:①特发性扩张型心肌病;②肥厚型心肌病;③高血压性心肌病;④致心律失常性右心室心肌病;⑤左心室致密化不全;⑥酒精性心肌病;⑦产后心肌病。

2. 浸润性和炎症性心脏病 包括:①肉瘤样病;②淀粉样变;③血色沉着病;④心肌炎:病毒性、特发性、巨细胞性。

3. 心脏瓣膜病 包括:①主动脉瓣狭窄/关闭不全;②二尖瓣脱垂;③感染性心内膜炎;④人工瓣膜异常。

4. 先天性心脏病 包括:①法洛四联症;②大血管转位;③Ebstein畸形;④肺血管阻塞性疾病;⑤先天性主动脉瓣或肺动脉瓣狭窄。

5. 原发性心电异常 包括:①长QT综合征;②短QT综合征;③预激综合征;④房室传导阻滞;⑤Brugada综合征;⑥儿茶酚胺敏感性多形性室性心动过速;⑦特发性心室颤动;⑧早期复极异常。

6. 药物和其他毒物诱发 包括:①抗心律失常药(ⅠA、ⅠC、Ⅲ类);②其他药物和毒物,如精神药等。

7. 电解质及代谢紊乱 包括:①电解质紊乱,如低血钾、低血镁、低血钙;②代谢紊乱。

8. 其他 ①静脉系统的机械性阻塞:急性心脏压塞、大块肺栓塞、急性心内血栓形成;②心脏破裂;③主动脉夹层;④中枢神经系统损伤。

【问题2】 该患者下一步应如何处置?

思路1 识别心脏骤停。以最短时间内判断有无意识、脉搏、呼吸(10秒内完成),以确立心脏骤停的诊断。

> 知识点
>
> **心脏骤停的诊断**
>
> 1. 意识突然丧失或伴有短阵抽搐。
> 2. 颈动脉、股动脉搏动消失,心音消失,血压测不出。
> 3. 叹息样呼吸,如不能紧急恢复血液循环,很快就停止呼吸。
> 4. 瞳孔散大,对光反射减弱以至消失。

思路2 呼救,指定专人通知急症救护系统,以利于下一步高级生命支持(包括拨打120,取来除颤仪/AED)。

> 知识点
>
> **启动应急反应系统**
>
> 1. 如果您是独自一人,且没有手机,则离开患者启动应急反应系统并取得AED,然后开始心肺复苏。
> 2. 请其他人去启动应急反应系统并取得AED,自己则立即开始心肺复苏,AED可用后尽快使用。

思路3 基础生命支持(basic life support,BLS):主要包括重建循环、畅通气道、重建呼吸和除颤,简称为"CABD"(circulation support,airway control,breathing support,defibrillation)。

> 知识点
>
> 1. 胸外按压(circulation) 患者仰卧,背置地面或垫硬板,术者双掌重叠,双肘直,用肩部力量以掌根垂直按压,按压部位胸骨中下1/3,频率100～120次/min,深度5～6cm(儿童和婴儿的按压幅度至少为胸部前后径的1/3,婴儿约4cm,儿童约5cm)。尽可能减少按压中断(中断时间<10秒),判断按压中断的标准是以胸外按压在整体心肺复苏中占的比例是确定的,所占比例越高越好,目标比例为至少60%。按压间隔保证胸廓充分回弹,施救者应避免在按压间隙依靠在患者胸上。
> 2. 开放气道(airway) 仰头抬颏法,一手置于患者额部加压使头后仰,另一手托起下颌,且应清除口腔异物。
> 3. 人工呼吸(breathing) 一手拇指和示指捏住患者鼻孔,深吸气后使自己的口唇与患者口唇的外缘密合后吹气,同时观察患者胸廓起伏、感觉吹气时患者呼吸道的阻力和在吹气间歇有无呼气。单人施救以30:2的比例施救,双人施救以15:2的比例施救,每次吹气>1秒,每次须使胸部隆起。
> 4. 体外除颤(defibrillation) 成人心脏骤停的心律主要为心室颤动,应尽早除颤,除颤前充电期间应持续心肺复苏和人工呼吸,除颤仪到位后立即除颤,后继续心肺复苏。成人单向波360J,双相波150～200J。位置:心底部:胸骨右缘锁骨下区;心尖部:左腋中线第5肋间。

【问题3】 心肺复苏后患者心脏节律恢复后,下一步应如何处置?

思路1 经过心肺复苏后患者心脏节律恢复,应注重维持稳定的心电与血流动力学状态,即高级生命支持。

> 知识点
>
> **高级生命支持主要内容**
>
> 1. 气管插管,连接呼吸机辅助通气。
> 2. 除颤复律和/或起搏治疗。

3. 建立静脉通路，行药物治疗，其中肾上腺素、多巴胺、多巴酚丁胺、阿托品、胺碘酮、利多卡因为主要用药。

4. 防治脑缺氧、脑水肿、急性肾衰竭和纠正水电解质紊乱和酸碱失衡，防治继发感染。

5. 维持血流动力学平稳，如主动脉内球囊反搏（intra-aortic balloon pump，IABP）、体外膜氧合（extracorporeal membrane oxygenation，ECMO）等。

思路2 应行相关检查以明确导致心脏骤停的病因，如主动脉夹层、大面积肺栓塞。尤其是心电图、心脏彩超、心肌标志物、冠状动脉造影、肺动脉造影、主动脉造影等相关检查。

知识点

心脏骤停的处理流程图（图2-8-1）

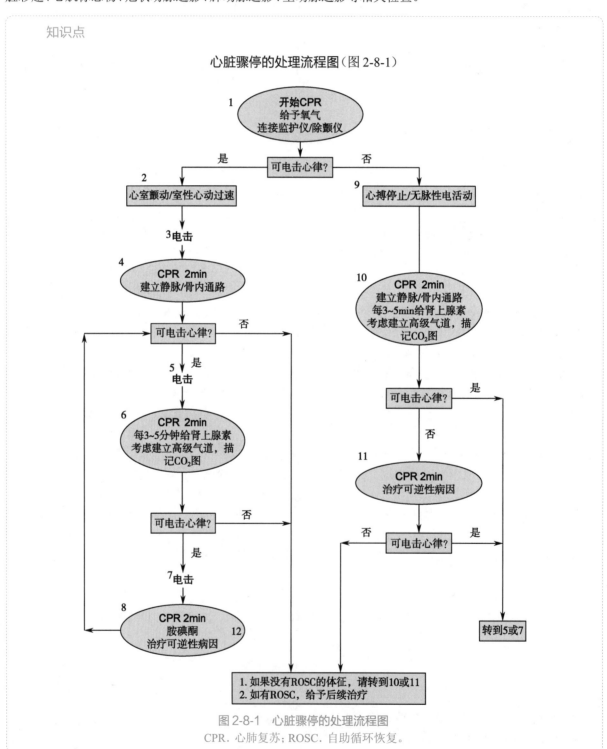

图2-8-1 心脏骤停的处理流程图
CPR. 心肺复苏；ROSC. 自助循环恢复。

【问题4】　具体的高级生命支持需要做什么?

思路　明确心脏骤停原因,预防再发,减少组织耗氧量,加强脏器保护。

知识点

高级生命支持要点

1. 冠状动脉造影　对于所有 ST 段抬高的患者,以及无 ST 段抬高但血流动力学或心电不稳定,疑似心血管病变的患者,建议紧急冠状动脉血管造影。

2. 目标温度管理　所有在心脏骤停后恢复自主循环的昏迷(即对语言指令缺乏有意义的反应)的成年患者都应采用目标温度管理,目标温度设定在 32～36℃,并至少维持 24 小时。

3. 24 小时后续温度管理　在目标温度管理后积极预防昏迷患者发热是合理的。

4. 复苏后建议立刻确认并矫正低血压(收缩压低于 90mmHg,平均动脉压低于 65mmHg)症状。

5. 建议目标温度管理结束 72 小时后才能做预后评估,对于未采用目标温度管理的患者,应当在恢复自主循环 72 小时后做预后评估。

【问题5】　如何评估心脏性猝死复苏成功后的再发风险?

思路　心脏性猝死复苏成功后的评估和治疗对患者的预后至关重要。

知识点

心脏骤停再发风险评估

1. 在复苏成功早期,评估和治疗心脏停搏对全身器官的损伤。心脏性猝死复苏成功后病理生理过程包括全身器官组织缺血再灌注损伤、心肌收缩功能障碍、原发疾病加重,以及神经系统损伤等,这些因素如果没有得到积极恰当的处理,可导致心脏停搏再次发生,严重影响患者预后。

2. 寻找基础心脏疾病。对于怀疑或已经诊断为冠心病的患者,冠状动脉造影检查和血运重建可以显著降低心脏停搏的再发风险。

3. 寻找可能导致心律失常和心脏停搏的触发因素具有十分重要的意义。如果引起心脏骤停的触发因素难以确定或者难以避免,则存在再发的高风险。

【问题6】　如何进行心脏骤停和心脏性猝死的预防?

思路1　心脏性猝死的预防,关键一步是筛查高危人群。除了年龄、性别、心率、原发性高血压、糖尿病等一般危险因素外,病史、查体记录、信号平均心电图、24 小时动态心电图、心率变异性等方法可提供一定的信息,用于评估患者发生心脏骤停的危险性。如射血分数≤35%、复杂的室性异位搏动、心室晚电位阳性、微伏级 T 波电交替等指标可作为心脏性猝死预测因子,但不足之处在于目前尚缺乏敏感和特异的指标,因此需要对患者进行综合和个体化的评估。

思路2　药物方面包括以下几点:

1. β 受体阻滞剂　能明显减少急性心肌梗死、心肌梗死后及充血性心力衰竭患者心脏性猝死的发生。对扩张型心肌病、长 QT 综合征、儿茶酚胺依赖性多形性室性心动过速及心肌桥患者,β 受体阻滞剂亦有预防心脏性猝死的作用。血管紧张素转换酶抑制剂对减少充血性心力衰竭猝死的发生可能有作用。

2. 胺碘酮　没有明显的负性肌力作用,对心肌梗死后合并左心室功能不全或心律失常的患者,能显著减少心律失常导致的死亡,但对总死亡率无明显影响。胺碘酮在心脏性猝死的二级预防中优于传统的 I 类抗心律失常药物。

知识点

心肌梗死后心脏骤停的一级预防（表 2-8-1）

表 2-8-1　心肌梗死后心脏骤停的一级预防

临床状况	证据级别		
	I	IIa	IIb
心肌梗死后	β 受体阻滞剂	多价不饱和脂肪酸	—
	ACEI	胺碘酮	
	调脂药		
	阿司匹林		
心肌梗死伴左心室功能不全	β 受体阻滞剂	胺碘酮	—
	ACEI		
	醛固酮受体拮抗剂		
	ICD（LVEF≤30%/LVEF≤35% NYHA 分级 II～III 级）		
血流动力学稳定的持续性室性心动过速	—	胺碘酮	ICD
		β 受体阻滞剂	射频消融
			外科手术
EF≤40% 伴自发性非持续性室性心动过速或电生理诱发持续性室性心动过速	ICD	—	—

注：ACEI，血管紧张素转换酶抑制剂；LVEF，左心室射血分数；ICD，植入型心律转复除颤器；NYHA，纽约心脏病协会；EF，射血分数。

　　思路 3　外科手术治疗方面的预防包括电生理标测下的室壁瘤切除术、心室心内膜切除术，以及冷冻消融技术，但是上述外科干预在预防心脏性猝死方面的作用有限。长 QT 综合征患者，经 β 受体阻滞剂足量治疗后仍有晕厥发作或不能依从药物治疗的患者，可行左侧颈胸交感神经切断术，对预防心脏性猝死的发生有一定作用。
　　思路 4　植入型心律转复除颤器（ICD）能在十几秒内自动识别心室颤动、室性心动过速并进行电除颤，成功率接近 100%，是目前防治心脏性猝死的最有效方法。

知识点

　　ICD 是一种能终止危及生命的室性快速性心律失常的一个多功能、多程控参数的电子装置，通过置于心内膜的电极感知室性心动过速或心室颤动，然后通过抗心动过速起搏或除颤终止快速室性心律失常。ICD 不能预防室性心动过速，只是一个能有效预防室性心律失常严重后果的后备安全装置。

　　思路 5　对有器质性心脏病的心脏性猝死高危患者或心脏骤停存活者，射频导管消融术预防心脏性猝死的作用有待进一步研究。
　　思路 6　完善相关辅助检查明确患者心脏骤停原因，根据病因进行相应治疗。

知识点

常见病因的治疗

　　1. 冠心病　完善冠状动脉造影，评估冠状动脉血管情况，行经皮冠状动脉介入治疗（PCI）或冠状动脉搭桥解决冠状动脉病变。

2. 致死性快速性室性心律失常 完善心电图、动态心电图、心脏彩超、植入式循环记录仪及心内电生理检查，进一步明确诊断，进一步评估有无安装ICD或者射频导管消融的指征。

3. 缓慢性心律失常或者心脏停搏 评估有无可逆性因素，如无可逆性因素可考虑植入永久性心脏起搏器。

【问题7】 心脏骤停预后如何？

思路 对于急性心肌梗死早期的原发性心室颤动，为非血流动力学异常引起者，经及时除颤易获复律成功。对于急性下壁心肌梗死并发的缓慢性心律失常或心室停顿所致的心脏骤停，预后良好。相反对于急性广泛前壁心肌梗死合并房室或室内阻滞引起的心脏骤停的患者，预后往往不良。继发于急性大面积心肌梗死及血流动力学异常的心脏骤停，即时死亡率高达59%～89%，心脏复苏往往不易成功，即使复苏成功，亦难以维持稳定的血流动力学状态。

【问题8】 哪些情况有助于临床判断不良神经系统预后？

思路 心脏骤停后如抢救不够及时，可能造成心肺复苏成功，而脑复苏失败，这时如何正确评估神经系统功能是判断患者预后的关键因素。

知识点

1. 心脏骤停后72小时或以上无瞳孔对光发射。

2. 心脏骤停后最初72小时内出现肌阵挛状态（不同于单独的肌肉抽动）。

3. 心脏骤停或恢复体温24～72小时后，无躯体感觉诱发电位皮质波。

4. 心脏骤停2小时后，脑部计算机体层摄影（CT）显示灰质-白质比显著减少。

5. 心脏骤停2～6天脑部磁共振成像（MRI）出现广泛的弥散加权受限。

6. 心脏骤停后72小时脑电图（EEG）对外部刺激持续无反应。

7. 恢复体温后脑电图持续暴发抑制或难治性癫痫持续状态。

【问题9】 如果是孕妇，心脏骤停后进行急救时有什么特殊地方？

思路 治疗孕期心脏骤停的首要任务是提供高质量CPR和减轻主动脉下腔静脉压力。如果宫底高度超过肚脐水平，徒手将子宫向左侧移位有助于在胸部按压时减轻主动脉下腔静脉压力。

【问题10】 儿童基础生命支持和心肺复苏质量要点与成人有什么不同？

思路 儿童的心脏骤停原因、身材比例等各方面与成人有许多不同之处。

知识点

儿童生命支持与心肺复苏

1. 儿童基础生命支持遵从的流程也是C—A—B（胸外按压—开放气道—人工呼吸）。

2. 按压深度，至少为儿童（小于1岁的婴儿至青春期开始的儿童）胸部前后径的1/3，相当于婴儿4cm，儿童5cm。

3. 按压频率，也是100～120次/min。

4. 胸外按压与人工通气比，单人施救为30:2，双人施救为15:2。

5. 对于儿童患者，电击难以纠正的心室颤动和无脉性室性心动过速可用胺碘酮或利多卡因作为抗心律失常药物。

6. 肾上腺素仍被建议为儿童心脏骤停时的血管加压药。

（夏云龙）

第二节 心源性休克

心源性休克是指由于心脏功能极度减退,导致心输出量显著减少并引起严重的急性周围循环衰竭的一组综合征,是心力衰竭的极期表现,由于心脏排血功能衰竭,不能维持其最低限度的心输出量导致血压下降,重要脏器和组织供血严重不足,引起全身性微循环功能障碍。从而出现一系列以缺血、缺氧、代谢障碍,以及重要脏器损害为特征的病理生理过程。本病病死率极高,国内报道为70%~100%,及时、有效的综合抢救有望增加患者生存的机会。

常见病因:

1. 心肌收缩力极度降低 如急性心肌梗死、急性暴发性心肌炎、原发或继发性心肌病、家族遗传性疾病或药物致心肌收缩力下降、严重心律失常,以及各种心脏病的终末期。

2. 心室射血障碍 如大面积肺梗死、乳头肌或腱索断裂、瓣膜穿孔导致重度关闭不全或严重的瓣口狭窄等。

3. 心室充盈障碍 如急性心脏压塞、心房或心室占位病变、限制型心肌病等。

4. 混合型 即在原发病基础上出现并发症的情况。

5. 心脏直视手术后低排综合征 由于术后心肌不能适应前负荷增加所致。

【临床诊疗环节】

1. 结合血压、意识、尿量等确立心源性休克的诊断。

2. 结合既往心脏病史,确定可能的病因。

3. 对患者病情进行评估,判定休克的分期及严重程度。

4. 结合扩容治疗后低血压或症状无改善或恶化可间接帮助诊断。

5. 监测血流动力学指标 平均动脉压、中心静脉压、左心室舒末充盈压或肺毛细血管楔压、心输出量等。

【临床关键点】

1. 严重心脏病基础合并血流动力学异常要考虑心源性休克。

2. 一旦确诊要补充血容量,同时可以应用血管活性药物。

3. 针对病因和并发症进行治疗。

4. 治疗效果欠佳时需考虑应用主动脉内球囊反搏、左心室辅助泵等装置辅助治疗。

临床病例

患者,男性,49岁,既往有3年糖尿病史,因"胸痛、胸闷1周,气短1天,加重2小时"急诊就诊。

患者既往有3年糖尿病史,血糖控制欠佳,1周前患者生气后突感胸骨后疼痛,伴胸闷、心悸、恶心、后背部不适,自服复方丹参滴丸后略减轻,自行休息,但2小时后再度出现,并较前加重,再次服用复方丹参滴丸,症状持续不能缓解,即前往当地医院急诊科,诊断急性前壁心肌梗死,给予溶栓治疗,胸痛略减轻。1天前患者感胸闷再度出现伴有呼吸困难,夜间憋醒数次。2小时前患者出现大汗淋漓,家人觉其意识淡漠,且半日无尿,急诊就诊。

初步病史采集后,患者呼之能应,但意识淡漠,大汗,测血压80/50mmHg,首先考虑为心血管急重症,临床上需要考虑以下相关问题。

【问题1】 患者心肌梗死1周后出现气短、血压降低,可能出现了什么问题?

思路1 该患者有严重心脏基础疾病急性心肌梗死,出现血压降低,要考虑合并了心源性休克。

知识点

心源性休克的诊断

1. 严重的基础心脏病(广泛心肌梗死、心肌炎、心脏压塞、心律失常、机械瓣失灵等)。

2. 休克的典型临床表现(低血压、少尿、意识改变等)。

---

3. 经积极扩容治疗后低血压及临床症状无改善或反而恶化。

4. 血流动力学指标符合以下典型特征

（1）平均动脉压<60mmHg（8kPa）。

（2）中心静脉压正常或偏高。

（3）左心室舒张末期充盈压或肺毛细血管楔压升高。

（4）心输出量极度低下。

思路2　该患者心肌梗死后1周出现气短,出现并发症可能性大,需仔细查体结合辅助检查明确病因。

知识点

心源性休克的病因

1. 常见病因包括急性心肌梗死、重症心肌炎或心肌病变、心室射血、充盈障碍等。

2. 有一类病因为混合型,即同一患者可同时存在两种或两种以上的原因。

（1）急性心肌梗死并发室间隔穿孔或乳头肌断裂,其出现新的心尖部收缩期杂音,系心肌梗死后乳头肌功能不全导致二尖瓣关闭不全,加重心功能下降所致;胸骨左缘3～4肋间出现了粗糙收缩期杂音,要考虑室间隔穿孔。该类心源性休克的病因既有心肌收缩力下降因素,又有心室间隔穿孔或乳头肌断裂所致的血流动力学紊乱。

（2）风湿性严重二尖瓣狭窄合并主动脉瓣关闭不全患者风湿活动时引起的休克,既有风湿性心肌炎所致心肌收缩力下降因素,又有心室射血障碍和充盈障碍所致血流动力学紊乱。

【问题2】　该患者的休克分期及严重程度如何划分?

思路1　确定心源性休克后要进行临床分期或严重程度评估,以决定后续的治疗方案。该患者目前收缩压已低于90mmHg,尿量减少,意识淡漠,至少已进入休克中期,需紧急进行处理。

知识点

心源性休克的临床分期

根据心源性休克发生发展过程,大致可分为早、中、晚三期。

1. **休克早期**　患者常表现为烦躁不安、恐惧和精神紧张,但神志清醒、面色或皮肤稍苍白或轻度发绀、肢端湿冷,大汗、心率增快。可有恶心、呕吐,血压正常甚至可轻度增高或稍低,但脉压变小尿量稍减。

2. **休克中期**　患者表情淡漠,反应迟钝、意识模糊或欠清,全身软弱无力,脉搏细速无力或未能扪及,心率常超过120次/min,收缩压<80mmHg（10.64kPa）,有时甚至测不出脉压或脉压<20mmHg（2.67kPa）,面色苍白发绀,皮肤湿冷发绀或出现大理石样改变尿量更少（<17ml/h）或无尿。

3. **休克晚期**　可出现弥散性血管内凝血（disseminated intravascular coagulation, DIC）和多器官功能衰竭的症状。前者可引起皮肤黏膜和内脏广泛出血;后者可表现为急性肾、肝和脑等重要脏器功能障碍或衰竭的相应症状。

思路2　根据患者收缩压降低、表情淡漠及尿量减少,休克程度至少为中度休克,需及时予以纠正休克治疗,一旦进入休克晚期,生存率会进一步降低。

知识点

心源性休克的严重程度划分

1. **轻度休克**　表现为患者神志尚清但烦躁不安,面色苍白、口干、出汗,心率>100次/min,脉速有力,四肢尚温暖,但肢体稍发绀、发凉,收缩压≥80mmHg(10.64kPa),尿量略减,脉压<30mmHg(4.0kPa)。

2. 中度休克 面色苍白、表情淡漠、四肢发冷、肢端发绀,收缩压为 60～80mmHg(8～10.64kPa),脉压<20mmHg(2.67kPa),尿量明显减少(<17ml/h)。

3. 重度休克 神志欠清、意识模糊、反应迟钝、面色苍白发绀、四肢厥冷发绀、皮肤出现大理石样改变,心率>120 次/min,心音低钝,脉细弱无力或稍加压后即消失。收缩压降至 40～60mmHg(5.32～8.0kPa),尿量明显减少或尿闭。

4. 极重度休克 神志不清、昏迷呼吸浅而不规则口唇皮肤发绀,四肢厥冷,脉搏极弱或扪不到,心音低钝或呈单音心律,收缩压<40mmHg(5.32kPa),无尿,可有广泛皮下黏膜及内脏出血,并出现多器官衰竭征象。

【问题3】 应重点进行哪些方面的查体及实验室检查?

思路1 查体注意事项包括有助于判断患者病情严重程度的体征,如生命体征、意识状态等,以及原发病或并发症的体征,如两肺满布哮鸣音及湿啰音、心率快、奔马律、新发生的杂音、杂音部位等。

思路2 出现心源性休克时,除常规进行血常规、尿常规和肾功能检查、血气分析、心电图、X 线胸片及心脏超声外,还需进行心肌标志物检测,以帮助明确病因;同时应进行心源性休克导致的 DIC 相关检测,以及微循环灌注情况的检查。

知识点

心源性休克的辅助检查——微循环灌注指标

微循环灌注情况的常用指标,此为休克常规检查项目。

临床上常用的指标有:

1. 皮肤与肛门的温差 分别测定皮肤和肛门的温度。正常情况下前者比后者低 0.5℃左右,休克时由于皮肤血管收缩,皮肤温度明显降低,而肛门温度不下降甚至增高,使两者温差增大,当温差>1.5℃,则往往表示休克严重;当其>3℃时,表示微循环已处于严重衰竭状态。

2. 眼底及甲皱检查 眼底检查可见小动脉痉挛和小静脉扩张,严重时可出现视网膜水肿。甲皱检查通常在无名指甲皱部位,在特种冷光源照射的光学显微镜下,用肉眼观察皮下组织微血管的排列、形态及对刺激和加压后的反应等,休克患者由于血管收缩,因此甲皱微血管的管襻数目显著减少、排列紊乱、血流缓慢,可有微血栓形成,血细胞常聚集成小颗粒状,甚至聚集成絮状物,在指甲上加压后放松时可见毛细血管内血流充盈时间延长等。

3. 血细胞比容检查 当周围末梢血的血细胞比容比中心静脉血的血细胞比容高出 0.03(3vol%)时,则表明有外周血管明显收缩。

微循环的上述指标测定,对判定休克时微循环障碍严重程度以及合理选择血管活性药物等均有参考价值。

思路3 休克患者最主要的病理生理变化来源于血流动力学异常,近年来随着血流动力学监测技术的发展,对休克患者的血流动力学监测有助于治疗决策的制订。

知识点

血流动力学监测

1970 年专家学者们研制成功了顶端带有气囊的漂浮导管[血流导向气囊导管,斯旺-甘兹(Swan-Ganz)导管],克服了经典右心导管术的主要限制,使插管术更简便安全,且可在床边进行监测,对诊治心肌梗死并泵衰竭(尤其是左心衰竭和心源性休克)起到了一定作用,近年来广泛应用于临床。连续心输出量测定(pulse-indicated contour cardiac output, PiCCO)是目前最新休克血流动力学监测手段,可以判断肺水肿的程度、分析肺水肿的类型,以及了解前后负荷的情况。

查体结果

查体情况：体温 36.5℃，脉搏 110 次 /min，呼吸 25 次 /min，血压 85/50mmHg，神志淡漠，高枕位，口唇发绀，两肺底少量湿啰音，肺底为主，心界向左下扩大，心率 110 次 /min，律齐，心音低钝，胸骨左缘 3～4 肋间可闻及粗糙收缩期吹风样杂音。

【问题 4】　该患者是否还有需要补充的体征？

思路　从问题 3 的分析可以知道，该查体记录存在以下问题：

1. 该患者此次合并心源性休克，缺少对休克严重程度分型有意义的体征。

2. 患者出现了新发杂音，杂音描述不完整，心脏查体也有缺项。

补充检查后的完整查体结果

查体情况：体温 36.5℃，脉搏 110 次 /min，呼吸 25 次 /min，血压 85/50mmHg，神志清晰，呼之能应，但反应较慢。高枕位，皮肤湿冷，苍白，口唇发绀，颈静脉充盈。胸廓对称，肋间隙正常，未触及胸膜摩擦感，双侧胸部叩诊呈浊音，两肺满布哮鸣音及湿啰音。心尖搏动位于左锁骨中线外侧 1.0cm 处，心尖搏动弥散，无抬举样搏动，胸骨左缘 3～4 肋间可触及震颤，心界向左下扩大，心率 110 次 /min，律齐，心音低钝，肺动脉瓣区第二心音（P_2）>主动脉瓣区第二心音（A_2），胸骨左缘 3～4 肋间可闻及 3/6 级粗糙收缩期杂音，未向左侧腋下传导。双下肢中度凹陷性水肿。

【问题 5】　结合上述查体结果，哪些检查对明确心源性休克的病因最为重要？

思路 1　患者急性心肌梗死 1 周后出现心源性休克表现，且查体发现了胸骨左缘 3～4 肋间的收缩期杂音。根据发病的时间结合查体结果，推测可能合并了室间隔穿孔，需进一步行超声心动图确定。

知识点

超声心动图在心源性休克检查中的应用价值

M 型或二维超声心动图常能发现急性心肌梗死受累的心室壁运动幅度降低或呈矛盾运动，而未梗死区域的心肌常有代偿性运动增强，当合并心室壁瘤、乳头肌功能不全、腱索断裂或心室间隔穿孔时，在实时下常有特征性超声征象，此时脉冲多普勒或连续多普勒超声可检出异常的湍流或紊流信号，对诊断室间隔穿孔和急性二尖瓣关闭不全颇有帮助。近来，彩色多普勒血流显像技术的应用与二维超声心动图相结合，在实时下可检出异常血流束，且能半定量估计室间隔穿孔和二尖瓣反流量的大小，对急性心肌梗死某些并发症的诊断价值颇大，此外，通过超声心动图可无创测定心功能，对估价病情也有帮助。

急性心肌梗死后室间隔穿孔心脏彩超视频

思路 2　患者心肌梗死 1 周，合并室间隔穿孔，现血压低于正常。皮肤呈花斑样改变，休克晚期常常容易合并 DIC，因此要了解 DIC 的诊断和处理。

知识点

有关弥散性血管内凝血的检查

休克晚期常并发 DIC，除血小板计数呈进行性下降以及有关血小板功能异常（如血小板黏附能力和聚集能力障碍、血块回缩缺陷等）外，可有以下改变：凝血酶原时间延长，纤维蛋白原含量降低，凝血酶凝固时间与正常对照血浆比较相差>3 秒，全血凝固时间超过 10 分钟，凝血因子 I、II、V、VIII、X、XII 均减少。由于 DIC 常伴有继发性纤溶亢进，尚可进行以下检查以间接说明 DIC 的存在，包括全血凝块溶解时间缩短（正常人 72 小时内无溶解现象），纤维蛋白（原）降解产物（fibrinogen degradation products，

FDP）测定，临床上常用的如血浆鱼精蛋白副凝集试验（3P 试验）阳性，Fi 试验（即纤维蛋白降解产物的测定）正常参考值<1:8，当其>1:16 时有诊断价值。此外，尚可进行鞣酸化红细胞凝集抑制免疫试验、乙醇凝胶试验等，DIC 者常呈阳性。

辅助检查

血常规检查：白细胞计数 $11.5×10^9/L$，中性粒细胞百分比 82%，中性杆状核粒细胞百分比 8%，淋巴细胞百分比 10%，单核细胞百分比 2%，血红蛋白 150g/L，血小板计数 $250×10^9/L$，血细胞比容 4.2%。

心电图：窦性心律、陈旧前壁心肌梗死。

X 线胸片：肺纹理增粗、心影增大，符合心力衰竭的表现。

脑利尿钠肽（BNP）3 768ng/L。

血气分析：pH 7.26，氧分压 75mmHg，二氧化碳分压 30mmHg，剩余碱 –3.2mmol/L。

床旁超声心动图：左心室舒张末期内径 62mm，左心室收缩末期内径 48mm，室间隔厚度 8mm，射血分数 40%，左心房内径 40mm，右心室内径 36mm，余房室径正常，肺动脉压力 30mmHg，可见室间隔有一回声中断区，大小约 8mm。

【问题 6】 如何判断该患者的化验检查结果？

思路 患者的白细胞计数增高，血红蛋白增高，血细胞比容增高，提示血液浓缩。BNP 显著升高，血气分析提示缺氧合并代谢性酸中毒，心肌酶学及 D- 二聚体正常。休克时电解质和酸碱平衡紊乱常常成为患者发生心源性猝死的诱因，因此要予以重视。

知识点

休克时血电解质和酸碱平衡的变化

血清钠可偏低，血清钾高低不一，少尿时血清钾可明显增高，休克早期可有代谢性酸中毒和呼吸性碱中毒的改变，休克中、晚期常为代谢性酸中毒并呼吸性酸中毒，血 pH 降低，氧分压和血氧饱和度降低，二氧化碳分压和二氧化碳含量增加，正常时血中乳酸含量为 0.599～1.78mmol/L（5.4～16mg/dl），若升至 2～4mmol/L 表明为轻度缺氧，微循环基本良好，预后较佳；若血乳酸含量>4mmol/L，说明微循环已有衰竭，已处于中度缺氧；若血乳酸含量>9mmol/L，则表明微循环已经衰竭，有严重缺氧，预后不良。此外，严重休克时，血游离脂肪酸常明显增高。

【问题 7】 如何分析床旁超声心动图结果？

思路 床旁心脏超声可以对心脏结构进行评价，帮助明确基础心脏疾病，同时可以对心脏功能进行评价，协助进行病情判断。该患者的心脏超声显示：左心室扩大（左心室舒张末直径 62mm），心功能不全（射血分数 40%），左心房扩大（40mm），提示合并左心功能不全。此外发现的室间隔回声中断区，对明确心源性休克的病因——室间隔穿孔，起到了决定性作用。

【问题 8】 结合上述资料，该患者的完整诊断应为什么？

思路 该患者的诊断为：

冠心病	病因诊断
急性前壁心肌梗死	病理诊断
室间隔穿孔	并发症诊断
Killip 4 级	功能评价
心源性休克	

完整的诊断应该包括病因学诊断、病理诊断、并发症诊断、功能诊断，如患者合并心房颤动，还需诊断心律失常、持续性心房颤动。

【问题9】　该患者接下来的治疗应该怎样进行？

思路

1. 绝对卧床休息，立即吸氧，有效止痛，尽快建立静脉给药通道，进行心电监护和建立必要的血流动力学监测，留置尿管以观察尿量。

2. 纠正代谢性酸中毒，根据心功能状态和血流动力学监测资料，估计输液量和输液速度。

3. 使用血管活性药物，常用的有多巴胺、多巴酚丁胺、间羟胺、去甲肾上腺素等。

4. 尽量缩小心肌梗死范围，挽救濒死和严重缺血的心肌。

5. 积极治疗并发症和防治重要脏器功能衰竭，防治继发感染。

6. 药物治疗同时或治疗无效情况下，有条件单位可采用 IABP 辅助治疗、机械性辅助循环，必要时条件具备也可进行外科急诊手术治疗。

【问题10】　除了急性心肌梗死，还有哪些疾病可以导致心肌收缩力极度降低？

思路　急性暴发性心肌炎（如病毒性、白喉性以及少数风湿性心肌炎等）、原发性及继发性心肌病（前者包括扩张型、限制型及肥厚型心肌病晚期；后者包括各种感染、甲状腺毒症、甲状腺功能减退症）、家族性贮积疾病及浸润（如血色病、糖原贮积病、黏多糖体病、淀粉样变、结缔组织病）、家族遗传性疾病（如肌营养不良、遗传性共济失调）、药物性和毒性过敏性反应（如阿霉素、酒精、奎尼丁、锑剂、依米丁等所致心肌损害）、心肌抑制因素（如严重缺氧、酸中毒、药物、感染毒素）、药物（如钙通道阻滞药、β 受体阻滞药等）、心瓣膜病晚期、严重心律失常（如心室扑动或颤动）。询问病史时，要考虑到可能导致心源性休克的其他系统疾病，进行鉴别诊断。

【问题11】　心源性休克辅助治疗（如 IABP）的作用是什么？

思路　IABP：原理是心脏舒张期球囊充气、主动脉舒张压升高、冠状动脉压升高，使心肌供血供氧增加；心脏收缩前，气囊排气、主动脉压力下降、心脏后负荷下降、心脏射血阻力减小、心肌耗氧量下降。IABP能有效地增加心肌血供和减少耗氧量，使冠心病患者受益最大。此外 IABP 还可以使全身重要器官血灌注增加，降低右心房压及肺动脉压。

心源性休克根据基础心脏疾病 + 血流动力学异常诊断不难，关键是找寻心源性休克的病因，并对休克程度进行分度，针对病因、不同临床分期及分度进行治疗。即便如此，心源性休克仍为心血管急症中的高危类型，抢救成功率仍很低。

知识点

心源性休克的诊疗规范

1. 采集基础心脏疾病史。
2. 评估循环系统生命体征。
3. 分析心源性休克临床分期或分度。
4. 辅助检查协助评估危险，估计预后。

IABP 工作图片

（马依彤）

推荐阅读文献

[1] 万雪红，卢雪峰. 诊断学. 9 版. 北京：人民卫生出版社，2018.

[2] 葛均波，徐永健，王辰. 内科学. 9 版. 北京：人民卫生出版社，2018.

第九章　感染性心内膜炎

感染性心内膜炎（infective endocarditis，IE）指因细菌、真菌和其他病原微生物（如病毒、立克次体、衣原体、支原体、螺旋体等）直接感染心室壁内、心脏瓣膜、心内移植物或者邻近大动脉内膜所致的炎症。IE 常发生于原来已有心脏瓣膜病、先天性心脏病等引起心腔内结构异常和血流动力学异常的心脏。赘生物形成是其特征性病理特征，持续菌血症、瓣膜结构损伤、瓣膜结构及功能损害、血管栓塞、免疫性血管损伤及心脏外器官感染为其主要临床特点。IE 有别于风湿热、类风湿、系统性红斑狼疮等所致的非感染性心内膜炎。动静脉分流、动脉-动脉分流（动脉导管未闭）或主动脉缩窄，虽然其本质仅是动脉内膜炎，然而在临床上和病理学上却与 IE 相似，通常也包括在本病范围内。

近年来随着抗生素的广泛应用和病原微生物的变化，本病临床表现变得不典型。由于人口老龄化，流行病学方面也发生了变化，发生 IE 的平均年龄显著增大，>40 岁的患者明显增加，发病率随年龄增长而增长，在 70～80 岁时达到最高，男女的比例约为 2∶1，女性患者预后往往较差。

近年来 IE 的致病菌已发生显著变化，葡萄球菌感染位居首位，甲型溶血性链球菌感染退至第二位，再次为肠球菌。由于对本病的警惕性提高和积极防治，以及抗生素的积极应用，使其发生率有所降低。随着内外科治疗水平提高，初发 IE 患者的存活率有了明显的提高。风湿性心脏瓣膜病所占比例降低，退行性瓣膜病变以及静脉药物滥用已替代了风湿性心脏瓣膜病，成为 IE 最常见的致病因素。随着心血管疾病介入性检查和治疗的日益增多，心脏瓣膜置换术和各种呼吸道、胃肠道，以及泌尿生殖道内镜检查等诊断技术的广泛应用，使医源性获得性 IE 愈发常见。

IE 的发病率，以及不同瓣膜病、先天性心脏病的 IE 发生构成比见表 2-9-1、表 2-9-2。

表 2-9-1　IE 的发病率

相关危险因素	发病率 /100 000^{-1}
总人群	5～7
基础心脏情况	
无杂音的二尖瓣脱垂	4～6
伴明显反流的二尖瓣脱垂	52
室间隔缺损	145
主动脉狭窄	271
风湿性心脏瓣膜病	380～440
人工心脏瓣膜病	308～383
自体 IE 手术患者	630
既往自体 IE	740
人工瓣膜 IE 手术患者	2 160

注：IE，感染性心内膜炎。

表 2-9-2　不同瓣膜病及先天性心脏病的 IE 发生构成比

基础心脏疾病	IE 病例构成比 /%
自体瓣膜病	
二尖瓣反流	21～33

续表

基础心脏疾病	IE 病例构成比 /%
主动脉反流	17～30
主动脉狭窄	10～18
先天性心脏病	4～18
发绀性心脏病	8
法洛四联症	2
室间隔缺损	1.5
动脉导管未闭	1.5
艾森门格综合征	1.2
房间隔缺损、主动脉狭窄	<1
人工瓣膜	12～30

注：IE，感染性心内膜炎。

【临床诊疗环节】

1. 详细询问患者的症状及相关病史，如有无基础心脏病病史、近期内是否接受过有创性操作。

2. 查体要全面，不仅重视心脏的体征，还要注意检查有无 IE 的周围体征。

3. 针对疑似患者尽早完善辅助检查，重点包括超声心动图检查和规范的血培养等。

4. 确诊或疑诊 IE 患者入院治疗，根据病情轻重收入心内科病房或者重症监护室。

5. 部分患者需要多次检查超声心动图和血培养。

6. 抗感染药物应用要尽早、足量。根据患者病史，选择初始的抗感染治疗方案；得到血培养结果后选择针对性的敏感药物治疗。

7. 判断抗感染治疗的疗程。

8. 治疗过程中，随时评估患者心功能、感染控制情况和相关并发症。

9. 必要时邀请心外科会诊，确定最佳外科手术时机。

10. 确定抗感染治疗结束的时间、出院随访日期以及出院后的注意事项。

【临床关键点】

1. 临床上 IE 误诊率很高，因为多数患者发病初期无心力衰竭表现，部分患者因其并发症初诊，干扰了临床诊断思路。

2. 多数患者以间断发热为主诉就诊，首诊科室常为呼吸内科及风湿免疫科，影响临床诊治。

3. IE 的诊断中，血培养和超声心动图阳性结果是最主要的依据。

4. 对疑似 IE 的患者，抽取血培养的时间、方法非常重要，同时须严格无菌操作。

5. 在治疗过程中，病情常有反复，此时需重复血培养。

6. 随时评估患者心功能状态、感染控制情况及并发症有无出现。

7. 部分患者无基础心脏病。

8. 内科治疗过程中，随时评估外科手术的必要性。

9. 术后仍然需要继续抗生素治疗，并重复血培养。

10. 密切随访。

临床病例

患者，女性，35 岁，以"间断发热 2 个月，活动后胸闷气短 2 周"为主诉来诊。初步的病史采集如下。

2 个月前，无明显诱因出现发热，体温最高 38.9℃，伴背部及四肢肌肉酸痛，无咳嗽咯痰，无腹痛腹泻，无尿频尿急尿痛，就诊于当地社区医院，给予"头孢类抗生素"（具体不详）静脉应用后体温恢复正常。此后间断出现发热，用抗生素有效，但停药即再次发热，体温 38.0～39.5℃。系统检查未查。2 周前活动后出现胸闷、气短，休息后缓解，随后症状渐加重，2 天前于睡眠中出现胸闷憋醒，坐起后约 10 分钟缓解，于外院查血常规：白细胞计数 13.6×10⁹/L，中性粒细胞百分比 88%，血红蛋白 82g/L。

初步病史采集后,因为患者有长期间断发热,随后出现胸闷气短、夜间憋醒等心力衰竭症状,首先考虑为感染诱发心力衰竭。对于该患者,临床上需要考虑以下相关问题。

【问题1】 该患者发热的原因是什么?

思路1 引起发热的疾病很多,这里需要考虑发热的鉴别诊断。

思路2 该患者反复应用抗生素有效,且在外院查血常规示白细胞计数和中性粒细胞百分比显著升高,考虑感染性疾病所致发热。

> 知识点
>
> **发热性疾病的鉴别诊断**
>
> 引起发热的疾病很多,根据致病原因不同可分为两大类,即感染性疾病和非感染性疾病。
>
> 1. 感染性疾病 在发热待查中占首位,包括常见的各种病原体引起的传染病、全身性或局灶性感染,以细菌引起的感染性发热最常见,其次为病毒等。
>
> 2. 非感染性疾病 包括:①血液病与恶性肿瘤,如白血病、恶性组织细胞病、恶性淋巴瘤、结肠癌、原发性肝癌等;②变态反应疾病,如药物热、风湿热等;③结缔组织病,如系统性红斑狼疮皮肌炎、结节性多动脉炎、混合性结缔组织病等;④其他,如甲状腺功能亢进症、甲状腺危象、严重失水或出血、热射病、中暑、骨折、大面积烧伤、脑出血、内脏血管梗死、组织坏死等。

【问题2】 该患者感染的主要部位是什么?

思路1 无咳嗽咯痰、无腹痛腹泻、无尿频尿急尿痛,故临床常见感染部位(呼吸道、消化道和泌尿系统)可能性较小。

思路2 间断发热2个月,病史较长,因此重点考虑引起慢性发热的疾病,如结核、IE等。

思路3 患者既往无心脏病史,但近来出现心力衰竭症状,考虑IE可能性大,过去可能有基础心脏病但心功能处于代偿期,也可能为无基础心脏病。

【问题3】 初步的病史采集后,门诊查体重点是什么?

思路 门诊查体应有助于发热的鉴别诊断,因此应对皮肤、咽喉、肺部、心脏、淋巴结、腹部进行较为详细的体检。因为已考虑到IE的可能,在针对发热的鉴别诊断查体的基础上,描述时需重点突出IE相关的体征,如皮肤黏膜的表现、心脏杂音、血管损害征象、脾大与否等。

门诊查体记录

体温38.8℃,脉搏110次/min,呼吸25次/min,血压130/50mmHg,一般情况较差,双肺呼吸音粗,右下肺湿啰音。心界扩大,心率110次/min,律齐,胸骨左缘第三肋间闻及3/6级舒张期杂音,心尖部闻及2/6级收缩期杂音。未闻及心包摩擦音。腹部无包块、无压痛。双下肢无水肿。

【问题4】 结合上述查体结果,为明确诊断应进一步实施哪些检查?

思路1 根据病史、体征,患者有长时间感染性发热、心脏杂音、心功能不全表现,考虑原因:①不除外IE的可能;②也可能存在基础的瓣膜疾病,在某种感染的基础上,出现心力衰竭表现。为进一步明确诊断需行超声心动图检查明确心脏的结构和功能情况,明确有无赘生物、脓肿、瓣周漏等。

思路2 需补充追问病史有无近期可引起菌血症的操作及静脉药物滥用史等。

> 知识点
>
> 发热时出现下列伴随症状时应警惕IE的可能:①心脏内人工材料(如人工瓣膜、起搏器、植入式除颤器、外科修补片或导管);②IE病史;③瓣膜性或先天性心脏病史;④其他IE易感因素(如免疫抑制状态或静脉药瘾者等);⑤高危患者近期接受导致菌血症的操作;⑥慢性心力衰竭证据;⑦新出现的传导障碍;⑧典型IE病原体血培养阳性或慢性Q热血清学检验阳性(微生物学表现可早于心脏表

现）；⑨血管或免疫学表现：栓塞、罗特斑（Roth 斑）、线状出血、詹韦损害（Janeway 损害）或奥斯勒结节（Osler 结节）；⑩局部或非特异性神经学症状和体征；肺栓塞和 / 或浸润证据（右心 IE）；不明原因的外周脓肿（肾、脾、脑或脊柱）。

门诊辅助检查

超声心动图结果示：右心室内径 20mm，左心房内径 45mm，左室舒张末期内径 66mm，左室射血分数 50%。主动脉瓣先天性二叶瓣畸形，可见大量反流；主动脉瓣多发赘生物，最大者 4.5mm×5.0mm；二尖瓣少量反流。

【问题 5】 该患者目前诊断是什么，下一步该如何处理？

思路 1 根据患者长期 >38.0℃ 的发热，超声心动图阳性表现：主动脉瓣先天性二叶瓣畸形，主动脉瓣大量反流，主动脉瓣多发赘生物，故该患者为可能的 IE。

思路 2 该患者目前考虑可能为 IE，需进一步行血培养及其他检查明确诊断并给予相应治疗，应收入院进一步诊治。

思路 3 决定收入普通病房或是重症监护室。患者存在心功能不全，存在瓣膜赘生物，随时有脱落造成栓塞的危险，收入重症监护室更为合适。

知识点

超声心动图对感染性心内膜炎的诊断价值和适应证

超声心动图对 IE 的诊断价值：①能检测赘生物的所在部位、大小、数目和形态。经食管超声心动图优于经胸壁超声，阳性率 90%；②检测基础心脏病；③能探测瓣膜破坏的情况、人工瓣膜的状况、各种化脓性心内并发症，以及瓣膜反流的严重程度和左心室功能；④判断预后和确定是否需要手术的参考。

超声心动图的适应证：①临床怀疑 IE 时，尽早行经胸超声检查；②高度怀疑 IE，而经胸超声正常，推荐尽早行经食管超声检查；③经胸及经食管超声均阴性，但临床仍高度怀疑 IE 者，应在 7~10 天后复查；④IE 治疗中一旦怀疑出现新并发症，应立即重复超声检查；⑤抗生素治疗结束时，复查以评价心脏和瓣膜的形态学及功能。

诊断 IE 的超声心动图主要标准是：赘生物、脓肿、人工瓣膜裂开（瓣周漏）等。感染性心内膜瓣膜赘生物心脏多普勒彩超见图 2-9-1。

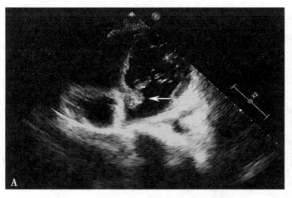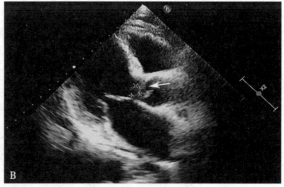

图 2-9-1　超声心动图示心脏瓣膜赘生物
A. 二尖瓣瓣膜赘生物（箭头）；B. 主动脉瓣瓣膜赘生物（箭头）。

知识点

感染性心内膜炎的改良 Duke 诊断标准

（一）确诊

病理学标准

1. 赘生物培养或组织学检查发现微生物，赘生物导致栓塞或心内脓肿。

2. 病理损害证据，即活动性心内膜炎组织学检查证实有赘生物或心内脓肿。

（二）临床标准

1. 主要临床标准

（1）血培养阳性：两次单独的血培养检出了通常与 IE 相关的微生物，如甲型溶血性链球菌、牛链球菌、HACEK 菌群中的细菌或金黄色葡萄球菌或在无原发病灶情况下的社区获得性肠球菌。

经血培养持续阳性检出了符合 IE 的微生物：采集间隔时间>12 小时的血标本培养至少有 2 次阳性，或者所有 3 次或≥4 次单独的血培养中大部分（第一次与最后一份血标本的采集至少相隔 1 小时）结果阳性。

单次博纳特立克次体血培养阳性或 Q 热第一相 IgG 抗体滴度>1:800。

（2）心内膜受累的证据：超声心动图检查示有 IE 的阳性表现，包括瓣膜或支持结构上，反流射流途径中或植入材料上有钟摆样的心内肿块，但缺乏另外的解剖学解释；脓肿、人工瓣膜存在新发生的部分裂开。

（3）新出现的瓣膜反流（原有杂音加重或者改变并不是一个充分标准）。

2. 次要临床标准

（1）易感因素：有易感性心脏疾病或静脉药物滥用。

（2）发热：体温≥38℃。

（3）血管征象：大动脉栓塞、化脓性肺栓塞、真菌性动脉瘤、颅内出血、结膜出血、Janeway 损害。

（4）免疫学紊乱：肾小球肾炎、Olser 结节、Roth 斑及类风湿因子阳性。

（5）微生物证据：血培养阳性但未达到上述主要标准；或血清学证据提示活动性感染临床诊断标准：符合上述临床标准中 2 条主要标准；或 1 条主要标准+3 条次要标准；或 5 条次要标准。

（三）可能诊断

符合上述临床标准中的 1 条主要标准和 1 条次要标准；或 3 条次要标准。

（四）排除诊断

1. 确定"IE 样的表现"为其他原因所致。

2. 抗生素治疗≤4 天，"IE 样的表现"完全、持续消失。

3. 抗生素治疗≤4 天，外科术后或尸体解剖无 IE 的病理学证据。

入院后检查

体温 38.9℃，脉搏 120 次 /min，呼吸 26 次 /min，血压 130/45mmHg，一般情况较差，贫血貌，皮肤黏膜未见出血点、皮疹等。半坐位，颈静脉无怒张，甲状腺无肿大。双肺呼吸音粗，右下肺闻及湿啰音，双肺未闻及干啰音，无胸膜摩擦音。心界向左下扩大，心率 120 次 /min，律齐，胸骨左缘第三肋间闻及 3/6 级舒张期杂音，心尖部闻及 2/6 级舒张期杂音，未闻及心包摩擦音。腹部无包块、无压痛，肝脏未触及，脾肋下 3cm，轻压痛。肠鸣音正常。双下肢无水肿。神经系统检查未见异常。

急查血常规：白细胞计数 $17.8×10^9$/L，中性粒细胞百分比 89%，红细胞计数 $2.8×10^{12}$/L，血红蛋白 82g/L，血小板计数 $260×10^9$/L。

【问题6】 进一步需要做哪些检查？

思路 1　对诊断有确定性意义的重要检查有两项。①血培养：约 75%～85% 患者血培养阳性。阳性血培养是诊断本病的最直接证据,而且还可以随访菌血症是否持续。②超声心动图检查:是诊断 IE 的最主要辅助检查手段之一。经胸和经食管心脏超声已广泛应用,在 IE 诊断、治疗和随访中的意义已经被清楚的认识。

思路 2　其他辅助检查包括以下内容。①血常规:贫血、偶有溶血现象、白细胞增高。②血沉加快。③肾脏相关检查可能有:蛋白尿和镜下血尿,并发急性肾小球肾炎、间质性肾炎或肾梗死时,可见肉眼血尿、脓尿;血清尿素氮、肌酐升高。④心电图:无特异性,可见期前收缩、房室传导阻滞和束支传导阻滞等,并发冠脉栓塞或心包炎时可见特异性改变。⑤胸部 X 线检查:仅对并发症(如心力衰竭)有一定的诊断价值。⑥血清免疫学检查:90% 患者可见循环免疫复合物阳性,其他检查包括沉淀抗体测定、凝集素反应及沉淀抗体测定等。

知识点

疑诊感染性心内膜炎时做血培养的注意事项

急性 IE 患者应该在应用抗生素前 1～2 小时内抽取 2～3 个血标本,亚急性者在应用抗生素前 24 小时采集 3～4 个血标本。已用过抗生素的患者,应至少每天抽取血标本,共 3 天,以期提高阳性率。抽血时间以寒战或体温骤升时为最佳,每次取血 10～15ml,并更换静脉穿刺的部位,皮肤严格消毒,严格无菌操作。应用抗生素的患者,取血量不宜过多。要求常规做需氧和厌氧培养。部分患者加做真菌培养。观察时间至少 2 周,培养结果阴性时应保持到 3 周,确诊必须 2 次以上血培养阳性。

【问题7】　该患者感染的主要微生物可能是什么?

思路 1　目前 IE 的病原体中,葡萄球菌感染位居首位,甲型溶血性链球菌感染已经退至第二位,再次为肠球菌感染。其他如真菌、革兰氏阴性杆菌等。

思路 2　结合患者基本临床特征、基础心脏病类型、感染诱因(有创性操作、静脉药瘾者)等初步判断病原体类型,最终确定病原体依赖于血培养结果。

IE 的具体流行病学危险因素和常见病原微生物见表 2-9-3。

表 2-9-3　感染性心内膜炎的流行病学危险因素和常见病原微生物

流行病特点	常见微生物
静脉药物滥用者	金黄色葡萄球菌、凝固酶阴性葡萄球菌、乙型溶血性链球菌、真菌、需氧革兰氏阴性菌
植入性医疗器械	金黄色葡萄球菌、凝固酶阴性葡萄球菌、乙型溶血性链球菌、真菌、需氧革兰氏阴性菌、棒状杆菌
不良口腔卫生状况	甲型溶血性链球菌、链球菌
糖尿病	金黄色葡萄球菌、乙型溶血性链球菌、肺炎链球菌
获得性免疫缺陷综合征	沙门菌、金黄色葡萄球菌、肺炎链球菌
慢性皮肤感染和烧伤	金黄色葡萄球菌、乙型溶血性链球菌、真菌、需氧革兰氏阴性菌
泌尿生殖系统感染或操作,如妊娠、分娩、流产	肠道球菌、B 组链球菌、需氧革兰氏阴性菌、李斯特菌属、奈瑟菌属
酒精性肝硬化	乙型溶血性链球菌、肺炎链球菌、李斯特菌属、气单胞菌、巴尔通体属
胃肠道疾病	牛链球菌、肠道球菌、败血梭状芽孢杆菌
实体器官移植	肠道球菌、金黄色葡萄球菌、曲霉菌、念珠菌
流浪者	巴尔通体属
肺炎、脑膜炎	肺炎球菌
集装箱牛奶或农场感染动物接触者	布鲁氏菌、巴斯德菌属、贝纳柯克斯体、丹毒丝菌属
与犬或猫密切接触者	巴尔通体属、败血梭状芽孢杆菌、巴斯德菌属

【问题8】 发病原因和诱因分别是什么?

思路1 本病多见于器质性心脏病患者。大量研究证实了血流动力学因素、机械因素造成心内膜的原始损伤,导致非细菌性血栓性心内膜炎是 IE 发病的初始因素。各种先天性心脏病中,动脉导管未闭、室间隔缺损、法洛四联症最常发生。在单个瓣膜病变中,二叶式主动脉瓣狭窄最易发生,瓣膜脱垂(主动脉瓣和二尖瓣)患者也易罹患本病。

思路2 长时间接受颈静脉治疗、静脉注射麻醉药成瘾、由药物或疾病引起免疫功能抑制的患者,其人工瓣膜置换术后的 IE 以及心脏起搏器所致的 IE 均有增多。在发达国家,二尖瓣脱垂是 IE 最常见的原因。肥厚型心肌病、冠心病患者罹患本病也有报道。

思路3 在心内膜无菌性损伤的基础上,患者出现暂时性菌血症是 IE 的发病诱因。暂时性菌血症的常见原因有:口腔、鼻咽部、牙龈,以及检查操作或手术刀伤口处侵入;少见原因有污染的人工瓣膜、缝合材料、器械等。病原体从感染的胸部创口、尿路和各种动静脉插管、气管切开、术后肺炎等处进入体内也可形成菌血症。

思路4 在非细菌性血栓性心内膜炎的基础上,发生菌血症的患者是否发生 IE 与血液中致病微生物的数量、毒力、侵袭性和黏附于黏膜的能力有关。

思路5 补充追问病史,该患者回忆不出相关诱因。

【问题9】 病原体种类与 IE 临床类型有什么关系?

思路1 同一病原体可产生急性病程,也可以产生亚急性病程。

思路2

1. 急性 IE 常因化脓性细菌侵入心内膜引起,多由毒力较强的病原体感染所致。几乎所有已知的致病微生物都可引起本病。

2. 亚急性 IE 甲型溶血性链球菌比例有所下降,但链球菌,包括各种不同类型的变异体以及葡萄球菌仍是最常见、毒性最强的致病菌。金黄色葡萄球菌、肠球菌、表皮葡萄球菌、革兰氏阴性菌和真菌的比例明显增高,厌氧菌、放线菌、李斯特菌偶见。

3. 两种细菌的混合感染时有发现。

4. 葡萄球菌感染是医源性和静脉内药物滥用者的 IE 最主要的原因。

5. 心脏起搏器导致的 IE 多为表皮葡萄球菌和金黄色葡萄球菌感染。真菌尤其多见于心脏手术和静脉注射麻醉药物成瘾者中,长期应用抗生素或激素、免疫抑制剂、静脉导管输入高营养液等均可增加真菌感染的机会,其中以念珠菌、曲霉菌和组织胞浆菌属较多见。

知识点

感染性心内膜炎的分类

既往 IE 通常按照病程分为急性、亚急性和慢性 IE。欧洲心脏病学会公布了新的分类方法:

(一)根据感染部位和是否存在心内异物分类

1. 左心自体瓣膜 IE。

2. 左心人工瓣膜 IE 早期:瓣膜置换术后≤1 年发生;晚期人工瓣膜 IE:瓣膜置换术后≥1 年发生。

3. 右心 IE。

4. 器械相关性 IE 发生在起搏器或除颤器导线上的 IE,伴或不伴有瓣膜受累。

(二)根据感染来源分类

1. 医疗相关性 IE

(1)院内感染:患者在入院 48 小时后出现 IE 相关的症状和体征。

(2)非院内 IE:患者在入院 48 小时以内出现 IE 相关症状和体征;IE 发病前 30 天内接受家庭护理或静脉治疗、血液透析或静脉化疗;IE 发病前 90 天内入住急诊监护室或护理院或长期住监护室。

2. 社区获得性 IE 患者入院 48 小时内出现 IE 相关症状和体征,但不符合医疗相关性标准。

3. 经静脉药物滥用者的 IE 没有其他感染来源的静脉药物滥用者。

有以下情况者可认为属于活动性 IE：①患者持续性发热且血培养多次阳性；②手术时发现活动性炎症病变；③患者仍在接受抗生素治疗；④有活动性 IE 的组织病理学依据。

IE 的再发有两种情况：①复发，首次发病后<6 个月由同一微生物引起 IE 再次发作；②再感染：不同微生物引起的感染或首次发病后>6 个月由同一微生物引起 IE 再次发作。

【问题10】 如何治疗？

思路 1 控制感染。内科药物主要是抗生素的应用，是治疗本病最主要的手段。正确选择有效的抗生素非常重要。初始治疗多是经验用药，待血培养和药敏试验结果回示后进行调整。根据该患者具体情况，初始治疗可选择大剂量青霉素。

思路 2 改善心功能。参见心力衰竭章节。

思路 3 外科手术。手术目的是去除感染组织、恢复瓣膜功能或置换瓣膜。手术时机要结合患者心功能、感染控制情况和并发症等综合考虑，选择最佳手术时机。早期手术的适应证包括心力衰竭、感染不能控制（真菌性和抗生素耐药的革兰氏阴性杆菌心内膜炎）、预防栓塞。为了降低感染活动期间手术后的残余感染率，术后应持续使用抗生素 4～6 周。心脏起搏器 IE 主张手术取出感染的电极导线，术前尽可能延长抗生素治疗的时间。

> 知识点
>
> ### 感染性心内膜炎治疗中抗生素的应用原则
>
> 1. 用药要早 可减轻心瓣膜的损害，保护心脏功能，防止和减少合并症的发生。
> 2. 剂量要足 赘生物内的细菌可增殖到每克组织 10^9～10^{10} 的菌体浓度。由于病原体隐藏于有纤维覆盖物的赘生物之中且处于代谢休眠状态，不易被抗生素杀灭。抗生素可通过被动弥散进入非血管赘生物的中心区域，但在赘生物内要达到有效抗生素浓度，必须有高的血清浓度。
> 3. 疗程宜长 一般需要 4～6 周，方可达到完全消除感染的目的，停药过早容易导致感染复发。
> 4. 选用杀菌剂 抑菌剂不能杀灭细菌，停药后受抑制的细菌可重新繁殖。杀菌剂还可能穿透赘生物，杀灭隐藏于深部的病原体。
> 5. 监测血清杀菌滴度调整药物剂量 抗生素须静脉给药，在用药过程中应监测血清杀菌滴度（serum bactericidal titer, SBT），要求抗生素注射后 30 分钟达到血清高峰浓度且 SBT≥1∶8，否则应增加剂量。
> 6. 联合用药 可起协同杀菌效应，以获得更为有效的治疗效果。例如青霉素、头孢菌素、万古霉素等能抑制细胞壁的合成，促进氨基糖苷类药物进入细胞内杀灭细菌。

> 知识点
>
> ### 抗生素治疗的疗程
>
> 原则上，抗生素治疗应持续至少 4 周，心内有植入物（如人工瓣膜）的患者，抗生素治疗应持续 6 周。氨基糖苷类抗生素一般在初始治疗的前 2 周应用。对高度敏感的链球菌感染，包含氨基糖苷类在内的抗生素短疗程（2 周）治疗显示出与长疗程相同的效果。但这仅仅适用于无显著瓣膜反流、栓塞或心力衰竭，赘生物直径<10mm 的患者。

> 知识点
>
> ### 左心自体瓣膜心内膜炎的手术指征及时机选择
>
> （一）心力衰竭
> 1. 急诊手术（<24 小时） ①主动脉瓣或二尖瓣重度反流伴发急性肺水肿、心源性休克；②动脉瓣

或二尖瓣病变伴室间隔穿孔诱发急性肺水肿、心源性休克。

2. 紧急手术(<1周) 左心衰竭进行性加重不伴心源性休克。

3. 择期手术(接受至少1~2周正规抗菌治疗后) 主动脉瓣或二尖瓣重度反流但不合并心力衰竭症状。

(二)不能控制的感染

1. 紧急手术 ①局部难以控制的感染(如脓肿、瘘管、假性动脉瘤、持续扩大的赘生物);②持续发热及血培养阳性7~10天。

2. 紧急手术/择期手术 真菌感染或多耐药菌感染。

(三)预防栓塞事件

紧急手术 ①赘生物直径>10mm,接受正规抗菌治疗过程中发生栓塞事件;②赘生物直径>10mm,同时合并心力衰竭、持续感染、脓肿;③赘生物直径>15mm。

知识点

人工瓣膜相关性感染性心内膜炎的手术指征及时机选择

(一)心力衰竭

1. 急症手术(<24小时) ①人工瓣病变严重伴发急性肺水肿、心源性休克;②人工瓣病变严重伴室间隔穿孔诱发急性肺水肿、心源性休克。

2. 紧急手术(<1周) 左心衰竭进行性加重不伴心源性休克。

3. 择期手术(接受至少1~2周正规抗菌治疗后) 无心力衰竭症状。

(二)不能控制的感染

1. 紧急手术 ①局部难以控制的感染(脓肿、瘘管、假性动脉瘤、持续扩大的赘生物);②持续发热及血培养阳性7~10天。

2. 紧急手术/择期手术 ①真菌感染;②多重耐药菌感染;③葡萄球菌感染;④革兰氏染色阴性菌感染。

(三)预防栓塞事件

紧急手术:①赘生物直径>10mm,接受正规抗菌治疗过程中发生栓塞事件;②赘生物直径>10mm,同时合并心力衰竭、持续感染、脓肿;③赘生物直径>15mm。

诊疗经过

抽取血培养标本后,开始应用经验抗生素,青霉素480万U,每6小时1次,患者体温逐渐下降,胸闷症状逐渐缓解、肺部啰音消失。3次血培养结果均回示"草绿色链球菌生长"(即甲型溶血性链球菌生长),药敏试验结果显示青霉素为敏感。明确诊断为"先天性主动脉瓣二叶瓣畸形,感染性心内膜炎,主动脉瓣重度反流,心功能IV级"。继续应用抗生素至第10天体温恢复正常。继续药物治疗。入院第18天,患者突发右侧肢体瘫痪,意识清晰,急查脑部CT显示"脑出血",CT血管造影未发现颅内动脉瘤。

【问题11】 患者脑出血的原因是什么?

思路1 脑出血患者大约60%是因高血压病合并小动脉硬化所致,约30%由动脉瘤或动-静脉血管畸形破裂所致,其他病因:脑动脉粥样硬化、血液病(如白血病、再生障碍性贫血、血小板减少性紫癜、血友病、红细胞增多症和镰状细胞病等)、脑淀粉样血管病变、抗凝或溶栓治疗等。

思路2 该患者首先要考虑IE的并发症。IE可引起脑部细菌性动脉瘤,动脉瘤破裂引起脑出血。

知识点

IE 合并神经系统并发症的处理策略（图 2-9-2）

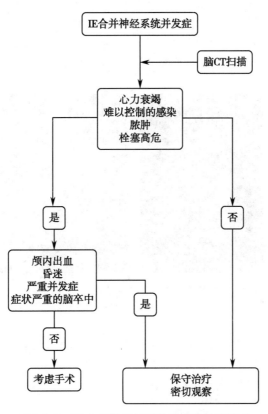

图 2-9-2 IE 合并神经系统并发症的处理策略
IE. 感染性心内膜炎；CT. 计算机体层摄影。

知识点

神经系统并发症的处理推荐

1. 无症状性脑栓塞或短暂性脑缺血发作 如果心脏手术有明确适应证，可正常进行。
2. 颅内出血 手术需要推迟至少 1 个月。
3. 很大、进行性扩大或已经破裂的颅内动脉瘤 推荐神经外科手术或介入治疗。
4. 脑卒中 若心脏手术适应证明确（心力衰竭、无法控制的感染、脓肿等），不必推迟手术。
5. 脑 CT 排除出血，神志清醒 心脏手术可进行。
6. IE 患者出现神经系统症状 需要做 CT 或 MRI 以明确诊断。
7. 怀疑合并颅内动脉瘤但无创检测阴性 可考虑血管造影。

知识点

感染性心内膜炎的常见并发症

1. 充血性心力衰竭和心律失常 常见的并发症，也是本病首要的致死原因。早期不发生，之后感染引起瓣膜及其附属结构破坏，发生瓣膜功能不全，或原有的功能不全加重，产生心力衰竭。感染影响心肌,引起心肌炎症、局部脓肿,大量微栓子落入心肌血管,或较大的栓子进入冠状动脉引起心肌梗死等均可引起心力衰竭。感染累及心肌、侵犯传导阻滞,引起心律失常。常见室性期前收缩,少数发生房颤,可出现房室传导阻滞或束支传导阻滞。

2. 栓塞 发生率 15%~35%;原因:赘生物脱落;常见部位:脑、肾、脾及冠状动脉。脑栓塞的发生率约 30%,好发于大脑中动脉及其分支,常致偏瘫。肺栓塞也可发生,见于右侧心脏心内膜炎,但卵圆孔未闭患者左侧心瓣膜的赘生物也可到达肺部造成肺梗死。栓塞最常发生的时间是发热开始后数天至数月内,但偶有痊愈后 1~2 年内发生栓塞者(图 2-9-3)。

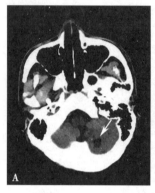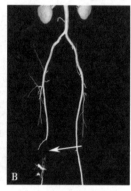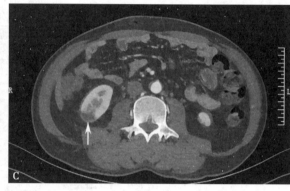

图 2-9-3 感染性心内膜炎导致的栓塞
A. 左侧小脑梗死;B. 右侧股动脉栓塞(箭头);C. 右侧肾梗死(箭头)。

3. 心脏内的其他并发症 感染性并发症包括心肌脓肿、化脓性心包炎、心肌瘘管、心脏穿孔等;免疫复合物及细菌毒素的损害可引起心肌炎及非化脓性心包炎。

4. 细菌性动脉瘤 以真菌性动脉瘤最为常见。常发生于主动脉窦,其次为脑动脉、已结扎的动脉导管、腹部血管、肺动脉和冠状动脉等。

5. 神经精神方面的并发症 发生率 10%~15%,多见于金黄色葡萄球菌引起者。临床表现为头痛、精神错乱、恶心、失眠、眩晕等中毒症状;同时可能出现脑部血管感染性栓塞引起的一系列症状,以及由于脑神经和脊髓或周围神经损害引起的偏瘫、截瘫、失语、定向障碍、共济失调等运动、感觉障碍和周围神经病变。

6. 局灶性肾炎和慢性增殖性肾小球肾炎 免疫复合物引起,但较少引起氮质血症。

诊疗经过

请神经内科会诊,给予药物保守治疗加功能锻炼,患者肢体功能逐渐恢复。体温维持在正常范围。胸闷气短症状间断出现,多在体力活动时。夜间可平卧入眠。入院 4 周时复查心脏彩色超声:右心室内径 21mm,左心房内径 47mm,左心室舒张末期内径 69mm,左心室射血分数 50%。主动脉瓣先天性二叶瓣畸形,可见大量反流;主动脉瓣多发赘生物,最大者 6.5mm×4.5mm;二尖瓣少量反流。

【问题 12】 该患者是否考虑手术治疗?

思路 1 约 50% 的 IE 患者需要手术治疗。手术目的为清除感染组织、恢复瓣膜功能或置换人工瓣膜。

思路 2 该患者基础心脏病为先天性主动脉瓣二叶瓣畸形,本身就需要手术治疗,此次发病引起主动脉瓣多发赘生物,应在感染控制后,行手术治疗,彻底清除感染赘生物,置换瓣膜。以预防以后发生栓塞、心力衰竭和再发 IE 的风险。

诊疗经过

入院 6 周后,患者内科情况稳定,转入心血管外科。转科时,体温恢复正常约 4 周,血压 100/30mmHg,

双肺呼吸音清,未闻及干湿啰音。心率 88 次 /min,律齐,心尖部可闻及 2/6 级收缩期杂音,主动脉瓣第二听诊区闻及 4/6 级舒张期杂音。于心脏外科行主动脉瓣置换术,手术顺利。术后继续应用抗生素 2 周,复查血培养阴性。出院。

【问题 13】 该患者如何预防再次 IE?

思路 1 患者主动脉瓣畸形虽得到纠正,但心脏内有人工瓣膜植入,仍属于 IE 高危人群。应注意 IE 的预防。

思路 2 平时生活中,应注意个人卫生,减少微生物经皮肤黏膜破裂口进入体内形成菌血症的机会。

思路 3 进行有创性操作前应给予抗生素预防。

知识点

抗生素预防 IE 见表 2-9-4、表 2-9-5。

表 2-9-4　极高危患者进行高危操作时推荐抗生素预防 IE 的心脏情况

患者情况	推荐级别	证据级别
抗生素预防只考虑用于以下 IE 发生危险最高的患者:	Ⅱa	C
1. 人工瓣膜或心脏瓣膜修复采用人工材料的患者		
2. 既往有 IE 病史		
3. 先天性心脏病的患者:①发绀型先天性心脏病,未经手术修复或有残留缺损,姑息性分流或通道;②先天性心脏病采用人工材料(经手术植入或经皮导管技术植入)完全修复后 6 个月内;③人工材料和装置的植入部位持续存在残留缺损		
其他瓣膜病或先天性心脏病患者不再推荐使用抗生素预防	Ⅲ	C

注:IE,感染性心内膜炎。

表 2-9-5　极高危患者根据操作类型的危险程度推荐抗生素预防 IE

操作类型	推荐级别	证据级别
牙科操作:	Ⅱa	C
1. 仅在下列情况下考虑使用抗生素预防:涉及齿龈或牙根尖周围组织的手术或需要口腔黏膜穿孔的操作		
2. 以下情况不推荐使用抗生素预防:非感染组织的局部麻醉注射、拆线、牙的 X 线检查,放置或调整可移动的义齿修复或矫正牙的器具或支架,乳牙脱落或嘴唇及口腔黏膜损伤后也不推荐抗生素预防		
呼吸道操作: 抗生素预防不推荐用于呼吸道操作,包括支气管镜或喉镜检查、经鼻或气管内插管	Ⅲ	C
胃肠道或泌尿生殖器操作: 抗生素预防不推荐用于胃镜、肠镜、膀胱镜或经食管超声心动图检查	Ⅲ	C
皮肤和软组织: 抗生素预防不推荐用于任何皮肤和软组织操作	Ⅲ	C

注:IE,感染性心内膜炎。

思路 4 患者教育:告知患者 IE 会复发,当再次出现发热、寒战或感染的其他体征时,应立即进行评价。尽快至医院就诊。

思路 5 随访:患者出院后分别于 1、3、6、12 个月进行门诊随访,抽血查血常规、C 反应蛋白及血培养,行超声心动图检查。血液指标每次检查均在正常范围。超声心动图显示人工瓣功能良好。第 3 个月复查时左心室内径为 49mm,此后保持正常。

（李　凌）

推荐阅读文献

[1] 陈灏珠. 实用心脏病学. 5 版. 上海：上海科学技术出版社，2016：1106-1117.

[2] HABIB G，HOEN B，TORNOS P，et al. 2015 ESC guidelines for the management of infective endocarditis. Eur Heart J，2015，36（44）：3036-3042.

[3] SANDOE J A T，WATKIN R W，ELLIOTT T S J. Infective endocarditis in the adult patient. Medicine，2013，41（12）：689-692.

第十章 心包疾病

心包为双层囊袋结构。脏层心包为浆膜，与纤维壁层之间形成的心包腔内有 15～50ml 浆膜液，起润滑作用。心包对心脏起到固定及屏障保护作用，能减缓心脏收缩对周围血管的冲击，防止由于运动和血容量增加而导致的心腔迅速扩张，也能阻止肺部和胸腔感染的扩散。心包疾病是由感染、肿瘤、代谢性疾病、尿毒症、自身免疫病、外伤等引起的心包病理性改变。临床上可按病程分为急性、亚急性及慢性；按病因分为感染性、非感染性。

第一节 急性心包炎

急性心包炎（acute pericarditis）为心包脏层和壁层的急性炎症性疾病。以胸痛、心包摩擦音、心电图改变，以及心包渗出后心包积液为特征。可以单独存在，也可以是某种全身疾病累及心包的表现。随着心血管介入诊疗的广泛开展，医源性心脏破裂、血管穿孔或破裂所导致的急性心包炎及心脏压塞（cardiac tamponade）并不少见，如冠心病介入治疗过程中冠状动脉破裂、左心耳封堵过程中心耳穿孔等，其伴发心包积液、积血的发生率可高达 5%。

【临床诊疗环节】

1. 诊断　根据胸痛病史，心电图的特征性改变和心包摩擦音、心脏压塞征象即可作出诊断；或通过介入治疗过程中操作、血压及影像学改变来作出判断。X 线透视、超声心动图、胸部 CT 和心脏磁共振成像（cardiovascular magnetic resonance，CMR）可进一步明确。心包穿刺检查、纤维心包镜检查对病因诊断有帮助。

2. 治疗　治疗原发病和诱发原因。大多数患者需要住院观察和治疗，以明确病因，观察有无心脏压塞并开始进行抗感染治疗和对症治疗。非特异性炎症和病毒感染是急性心包炎最常见的原因，非甾体抗炎药是主要的治疗手段。秋水仙碱对预防复发有作用。系统的糖皮质激素治疗仅限于结缔组织病、自体反应性疾病的治疗。恢复期的患者应观察复发情况和是否发生了缩窄性心包炎。心包穿刺引流术适用于出现心脏压塞、高度怀疑为化脓性心包炎或经过 1 周以上药物治疗仍存在大量心包积液并有明显症状者。

【临床关键点】

1. 诊断

（1）症状：心前区疼痛为急性心包炎的特征性症状，疼痛可放射到颈肩部，也可牵涉至上腹部，性质尖锐，与呼吸运动相关，咳嗽、深呼吸、变换体位或吞咽动作可使症状加重。随着病程进展，心包积液量逐渐增多，胸痛症状可逐渐减轻、消失，而呼吸困难症状变得更为明显，部分患者可因中、大量心包积液造成心脏压塞，从而出现呼吸困难、水肿甚至短暂性意识丧失等一系列相关症状。感染性心包炎可伴发热、乏力等。结核性心包炎除胸痛外还可出现乏力、食欲缺乏、消瘦、低热等结核中毒症状。

（2）体征：急性心包炎最具诊断价值的体征为心包摩擦音，呈"抓刮样"粗糙的高频音。多位于心前区，以胸骨左缘第 3～4 肋间、胸骨下端、剑突下较为明显。典型的摩擦音可听到与心房收缩、心室收缩和心室舒张相一致的三个成分，称为三相摩擦音。身体前倾坐位、深吸气或将听诊器胸件加压后可听到摩擦音增强。心包摩擦音可持续数小时、数天甚至数周。当积液增多将两层心包分开时，心尖搏动减弱，心脏叩诊浊音界扩大，摩擦音消失，心音低弱而遥远。颈静脉可查及充盈或怒张，心脏压塞时出现典型的 Beck 三联症，即心音遥远、动脉压下降或奇脉、颈静脉怒张。

（3）辅助检查

1）血清学检查：感染性心包炎常有白细胞计数及中性粒细胞增加、C 反应蛋白增高、血沉增快等，自身免疫病可有免疫指标阳性，尿毒症患者可见肌酐明显升高等。

2）心电图：90% 以上的患者心电图都有异常且随着病程出现动态演变，主要表现为：①除 aVR 和 V₁ 导联以外的所有常规导联可能出现 ST 段呈弓背向下型抬高，aVR 及 V₁ 导联 ST 段压低，这些改变可于数小时至数日后恢复；②一至数日后，随着 ST 段回到基线，逐渐出现 T 波低平及倒置，此改变可于数周至数个月后恢复正常，也可长期存在；③常有窦性心动过速。积液量较大的情况可以出现 QRS 电交替。

3）胸部 X 线：可无异常发现，如心包积液较多，则可见心影增大，但此征象特异性较差，对临床诊断价值有限。

4）超声心动图：超声心动图可确诊有无心包积液，判断积液量，协助判断临床血流动力学改变是否由心脏压塞所致。超声引导下行心包穿刺引流可以增加操作的成功率和安全性。

5）CMR：能清晰显示心包积液容量和分布情况，帮助分辨积液的性质，可测量心包厚度。延迟增强扫描可见心包强化，对诊断心包炎较敏感。对于急性心肌炎、心包炎，还有助于判断心肌受累情况。

常见急性心包炎的鉴别要点见表 2-10-1。

表 2-10-1　心包炎的鉴别诊断特点

指标	特发性	结核性	化脓性	肿瘤性	心脏损伤后综合征
病史	上呼吸道感染史，起病急，常反复发作	伴发结核表现	伴原发感染病灶或败血症表现	转移性肿瘤多见	有手术、心肌梗死等心脏损伤史，可反复发作
发热	持续发热	常无	高热	常无	常有
胸痛	常剧烈	常无	常有	常无	常有
心包摩擦音	明显，出现早	有	常有	少有	少有
白细胞数	正常或增高	正常或轻度增高	明显增高	正常或轻度增高	正常或轻度增高
血培养	阴性	阴性	阳性	阴性	阴性
心包积液量	较少	常大量	较多	大量	一般中量
外观	草黄色或血性	多为血性	脓性	多为血性	清亮，常为浆液性，外伤或血管损伤为血性
细胞分类	淋巴细胞多	淋巴细胞多	中性粒细胞多	淋巴细胞多	淋巴细胞多
细菌	无	结核分枝杆菌	化脓性细菌	无	无
治疗	非甾体抗炎药	抗结核药	抗生素或心包开窗术	原发病治疗及心包穿刺术	糖皮质激素

2. 治疗

（1）针对原发疾病的治疗：如针对感染性疾病、免疫介导损伤、外伤、代谢性疾病药物相关的损害等的治疗；细菌感染心包引流术很关键。

（2）抗感染治疗：主要使用非甾体抗炎药，秋水仙碱能减少复发。

（3）心脏压塞：心包穿刺引流。

临床病例

患者，女性，17 岁，入院前半个月受凉后出现胸闷、咳嗽、咳黄痰，当地卫生所以"呼吸道感染"给予药物治疗后症状无明显改善；1 周前上述症状加重，并出现发热症状，体温最高 37.5℃，外院行胸部 CT 检查提示"支气管炎、心包积液"收住院（图 2-10-1）。入院查体：体温 36.7℃，脉搏 82 次 /min，呼吸 20 次 /min，血压 140/81mmHg，无特殊面容，颈静脉无怒张，两肺呼吸音粗，可闻及少量痰鸣音，心率 82 次 /min，心音稍低，各瓣膜听诊区未闻及病理性杂音，未查及周围血管征。

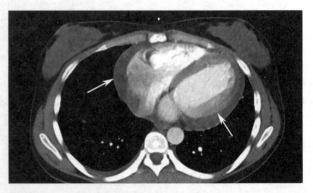

图 2-10-1　患者胸部 CT 纵隔窗，箭头所示可见患者双心室侧游离壁心包及后心包积液

【问题1】　图2-10-1中的影像有何异常？根据患者病史、外院资料，患者应疑诊什么疾病？还需要完善哪些相关检查？

思路1　患者出现胸闷、咳嗽、咳痰、胸痛、发热症状，且影像学检查有明确的心包积液，病程<6周，首先应考虑急性心包炎的可能。

思路2　患者年轻女性，出现胸痛、咳嗽、咳痰伴发热，首先应注意特异性感染（结核性心包炎）疾病可能性大；同时，应注意免疫系统疾病的可能性。因此应完善心电图、超声心动图、血常规、尿常规、肝肾功能、血沉、C反应蛋白、结核抗体、自身抗体、甲状腺功能检查。

> **知识点**
>
> 心包由内、外两层组成。心包内层为脏层心包，又称心外膜，由一层间皮细胞构成，紧密附着于心脏表面；外层为壁层心包，包绕心脏的绝大部分，约2mm厚，主要由非细胞成分-胶原和弹力纤维构成。胶原是外层心包的主要成分，呈波浪状的胶原束分布，因此能承受一定限度的延展力。心包内外层构成一个封闭的腔，即心包腔，正常情况下心包腔内含有不超过50ml的润滑液。脏层心包向后返折与大血管的起始部邻近，并且延续与壁层心包连接，形成其内层。脏层心包在右侧返折处距离右心房和腔静脉的连接部分仅几厘米，部分腔静脉包绕在心包腔内；心包斜窦在左心房后部发生返折，左心房大部分位于心包腔外。壁层心包通过韧带附着于膈肌、胸骨和前纵隔的其他结构，这保障了心脏在呼吸运动和身体活动时位置相对固定。

患者入院心电图见图2-10-2，超声心动图见图2-10-3。血常规：血红蛋白93g/L（↓）、血细胞比容29.3%（↓）、平均红细胞体积76.7fl（↓）、平均红细胞血红蛋白含量24.5pg（↓）、平均红细胞血红蛋白浓度319g/L（↓）、中性粒细胞比例81.5%（↑）；尿常规：潜血（+++）、蛋白（++）；白蛋白29.5g/L（↓）、尿酸483μmol/L（↑）；血沉28mm/第1小时末（↑）；C反应蛋白14.2mg/L（↑）；类风湿因子IgG 26.4U/ml（↑）、IgM 138.5U/ml（↑）；结核抗体阴性；自身抗体：抗核抗体（+）、nRNP/sm抗体（+++）、抗Sm抗体（+++）、抗SSA抗体（+++）、抗Ro-52抗体（+++）、抗核小体抗体（++）、核糖体P蛋白抗体（+++）、抗dsDNA抗体（++）、核周抗中性粒细胞胞质抗体（pANCA）（+）；甲状腺功能：促甲状腺激素（TSH）4.8U/ml（↑）、甲状腺球蛋白<0.04μg/L（↓）、抗甲状腺球蛋白抗体（TgAb）418U/ml（↑）、抗甲状腺微粒体抗体34.8U/ml（↑）（实验室检查指标正常范围参考各单位情况）。

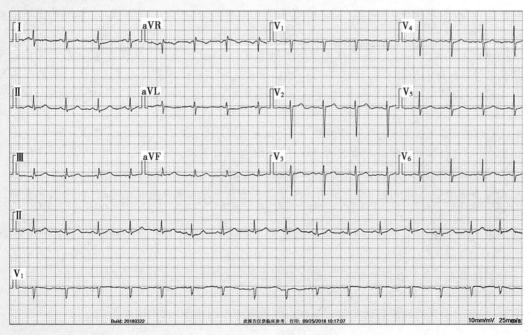

图2-10-2　患者心电图，可见侧壁导联T波低平

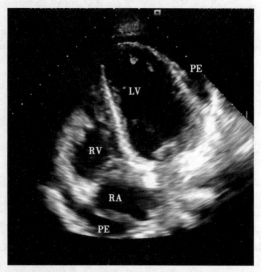

图 2-10-3 患者超声心动图所示心尖四腔心切面,右心室明显受压,
可见双心室侧游离壁心包及后心包明显的液性暗区,为心包积液
PE. 心包积液;LV. 左心室;RV. 右心室;RA. 右心房。

【问题2】 根据患者入院检查相关结论,患者应考虑什么原因引起的心包积液? 该如何进行治疗?

思路1 患者小细胞低色素性贫血,尿常规提示肾脏功能损害,血沉及 C 反应蛋白提示患者处于炎症反应期,风湿因子增高、自身抗体中多项明显增高,故患者应考虑自身免疫系统疾病活动期,心包积液多考虑系自身免疫系统疾病累及心包引起。故应积极对因治疗,给予自身免疫系统疾病的治疗。

思路2 针对心包积液可密切观察患者呼吸困难、血压、心率、颈静脉怒张、奇脉等周围血管征,如出现心脏压塞症状、体征,需要行心包穿刺治疗。

知识点

急性心包炎和心包积液的症状和体征

心前区疼痛:早期出现,为持续性,多在呼吸运动、咳嗽和体位变化时出现,心包积液出现后疼痛消失。

气短和呼吸困难:取决于心包积液的量和出现或增长的速度(压力 - 容积曲线)。对于慢性心包炎心包积液患者,尽管有大量积液,呼吸困难症状由于心包代偿性扩大可能不明显;而介入治疗并发症引起的心包出血,即使心包积血量不大,但可能因出现速度快而有明显的气短或呼吸困难,甚至发生晕厥。

急性循环衰竭:心脏压塞导致出现意识丧失、血压下降、脉压变小、心动过速等症状和体征。

体征:视心包积液量和出现或增长的速度不同,体征也有差别。

1. 与原发病相关的体征 一些患者可能有发热、贫血等。

2. 心包摩擦音在心包积液出现后消失。大量心包积液早期出现反射性心率增快,心输出量降低导致血压下降。

3. 体循环淤血特征 颈静脉明显充盈或怒张,后期可见肝脏肿大、下肢水肿、腹腔积液和胸腔积液。

4. 心脏压塞时出现典型的 Beck 三联症 心音遥远、动脉压下降或奇脉、颈静脉怒张。

思路3 临床上需采用超声心动图动态观察心包积液增长的速度,评价治疗效果。

知识点

急性心包炎和心包积液的辅助检查

1. 心电图　心电图是诊断急性心包炎最重要的辅助检查手段，尤其在早期，超声心动图和 X 线没有明显改变时。典型表现是广泛的 ST 段抬高（除 aVR 外），多为弓背向下型，与急性心肌梗死的 ST 段变化不同，PR 段压低。心电图的改变主要是因为心外膜心肌的炎性损伤。PR 段压低也是急性心包炎的重要心电图改变。急性心包炎的心电图也有动态改变。出现电交替提示大量心包积液和心脏压塞。

2. X 线检查　早期无改变，出现心包积液后表现为心影增大，典型的 X 线表现可呈"烧瓶心"，大量积液可呈球形（图 2-10-4）。心包积液的 X 线特征：透视下心脏轮廓正常或增大，心脏外轮廓搏动明显减弱或消失，外轮廓内可见到波动的心影，心影周围可见半环形透亮带，并随心影搏动，常分布在心尖部、前壁和下壁心尖段，透亮带在正位或右前斜位透视时比较明显。在介入手术出现心包积液或心脏压塞并发症时，X 线透视可用于早期快速诊断，并引导心包穿刺。图 2-10-4 为另一患者的 X 线透视影像，可见半环形透亮带轮廓。

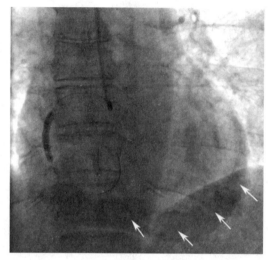

图 2-10-4　心包积液 X 线透视影像，箭头所示透光区为心包积液

3. 超声心动图　早期无发现。超声可准确发现心包积液并估计积液量，引导心包穿刺；并可发现存在的心脏或心包病变。心脏压塞时典型的超声心动图改变为右心房和右心室受压塌陷。这些超声改变具有高度敏感性和特异性，可发生于患者出现低血压、奇脉或心输出量少之前。

4. 血常规检查　特发性心包炎时白细胞计数升高，淋巴细胞增多；其他如贫血，多与原发病有关。

5. 肌酸激酶同工酶（CK-MB）和肌钙蛋白　一般情况下，急性心包炎时血中 CK-MB 和肌钙蛋白有轻度升高，提示炎症反应损伤心外膜浅表心肌组织。如出现 CK-MB 和肌钙蛋白升高明显，要注意有无合并心肌炎或急性心包炎继发于急性心肌梗死。

6. 心包穿刺或引流液的检查　通过心包积液的常规检查、涂片镜检或特殊染色、细菌等微生物培养、病毒抗体测定和病理检查，可初步判断心包积液的性质，对确定急性心包炎的原因有帮助。如为出血所致，镜检可见满视野红细胞。

【问题3】　如果患者出现急性心脏压塞应如何处理？

思路　如果患者症状进行性加重，出现循环衰竭和心脏压塞的症状和体征，必须积极实施超声引导下或 X 线透视下的心包穿刺抽液引流术。

知识点

心包积液/急性心脏压塞的病理生理和血流动力学变化要点

心包腔内的压力受积液量和心包的压力 - 容积关系影响，而心包的储备容积很少，因此积液出现快，即便量不大，也能严重影响心脏功能，导致心脏压塞和急性循环衰竭；而缓慢积累的大量心包积液，患者却通常可以耐受。

心包积液进一步聚集，左房、右房和心室舒张末压上升，严重心脏压塞时这些压力与心包腔内压力接近，心腔的跨壁充盈压非常低，心脏容积进行性减低，导致心输出量下降。

大量心包积液或心脏压塞时,除了心输出量下降,另一个特征性改变是奇脉或反常脉,表现为吸气时脉搏减弱和动脉血压的异常下降,通常收缩压下降>10mmHg。吸气时体循环静脉回流增加,右心系统充盈量增加,但由于大量心包积液或心脏压塞时心腔总容积固定,室间隔向左移位,因而导致左心容量明显减少,左心室搏出量减少,最终动脉压下降。呼气时,右心系统充盈减少,室间隔左移减少,左室心腔容量增加,搏出量增加,可达到有效压力引起动脉搏动。

【问题4】 急性心包炎需要与哪些疾病进行鉴别诊断?

思路　急性心包炎可引起明显胸痛,需要与缺血性胸痛进行鉴别;大量心包积液可引起呼吸困难,需要与慢性心力衰竭、哮喘、肺气肿、介入操作引起的气胸等进行鉴别;急性心脏压塞引起急性循环衰竭需要与休克、肺栓塞、主动脉夹层、急性心力衰竭等鉴别。

知识点

急性心包炎的治疗

1. 急性心包炎的治疗包括对原发疾病的病因治疗、解除心脏压塞和对症治疗。

2. 急性心包炎大多数需要住院观察和治疗,以明确病因,观察有无心脏压塞并开始进行抗感染治疗和对症治疗。

3. 非甾体抗炎药是主要的治疗手段。布洛芬因治疗剂量窗口宽,对冠状动脉血流无不良影响,很少有副作用,因此常作为首选药物。一般根据严重程度和药物反应,初始剂量为300~800mg,每6~8小时一次,持续用药数天至数周,直到心包积液消失。阿司匹林和吲哚美辛等亦可考虑使用。同时应给予胃肠道保护剂,防止消化道出血。秋水仙碱单药治疗或加用一种非甾体抗炎药治疗对急性心包炎有良好的治疗效果,并对预防复发有作用。系统性糖皮质激素治疗仅限于结缔组织病、自体反应性疾病的治疗。尿毒症性心包炎、肿瘤引起的心包炎等应针对病因进行治疗。

4. 恢复期的患者应观察复发情况和是否发生了缩窄性心包炎。

5. 心包穿刺术适用于出现心脏压塞、高度怀疑为化脓性心包炎或经过1周以上药物治疗仍存在大量心包积液并有明显症状者。

推荐阅读文献

[1] 葛均波,徐永健,王辰. 内科学. 9版,北京:人民卫生出版社,2018.

[2] 中华医学会. 临床诊疗指南:心血管分册. 北京:人民卫生出版社,2009.

[3] ZIPES D P, LIBBY P, BONOW R O, et al. Braunwald's heart disease. 11th ed. Philadelphia: Elsevier, 2018.

[4] KLEIN A L, ABBARA S, AGLER D A, et al. American Society of Echocardiography clinical recommendations for multimodality cardiovascular imaging of patients with pericardial disease. J Am Soc Echocardiogr, 2013, 26(9): 965-1102.

[5] MAISCH B, SEFEROVIC P M, RISTIC A D, et al. Guidelines on the diagnosis and management of pericardial diseases summary. The Task Force on the Diagnosis and Management of Pericardial Diseases of the European of Cardiology. Eur Heart J, 2004, 25(7): 587-610.

第二节　缩窄性心包炎

缩窄性心包炎(constrictive pericarditis)是指心脏被致密增厚的纤维化或钙化心包所包围,使心室舒张期充盈受限而产生一系列循环障碍的疾病,多为慢性。发生发展过程隐匿,是心包慢性炎症的终末阶段。慢性心包炎症引起心包纤维化,常伴有心包钙化,导致心包脏壁层粘连融合,伸展性、顺应性明显下降。缩窄性心包炎严重损伤心室充盈和心功能,药物治疗欠佳。

缩窄性心包炎的发病率约占心脏病的1.5%,老年人多见,男女性比例约为1.5:1.0。

缩窄性心包炎大多发病隐匿,通常出现明显临床症状时,已发展至终末阶段,很难确定其病因。常见的病因包括特发性、辐射损伤、外科手术后、感染性、肿瘤累及、自体免疫紊乱或结缔组织病、尿毒症、创伤、肉瘤、接受美西麦角治疗和植入式除颤电极片等。在获得有效的治疗之前,结核是发展中国家最常见的病因,目前仍然是主要的致病原因。在欧洲和美国,病因则以特发性、外科手术后和非特异性病毒感染最多见。心包缩窄在初始损害后几个月开始出现,通常需要几年的发展。一些患者心包缩窄的发展较快而且呈现可逆性,最常见的是心脏外科手术后。

【临床诊疗环节】

1. 诊断　患者无其他心脏病史,无心脏明显增大,而出现颈静脉怒张、肝大、腹腔积液和静脉压显著升高等体循环淤血体征,应考虑缩窄性心包炎的诊断。结合既往心包炎发作史、胸部X线、心电图、心脏超声检查可明确诊断。极少数隐匿性缩窄性心包炎,无明显症状和体征,需要行右心导管检查、盐水负荷试验进一步证实。CMR可显示心包壁增厚和纤维化。

2. 内科治疗　仅个别缩窄性心包炎呈可逆性,如心脏外科手术后出现的短暂的缩窄性心包炎,这些患者在几个月的观察期中往往自发缓解,患病期间可以给予皮质醇激素进行一个疗程的治疗。绝大多数患者确定诊断后应早期行外科心包切除术。内科治疗仅限于支持治疗、针对并发症和缓解症状的治疗。

3. 外科治疗　缩窄性心包炎是进展性疾病,一旦确立诊断就应尽早进行完全的心包切除术,否则可能失去手术机会,延误治疗。病程长,因心肌萎缩和纤维变性,也会影响手术获益和患者预后。

【临床关键点】

1. 诊断

(1)症状:呼吸困难、下肢水肿、腹腔积液、胸腔积液,甚至全身水肿和心源性肝硬化。疲乏、肌肉无力。

(2)体征:主要为右心衰竭体征。库斯莫尔征(Kussmaul sign, Kussmaul征)、奇脉、心包叩击音、恶病质体征。

(3)辅助检查:胸部X线、CT、和超声心动图检查有助诊断,CMR可显示心包壁增厚和纤维化。

2. 治疗

(1)原发病的治疗:抗结核药物治疗等。

(2)术前针对伴发症的治疗:营养不良、贫血、低蛋白血症、恶病质、水肿、肺水肿及水电解质和酸碱平衡紊乱、肝肾功能不全等。

确诊后应早期行外科心包切除术。

临床病例

患者,男性,65岁,因"呼吸困难、腹胀、间歇下肢水肿3年,加重半个月"入院。患者近3年来反复出现呼吸困难,活动后明显,活动耐量进行性下降,轻度体力活动即感明显疲乏、头晕。伴腹胀、双下肢水肿。曾于外院诊治,X线胸片检查提示"心影不大,双肺条索样改变",以"心力衰竭"诊断给予药物治疗,效果不佳。发病以来,食欲减退明显,体重下降1kg。46岁时曾患"肺结核",曾口服"异烟肼、利福平"治疗。5年前因"发热、心包积液"在外院进行过"心包穿刺"治疗,好转出院。入院查体:血压86/64mmHg,脉搏123次/min。慢性病容,口唇发绀,颈静脉怒张,双肺呼吸音稍粗,未闻及干湿啰音。叩诊心界不大,心音低钝,律齐,剑突下可闻及2/6级收缩期吹风样杂音。右肋下2指可触及肝脏,质韧,有轻度压痛,肝-颈静脉回流征阳性,腹部叩诊移动性浊音阳性。双下肢中度凹陷性水肿,末梢循环差。血常规检查:血红蛋白92g/L,白细胞计数$4.2×10^9$/L;血生化:谷丙转氨酶86U/L,谷草转氨酶102U/L,肌酐106μmol/L;凝血:凝血酶原时间16秒,活化部分凝血活酶时间48秒。

【问题1】　通过病史询问,该患者最可能的诊断是什么?

根据患者的症状、肺结核病史和心包积液穿刺史,应考虑缩窄性心包炎。

思路1　根据患者呼吸困难、腹胀、下肢水肿,需要考虑的疾病包括慢性肺源性心脏病、甲状腺功能减退症、尿毒症、肝硬化、心力衰竭、限制型心肌病、缩窄性心包炎等。

思路2　患者病史中有心包穿刺史,提示有可能罹患心包炎,既往病史无慢性支气管炎、肺气肿、肝病、肾病、甲状腺疾病史,可初步排除慢性肺源性心脏病、肝硬化、尿毒症、甲状腺功能减退症的诊断。但仍需要进一步检查逐一排除以上疾病。

思路3　患者有肺结核病史,肺结核累及心包可能会导致缩窄性心包炎。

知识点

缩窄性心包炎的临床表现

缩窄性心包炎临床上通常表现为右心衰竭的症状和体征。在较早期阶段,出现下肢水肿、腹部不适和肝淤血。随着疾病进展,肝淤血加重,出现心源性肝硬化,导致腹腔积液、全身水肿和黄疸。

肺静脉压力升高引起劳力性呼吸困难、咳嗽和端坐呼吸。部分患者伴有心房颤动和三尖瓣反流,进一步使静脉压升高。

缩窄性心包炎终末期,慢性低心输出量引起的症状更为突出,表现为严重疲乏、晕厥、肌肉萎缩和恶病质。

【问题2】　该患者的体格检查对诊断有何提示?

思路1　患者血压低、心率快、恶病质,结合头晕、无力、活动受限等症状,考虑存在心输出量明显下降。

思路2　患者有颈静脉怒张、肝-颈静脉回流征阳性、末梢循环差、发绀、腹腔积液和下肢水肿表现,提示体循环淤血。此体征可与肝硬化相鉴别,后者无颈静脉怒张和周围静脉压升高现象。

思路3　剑突下可闻及2/6级收缩期吹风样杂音提示三尖瓣反流,为右心系统压力升高、右心室扩大导致相对三尖瓣关闭不全。

知识点

缩窄性心包炎的体征

1. 缩窄性心包炎时心输出量下降引起收缩压下降,反射性地引起心率增快。

2. 缩窄性心包炎时因体循环静脉压升高引起颈静脉充盈或怒张。

3. Kussmaul征　吸气时体循环静脉压升高,颈静脉怒张更明显。

4. 1/3的患者有奇脉。

5. 由于心室充盈在舒张早期突然停止,部分患者在胸骨左缘或心尖部听到心脏舒张早期的心包叩击音。

6. 腹部查体可发现肝脏肿大,肝-颈静脉回流征阳性。部分患者可发现腹腔积液。合并心源性肝硬化时还有黄疸、蜘蛛痣和肝掌。

7. 终末期患者出现肌肉萎缩、恶病质、大量腹腔积液、胸腔积液和全身水肿。

【问题3】　该患者在住院期间还应进行哪些辅助检查进一步明确诊断和进行鉴别诊断?

需要进行血、尿、粪常规检查、血生化、动脉血气分析、甲状腺功能、心电图、胸部X线、胸部CT或MRI,以及超声心动图等检查,必要时血流动力学检查和进行心内膜活检。

思路1　患者有恶病质,应明确有无贫血及其程度、血浆蛋白、肝肾功能使用利尿剂有无离子紊乱等状况,常规进行全血细胞分析和计数、血生化检查。常规进行尿、粪检查。尿常规和肾功能指标有助于尿毒症的排除。

思路2　进行甲状腺功能检查,排除慢性甲状腺功能减退症;动脉血气分析对低氧血症、慢性肺源性心脏病和肺栓塞的诊断和排除有帮助,D-二聚体、肺动脉CTA或MRI有助于肺栓塞的诊断和排除。

思路3　X线胸片或胸部CT、肺功能检查、血气分析和超声心动图有助于慢性阻塞性肺疾病和肺源性心脏病的排除。

思路4　通过多普勒或组织多普勒分析前负荷与呼吸的变化关系,是缩窄性心包炎与限制型心肌病进行鉴别诊断的最有效方法。

思路5 心电图可明确有无心律失常。

知识点

缩窄性心包炎的辅助检查

1. 心电图 没有特异性改变。可能正常或存在低电压,通常表现为T波低平或倒置。部分患者伴有左房电活动异常,心房颤动,房室传导阻滞,室内传导阻滞或类似心肌梗死图形。

2. 胸部X线 可发现肺部病变、心包钙化和胸腔积液(图2-10-5)。心包钙化常呈不完整的环状影。心影大小多数正常,部分呈三角形或球形,心影边缘变直,心脏搏动减弱。主动脉结变小,左、右心房和右心室增大,上腔静脉增宽。肺门阴影增大,有时可见到胸腔积液、胸膜增厚或肺水肿。

3. 超声心动图 可发现心包增厚和钙化,以及心脏受限的间接征象,如心室形态和收缩功能正常而左、右心房增大、dip-plateau现象、早期快速充盈阶段左室内径不增加、下腔静脉和肝静脉扩张等(图2-10-6)。

4. 多普勒 左右心室充盈受限,随呼吸运动房室瓣血流变异>25%。

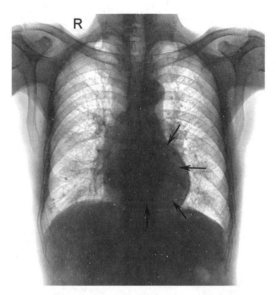

图2-10-5 缩窄性心包炎X线胸片,箭头示心包钙化

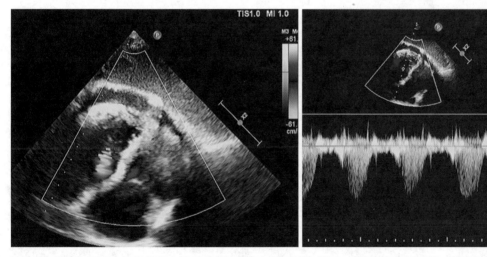

图2-10-6 缩窄性心包炎超声心动图,可见壁层心包明显的增厚,超声表现为强回声,伴有心包积液,室间隔呈"S"形弯曲

5. CT或CMR CT对钙化病变敏感性非常高,CMR能提供精细全面的影像信息且不需注射对比剂,缩窄性心包炎患者影像学检查为鉴别诊断的关键,均能显示心包增厚和/或钙化,心室形态管状改变。左和/或右心房增大,房室沟变窄,腔静脉淤血等。

6. 心导管检查 右心室和/或左心室压力曲线呈现舒张早期下降,舒张中、晚期高原波的dip-plateau征或平方根样改变,左右心室舒张末期压力均等,差异<5mmHg。

7. 左或右心室造影 左右心室内径减小左右心房内径增大,舒张期快速充盈受限。

8. 冠状动脉造影 对年龄>35岁的患者和所有接受过纵隔照射的患者,根据病情选择。

知识点

缩窄性心包炎的病理生理

缩窄性心包炎显著影响心脏的充盈，导致心脏各腔室的充盈压升高且均衡，体循环和肺循环的压力也明显增加。心房压明显升高和因收缩末期容积减小引起的早期心室舒张的抽吸作用加强，因此在舒张早期，心室充盈异常增快。在舒张期的早期到中期，因为僵硬的心包使心腔内容积很快达到限定值，导致心室充盈被突然中止，因此，几乎所有的心室充盈都仅发生在舒张早期，造成舒张充盈不全，心房高压淤血扩张。

体循环静脉淤血引起肝脏淤血、外周性水肿、腹腔积液、胸腔积液，甚至全身水肿和心源性肝硬化。

心输出量减少导致疲乏、骨骼肌萎缩无力、体重减少。

理论上缩窄性心包炎的心脏收缩功能正常，但前负荷减少会引起射血分数下降。心肌偶尔会被慢性炎症和纤维化影响而导致真正的收缩功能不全，有时表现相当严重，与心包切除术后治疗效果不佳有关。

胸内呼吸压力变化向心腔的传递失败也是缩窄性心包炎的重要病理生理特征。这种压力变化持续传递给肺循环，吸气时，胸膜内压和肺静脉压力的下降不能传递到左侧心腔。因此，正常情况下小肺静脉到左心房的压力阶差驱动左心充盈的作用减弱，导致二尖瓣血流减少。吸气时左室充盈减少，右室充盈增加，引起室间隔向左侧移位。呼气时作用相反。

【问题4】 缩窄性心包怎样与限制型心肌病等相关疾病鉴别？

思路 缩窄性心包炎的症状和体征表现，如呼吸困难、右心衰竭体征、恶病质等，与慢性肺源性心脏病、心力衰竭、成人甲状腺功能减退症、尿毒症、肝硬化和限制型心肌病等有很多类似之处，需要进行鉴别。鉴别的要点如下：

1. 慢性肺源性心脏病 慢性肺源性心脏病多有慢性支气管炎、慢性阻塞性肺疾病史；吸气时颈静脉下陷或充盈不明显，Kussmaul 征阴性；动脉血气分析多显示低氧血症合并呼吸性酸中毒；心电图显示右心室肥厚；胸部 X 线片可见肺纹理增粗紊乱，肺气肿、肺动脉高压等。而缩窄性心包炎患者 X 线胸片或胸部 CT 可见明显的心包钙化，肺部影像学无明显肺气肿、肺动脉高压等表现，可作为鉴别依据。

2. 心力衰竭 心力衰竭患者均有原发的器质性心脏病，体循环淤血可出现颈静脉怒张，但 Kussmaul 征阴性；查体心脏明显扩大，X 线片可见心影明显扩大。而缩窄性心包炎患者心脏往往不大，且部分患者可见到明显的心包钙化，可作为两种疾病的鉴别指标。

3. 成人甲状腺功能减退症 血清甲状腺素（thyroxine，T_4）、三碘甲腺原氨酸（triiodothyronine，T_3）、游离甲状腺素（free thyroxine，FT_4）、游离三碘甲腺原氨酸（free triiodothyronine，FT_3）低于正常值，促甲状腺激素（TSH）因病变不同，变化不一：原发性甲状腺功能减退症 TSH 明显升高；垂体性甲状腺功能减退症血清 TSH 水平低或正常或高于正常，对 TRH 兴奋试验无反应；下丘脑性甲状腺功能减退症血清 TSH 水平低或正常，对 TRH 兴奋试验反应良好。查体：心率缓慢，黏液性水肿。部分患者颅骨 X 线片示蝶鞍增大。缩窄性心包炎患者甲状腺功能正常，可资鉴别。

4. 尿毒症 多有慢性肾炎、糖尿病肾病史；查体：血压高，贫血明显。尿比重下降并固定，尿蛋白阳性，有不同程度血尿和管型；血生化异常，如血肌酐、尿素氮明显升高、离子紊乱、酸碱失衡；超声示双肾体积缩小，肾皮质回声增强。缩窄性心包炎患者实验室检查尿常规正常，血生化中肾脏相关指标可正常，可资鉴别。

5. 肝硬化 有慢性肝病史，可有肝炎史、饮酒史、药物史或输血史，常伴反复上消化道出血。查体：无颈静脉怒张和周围静脉压升高现象、无奇脉、腹壁静脉曲张、明显肝界缩小、肝掌、蛛痣等；食管钡餐透视显示食管静脉曲张；肝功能损害及低蛋白血症凝血异常。缩窄性心包炎患者可出现右心衰竭的表现，但肝脏功能正常，且病史中无明显肝病史，可鉴别。

6. 限制型心肌病 限制型心肌病患者由于心内膜和心肌受肌纤维变性或纤维瘢痕化，心肌顺应性丧失,引起心室舒张期充盈受限。血流动力学和临床表现与缩窄性心包炎相似,鉴别诊断困难。限制型心肌病一般无活动性心包炎病史,无奇脉,CT/CMR 不显示心包增厚,心内膜活检和 CMR 可发现淀粉样变或其他心肌浸润性疾病表现。表 2-10-2 为缩窄性心包炎与限制型心肌病超声和心流动力学比较。

表 2-10-2　缩窄性心包炎与限制型心肌病超声和心流动力学比较

指标	缩窄性心包炎	限制型心肌病
静脉压明显时的 y 波下降	有	无
奇脉	1/3 患者有	无
心包叩击音	有	无
左右心充盈压均等	是	左侧高于右侧
充盈压 >25mmHg	罕见	常见
肺动脉收缩压 >60mmHg	无	常见
平方根样改变	有	不一定
呼吸对左或右侧心腔压力、血流的影响	非常明显	正常
心室壁厚度	正常	通常增厚
心房大小	可能有左房增大	双房增大
室间隔抖动	有	无
组织多普勒 E' 波速度	增加	减慢
心包厚度	增厚	正常

缩窄性心包炎和限制型心肌病血流动力学和临床表现相似,鉴别诊断极为困难。X 线片和 CT 易于检出心包钙化从而明确诊断,但一部分缩窄性心包炎患者仅表现为心包增厚,磁共振可以通过从形态、功能及心肌组织特性几方面明确诊断。缩窄性心包炎多表现为心包增厚,在 T_1WI 及 T_2WI 上均表现为低信号(图 2-10-7A、B),双房或单侧心房中度扩大,心室形变,室间隔呈"S"状弯曲,可见室间隔抖动(图 2-10-7C、D)。延迟扫描增厚心包多无强化(图 2-10-7E、F),如果有强化代表炎症处于急性期。

限制型心肌病临床常见的病因有:心内膜心肌纤维化、Loffler 心内膜炎、淀粉样变性、结节病、血色病(心肌内含铁血黄素沉积)、糖原累积(心肌内糖原过度累积)等。限制型心肌病的磁共振表现为:心包不增厚(图 2-10-8C～E)、心室腔大小正常或容积缩小、顺应性降低、无室间隔抖动、心房高度扩大、房室瓣反流明显(图 2-10-8A、B),淀粉样变及心内膜心肌纤维化具有典型的延迟强化特点。

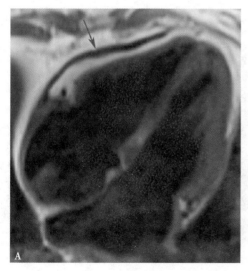
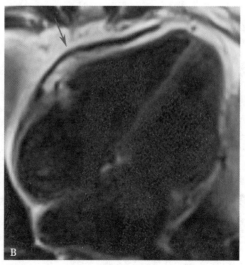

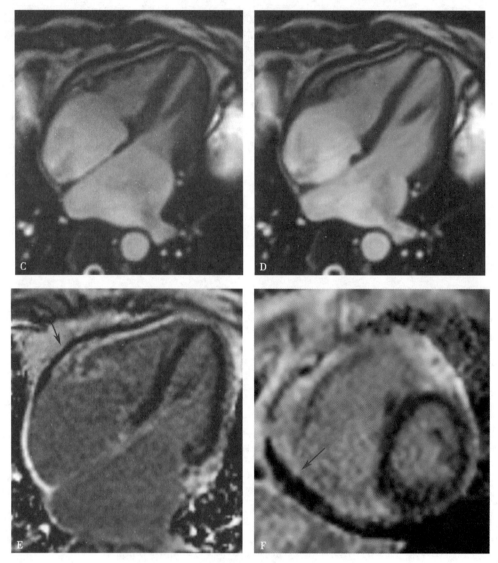

图2-10-7　缩窄性心包炎患者心脏磁共振成像

A、B 分别为 T_1WI 和 T_2WI，右心室、右心房侧心包可见明显的增厚；C、D 为收缩期及舒张期四腔电影，双房中度增大，双室内径正常，右室受压，室间隔呈"S"状弯曲；E、F 为延迟强化图像，增厚的心包未见延迟强化。

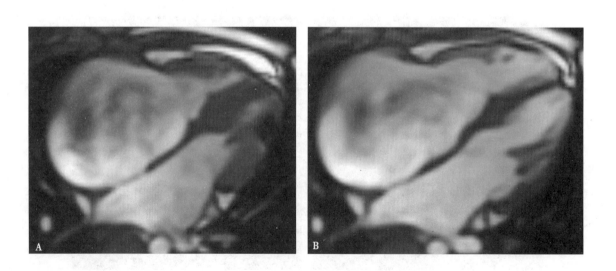

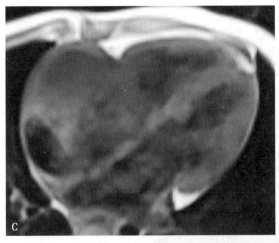
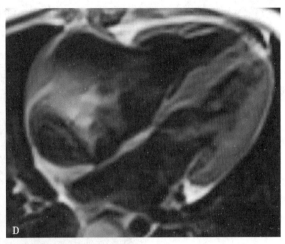
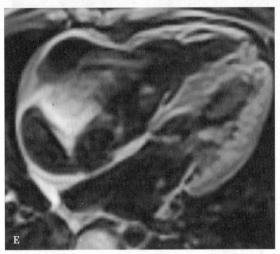

图 2-10-8　限制型心肌病患者心脏磁共振成像

A、B 可见心室收缩末期及舒张末期四腔图像,双房明显增大,双室腔容积减小,舒张顺应性减低;C～E 分别为 T_1WI、T_2WI 及 $T_2 Spair$(频率衰减反转恢复序列)图像,心包未见增厚。

【问题 5】 该患者入院后行超声心动图、胸部 CT 结合病史和体格检查,明确诊断为缩窄性心包炎。下一步的治疗方法是什么?

思路 1　该患者明确诊断为缩窄性心包炎,且症状重,合并心源性肝硬化,内科治疗后仅缓解症状;仅个别缩窄性心包炎呈可逆性,绝大多数患者确定诊断后应早期行外科心包切除术。

思路 2　缩窄性心包炎常伴有营养不良、贫血、低蛋白血症、恶病质、水肿、肺水肿及水、电解质和酸碱平衡紊乱、肝肾功能不全等,手术前应积极纠正。

思路 3　该患者有肺结核病史,应明确无活动性结核时进行手术,术后继续抗结核治疗。如结核尚未稳定,但心脏受压症状明显加剧时,可在积极抗结核治疗下进行手术。

思路 4　手术后心脏负担不应立即过重,应逐渐增加活动量。静脉补液需谨慎,否则会出现急性肺水肿。

（张　钲）

推荐阅读文献

[1] 程怀兵,赵世华. 限制型心肌病和缩窄性心包炎的影像学诊断. 临床放射学杂志,2009,28(10):1483-1486.

[2] 张澍,霍勇. 内科学:心血管内科分册. 北京:人民卫生出版社,2016.

[3] 赵世华,冯敢生,陆敏杰,等. 缩窄性心包炎 MRI 诊断. 临床放射学杂志,2009,28(3):334-337.

[4] 赵世华,蒋世良,程怀兵,等. 限制型心肌病和缩窄性心包炎的磁共振成像对比研究. 中华心血管病杂志,2009,37(4):330-333.

[5] ALTER P, FIGIEL J H, RUPP T P, et al. MR, CT and PET imaging in pericardial disease. Heart Fail Rev, 2013, 18(3): 289-306.

[6] ZIPES D P, LIBBY P, BONOW R O, et al. Braunwald's heart disease. 11th ed. Philadelphia: Elsevier, 2018.

[7] BOLEN M A, RAJIAH P, KUSUNOSE K, et al. Cardiac MR imaging in constrictive pericarditis: multiparametric assessment in patients with surgically proven constriction. Int J Cardiovasc Imaging, 2015, 31(4): 859-866.

[8] DACHER J N, CAUDRON J, FARES J, et al. Chronic constrictive pericarditis: MR imaging features. J Radiol, 2010, 91(5 Pt 2): 623-629.

[9] SOHN D W. Constrictive Pericarditis as a Never Ending Story: What's New. Korean Circ J, 2012, 42(3): 143-150.

第十一章　肺血管病

肺血管病主要是指累及肺动脉、肺静脉以及肺毛细血管的一组临床疾病的总称,主要包括肺动脉高压(pulmonary hypertension,PH)、肺栓塞(pulmonary embolism,PE)、肺血管畸形等多个病种,涉及临床多个学科。其中,PE发病率高,PH次之,部分患者病情紧急、危重,如不及时治疗死亡率高,临床实践中易误诊、漏诊,应引起足够重视。

第一节　肺动脉高压

肺动脉高压(PH)指各种原因导致的肺动脉压力升高,包括毛细血管前PH、毛细血管后PH和混合性PH(肺动脉和肺静脉压力均升高)。PH的血流动力学诊断标准为:海平面状态下、静息时、右心导管测量肺动脉平均压(mean pulmonary artery pressure,mPAP)≥25mmHg(1mmHg=0.133kPa)。正常人mPAP为11~17mmHg,上限为20mmHg。

临床病例

患者,女性,44岁。主因"活动后呼吸困难2年,加重1周"就诊。

患者于2年前出现呼吸困难,活动后出现,休息后缓解,发作时伴有胸痛,性质为钝痛,不伴有后背及左肩放散痛,无头晕、头痛,无畏寒、发热,无咳嗽、咳痰,无黑矇、晕厥及抽搐,无腹胀、食欲缺乏,无恶心、呕吐等不适,伴双下肢水肿,未进行系统治疗。1周前,患者活动耐量下降,低于日常活动时即可出现呼吸困难,伴胸痛,无咳嗽、咳痰、黑矇、晕厥等。今为求进一步明确诊治来院就诊,门诊以"呼吸困难待查"收入院。病程中无发热、关节疼痛、口干、眼干、鼻出血等不适,饮食、睡眠、二便尚可。

既往史:否认高血压、糖尿病、冠心病及心脏瓣膜病病史,无药物及食物过敏史,无输血史、外伤史和手术史,有甲状腺功能减退症病史5年。

【问题1】　根据上述病例特点,患者的初步诊断是什么,在病史采集中还应注意什么?

思路1　根据患者目前的病史特点,初步诊断考虑为PH。PH患者早期没有特异性的临床表现,绝大多数患者就诊时间明显延迟。PH患者最常见的症状为活动后呼吸困难,其他症状包括乏力、头晕、胸痛、胸闷、心悸、黑矇和晕厥等。本例患者最突出的症状是活动后呼吸困难,目前考虑PH的诊断,但具体是哪一类的PH需要进一步明确。

> 知识点
>
> PH的临床分类见第一篇第六章中的知识点"肺动脉高压分类"。

思路2　PH患者病史采集时应充分考虑到其临床分类进行相关疾病的病史采集,包括相关心血管疾病,如先天性心脏病和左心疾病、慢性肺部疾病、结缔组织病、睡眠呼吸暂停、静脉血栓栓塞症、人类免疫缺陷病毒(human immunodeficiency virus,HIV)感染、慢性肝病、血液系统疾病、甲状腺疾病、血吸虫感染和鼻出血等。儿童患者还应注意生长发育情况,询问遗传代谢疾病和内分泌疾病。个人史需注意有无危险因素接触史,如油类物质接触史、高原居住史、特殊用药史(食欲抑制剂类减肥药、达沙替尼、来氟米特和干扰素等),以及药物滥用史等。

知识点

肺动脉高压常见基因突变类型

基因突变是部分肺动脉高压患者最根本的病因,基因检测可从分子水平确诊肺动脉高压。特发性肺动脉高压和遗传性肺动脉高压均为单基因常染色体显性遗传,目前已知 9 个致病基因——*BMPR2*、*BMP9*、*ACVRL1*、*ENG*、*SMAD9*、*BMPR1B*、*TBX4*、*CAV1* 和 *KCNK3*,可解释 50%~80% 的遗传性肺动脉高压和 20%~50% 的遗传性散发型特发性肺动脉高压患者的病因。其中,*BMPR2* 是最主要的遗传性肺动脉高压和特发性肺动脉高压的致病基因。

查体记录

体温 36.8℃,脉搏 64 次/min,呼吸 16 次/min,血压 122/66mmHg。神清语明,表情自如,口唇未见发绀,未见蜘蛛痣、肝掌,未见鼻翼扇动,无颈静脉充盈,胸廓对称,呼吸运动规整,双肺呼吸音粗,未闻及干湿啰音及异常呼吸音。心前区无异常搏动,心率 64 次/min,律齐,肺动脉瓣听诊区第二心音亢进,三尖瓣听诊区可闻及 2/6 级收缩期杂音,肝脏右肋缘下 1cm 可触及,无移动性浊音。双下肢水肿,无杵状指。

【问题2】 结合患者体格检查如何进行下一步诊断?

思路1 该患者目前出现的阳性体征包括肺动脉瓣听诊区第二心音亢进、三尖瓣听诊区可闻及 2/6 级收缩期杂音、肝脏右肋缘下 1cm 可触及、双下肢水肿。这些体征提示肺动脉压力升高和右心功能不全。PH 患者的体格检查有助于发现潜在病因,但应结合相关实验室和物理检查进一步明确分类和病因。

思路2 对于疑诊 PH 的患者,应完善相关实验室检查,包括血常规、生化系列、D-二聚体、脑利尿钠肽(BNP)或氨基末端脑利尿钠肽前体(NT-proBNP)、甲状腺功能和动脉血气分析等,必要时进一步完善结缔组织病等相关实验室检查综合评估病情。

思路3 疑诊 PH 患者,应常规行心电图、胸部 X 线片、超声心动图、呼吸功能检测、肺动脉计算机体层血管成像(CTA)、肺通气灌注显像、心肺运动负荷试验等检查,尽早完善右心导管检查,进行准确诊断分类。

辅助检查

动脉血气分析:pH 7.44,PCO_2 40mmHg,PCO_2 61mmHg,氧饱和度 92%。NT-proBNP 1 200ng/L(↑)。血清肌钙蛋白 I<0.017μg/L。肝肾功能:ALT 24U/L,AST 23U/L,总胆红素 10.3μmol/L(↑),总蛋白 74.3g/L,白蛋白 39.2g/L,尿酸 357.5μmol/L,肌酐 93μmol/L。甲状腺功能:FT_3 4.26pmol/L,FT_4 15.26pmol/L,TSH 6.4 825mU/L(↑)。凝血象、血常规,以及乙肝、丙肝、梅毒、HIV 抗体检测和免疫学检测均在正常范围内。6 分钟步行距离:420m。

入院心电图:窦性心律,电轴右偏,右心室肥厚,QT 间期延长(图 2-11-1)。

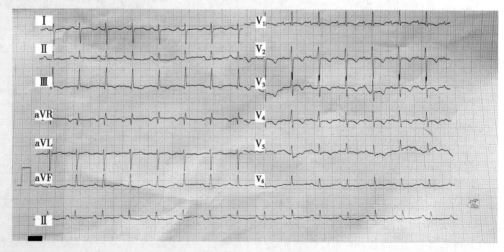

图 2-11-1 入院心电图

胸部 X 线片:肺血增多,肺动脉段突出,心影轻度增大(图 2-11-2)。

超声心动图:左心室舒张末内径 41.6mm,右心室内径 28.5mm,右心房内径 41.3mm×50.0mm,肺动脉内径 32.9mm,射血分数 61%,三尖瓣环收缩期位移 2.75cm,估测肺动脉收缩压 72mmHg。右心室增大,肺动脉主干及左右肺动脉起始段增宽,右室壁增厚,肺动脉高压;二、三尖瓣轻度反流,左心功能正常。

肺功能:肺容量、通气功能正常,第 1 秒用力呼气容积 / 用力肺活量(FEV$_1$/FVC)95%,小气道功能正常,肺弥散功能轻度减退。

肺动脉造影:左肺动脉增粗迂曲,左下肺动脉血流充盈减慢,静脉回流缓慢;右肺动脉增粗迂曲,静脉回流缓慢。

右心导管检查:肺动脉压力 80/37/54mmHg,右心室压力 82/5/32mmHg,右心房压力 10/3/7mmHg,肺血管阻力 6.61Wood 单位,肺毛细血管楔压 13mmHg,体循环压力 122/83mmHg,全肺阻力 8.72Wood 单位,心输出量 6.2L/min,心指数 3.6L/(min·m^2)。

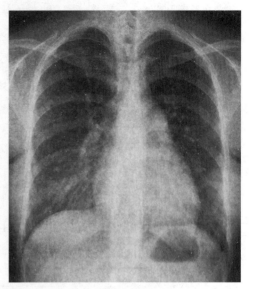

图 2-11-2 胸部 X 线片

【问题 3】 如何解读 PH 患者的心电图和影像学检查?

思路 1 心电图可为 PH 患者提供诊断和鉴别诊断思路,但不能作为确诊 PH 的依据。PH 患者典型心电图常表现为电轴右偏、右心房扩大和右心室肥厚征象,还可合并心律失常,尤其是快速性室上性心律失常。本例患者心电图表现为电轴右偏、右心室肥厚,符合 PH 患者的心电图表现。

思路 2 胸部 X 线检查有助于整体评估心肺情况,可辅助 PH 的鉴别诊断。PH 患者胸部 X 线常见征象包括肺动脉段突出及右下肺动脉扩张、伴外周血管稀疏、右心房心室扩大等征象。本例患者胸部 X 线片表现为肺血增多、肺动脉段突出、心影轻度增大,符合 PH 患者的胸部 X 线片表现。

思路 3 超声心动图是临床上最常用的 PH 筛查诊断及病情评价方法,可通过三尖瓣反流峰速估测右室收缩压;可发现心内结构、功能异常或血管畸形;还有助于右心功能的评估。但超声心动图对于 PH 患者的诊断和评估价值有限,疑诊 PH 必须行右心导管检查才可确诊。

知识点

超声心动图如何评估右心功能

二维超声心动图无法直接评估右心功能,但可通过右心房大小、三尖瓣环收缩期位移、Tei 指数以及有无心包积液等评价,三维、四维超声心动图可提供更可靠的右心室容量和收缩功能测定结果。

注意:超声心动图诊断 PH 的灵敏度和准确度整体良好,但对于部分患者肺动脉压力估测值误差较大,因此应结合三尖瓣结构、三尖瓣反流信号强弱及其他支持征象来综合评估。

思路 4 右心导管检查是确诊 PH 的"金标准",也是进行临床分类、鉴别诊断、评估病情和治疗效果的重要手段。

知识点

右心导管检查测定指标

血流动力学参数:①心率、体循环血压(有创和无创);右心房压、右心室收缩压和舒张末压;肺动脉收缩压、舒张压和平均压;②肺动脉楔压,如无法测定可用左心室舒张末压参照,房间隔缺损患者可直接测量肺静脉压;③心输出量。

血氧指标:①腔静脉、右心房、右心室及肺动脉氧饱和度;②混合静脉血氧饱和度;③房间隔缺损患者尽量测定肺静脉氧饱和度。

【问题4】 结合以上资料,患者目前诊断是什么,在开始制订治疗方案前还应评估什么?

思路1 结合以上病史,临床表现和辅助检查结果,考虑该患者为 PH 分类中的第一大类,该患者目前诊断为:特发性肺动脉高压,WHO 心功能分级Ⅲ级,亚临床甲状腺功能减退症。具体诊断流程可参照第一篇的图 1-6-1 肺动脉高压的诊断策略。

思路2 在制订下一步治疗方案前,应根据心功能、运动耐量、血清生化标志物、超声心动图,以及血流动力学等指标对患者进行危险分层,评估治疗前的基础状态和患者预后。

> 知识点
>
> 成人动脉高压患者危险分层见表 2-11-1(参考《中国肺动脉高压诊断与治疗指南(2021 版)》)。
>
> 表 2-11-1 成人肺动脉高压患者危险分层
>
> | 指标 | 低风险 | 中等风险 | 高风险 |
> | --- | --- | --- | --- |
> | WHO 心功能分级 | Ⅰ级、Ⅱ级 | Ⅲ级 | Ⅳ级 |
> | 6min 步行距离 /m | >440 | 165～440 | <165 |
> | NT-proBNP/(ng·L^{-1}) | <300 | 300～1 400 | >1 400 |
> | RAP/mmHg | <8 | 8～14 | >14 |
> | CI/[L·(min·m^2)$^{-1}$] | ≥2.5 | 2.1～2.4 | ≤2.0 |
> | SvO$_2$/% | >65 | 60～65 | <60 |
> | 危险分层标准 | 至少 3 种低风险指标且无高风险指标 | 介于低风险和高风险之间 | 至少 2 个高风险指标,其中必须包括 CI 和 SvO$_2$ |
>
> 注:WHO. 世界卫生组织;NT-proBNP. 氨基末端脑利尿钠肽前体;RAP. 右心房压(1mmHg=0.133kPa);CI. 心指数;SvO$_2$. 混合静脉血氧饱和度。

住院后治疗

患者诊断为特发性肺动脉高压,危险分层为中危。给予一般对症支持治疗:呋塞米,20mg,静脉推注,1 次 /d;华法林,3mg,口服,1 次 /d;波生坦,62.5mg,口服,2 次 /d;西地那非,25mg,口服,3 次 /d。同时监测肝功、电解质等相关指标。3 天后患者呼吸困难症状好转,双下肢水肿明显减轻。复查 NT-proBNP 820ng/L。

【问题5】 肺动脉高压患者的治疗方案包括哪些?

思路1 肺动脉高压患者的治疗主要包括一般治疗、对症支持治疗,肺血管扩张试验阳性患者给予钙通道阻滞剂治疗、靶向药物治疗、手术及介入治疗。

思路2 一般治疗主要包括避孕、康复和运动训练、预防感染、心理支持,避免到高海拔地区和低氧环境出行。支持治疗主要包括口服抗凝药、右心功能不全患者给予利尿剂、适当吸氧、补充铁剂、酌情给予地高辛和其他心血管药物等。

思路3 靶向药物治疗是目前肺动脉高压患者的主要治疗方案,原则上应对 WHO 心功能Ⅱ级及以上患者启用靶向药物治疗。肺动脉高压是有多个致病通路的疾病,理论上联合靶向药物治疗比单药治疗效果好,因此危险分层为中危和高危肺动脉高压患者均推荐联合靶向药物治疗。

> 知识点
>
> **肺动脉高压靶向药物分类和代表药物**
>
> 1. 内皮素受体拮抗剂 波生坦、安立生坦、马昔腾坦。

2. 5型磷酸二酯酶抑制剂 西地那非、他达拉非、伐地那非。

3. 前列环素类药物 依前列醇、伊洛前列素、贝前列素。

4. 鸟苷酸环化酶激动剂 利奥西呱。

【问题6】 PH的非药物治疗包括哪些?

思路 PH的非药物治疗如下:

1. 球囊扩张房间隔造口术 通过右向左分流降低右心房压力,增加左心室前负荷和心输出量。

2. 肺或心肺联合移植 经充分药物治疗仍合并严重血流动力学受损,运动耐量显著降低和明显右心衰竭征象的患者可考虑此方法。

3. 肺动脉去神经术 该技术的应用范围和疗效有待于进一步证实。

【问题7】 PH的并发症有哪些?

思路 PH并发症如下:

1. 心律失常 尤其当右心结构重构明显或电解质紊乱时容易发生,以室上性心律失常多见。

2. 咯血 咯血是PH患者常见并发症,也是导致患者病情加重甚至死亡的重要诱因。咯血可来源于肺动脉畸形或代偿扩张的支气管动脉,一些特殊类型PH,如遗传性毛细血管扩张症合并肺动脉高压、艾森门格综合征和慢性血栓栓塞性PH更易出现咯血。

3. 机械并发症 PH的机械并发症通常与肺动脉的进行性扩张有关,包括肺动脉瘤样扩张导致破裂和夹层,压迫胸腔阻滞如左冠状动脉主干、肺静脉、主支气管和喉返神经等。

知识点

PH患者治疗流程见图2-11-3。

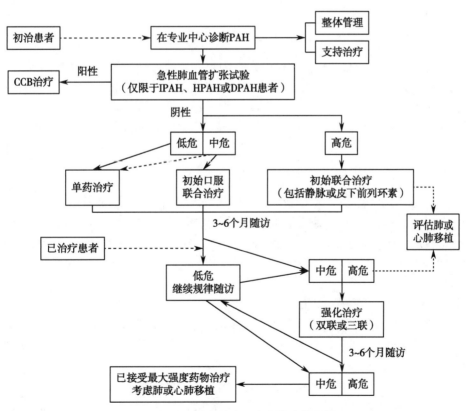

图2-11-3 肺动脉高压患者治疗流程图

PAH. 动脉型肺动脉高压;CCB. 钙通道阻滞剂;IPAH. 特发性动脉型肺动脉高压;HPAH. 遗传性肺动脉高压;DPAH. 疾病相关性肺动脉高压。

第二节　肺　栓　塞

肺栓塞（PE）为来自静脉系统或右心的血栓阻塞肺动脉或其分支，从而引起肺循环障碍的临床和病理生理综合征。PE 与深静脉血栓形成合称为静脉血栓栓塞（venous thromboembolism, VTE）。急性冠脉综合征、主动脉夹层和 PE 共同构成我国三大致死性心血管疾病，严重危害公众健康。

临床病例

患者，女性，47 岁。主因"呼吸困难 8 天，加重 2 天，晕厥 1 次"来就诊。

患者 8 天前无明显诱因突发黑矇，继而意识丧失，约 1 分钟自行苏醒。醒后自觉胸闷、呼吸困难且持续不能缓解，与体位无明显关系，急送当地医院治疗（具体不详），治疗后症状略缓解。2 天前，出现呼吸困难加重，伴右侧胸痛、咳嗽、咳痰、痰中带血。病程中，饮食二便尚可，睡眠欠佳。

既往史：无烟酒嗜好，3 周前外伤致右膝关节骨折，行外固定术。

【问题1】　根据上述病史采集，患者的初步诊断是什么？

根据患者的主诉、现病史和既往史等采集信息，初步诊断为 PE。

思路 1　根据患者临床症状展开思路，患者以晕厥为首发症状，同时伴有呼吸困难、胸痛、咳嗽、咳痰、痰中带血等症状，应注意与冠状动脉粥样硬化性心脏病、肺炎、充血性心力衰竭和胸膜炎等相关心肺疾病进行鉴别。PE 患者的临床表现有如下特点：其常见症状如呼吸困难、胸痛、咳嗽、咯血等缺乏临床特异性；晕厥可能是 PE 的首发或唯一症状。

思路 2　根据既往史、个人史等相关采集信息，患者 3 周前行右膝关节骨折外固定术。骨折是 PE 常见危险因素之一，这也进一步为 PE 的诊断提供线索。

知识点

PE 的危险因素

1. 高危因素　骨折（髋部或腿部）、髋或膝关节置换、大手术/创伤、脊髓损伤等。

2. 中危因素　关节镜手术、中心静脉置管、化疗、慢性心力衰竭或呼吸衰竭、激素替代治疗、恶性肿瘤、口服避孕药、瘫痪、妊娠、围产期、既往静脉血栓病史、血栓形成倾向等。

3. 低危因素　卧床>3 天或久坐、高龄、肥胖、吸烟、静脉曲张、腹腔镜手术等。

查体记录

体温 36.5℃，脉搏 111 次/min，呼吸 18 次/min，血压 106/70mmHg。一般状态欠佳，口唇无发绀，颈部无异常血管杂音，颈静脉无怒张。呼吸急促，双肺呼吸音清，未闻及干湿啰音，双肺未闻及血管杂音。心率 111 次/min，心律齐，肺动脉瓣听诊区第二心音亢进，各瓣膜区未闻及病理性杂音；腹软、无压痛，肝脾肋缘下未触及，双下肢无水肿。

【问题2】　结合患者症状和体征如何进一步明确诊断？

思路 1　结合患者病史、临床表现等因素评估 PE 诊断的临床可能性（表 2-11-2）。

知识点

表 2-11-2　急性 PE 患者临床可能性评分

Wells 评分	原始版	简化版
既往 PE 或 DVT 病史	1.5	1
心率≥100 次/min	1.5	1

续表

Wells 评分	原始版	简化版
过去 4 周内有手术或制动史	1.5	1
咯血	1	1
肿瘤活动期	1	1
DVT 临床表现	3	1
其他鉴别诊断的可能性低于 PE	3	1
临床可能性		
三分类法（简化版不推荐三分类法）		
低	0～1	—
中	2～6	—
高	≥7	—
两分类法		
PE 可能性小	0～4	0～1
PE 可能	≥5	≥2

注：PE. 肺栓塞；DVT. 静脉血栓栓塞。

思路 2　病例中出现的 PE 患者阳性体征包括呼吸急促、心率快（111 次 /min）、肺动脉瓣听诊区第二心音亢进。应根据 PE 严重指数评分进行评估疾病严重程度（表 2-11-3）。

知识点

表 2-11-3　简化肺栓塞严重指数评分（sPESI）

项目	分值
年龄 / 岁	1（若 >80）
肿瘤	1
慢性心力衰竭和 / 或慢性肺部疾病	1
心率≥110 次 /min	1
收缩压 <100mmHg	1
动脉血氧饱和度 <90%	1
低危（30d 死亡风险 1%）	0
高危（30d 死亡风险 10.9%）	≥1

　　血常规：红细胞计数 $4.84×10^{12}$/L，血红蛋白 160g/L，白细胞计数 $13.6×10^{12}$/L，血小板计数 $152×10^9$/L。尿常规正常；生化系列正常；血沉 21mm/h；NT-proBNP 829.2ng/L，D- 二聚体 1 207μg/ml，心肌肌钙蛋白Ⅰ（cTnI）0.152μg/L。血气分析：pH 7.430，PO_2 94mmHg，PCO_2 36.5mmHg，HCO_3^- 22.6mmol/L，SaO_2 97.2%。

　　入院心电图（图 2-11-4）：窦性心律，$S_IQ_{III}T_{III}$改变，V_1～V_3 ST 段压低。

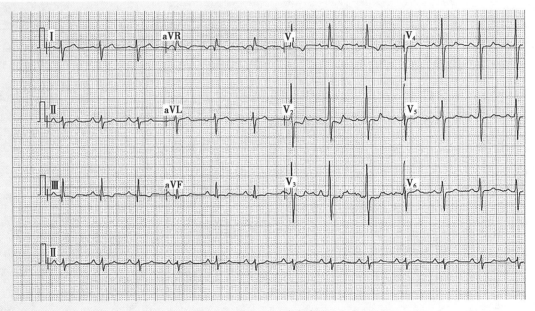

图 2-11-4　入院心电图

胸部 X 线片：双肺纹理增强，右肺上结节，主动脉硬化（图 2-11-5）。

超声心动图：左心室舒张末内径 44.7mm，右心室内径 32.1mm，右心房内径 50.8mm×57.5mm，肺动脉内径 26.1mm，左心室射血分数 62%，估测肺动脉收缩压 59mmHg。右心房扩大，右心室径大，肺动脉主干及左、右肺动脉起始段未见明显异常回声附着，肺动脉高压（轻度），三尖瓣轻 - 中度反流，右室舒张功能减低，左室壁向心收缩不协调，左室舒张功能减低。

肺动脉造影：左下肺动脉可见充盈缺损及轨道征；右上及右下肺动脉可见充盈缺损。

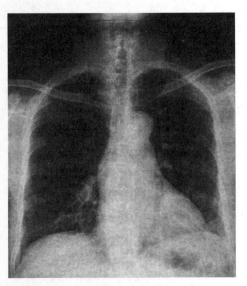

图 2-11-5　胸部 X 线片

【问题 3】　如何解读 PE 患者的心电图和影像学检查?

思路 1　该患者心电图表现为典型的 $S_I Q_{III} T_{III}$，但 PE 患者的心电图是把"双刃剑"，既有助于其诊断又不可完全依赖。PE 患者以 S 波动态改变为主要表现，这有别于心肌梗死患者 Q 波的动态变化。

思路 2　胸部 X 线片本身并不能诊断 PE 患者，其主要是用于观察患者心肺整体情况。胸部 X 线对 PE 的直接诊断价值有限，但对评价心肺全面情况和鉴别诊断有重要意义。

思路 3　超声心动图是 PE 患者筛查的重要手段。对于高危 PE 患者，对除外其他心血管疾病（急性心脏压塞、急性瓣膜功能障碍、急性心肌梗死等）有重要价值。

思路 4　CT 肺动脉造影（CT pulmonary artery imaging，CTPA）是目前无创诊断 PE 的首选方法。其主要优点为诊断快速，可以确诊 PE，灵敏度（83%）和特异度（96%）较高。但也有不足之处，CTPA 射线量大，可引起对比剂肾病，且难以确定亚段肺动脉以下的病变情况。因此，CTPA 主要用于亚段肺动脉以上 PE 的诊断。对于中低度怀疑 PE 患者，CTPA 阴性结果可用于排除诊断。

CTPA 诊断 PE 的征象

1. 肺动脉闭塞　呈中央型充盈缺损，造影剂不能进入管腔充盈血管。闭塞动脉可能扩张，边缘模糊。
2. 充盈缺损　横断面图像充盈缺损周围有对比剂环绕；血管长轴图像呈"双轨征"。
3. 充盈缺损与血管关系　血管腔内充盈缺损周围与动脉管壁呈锐角。

【问题4】 应如何判读 PE 患者的实验室检查结果？

思路1　D- 二聚体的检测方法主要包括三种，即定量酶联免疫吸附法、定量乳胶凝集法，以及全血凝集法；其中，临床应用最广泛的是敏感性较高的定量酶联免疫吸附测定，即 ELISA 法（enzyme linked immunosorbent assay）。ELISA 法检测患 D- 二聚体水平灵敏度高，约 95%，特异度约为 40%。对于中低危的 PE 患者，ELISA 法检测 D- 二聚体水平 <500μg/L 有利于 PE 的排除诊断，而对于高危患者，无论 D- 二聚体水平高低均不能除外 PE 的诊断。

思路2　PE 患者血气往往出现低氧和低碳酸血症的征象。其血气出现的异常表现多与血栓大小、栓塞梗阻时间和阻塞程度，以及潜在的一些心肺疾病等因素有关。值得注意的是，PE 患者血气的正确采集方法应是卧位、停氧的首次动脉血气；约有 20% 的 PE 患者血气是正常的。

思路3　本例患者评价心肌损伤和右心功能不全的生化标志物均升高。PE 引起的右心室功能障碍伴随着心肌过度伸展进而引起 BNP 和 NT-proBNP 的释放。因此，PE 患者 BNP 或 NT-proBNP 水平反映了右心功能不全和血流动力学损害的严重程度。心肌损伤标志物 TnI/TnT 与 PE 患者预后相关。

【问题5】 还有哪些检查手段有助于 PE 的诊断，如何选择 PE 患者下一步治疗方案？

思路1　肺通气灌注显像亦有助于 PE 的诊断，但由于其自身的局限性，往往对段以下肺动脉的血栓具有较高的诊断价值；通气灌注显像的阴性结果对 PE 有较高的排除诊断价值。

PE 患者肺通气灌注显像特点

1. 正常灌注显像阴性预测价值接近 100%，高度可能的显像结果阳性预测价值 >90%；但通常符合以上两种情况的 PE 患者较少。
2. 对亚段以下肺血管栓塞诊断敏感性高，优于 CTPA。
3. 患者接受检查的辐射量相对较少，适合年轻女性、妊娠期女性等特殊人群，利于随访期间监测病情；费用较 CTPA 低。

思路2　肺动脉造影是目前诊断 PE 的"金标准"，其诊断的灵敏度可达 98%，特异度为 95%。对于其他检查手段无法确诊 PE 但又高度可疑者，应及时进行肺动脉造影确诊。PE 患者肺动脉造影的直接征象：肺动脉充盈缺损，肺动脉"残根征"或"截断征"。间接征象：肺动脉血流缓慢，局部血流灌注不足或延迟；肺静脉回流减少。

肺动脉造影的适应证和禁忌证

适应证：可疑 PE 经其他无创检查不能肯定或排除；PE 外科治疗前评估；鉴别肺动脉高压、慢性栓塞性 PH 以及各种肺血管畸形等。

禁忌证： 目前无绝对禁忌证。相对禁忌证主要包括造影剂过敏、肾功损害、左束支传导阻滞、严重充血性心力衰竭、凝血功能障碍性疾病、严重感染、妊娠3个月以内者。

思路3 MRI肺动脉造影是真正无创检测方法，可评估右心功能，有较高的灵敏度和特异度，但部分患者图像质量不佳，目前临床应用较少。

思路4 尽早对PE患者进行危险分层（表2-11-4），不同危险分层患者下一步的诊疗方案不同。

知识点

表2-11-4 PE患者危险分层

PE 死亡风险		危险度标识			
		临床症状（低血压或休克）	PESI Ⅲ～Ⅳ级或 sPESI>1分	右室功能不全	心肌损伤
高危		+	+	+	+
中危	中高危	－	+	两者均阳性	
	中低危	－	+	两者有一项阳性	
低危		－	－	－	－

注：PE.肺栓塞；PESI.肺栓塞严重指数评分；sPESI.简化肺栓塞严重指数评分。

可疑非高危PE诊断流程见图2-11-6。

可疑高危PE诊断流程见图2-11-7。

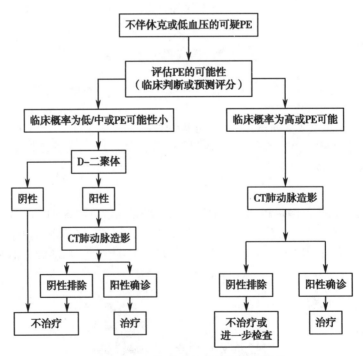

图2-11-6 可疑非高危PE诊断流程图

PE.肺栓塞；CT.计算机体层摄影。

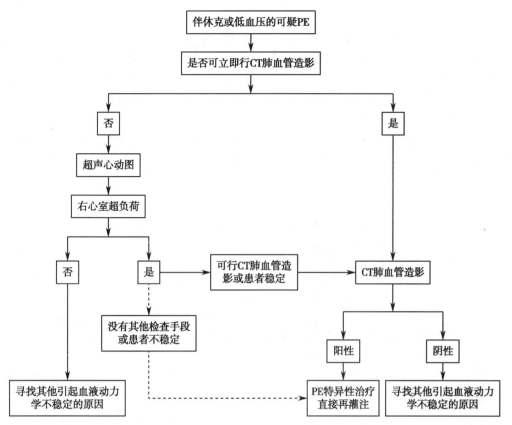

图 2-11-7 可疑高危 PE 诊断流程图

PE. 肺栓塞; CT. 计算机体层摄影。

住院后治疗

患者诊断为 PE,随即对患者进行危险分层,应属中高危患者。给予患者对症支持、抗感染等一般治疗,仔细询问病史后,排除了溶栓禁忌证,经评估患者出血风险较小,故选择静脉溶栓治疗。给予组织型纤溶酶原激活剂(rt-PA),50mg,1 小时泵入,观察患者无出血并发症,另外考虑患者右心负荷较大,继续给予 rt-PA 50mg,1 小时泵入。溶栓后患者症状明显好转,复查患者心电图(图 2-11-8):窦性心律,Ⅰ导联 S 波变浅,Ⅲ导联 Q 波变小,T 波倒置恢复,$V_1 \sim V_3$ ST 段压低。

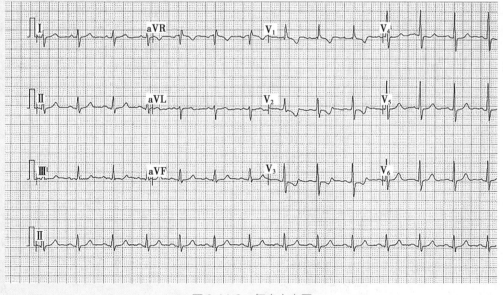

图 2-11-8 复查心电图

【问题6】 PE 患者的主要治疗方法有哪些?

PE 患者的治疗主要包括一般治疗、抗凝治疗、溶栓治疗和其他治疗(肺动脉血栓摘除术、局部溶栓术、捣栓术、抽栓术、腔静脉滤器植入等)。其中抗凝治疗是"基石",贯穿 PE 患者的整个治疗过程。

思路1 PE 患者的一般治疗主要包括监测生命体征、呼吸循环支持、抗感染,必要时吸氧、保持大便通畅,以及其他一些对症支持治疗措施。

思路2 PE 患者治疗方式选择之前,应先进行危险分层,评估出血风险。对于无溶栓禁忌证的高危 PE 患者首选溶栓治疗;中危患者应选择性溶栓;低危患者应抗凝治疗,不建议溶栓。溶栓时间窗以 48 小时内最佳,6～14 天亦有效。

> 知识点
>
> ### 肺栓塞溶栓治疗的禁忌证
>
> **绝对禁忌证:** 活动性内出血、近期自发性颅内出血。
>
> **相对禁忌证:** 2 周内的大手术、分娩、器官活检或不能压迫止血部位的血管穿刺;2 个月内的缺血性卒中;10 天内的胃肠道出血;15 天内的严重创伤;1 个月内的神经外科或眼科手术;难于控制的重度高血压病(收缩压>180mmHg);近期曾行心肺复苏;血小板计数<100×10⁹/L;妊娠;细菌性心内膜炎;严重肝肾功能不全;糖尿病出血性视网膜病变;出血性疾病;动脉瘤;左心房血栓;年龄>75 岁。

思路3 溶栓前应常规检查血常规、血型、APTT、肝肾功能、动脉血气、超声心动图、胸部 X 线片、心电图等资料。备血。向家属交代病情。使用尿激酶溶栓期间勿同时使用肝素,rt-PA 溶栓时是否停用肝素无特殊要求,一般也不使用。溶栓使用 rt-PA 时,可在第 1 小时内泵入 50mg,观察有无不良反应,如无则序贯在第 2 小时内泵入另外 50mg。应在溶栓开始后每 30 分钟做一次心电图,溶栓结束后检测 APTT、复查动脉血气,严密观察患者生命体征。

溶栓治疗后序贯给予低分子量肝素联合华法林抗凝治疗,调整国际标准化比值(INR)为 2.0～3.0,INR 达标 48 小时后停用低分子量肝素。患者出院继续华法林治疗。由于患者既往健康,此次是因为外伤骨折术后出现静脉血栓和 PE,属于暂时危险因素,抗凝 3 个月即可。患者出院后进行随访复诊。

【问题7】 PE 患者如何进行规范化的抗凝治疗?

思路1 PE 患者的抗凝治疗主要包括起始抗凝和长期抗凝两个阶段。抗凝应尽早进行,对于疑诊 PE 的患者,在等待确诊结果的同时就应给予肠道外抗凝治疗,对于确诊 PE 患者在 INR 稳定在 2.0～3.0 内且持续 2 天以上可以考虑终止肠道外抗凝,继续肠道内抗凝。PE 患者的长期抗凝药物主要包括维生素 K 拮抗剂(如华法林)抗凝。相关指南针对 PE 患者具体情况不同推荐的抗凝时间也不同(表 2-11-5)。

思路2 目前,肠道外抗凝的常用药物有肝素、低分子量肝素,临床常用低分子量肝素;传统的肠道内抗凝药物为华法林。由于华法林起效时间较慢,故常需低分子量肝素的过渡治疗,待 INR 达标稳定后可停用。近年来,新型口服抗凝药物的出现克服了这一不足,有广泛的应用前景。

> 知识点
>
> 表 2-11-5　PE 患者抗凝时限选择和指南推荐级别
>
> | 长期抗凝治疗 | 推荐级别 | 证据级别 |
> | --- | --- | --- |
> | 暂时或可逆危险因素导致的 PE 患者,使用口服维生素 K 拮抗剂抗凝治疗 3 个月 | I | B |
> | 栓子不明来源的 PE 患者,使用口服维生素 K 拮抗剂抗凝治疗至少 3 个月 | I | A |
> | 栓子不明来源且出血风险小的初发病例,可以考虑口服抗凝药物长期抗凝治疗 | IIb | B |
> | 栓子不明来源的 PE 复发患者,需要长期抗凝治疗 | I | B |

续表

长期抗凝治疗	推荐级别	证据级别
对于需长期抗凝患者，利伐沙班（20mg，1 次 /d），达比加群酯（150mg，2 次 /d；或 110mg，2 次 /d）阿哌沙班（2.5mg，2 次 /d）可作为维生素 K 拮抗剂的替代治疗	IIa	B
长期抗凝患者，需要定期评估抗凝治疗风险 / 获益比值	I	C
拒绝或不能耐受口服抗凝剂的患者，可考虑阿司匹林作为 VTE 预防的药物	IIb	B
肿瘤合并 PE 患者，应根据体重给予低分子量肝素早期抗凝 3～6 个月	IIa	B
肿瘤合并 PE 患者，后期抗凝使用维生素 K 拮抗剂或低分子量肝素终身抗凝或直到肿瘤治愈	IIa	C

注：PE. 肺栓塞；VTE. 静脉血栓栓塞。

基于危险分层的 PE 治疗策略见图 2-11-9。

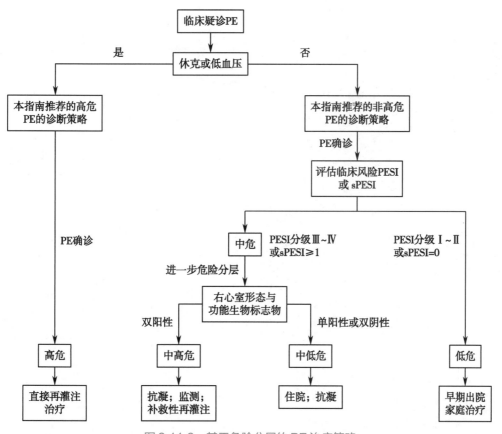

图 2-11-9　基于危险分层的 PE 治疗策略

PE. 肺栓塞；PESI. 肺栓塞严重指数评分；sPESI. 简化肺栓塞严重指数评分。

（于　波）

推荐阅读文献

[1] 中华医学会心血管病学分会肺血管病学组. 急性肺栓塞诊断与治疗中国专家共识（2015）. 中华心血管病杂志，2016，44（3）：197-211.

[2] 中华医学会心血管病学分会肺血管病学组，中华心血管病杂志编辑委员会. 中国肺高血压诊断和治疗指南 2018. 中华心血管病杂志，2018，46（12）：933-964.

[3] GALIE N, HUMBERT M, VACHIERY J L, et al. 2015 ESC/ERS Guidelines for the diagnosis and treatment of pulmonary hypertension: the Joint Task Force for the diagnosis and treatment of pulmonary hypertension of the European Respiratory Society (ERS): endorsed by: Association for European Respiratory Paediatric and Congenital Cardiology (APEC), International Society for Heart and Lung Transplantation (ISHLT). Eur Heart J, 2016, 37 (1): 67-119.

[4] KONSTANTINIDES S V, TORBICKI A, AGNELLI G, et al. 2014 ESC guidelines on the diagnosis and management of acute pulmonary embolism. Eur Heart J, 2014, 35 (43): 3033-3069.

第十二章　成人先天性心脏病

一、概述

随着胎儿期筛查和婴幼儿期治疗水平的提高，成人先天性心脏病（adult congenital heart disease，ACHD）的情况在发生改变，总体上成人先天性心脏病患者数量也在增加。临床上，ACHD 包括以下几种情况：

1. 首次诊断先天性心脏病，未经过治疗　可以无症状或有症状，尽管这类异常婴幼儿期即存在，但可长期无症状，直到成年时经体检被发现或出现失代偿相关的症状而被发现（如左向右分流性先天性心脏病进展出现发绀、艾森门格综合征）；多见于无分流性的先天性心脏病（如二叶式主动脉瓣）或左向右分流性心脏病（如房间隔缺损、室间隔缺损、动脉导管未闭等）。

2. 婴幼儿期就发现，未经治疗成长为成人。

3. 婴幼儿期就发现，经完全纠治手术（外科手术或经导管手术）存活到成人　这部分患者可完全正常，例如绝大部分的房间隔缺损（atrial septal defect，ASD）、室间隔缺损（ventricular septal defect，VSD）、动脉导管未闭（patent ductus arteriosus，PDA）手术后，或随时间延长，某些症状会加重（例如肺动脉高压）。

4. 婴幼儿期经姑息性手术，存活到成人　如单心室、Fontan 手术等，这部分患者常遗留较严重的疾病，需要长期治疗，而且生存期受影响。

二、成人先天性心脏病分类

（一）依据是否存在分流对先天性心脏病进行分类。

1. 无分流类

（1）发生于右心的畸形：如单纯肺动脉口狭窄、肺动脉瓣关闭不全、原发性肺动脉扩张、其他肺动脉畸形（肺动脉缺如、左肺动脉异常起源于右肺动脉等）、三尖瓣畸形、永存左侧上腔静脉、下腔静脉引流入奇静脉系统等。

（2）发生于左心的畸形：如主动脉口狭窄（主动脉瓣或瓣上、瓣下狭窄）、二叶（或单叶、四叶）式主动脉瓣畸形、主动脉 - 左心室隧道、主动脉缩窄、二尖瓣狭窄、二尖瓣脱垂、二尖瓣叶裂缺、三房心、主动脉弓及其分支的畸形、冠状动脉起源异常等。

（3）其他：右位心、异位心和房室传导阻滞（均可合并其他先天性心脏病）、冠状动脉异常起源于肺动脉等。

2. 左向右分流类　经异常沟通，动脉血从体循环的动脉或心腔内不同部位分流入静脉血，无发绀。

（1）心房水平分流：如心房间隔缺损等。

（2）心室水平分流：如心室间隔缺损等。

（3）大动脉水平分流：动脉导管未闭、主动脉 - 肺动脉间隔缺损等。

（4）主动脉及其分支与右心之间分流：主动脉窦动脉瘤破裂入右心，冠状动脉 - 右心室、冠状动脉 - 右心房、冠状动脉 - 肺动脉瘘等。

（5）多处水平分流：心内膜垫缺损、心房心室间隔联合缺损、心室间隔缺损伴动脉导管未闭等。

3. 右向左分流类　经异常沟通，静脉血从右侧心腔的不同部位分流入动脉血中，有发绀（冠状动脉异常起源于肺动脉者除外），其中有些又同时有左至右分流。

（1）肺血流量减少和肺动脉压减低者：法洛四联症、三尖瓣闭锁、三尖瓣下移畸形伴心房间隔缺损、肺动脉瓣闭锁等。

（2）肺血流量增加者：大血管错位等。

（3）肺动脉压增高者：如艾森门格综合征等。

（二）按照解剖生理状况分类（解剖分类＋生理状况）

ACHD 的解剖和生理分类见表 2-12-1。

表 2-12-1　2018 年美国 ACC/AHA 成人先天性心脏病的解剖和生理分类

ACHD 解剖	状态及指标
Ⅰ. 简单	**原发疾病**：孤立性小 ASD、孤立性小 VSD、轻度孤立性肺动脉瓣狭窄 **修补后情况**：动脉导管结扎术或封堵术后、继发孔型 ASD 或静脉窦性缺损修补术后无明显的残余分流或心腔扩大、VSD 修补术后没有明显的残余分流或心腔扩大
Ⅱ. 中等复杂	**修补后或未修补后情况** ● 主动脉 - 左心室瘘 ● 异常肺静脉沟通（部分或完全） ● 冠状动脉异位起源于肺动脉 ● 冠状动脉异位起源于对侧冠状窦 ● 房室间隔缺损（部分或完全，包括原发孔性 ASD） ● 先天性主动脉瓣病变 ● 先天性二尖瓣病变 ● 主动脉缩窄 ● Ebstein 畸形（疾病严重程度可轻度、中度或重度） ● 漏斗型右心室流出道梗阻 ● 原发孔性 ASD ● 未修补的中等或大型的继发孔型 ASD ● 肺动脉瓣反流（中度或重度） ● 肺动脉瓣狭窄（中度或重度） ● 周围肺动脉狭窄 ● 主动脉瓣窦（Valsalva 窦）瘘或瘤 ● 静脉窦缺损 ● 主动脉瓣下狭窄（不包括肥厚型心肌病） ● 主动脉瓣上狭窄 ● 房室瓣骑跨 ● 法洛四联症修补术后 ● 室间隔缺损合并中等或大量分流
Ⅲ. 非常复杂	● 发绀性先天性心脏缺损（未修补的或姑息手术后，各种类型） ● 心室双出口 ● 丰唐手术（Fontan 手术） ● 主动脉弓离断 ● 二尖瓣闭锁 ● 单心室（包括左心室双入口、三尖瓣闭锁、左心发育不全，以及任何其他功能性单心室的解剖畸形） ● 肺动脉瓣闭锁（任何形式） ● 大动脉转位［典型，或大动脉右旋转位（D-TGA），或大动脉左旋转位（L-TGA）］ ● 永存动脉干 ● 其他房 - 室和心室 - 动脉之间的异常沟通
生理状态	
A	● NYHA 心功能Ⅰ级 ● 血流动力学无影响 ● 无心律失常 ● 运动耐量正常 ● 肾 / 肝 / 肺功能正常

续表

ACHD 解剖	状态及指标
B	<ul><li>NYHA 心功能Ⅱ级</li><li>轻度血流动力学改变(轻度主动脉扩张、轻度心室扩大、轻度心室功能不全)</li><li>轻度的瓣膜疾病</li><li>无关的或轻度的分流(无血流动力学意义)</li><li>不需要治疗的心律失常</li><li>主观上因心脏疾病运动受限</li></ul>
C	<ul><li>NYHA 心功能Ⅲ级</li><li>明显的(中度或重度)瓣膜病;中度或重度心室功能不全(体循环、肺循环或同时)</li><li>中度主动脉扩张</li><li>静脉或动脉狭窄</li><li>轻度或重度低氧/发绀</li><li>有血流动力学意义的分流</li><li>肺动脉高压(非重度)</li><li>对治疗有反应的器官功能不全</li></ul>
D	<ul><li>NYHA 心功能Ⅳ级</li><li>重度主动脉扩张</li><li>治疗无效的心律失常</li><li>严重低氧血症(总是伴随着发绀)</li><li>严重肺动脉高压</li><li>艾森门格综合征</li><li>治疗无效的终末器官功能不全</li></ul>

注：ACHD. 成人先天性心脏病；ASD. 房间隔缺损；VSD. 心室中间膈缺损；CCTGA. 先天性矫正性大动脉转位；D-TGA. 大动脉右旋转位；I-TGA. 大动脉左旋转位；ACC. 美国心脏病学会；AHA. 美国心脏协会；NYHA. 美国纽约心脏病学会。

三、成人先天性心脏病的临床评估

(一)病史

完整的临床评估对 ACHD 的处理是非常重要的,病史中需要评估目前和过去的症状,寻找发生过的手术和药物治疗的变化,询问生活方式的情况,是否有日常体力活动能力渐渐发生的改变。了解发绀、乏力、呼吸困难等情况。

(二)体格检查

每次就诊和随访过程中均需详细检查,包括是否有发绀(差异性发绀)、血压情况,详细检查心脏,包括心脏的大小,仔细听诊心脏杂音、心音的改变,是否有发生心力衰竭的体征等。

(三)辅助检查

1. 心电图　需常规检查,可检查心房或心室的肥大,各种心律失常。

2. 脉搏血氧　心力衰竭患者和发绀性先天性心脏病患者脉搏血氧降低。

3. 胸部 X 线　了解心影的大小、形态,大血管(主动脉、肺动脉)影,肺部血管影和肺野情况,是否有胸腔积液(心功能不全)。不过,胸部 X 线对心脏结构本身的了解有限,随着超声心动图、CT、MRI 等影像技术的进步,胸部 X 线的应用在减少。系列性的胸部 X 线检测可用于长期随访中观察心脏大小、形态及肺血管影等。

4. 超声心动图　通常为首选的检查方法,在大多数情况下可以提供足够的有关心脏基本解剖的信息,包括心脏的部位和方向、静脉回流、大血管和心室的连接、大动脉的起源等,可以评估心腔的形态和大小、心室的功能、瓣膜的形态和功能,检测和评估分流情况。评估心室的容量负荷状态和压力负荷状态。多普勒超声心动图可以检测和评估瓣膜的反流,测量跨梗阻部位的压力阶差,测定右心室压力和肺动脉压力,计算血流量等。超声心动图的局限性是比较主观,受检测者经验的影响。

5. 心脏磁共振成像（CMR） 其对评估和处理 ACHD 越来越重要，可以提供很好的心脏三维重建图像，不受体型和透声窗的影响，很多中等或重度复杂先天性心脏病可采用 CMR 评估。与超声心动图相比，提供的图像质量更好、更客观。

6. 心脏 CT 检查 CT 有优秀的空间分辨率，图像采集快速，对显像动脉和静脉尤其合适，结合对比剂，对冠状动脉、侧支循环和动静脉畸形的显像优于 CMR；但在评估心室大小和功能方面不如 CMR。放射暴露是其局限性。

7. 心肺运动试验（cardiopulmonary exercise testing，CPET） 其可客观评估运动耐量（时间、最大量、氧耗等）、通气效率（VE/VCO_2 斜率）、变时性反应和血压反应，以及运动诱发的心律失常。提供总体的功能和运动状态的评估。CPET 的指标与死亡率和发病率高度相关。

8. 心导管检查 对干预的时机和再次干预起重要作用。主要用于分辨特殊的解剖和生理学问题，或需要进行介入处理时。诊断性心导管检查的适应证包括：①评估肺动脉压（pulmonary artery pressure，PAP）；②血管反应试验；③评估左心室和右心室的舒张功能、压力阶差和定量分流量，尤其在无创性方法检测结果不确定时；④40 岁以上的男性、绝经期后女性和有冠状动脉粥样硬化性心脏病危险因素的患者手术前需要进行冠状动脉造影；⑤评估额外的心脏血管，如主动脉 - 肺动脉侧支动脉等。

各种心脏影像技术在评估先天性心脏病方面的优势和劣势见表 2-12-2。

表 2-12-2 用于成人先天性心脏病评估的心脏影像技术比较

影响技术	放射线暴露	相对价格	心室容积 / 功能	瓣膜结构 / 功能	冠状动脉解剖和走行	心脏外血管解剖
超声心动图	无	低	（++）	（+++）	（+/-）	（+/-）
CMR	无	高	（+++）	（++）	（++）[①]	（+++）
CCT	有	高	（+）[①]	（+）	（+++）	（+++）
心导管检查	有	高	（+）	（++）	（+++）	（++）

注：（+/-）. 可能有价值；（+）. 好；（++）. 较好；（+++）. 优秀；CMR. 心脏磁共振成像；CCT. 计算机辅助细胞学检查。
①需要特殊的门控影像功能。

四、ACHD 的特殊临床情况

（一）ACHD 的心力衰竭药物治疗

心力衰竭是 ACHD 的常见问题，通常情况下，用于治疗其他病因所致心力衰竭的治疗措施也适用于 ACHD 心力衰竭的患者。然而，先天性心脏病患者心、肺功能不全的病理生理改变和正常循环失代偿时发生的心力衰竭有很大的不同，这些患者也通常被有关心力衰竭的临床研究所排除，因此将来源于这些临床研究的结果推广至 ACHD 心力衰竭的患者是不合适的。同样，心脏再同步化治疗在这类患者中证据有限。ACHD 心力衰竭患者的处理要根据不同患者发生心力衰竭的病理生理机制。

（二）ACHD 的心律失常

心律失常是 ACHD 常见的致病和致死原因，也是住院的主要原因。其危险分层和处理通常不同于正常结构心脏的心律失常。心律失常的出现常常预示着血流动力学的失代偿。由于异常循环的存在，心律失常的危害性会被放大。对心律失常的消融治疗需要特别的经验和技术，ACHD 患者的心律失常导管消融通常预后不良，但还是可以进行尝试的。患者通常不能耐受抗心律失常药物。

一些 ACHD 患者会发生心脏性猝死（sudden cardiac death，SCD），SCD 高危的情况包括法洛四联症修补术后、大血管转位伴心房转位、先天性矫正性大血管转位、主动脉瓣狭窄、单心室。不明原因的晕厥需要仔细的评估，其为发生 SCD 的预警。但是目前还没有确定进行危险分层的流程，而 ICD 的适应证也并不明确。除非有可逆性的原因，心脏骤停后存活的患者有指征植入 ICD。有自发性室性心动过速（ventricular tachycardia，VT）的患者，需要进行有创的血流动力学和电生理评估，推荐的治疗包括导管消融或手术治疗以消除 VT，如果无效，应该植入 ICD。

不明原因晕厥和心室功能受损的患者应该进行有创的血流动力学评估和电生理检查,没有明确和可逆病因的情况下,植入 ICD 是合理的。室性期前收缩成对出现或非持续性室性心动过速的患者,进行电生理检查是合理的,可以明确持续性 VT 的危险。

（三）感染性心内膜炎的预防

ACHD 患者易患感染性心内膜炎(infective endocarditis, IE)。口腔卫生非常重要,任何静脉导管和有创性检查均应该严格无菌操作,建议 ACHD 患者避免各种穿刺和文身,预防性使用抗生素通常限于有高危感染性心内膜炎者接受高危手术时(牙科手术仅在需要进行牙龈或根尖操作或口腔黏膜穿孔时使用)。

需要进行预防性使用抗生素的情况包括:①采用人工瓣膜或人工材料修补瓣膜者;②以往有 IE 者;③发绀性先天性心脏病,未修补,或有残余分流,姑息性分流或通道;④经外科手术或经导管采用人工材料进行修补术,术后 6 个月内(内皮化前);⑤植入人工材料附近有残余分流者。

（四）ACHD 患者的妊娠

很多 ACHD 患者能很好地耐受妊娠,故仔细评估风险、有多学科团队提供专业的医疗服务是非常重要的,团队应在妊娠早期就介入,更好地做好产前、分娩时和产后的随访。高危患者包括:①重度肺动脉高压(艾森门格综合征等);②重度左心流出道或流入道梗阻;③严重左心室功能不全(LVEF<40%);④马方综合征的主动脉根部扩张和相似情况;⑤发绀(PO_2<85%);⑥人工机械瓣膜。

五、典型病例

（一）房间隔缺损

临床病例

患者,女性,48 岁,体检发现房间隔缺损 1 个月入院。超声心动图检查提示先天性心脏病:房间隔缺损(双缺口)(图 2-12-1、图 2-12-2)、右心增大、三尖瓣轻中度反流。患者平日无明显不适主诉,否认胸闷胸痛、心悸气促、活动后胸闷气促等不适,门诊拟以"房间隔缺损"收治入院。患者入院后行介入治疗,经皮经导管输送 18mm/16mm ASD 封堵器进行封堵。复查超声心动图示封堵器位置、大小、形态合适,对周围结构无影响,无明显残余分流(图 2-12-3~图 2-12-5)。

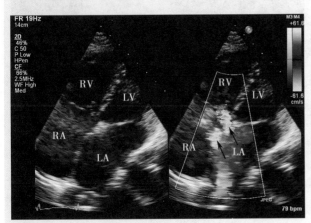

图 2-12-1　超声心动图检查
箭头所示为两处房缺。RV. 右心室;RA. 右心房;LA. 左心房;LV. 左心室。

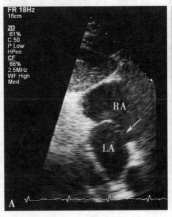

图 2-12-2　超声心动图检查
剑突下切面可见上腔静脉侧较大段回声缺失(A,黄色箭头),彩色多普勒可见两处房水平左向右分流,较大者靠近上腔静脉侧(B,黑色箭头)。RA. 右心房;LA. 左心房。

先天性心脏病(房间隔缺损)超声心动影像(视频)

先天性心脏病(房间隔缺损)超声心动影像(视频)

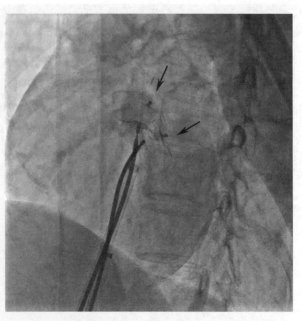

图 2-12-3　术中 X 线透视

可见两把封堵伞（箭头）位置固定，互相锁扣。

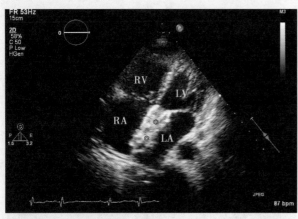

图 2-12-4　超声心动图检查

心尖四腔观可见，封堵器释放后，两把封堵伞（*）服帖地互相锁扣、固定于房间隔。RV. 右心室；RA. 右心房；LA. 左心房；LV. 左心室。

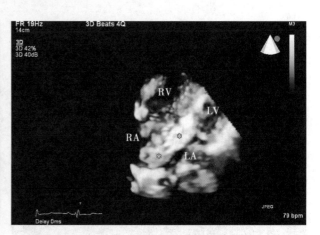

图 2-12-5　三维全容积图像

切割后，可见两把封堵伞（*）服帖地固定于房间隔。RV. 右心室；RA. 右心房；LA. 左心房；LV. 左心室。

（二）室间隔缺损

临床病例

　　患者，男性，27 岁，因"发现室间隔缺损 4 个月余"入院。患者于 4 个月余前发现心脏杂音，后行心脏超声检查提示"先天性心脏病，室间隔缺损"（图 2-12-6）。患者平素无心慌、心悸，无胸闷憋气，无胸痛，无反复发热，无头晕、黑矇、晕厥等症状。未予特殊治疗，现为进一步行室间隔缺损封堵术入院。

　　患者自发病来神清，精神可，大小便正常，食欲可，睡眠可，体重无明显增减。听诊示胸骨左缘第二肋间 3～4/6 级收缩期吹风样杂音，响亮粗糙，触诊可及震颤。

　　入院后左心室造影显示室间隔巨大膜部瘤，多束左向右分流，最大一束直径约 9mm；选择 10mm/5mm VSD 封堵器。复查超声心动图 / 造影示封堵器位置、大小、形态合适，对周围结构无影响，极细束残余分流，对血流动力学影响较小（图 2-12-7）。

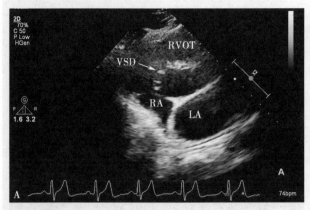
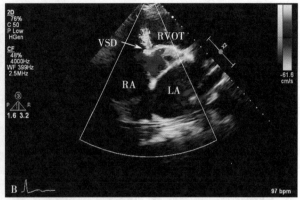

图 2-12-6　超声心动图检查

A. 大动脉短轴切面显示单纯膜部室间隔缺损，箭头所示为室间隔缺损；B. 彩色多普勒示该处室水平左向右分流。RVOT. 右心室流出道；VSD. 室间隔缺损；RA. 右心房；LA. 左心房。

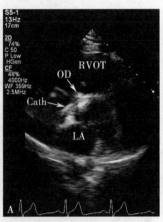
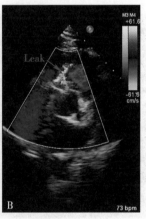

先天性心脏病
（室间隔缺损）超
声心动影像
（视频）

图 2-12-7　超声心动图检查

A. 胸骨旁大血管短轴示封堵器放置到位；B. 彩色多普勒示封堵器上缘细束残余分流。RVOT. 右心室流出道；OD. 封堵器；Cath. 导管；LA. 左心房；Leak. 残余分流。

先天性心脏病
（室间隔缺损）
封堵后复查超声
心动影像（视频）

（三）动脉导管未闭

临床病例

先天性心脏病
（动脉导管未闭）
超声心动影像
（视频）

　　患者，女性，27 岁，因"发现动脉导管未闭 24 年，双下肢水肿伴夜间阵发性呼吸困难 1 个月"入院。患者于 3 岁时发现 PDA，因无特殊不适，未予重视，未曾诊治。入院前 1 个月于着凉后出现咳嗽，初为干咳无痰，无胸闷气急，未正规治疗，半个月后咳嗽无好转，并较前加重，伴胸闷、气急、双下肢水肿及夜间阵发性呼吸困难，无发热，无胸痛及放射性疼痛，于我院门诊就诊，超声心动图示先天性心脏病：①动脉导管未闭（双向分流）（图 2-12-8）；②重度肺动脉高压（83mmHg）；③右心房右心室内径增大伴中度三尖瓣反流；④左心房增大；⑤心包积液。予抗感染、利尿等对症治疗后较前好转，为求进一步诊治，收治入院，拟行 PDA 封堵术。

先天性心脏病
（动脉导管未闭）
封堵后复查超声
心动影像（视频）

　　入院后患者行右心导管检查，主动脉弓峡部造影见管状 PDA，直径约 10mm，选择 16/18mm PDA 封堵器，予以释放，封堵器释放后复查超声心动图 / 造影示封堵器位置、大小、形态合适，对周围结构无影响，肺动脉压力下降，三尖瓣反流减轻（图 2-12-9、图 2-12-10）。

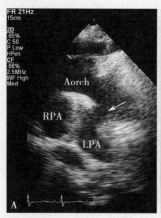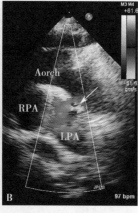

图 2-12-8 超声心动图检查

术前胸骨上窝可见降主动脉与左肺动脉间粗大导管沟通（A，蓝色虚线勾勒，箭头所示），彩色多普勒示大量左向右分流（B，箭头）。RPA. 右肺动脉；LPA. 左肺动脉；Aorch. 主动脉弓

图 2-12-9 超声心动图检查

术后胸骨上窝可见降主动脉与左肺动脉间封堵器（*），分流明显减少。LPA. 左肺动脉；DAO. 降主动脉。

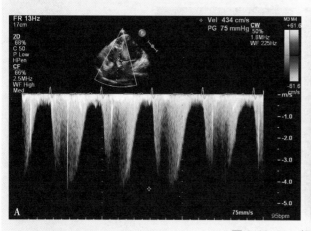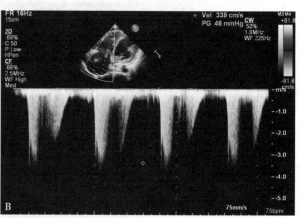

图 2-12-10 超声心动图检查

A. 封堵术前，据中度三尖瓣反流流速估测肺动脉收缩压约 83mmHg；B. 试封堵观察 10 分钟（封堵器未释放），三尖瓣反流减少为轻度，肺动脉压力降低为 54mmHg。

（四）主动脉缩窄

临床病例

患者，女性，22 岁，发现血压升高 5 年余。

现病史：患者 5 年前开始出现血压升高，最高达 230/130mmHg，长期口服培哚普利 8mg（1 次 /d）＋ 倍他乐克 23.75mg（1 次 /d）控制血压，自诉平时血压维持在（170～180）/100mmHg 水平。平时活动后有胸闷、头晕症状，晨轻暮重，1 月前症状加重。否认既往长期发热、关节痛、皮疹等。

既往史：无特殊既往史。

查体：体温 36.5℃，脉搏 72 次 /min，呼吸 18 次 /min，右上肢血压 166/90mmHg，左上肢血压 118/66mmHg，腘动脉血压测不出。神情、营养发育好，自主体位。颈静脉充盈，双肺呼吸音清，未及干湿啰音。心界正常大小，心率 72 次 /min，律齐，心前区可闻及 3/6 级收缩期吹风样杂音，向颈部传导；背部可闻及血管杂音。腹软，无压痛、反跳痛，肝脾肋下未及，肝 - 颈静脉回流征阴性。双下肢不肿，未见明显发绀征象，双侧足背动脉搏动差。神经系统体检阴性。

实验室检查：血常规、肝肾功能、cTnT、CRP 均正常；NT-proBNP 348.3pg/ml；肾素 - 血管紧张素 - 醛固酮系统正常；ACTH 皮质醇正常；甲氧基肾上腺素、甲氧基去甲肾上腺素正常；低密度脂蛋白胆固醇（LDL-C）2.93mmol/L；IgM 2.6g/L（正常范围 0.4～2.3g/L）；类风湿因子 15；血沉 CRP，补体 C_3、C_4 及多项自身抗体正常范围。

入院心电图：

1. 窦性心动过缓。

2. 左心室肥大伴 ST-T 改变（$RV_5+SV_1=52mm$）。

3. $V_1\sim V_3$ 导联呈 QS 型（图 2-12-11）。

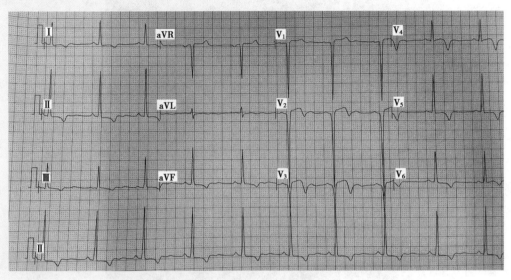

图 2-12-11　入院心电图

超声心动图：

1. 左心室多壁段肥厚（静息状态下左心室流出道未见梗阻征象）。

2. 左心室心尖部局部变薄呈轻度矛盾运动。

3. LVEF 61%。

胸腹主动脉计算机断层扫描血管造影（CTA）（图 2-12-12）：主动脉缩窄，侧支形成，左侧锁骨下动脉近段稍迂曲狭窄。降胸主动脉局部管腔明显不规则狭窄，最狭窄处内径约 5mm，局部主动脉管壁稍增厚，狭窄以远胸腹主动脉偏细，内乳动脉显示发达，胸腹壁见多发迂曲扩张侧支动脉，左侧锁骨下动脉近段稍迂曲狭窄。

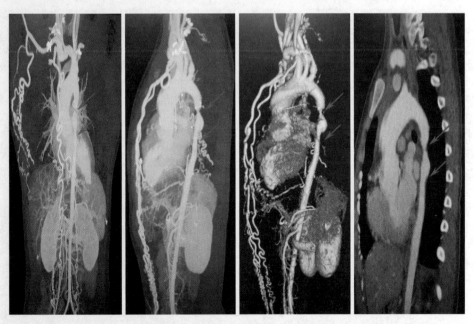

图 2-12-12　胸腹主动脉计算机断层扫描血管造影（CTA）

箭头示狭窄处。

全身动脉磁共振血管造影（MRA）（图 2-12-13）：符合主动脉缩窄，左侧锁骨下动脉及右侧髂动脉管腔稍细。

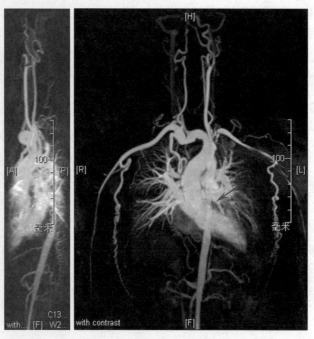

图 2-12-13　全身动脉磁共振血管造影（MRA）
箭头示狭窄处。

主动脉造影（图 2-12-14）：弓上 3 分支显影可。胸降主动脉中段可见两处狭窄。分段测压：主动脉内血压 236/116mmHg，胸降主动脉第一处狭窄近端血压 202/104mmHg，胸降主动脉第一、二处狭窄之间血压 132/101mmHg，胸降主动脉第二处狭窄远端血压 128/99mmHg，双侧肾动脉显影可未见明显狭窄，双侧髂动脉未见明显狭窄，弓上 3 分支显影可。

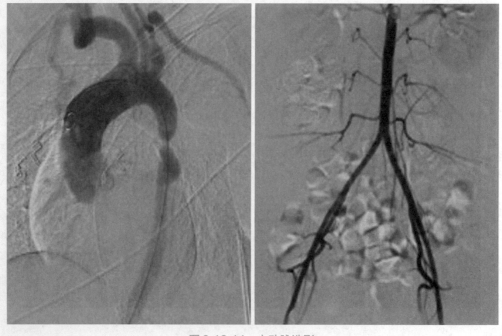

图 2-12-14　主动脉造影

主动脉腔内人工支架置入术（图 2-12-15）：CP 支架 18mm×45mm，近端第一处狭窄（重度狭窄）为中心释放。支架植入后测压：升主动脉内血压 90mmHg；支架近端血压 90mmHg；支架远端血压 90mmHg。

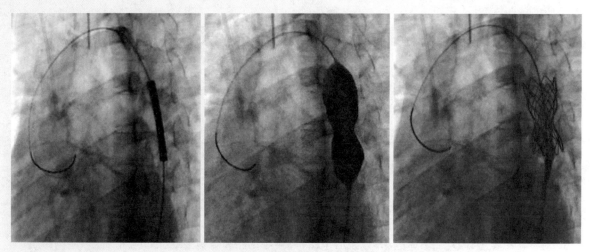

图 2-12-15　主动脉腔内人工支架置入术

随访

术后：双下肢动脉明显恢复（++），上肢血压明显降低。术后随访：目前右上肢血压 130/80mmHg，左上肢血压同术前。出院至今没有再次出现晕厥的症状。

（钱菊英）

参 考 文 献

[1] 陈灏珠. 实用心脏病学. 5 版. 上海：上海科学技术出版社，2016.

[2] STOUT K K，DANIELS C J，ABOULHOSN J A，et al. 2018 AHA/ACC guideline for the management of adults with congenital heart disease: executive summary: a report of the American College of Cardiology/American Heart Association task force on clinical practice guidelines. J Am Coll Cardiol，2019，73（12）：1494-1563.

第十三章 主动脉夹层

主动脉夹层（dissection of aorta）是指因各种原因导致的主动脉内膜局部撕裂，高压血流从内膜破口处进入中膜，使得主动脉内膜和中膜分离，并沿其长轴方向扩展，从而形成真、假双腔结构的一种病理改变。

【临床诊疗环节】

1. 详细询问症状特征和危险因素。

2. 查体时重点关注四肢血压是否对称，听诊有无主动脉瓣区杂音，有无主要脏器缺血表现等。

3. 对疑诊患者进行 D- 二聚体检测，以及心电图、超声心动图和胸腹主动脉 CTA 检查，以明确诊断。

4. 判断确诊患者的主动脉夹层分型、分期，并评估病情复杂程度，以决定下一步处理方案（药物保守、外科手术或腔内介入治疗）。

5. 对于可治疗的病因或诱因进行处理。

6. 确定出院后长期治疗方案、随访时间，并对患者及家属进行疾病宣教。

急性主动脉夹层的症状因病变累及主动脉的部位和分支血管的不同而表现不同，可与其他疾病的症状有很多相似之处，给及时确诊带来一定的困难。同时作为心血管的急危重症，主动脉夹层患者的死亡率极高。据文献报道：若不经治疗，急性升主动脉夹层患者每小时的死亡率增加 1%，3 日死亡率可达 50%，2 周死亡率可达 80%；而急性降主动脉夹层患者的死亡率稍低，但 30 日的死亡率仍可达 10%，若合并有其他并发症，则死亡率也可高达 70%，甚至更高。虽然近年来对于主动脉夹层的认识和治疗均取得了长足的进步，但对于主动脉夹层的诊治依然任重而道远。早期及时诊断并规范治疗是降低死亡率的关键。

【临床关键点】

1. 典型的症状和体征可为早期诊断主动脉夹层提供重要的线索。

2. 部分患者症状可不典型或表现多样化，实验室检验（D- 二聚体）和辅助检查（胸腹主动脉 CTA 或 MRI）是明确诊断的关键。

3. 急性主动脉夹层的治疗应以快速降低左心室射血速度和收缩压为主，药物治疗是所有患者治疗的基础。

4. 外科手术是急性 Stanford A 型主动脉夹层的主要治疗方式。

5. 经皮胸主动脉腔内修复术（thoracic endovascular aortic repair，TEVAR）已成为复杂型 Stanford B 型主动脉夹层的主要治疗方式。

6. 规范的临床随访和影像学随访，可以降低患者术后的死亡率，改善远期预后。

临床病例

患者，男性，55 岁，因"突发胸背部疼痛 5 小时"于急诊科就诊。

患者疼痛性质剧烈，呈撕裂样，持续性难以忍受，并向腹部转移，伴大汗。疼痛与活动无相关性，不伴心慌、呼吸困难、头昏等不适。既往有高血压病史 10 余年，最高时血压可达 190/110mmHg，未规律服用降压药物。

【问题 1】 根据初步问诊，考虑该患者可能的诊断是什么？

思路 突发胸背部撕裂样疼痛，伴转移性疼痛，且与活动无关，疼痛症状呈持续性且难以忍受，既往有长期未控制的高血压病史，高度提示急性主动脉夹层的可能性大。

知识点

主动脉夹层的典型临床表现

1. 突发剧烈疼痛　高达 90% 以上的患者以剧烈疼痛为主诉。

（1）性质：多为刀割样或撕裂样。

（2）程度：剧烈、难以忍受、一开始即达高峰、常规剂量的吗啡等镇痛剂不能完全缓解。

（3）部位：多位于胸部，可向肩胛部及后背部扩展，随着夹层的扩展，疼痛部位发生移动。

（4）持续时间：可持续数日。

（5）伴随症状：可出现烦躁、大汗、恶心、呕吐等。

2. 休克及血压变化

（1）约 1/5 升主动脉夹层患者可出现低血压，可能与心脏压塞有关。

（2）夹层累及头臂动脉可引起假性低血压。

3. 其他系统症状

（1）心血管系统：累及冠状动脉可引起急性心肌梗死；破入心包可引起心脏压塞；累及主动脉瓣可致主动脉关闭不全。

（2）神经系统、呼吸系统、消化系统、泌尿系统等相关症状。

【问题 2】　患者有无主动脉夹层的危险因素？

思路　患者疑似诊断为主动脉夹层，分析有无主动脉夹层相关的危险因素，需进一步仔细询问病史，并进行体格检查。

知识点

主动脉夹层的危险因素

1. 高血压　长期高血压且血压控制不良是主动脉夹层最重要的危险因素。在长期的高血压环境作用下，可使得动脉内膜损伤、中膜平滑肌细胞凋亡，管壁弹力纤维逐渐减少、变性、坏死及粥样斑块的形成，导致主动脉壁的应力和僵硬度增加，从而发生内膜撕裂而引起夹层。

2. 动脉粥样硬化　动脉内膜增厚，从而导致动脉壁中膜营养不良。

3. 遗传性结缔组织病　目前已知的可以影响主动脉壁的主要的遗传性结缔组织疾病包括马方综合征（Marfan syndrome，MFS）、特纳综合征（Turner syndrome，TS）等，其中以马方综合征最为常见。此类疾病也是年轻、危险因素少的主动脉夹层患者中最为常见的病因。

4. 炎症性疾病　主要包括大动脉炎、强直性脊柱炎、巨细胞性动脉炎、梅毒性主动脉炎等。炎症反应在夹层的形成过程中的具体作用机制是多方面的，其最终结果是导致主动脉壁损伤。

5. 创伤和医源性损伤　15%～20% 的高速交通事故死亡与主动脉创伤有关。而在医疗操作中，如心导管介入、主动脉内球囊反搏、主动脉钳夹阻断均有可能导致主动脉夹层发生的风险。

6. 其他　如先天性主动脉畸形、妊娠等也可能有导致主动脉夹层的风险。

【问题 3】　目前应该与哪些疾病相鉴别，下一步需要完善哪些检验和检查进行诊断？

思路 1　主动脉夹层的临床表现多样，可与其他疾病临床表现相似，但治疗原则上却大相径庭，因此应重点关注和鉴别。①急性心肌梗死：主动脉夹层表现的胸背部疼痛症状有时与急性心肌梗死难以区分等，需结合心电图、心脏超声及心肌损伤标志物等检查进行综合判断；②急腹症：主动脉夹层累及腹主动脉及其大分支时，可引起各种急腹症样临床表现；③急性肺栓塞：主动脉夹层血肿破入胸腔可导致胸痛、呼吸困难、低氧血症等症状；④需与急性心包炎、气胸等疾病相鉴别。

思路 2　临床高度怀疑主动脉夹层时，需进行实验室检查和影像学检查来进行确诊。①实验室检查：发生急性主动脉夹层时，D- 二聚体在短时间急剧上升。据报道，D- 二聚体在主动脉夹层发病的 1 小时内具有最高的诊断价值，灵敏度达 96.6%，特异度为 46.6%。②影像学检查：a. 主动脉 CT 血管成像（CTA），是目前最常用、最重要的诊断主动脉夹层的影像学检查手段，其快速、高效且敏感性高；b. 超声心动图，主要标准是发现漂浮的内膜片；c. 对于累及升主动脉的夹层，经胸超声心动图的灵敏度和特异度分别是 77%～80% 和 93%～96%；d. 主动脉 MRI，主要优点是无须使用对比剂且不受辐射的影响，缺点是检查时间过长，不易用于病情不稳定的急性期患者。

门诊查体记录和辅助检查

体温 37.0℃，脉搏 110 次/min，呼吸 27 次/min，血压 175/90mmHg。神志清楚，急病面容，呼吸稍急促，双肺呼吸音清，未闻及干湿啰音。心率 110 次/min，律齐，心前区未闻及病理性杂音。腹软，无压痛及反跳痛，肝、脾未及。双下肢无水肿。

辅助检查：心电图提示窦性心动过速、左心室高电压。主动脉 CTA 可见降主动脉呈双腔结构，破口位于左锁骨下动脉以远，提示 Stanford B 型主动脉夹层。

【问题4】 上述门诊记录是否准确反映了患者的体征？

思路 从上述已经学习的内容可以发现，该查体记录存在以下问题：①患者目前的血压升高，但体检未提及四肢血压的情况和血压是否对称，这对于主动脉夹层的诊断十分重要；②心脏体检描述不详细；③对于可能引起主动脉夹层的相关疾病或诱因的关联体征未描述，如马方综合征。

该患者补充相关检查后的体检结果

体温 37.0℃，脉搏 110 次/min，呼吸 27 次/min，右上肢血压 175/90mmHg，左上肢血压 120/70mmHg，右下肢血压 190mmHg，左下肢血压 190mmHg。神志清楚，精神差，急病面容，体型矮胖，无蜘蛛指/趾，呼吸稍急促，双肺呼吸音清，未闻及干湿啰音。心前区无隆起，心尖搏动点位于左第 5 肋间锁骨中线外 2cm 处，心浊音界稍向左下扩大，心率 110 次/min，律齐，$A_2>P_2$，各瓣膜听诊区未闻及病理性杂音。腹软，无压痛及反跳痛，肝、脾未及。双下肢无水肿。

【问题5】 主动脉夹层的分型和临床分期标准是什么？

> 知识点
>
> ### 主动脉夹层的分型
>
> 目前按照病理解剖学对主动脉夹层进行分型的方法主要有 DeBakey 分型法和 Stanford 分型法（图 2-13-1）。

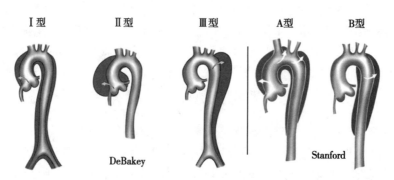

图 2-13-1 主动脉夹层的分型（DeBakey 和 Stanford 分型）

1. DeBakey 分型

（1）Ⅰ型：夹层原发破口在升主动脉，夹层病变两端可向顺向和/或逆向扩展，顺向扩展经过主动脉弓，一直到达降主动脉，而逆向撕裂可引起主动脉瓣关闭不全或冠状动脉的阻塞。

（2）Ⅱ型：指夹层破口和累及范围仅限于升主动脉者，此型常见于马方综合征患者。

（3）Ⅲ型：指夹层范围从左锁骨下动脉以远开始到膈上降主动脉者（Ⅲa型）或是到膈下降主动脉者（Ⅲb型）。

2. Stanford分型　在1970年，Daily等根据治疗方案和预后的不同，将DeBakey分型简化为A、B两型，即所谓的Stanford分型。

（1）A型：指累及到升主动脉的夹层，即DeBakey分型中的Ⅰ和Ⅱ型。

（2）B型：指夹层血肿仅累及左锁骨下动脉以远主动脉的夹层。

主动脉夹层的临床分期

1. 急性期　发病2周之内，症状最重，死亡率最高。

2. 亚急性期　发病2周到2个月。

3. 慢性期　发病后2个月以上。

【问题6】　确诊后，该患者应如何治疗？

思路1　一旦诊断为主动脉夹层，应立即送入心脏监护病房，严密监测血压、心率等各项生命体征。保证绝对卧床休息，保持大便通畅，避免用力，烦躁不安者还需要予以制动，必要时给予镇静治疗。血流动力学参数不稳定的患者应该作好气管插管和呼吸机辅助通气的准备。积极的药物治疗是所有主动脉夹层患者的治疗基础。

该患者为急性期，在镇静、镇痛的前提下，药物治疗的主要目的是降低左心室收缩力、收缩速率和收缩压，预防急性主动脉夹层破裂及其他并发症。在使心率降至60~70次/min，并在可耐受的前提下，应尽快（20~30分钟内）将收缩压降至100~120mmHg。原则上禁用抗凝、抗血小板和溶栓药物。

思路2　除药物应用外，外科手术是大部分Stanford A型主动脉夹层的主要治疗方式。TEVAR是一种新兴的治疗技术，其优势主要体现在手术的微创性。与传统外科手术相比，TEVAR的创伤小、术后恢复快、围手术期并发症更少且死亡率更低。目前，TEVAR是急性复杂型Stanford B型主动脉夹层的一线治疗方式。

住院后治疗

患者住院后予吗啡5mg静脉推注镇静，哌替啶100mg肌内注射镇痛，予美托洛尔30mg静脉泵入减慢心率，硝普钠50mg静脉泵入降压对症治疗。患者心率控制在70次/min，右手血压维持在120~130mmHg。但仍诉胸背部持续疼痛，多次给予药物镇痛治疗效果欠佳。入院第2天复查胸腹主动脉CTA，提示假腔较之前扩大，可见双侧胸腔中量积液。遂随即行胸主动脉腔内修复术治疗，术后患者疼痛逐渐缓解，生命体征平稳。

【问题7】　胸主动脉腔内修复术（TEVAR）诊疗主动脉夹层的原理和适应证是什么？

思路1　TEVAR的主要原理是使用覆膜的支架封闭主动脉近段原发破口，以避免血流进入假腔，致使假腔内血流静止并逐渐血栓化，同时支撑扩张真腔，以达到治疗目的。此技术无须外科开胸，因独特的微创优势而被患者和医生所广泛接受。

思路2　目前TEVAR的适应证主要为Stanford B型主动脉夹层。对于Stanford B型主动脉夹层中的复杂型患者，需考虑紧急行腔内介入治疗；而对于非复杂型患者，在优化药物治疗的基础上，除外解剖条件不适合、预期寿命小于5年者，也可考虑行腔内介入治疗。

知识点

复杂型Stanford B型主动脉夹层的定义

2014年欧洲心脏病学会（ESC）发布的主动脉疾病诊疗指南推荐对于复杂型Stanford B型主动脉夹层需考虑行腔内介入治疗，即TEVAR。复杂型Stanford B型主动脉夹层基本定义如下：

1．有夹层破裂或具有破裂的征象。

2．主要脏器或肢体的缺血。

3．难以控制的疼痛或高血压。

4．早期假腔的持续性扩张。

5．血流动力学不稳定。

【问题8】 主动脉夹层患者如何进长期管理？

思路 主动脉夹层的治疗中，患者自我管理和定期随访至关重要。应包括以下内容。

（1）生活方式的管理：应避免推、拉、提重物等动作，不推荐进行力量的训练。因为这些动作可能使得血压瞬间急剧升高而致夹层的复发。提倡适量进行有氧运动，目前认为有氧运动仅会平缓地增高血压和心率，且在有氧运动时再发主动脉夹层的概率很低，但前提是药物可良好的控制血压和心率。如有吸烟习惯的患者，应尽早戒烟，并避免吸入二手烟；若有饮酒习惯，还应限酒。对于肥胖的患者，应适当的减肥，排查是否有合并阻塞型睡眠呼吸暂停综合征。

（2）心率和血压的监控：心率和血压的良好控制是患者长期生存的保障。由于目前缺乏专门针对主动脉夹层患者长期降压治疗的循证证据，故多沿用高血压指南的降压目标。血压控制在140/90mmHg（无糖尿病）以下，对于合并糖尿病或慢性肾病的主动脉夹层患者，血压不应高于130/80mmHg。各中心应该建立相应的随访机制，以完善对于主动脉夹层患者的长期管理，尤其是患者的药物依从性和心率、血压的达标情况，进行长期的跟踪随访。

（3）影像学随访：胸腹主动脉CTA是主动脉夹层患者术后（包括外科和腔内介入）随访的首要影像学检查方式。首次随访时间应在术后1个月内，其目的是排除早期并发症。之后的每年均应进行影像学观察。随访的最终目的为规范患者管理、减少术后患者死亡、提高患者长期生存率并改善远期预后。

（蒋建刚）

推荐阅读文献

[1] COADY M A，RIZZO J A，GOLDSTEIN L J，et al. Natural history，pathogenesis，and etiology of thoracic aortic aneurysms and dissections. Cardiol Clin，1999，17（4）：615-635.

[2] HAGAN P G，NIENABER C A，ISSELBACHER E M，et al. The international registry of acute aortic dissection（IRAD）：new insights into an old disease. JAMA，2000，283（7）：897-903.

[3] HOWARD D P，BANERJEE A，FAIRHEAD J F，et al. Population-based study of incidence and outcome of acute aortic dissection and premorbid risk factor control：10-year results from the Oxford Vascular Study. Circulation，2013，127（20）：2031-2037.

[4] TRIMARCHI S，TOLENAAR J L，TSAI T T，et al. Influence of clinical presentation on the outcome of acute B aortic dissection：evidences from IRAD. J Cardiovasc Surg（Torino），2012，53（2）：161-168.

[5] DAKE M D，MILLER D C，SEMBA C P，et al. Transluminal placement of endovascular stent-grafts for the treatment of descending thoracic aortic aneurysms. N Engl J Med，1994，331（26）：1729-1734.

第三篇

操 作 篇

第一章 体表心电图

一、房室肥大

当心房与心室肥厚和/或扩张到一定程度时可引起心电图的相应改变。

（一）心房肥大

1. 右心房肥大 心电图特点如下：

（1）肢体导联 P 波振幅≥0.25mV，以 Ⅱ、Ⅲ、aVF 导联最为明显。

（2）V_1 导联 P 波直立时，其振幅≥0.15mV，若 P 波呈双向时，其振幅的算术和≥0.20mV。

（3）P 波电轴右偏超过 +75°。此种心电图改变因常见于肺源性心脏病，又称为"肺型 P 波"。

2. 左心房肥大 心电图特点如下：

（1）P 波增宽，时限≥0.12 秒，波顶常呈双峰，峰间距≥0.04 秒，在 Ⅰ、Ⅱ、aVL 导联较明显，因常见于二尖瓣狭窄，又称为"二尖瓣型 P 波"。

（2）V_1 导联 P 波常先正后负，负向波较深，P 波终末电势（$Ptfv_1$）绝对值≥0.04mm·s。

除了左心房肥大外，房内阻滞也可出现 P 波增宽，应注意鉴别。一般后者的 P 波增宽常在 Ⅰ、aVF 导联较明显，V_1～V_4 导联常出现先正后负的 P 波。

3. 双侧心房肥大 心电图表现为 P 波高而宽，常伴有切迹。

（二）心室肥大

1. 左心室肥大 心电图表现如下（图 3-1-1）：

（1）QRS 波电压增高：①胸导联中，R_{V_5} 或 R_{V_6}>2.5mV，R_{V_5}+S_{V_1}>4.0mV（男性），或>3.5mV（女性）。②肢体导联中，R_I>1.5mV，R_{aVL}>1.2mV，R_{aVF}>2.0mV，或 R_I+S_{III}>2.5mV。③Cornell 标准：S_{V_3}+R_{aVL}>2.8mV（男性），或>2.0mV（女性）。

（2）额面 QRS 心电轴左偏。

（3）QRS 波时限延长至 0.10～0.11 秒，但一般仍<0.12 秒。

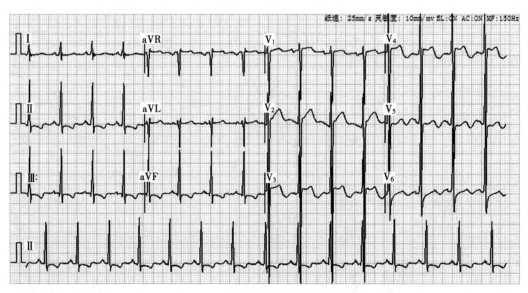

图 3-1-1 左心室肥大伴 ST-T 改变

（4）继发性 ST-T 改变：以 R 波为主的导联，如 V_5 导联的 ST 段可呈下斜型压低>0.05mV，T 波低平、双向或倒置；以 S 波为主的导联，如 V_1 导联反而可见直立 T 波。当 QRS 波电压增高并伴上述 ST-T 改变时，称为左心室肥大伴继发性 ST-T 改变。

在左心室高电压的基础上，结合其他阳性指标之一，一般可以诊断左心室肥大，符合的条件越多，诊断的可靠性越大。左心室肥大心电图可见于高血压、肥厚型心肌病、主动脉缩窄、二尖瓣关闭不全等。

单纯 QRS 电压增高诊断左心室肥大宜慎重，因 QRS 电压还受多种因素的影响，如胸壁厚度、心脏大小、皮下脂肪、电极位置、呼吸动作等。不同年龄和性别的人，其正常值也不同，应注意判别。单纯 QRS 电压增高与左心室肥大的不同点在于：①肢体导联 QRS 电压正常；②无导致左心室肥大的病因；③QRS 电轴正常；④V_5 导联 VAT 正常，超声心动图显示左心室壁正常，左心室腔无扩大。

2．右心室肥大　心电图表现为（图 3-1-2）：

（1）QRS 波改变：①右胸导联呈高 R 波及左胸导联呈深 S 波，V_1 导联 R/S≥1，V_5 导联 R/S≤1，$R_{V_1}+S_{V_5}>$ 1.05mV（重症>1.2mV）；②aVR 导联 R/Q 或 R/S≥1，R 波>0.5mV。

（2）心电轴右偏≥+90°（重症>+110°）。

（3）继发性 ST-T 改变：右胸导联 V_1、V_2 的 ST 段压低及 T 波倒置，称为右心室肥大伴继发性 ST-T 改变。

诊断右心室肥大，定性（依据 V_1 导联 QRS 形态及电轴右偏等）比定量更有价值。一般来说，阳性指标越多，则诊断的可靠性越高。右心室肥大心电图可见于肺源性心脏病、二尖瓣狭窄、肺动脉瓣狭窄、房间隔缺损、法洛四联症或原发性肺动脉高压等。

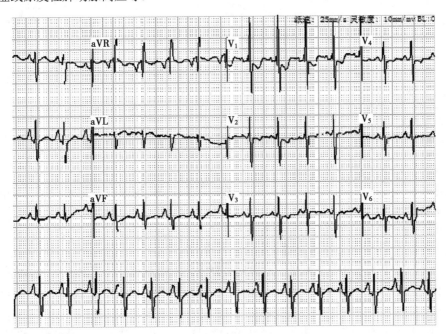

图 3-1-2　右心室肥大伴 ST-T 改变

3．双侧心室肥大　心电图可表现为大致正常心电图或单侧心室肥大或双侧心室肥大，双侧心室肥大可见于房间隔缺损或动脉导管未闭合并肺动脉高压、瓣膜病等。

二、心肌缺血

（一）心肌缺血的心电图类型

1．缺血型心电图改变　当心内膜下心肌缺血时，在心外膜面可记录到高耸且对称的 T 波；当心外膜下心肌缺血或透壁心肌缺血时，面向缺血区的导联出现倒置的 T 波。

2．损伤型心电图改变　当心内膜下心肌损伤时，此时面向心外膜的导联出现 ST 段下降；当心外膜下心肌损伤时，面向心外膜的导联出现 ST 段上抬。

（二）临床意义

临床上典型心绞痛症状发作时，心电图可出现缺血性 ST-T 改变，表现为面向缺血部位的导联 ST 段呈水平型或下斜型下移≥0.1mV,T 波低平、双向或倒置。冠心病患者心电图上出现深尖倒置、双肢对称的 T 波称为"冠状 T"(图 3-1-3,反映心外膜下心肌缺血或有透壁性心肌缺血,这种 T 波改变也可见于心肌梗死患者)。变异型心绞痛(冠状动脉痉挛为主要因素)时,心电图表现为暂时性 ST 段抬高并伴有高耸的 T 波,对应导联常伴 ST 段下移。这是急性严重心肌缺血的表现,若 ST 段持续性抬高,提示可能发生心肌梗死。

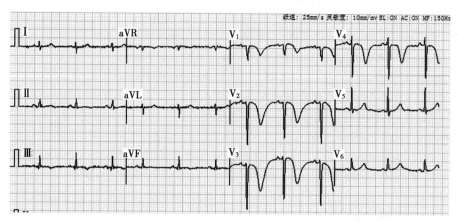

图 3-1-3 冠状 T

三、心肌梗死

(一)心肌梗死的心电图改变

1. **坏死型改变** 在面向坏死心肌的导联上出现病理性 Q 波(Q 波时间≥0.03 秒,深度≥R 波的 1/4)。

2. **损伤型改变** 坏死心肌的周围为损伤心肌。在面向损伤心肌的导联上出现 ST 段抬高并形成单向曲线。

3. **缺血型改变** 损伤区周围的心肌呈缺血型改变,在面向缺血部位的导联上出现倒置 T 波。

(二)心肌梗死心电图的演变及分期

心肌梗死心电图除了具有特征性改变外,其图形演变也有一定规律。心肌梗死常分为超急性期、急性期、亚急性期和陈旧期。

1. **超急性期** 冠状动脉闭塞后数分钟到数小时。心电图出现巨大高耸的 T 波,随后 ST 段呈斜型抬高与高耸直立的 T 波相连,此期病理性 Q 波尚未形成。

2. **急性期** 心肌梗死后数小时至数天。心电图表现为:ST 段呈弓背向上型抬高,抬高显著者可与 T 波融合形成单向曲线,继而逐渐下降;T 波开始倒置,并逐渐加深;出现坏死型 Q 波。坏死型 Q 波、损伤型 ST 段抬高与缺血型 T 波倒置在此期可并存。

3. **亚急性期** 心肌梗死后数天至数周。坏死型 Q 波持续存在,缺血型 T 波由深尖逐渐变浅。如果 ST 段持续升高 6 个月以上,可能合并室壁瘤。

4. **陈旧期** 心肌梗死后数周至半年或更久。ST 段和 T 波可恢复正常,或 T 波持续倒置、低平,趋于恒定不变,残留坏死型 Q 波。部分患者在数年后 Q 波明显缩小,甚至消失。

(三)心肌梗死的定位诊断

临床上可根据心电图探查电极朝向梗死区时记录到的基本图形来判断心肌梗死部位。①前间壁心肌梗死对应 V_1~V_3 导联;②前壁心肌梗死对应 V_3、V_4 导联;③侧壁心肌梗死对应 I、aVL、V_5、V_6 导联;④广泛前壁心肌梗死对应 V_1~V_5 导联;⑤下壁心肌梗死对应 II、III、aVF 导联;⑥后壁心肌梗死对应 V_7~V_9 导联出现病理性 Q 波,与正后壁相对应的 V_1、V_2 导联出现 R 波增高、T 波高耸及 ST 段下移(图 3-1-4);⑦右心室心肌梗死对应 V_{3R}、V_{4R} 导联。孤立的右心室心肌梗死极为少见,常同时合并下壁心肌梗死。

(四)特殊类型的心肌缺血与罪犯血管

临床上有部分严重冠心病患者,可以根据其特征性心电图变化,判断罪犯血管。主要包括左主干病变、Wellens 综合征与 de Winter 综合征。

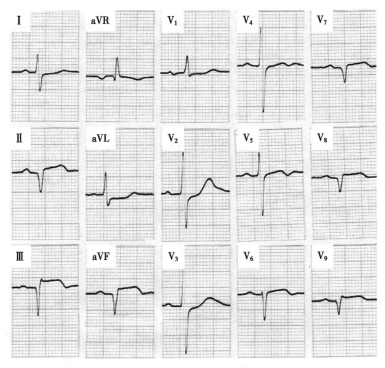

图 3-1-4　急性下壁、后壁心肌梗死

1. 左主干病变　左主干闭塞时心电图表现为广泛前壁心肌梗死；次全闭塞时可表现为"6+2"心电图改变（图 3-1-5），即 I、II、aVL、V$_4$～V$_6$ 导联 ST 段明显压低伴 aVR、V$_1$ 导联 ST 段抬高（aVR>V$_1$）。

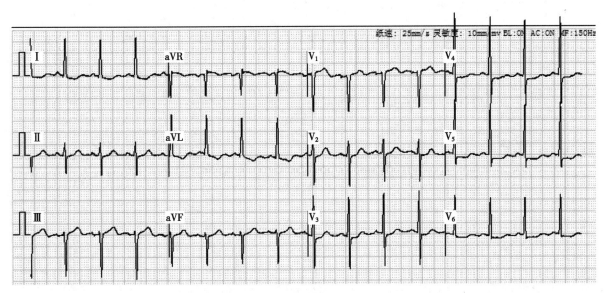

图 3-1-5　心肌缺血：左主干病变

2. Wellens 综合征　是一种严重的急性冠脉综合征（不稳定型心绞痛），与左前降支近端严重狭窄（70%～85%）有关，1982 年由 Wellens 报道。其临床与心电图特点如下：①有胸痛发作史；②心肌损伤标志物正常或轻度升高；③胸前导联无病理性 Q 波；④胸前导联无 R 波丢失；⑤无病理性 ST 段抬高；⑥V$_2$ 和 V$_3$ 导联 T 波双相或对称深倒（图 3-1-6）。

3. de Winter 综合征　主要由左前降支近端发生次全或完全闭塞引起。2008 年由 de Winter 首先描述。其心电图表现如下（图 3-1-7）：①V$_1$～V$_6$ 导联 ST 段下移>0.1mV（上斜型）；②胸导联 T 波高耸并对称；③ST-T 改变可持续长达 60～90 分钟，但不演变为 ST 段抬高心肌梗死。de Winter 综合征属高危急性冠脉综合征，是急诊经皮冠状动脉介入治疗（percutaneous coronary intervention，PCI）的指征。

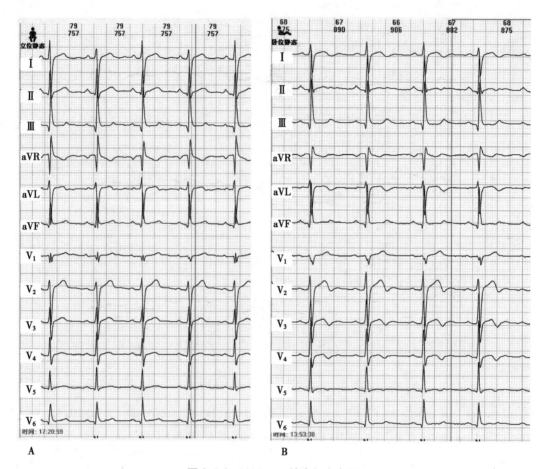

图 3-1-6　Wellens 综合征心电图

A. 运动前无胸痛；B. 运动中胸痛发作，$V_2 \sim V_3$ 导联 T 波双相，$V_4 \sim V_5$ 导联 T 波倒置。

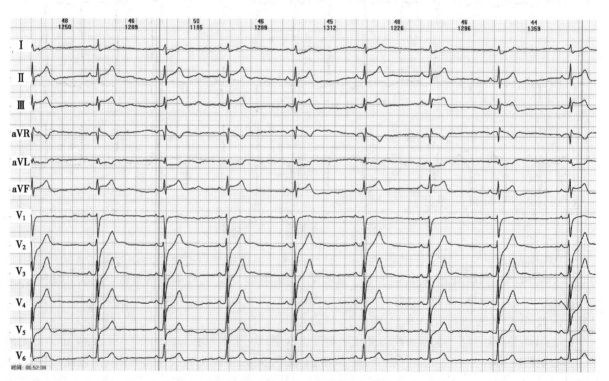

图 3-1-7　de Winter 综合征心电图

$V_1 \sim V_5$ 导联 ST 段上斜型下移>0.1mV、T 波高耸并对称。

（五）急性心肌梗死心电图的鉴别诊断

1. **急性肺栓塞** 急性肺栓塞时，肺动脉压力突然升高，右心室后负荷增加，右心室扩张，心电图可出现以下改变（图3-1-8）：①不完全性或完全性右束支传导阻滞伴ST-T改变（提示右心室负荷过重）；②新近出现的$S_IQ_{III}T_{III}$；③窦性心动过速；④房性心律失常，心房颤动较为多见。由于下壁导联出现病理性Q波，右胸导联出现ST-T改变，易误诊为心肌梗死。

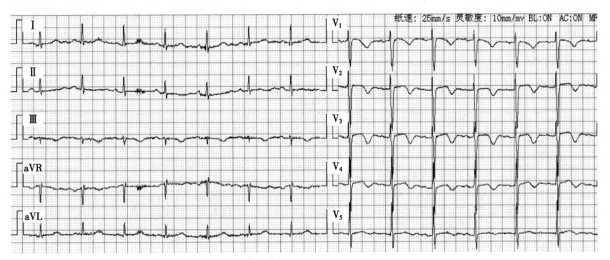

图3-1-8 急性肺栓塞心电图

表现为$S_IQ_{III}T_{III}$，$V_1 \sim V_4$导联T波倒置。

2. **急性心肌炎** 少数心肌炎患者病情较重时心电图出现类似心肌梗死的图形改变，如ST段呈弓背向上抬高和病理性Q波等，也可出现ST段呈水平型下降、T波倒置，但其心电图改变不能与罪犯血管分布区域的导联相对应（图3-1-9）。

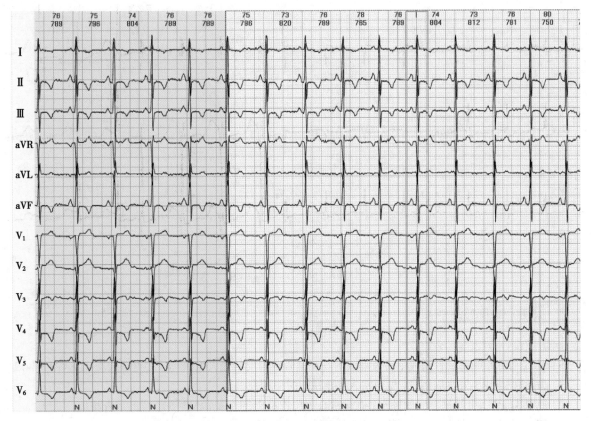

图3-1-9 心肌炎心电图

表现为广泛导联ST-T改变。

3. 变异型心绞痛 发作时心电图表现为 ST 段抬高（图 3-1-10），发作过后 ST 段下降，不出现病理性 Q 波。变异型心绞痛可导致急性心肌梗死及严重的心律失常，甚至心室颤动及猝死。

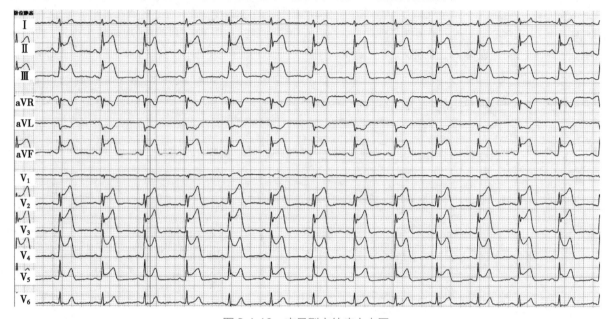

图 3-1-10 变异型心绞痛心电图

表现为Ⅱ、Ⅲ、aVF 及 $V_2 \sim V_5$ 导联 ST 段上抬。

4. 心包炎 急性心包炎可产生损伤电流，心电图表现为广泛导联 ST 段呈凹面向上抬高（除外 aVR 与 V_1 导联表现为 ST 段压低）（图 3-1-11），但无病理性 Q 波，也无对应导联 ST 段压低。有心包积液时可出现 QRS 波低电压及窦性心动过速等。

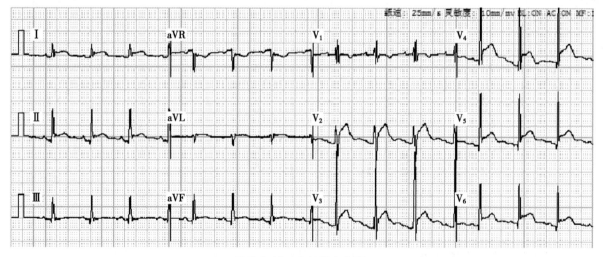

图 3-1-11 心包炎心电图

表现为广泛导联 ST 段抬高，除外 aVR、V_1 导联。

四、特殊心电图及波形

（一）右位心心电图

右位心是心脏在胚胎发育过程中转位形成恰与正常心脏相反的先天性畸形。心电图表现如下（图 3-1-12）：

（1）Ⅰ 导联 P-QRS-T 波均倒置，与正常人 Ⅰ 导联的图形相反。

（2）aVR 与 aVL、Ⅱ 与 Ⅲ 导联的图形，似正常心脏位置心电图互换，aVF 图形与正常者相似。

（3）胸前导联 QRS 波群图形反转，自 $V_1 \sim V_5$ 的 R 波逐渐减小而 S 波逐渐增大，且 R/S<1，V_2、V_3R、V_5R 则分别与正常心电图的 V_1、V_3、V_5 的 R 波图形相同。

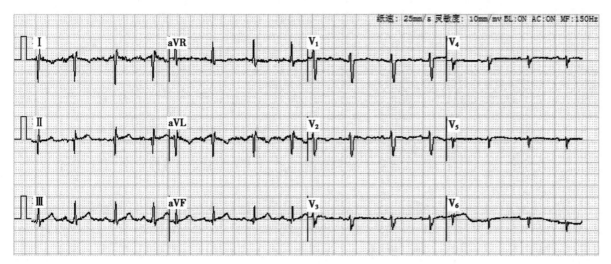

图 3-1-12　右位心心电图

用十二导联心电图记录时，将右位心患者左右手电极反接，$V_3 \sim V_6$ 电极分别放置于右胸的 $V_3R \sim V_6R$ 位置，V_1、V_2 电极分别与正常心电图的 V_2、V_1 电极互换，则可记录到正常的心电图。

右位心心电图需与左右手电极反接的心电图相鉴别：后者 I 导联的 P-QRS-T 波倒置，aVR 与 aVL 导联换位，II 与 III 导联换位，aVF 导联不变，胸前导联常不受影响。

（二）Brugada 综合征

Brugada 综合征是由于常染色体上编码心脏离子通道的基因（voltage-gated sodium channel type V，SCN5A）突变而引起的一种显性遗传家族性疾病。其临床与心电图特征如下：

（1）心脏结构多正常。

（2）Brugada 综合征三联征心电图改变（图 3-1-13A）：①右胸导联（$V_1 \sim V_3$）ST 段呈下斜型或马鞍型抬高，J 点上抬>0.2mV；②不同程度的类右束支传导阻滞图形；③T 波倒置。

（3）多形性室性心动过速或心室颤动（图 3-1-13B）发作引起晕厥甚至猝死。

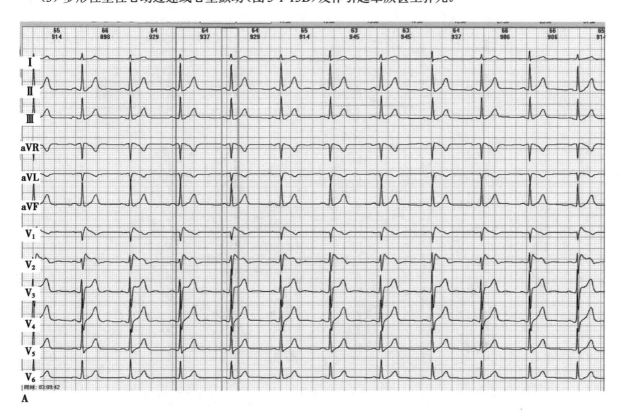

A

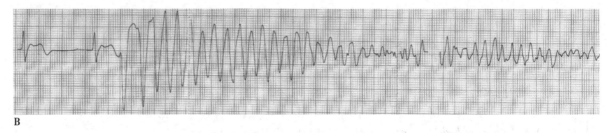

B

图 3-1-13　Brugada 综合征心电图
A. Brugada 综合征心电图三联征；B. Brugada 综合征：多形性室性心动过速蜕变为心室颤动。

（三）心室早复极

心室早复极是一种生理性心电复极变异，有人认为系部分心肌在整个心室除极尚未结束时提早复极的结果，多见于前壁心外膜下心肌。心电图通常表现为（图 3-1-14A）：①V_2～V_5 导联和 II、III、aVF 导联 ST 段呈凹面向上及弓背向下抬高，一般从 J 点处上抬 0.1～0.6mV，最高可达 1.0mV 以上。J 点上抬以 V_3、V_4 导联多见，其次分别为 I 导联、V_2 和 V_5 导联，aVR 导联不抬高。②胸前导联 ST 段抬高可单独出现，而肢体导联 ST 段抬高则一定伴有胸前导联抬高。③ST 段抬高的导联可出现 T 波高耸。④ST 段抬高不伴有对应导联 ST 段压低。⑤多见于健康青壮年运动员，与自主神经功能紊乱有关。ST 段抬高绝大多数于心动过缓、睡眠时明显；而运动或体力应激时随心率增快 ST 段可回落至基线（图 3-1-14B），但用阿托品并不能使早复极的特征性心电图消失。⑥ST 段抬高可以持续数年，抬高程度可以变化较大。随着年龄的增大，ST 段抬高的程度可以逐渐下降。

多数情况下心室早复极是良性临床过程，但少数患者会发生恶性心律失常甚至猝死。心室早复极应注意与其他几种引起 ST 段上抬的临床疾病进行鉴别，如 ST 段抬高心肌梗死、变异型心绞痛、急性心包炎、Brugada 综合征等。

（四）长 QT 间期综合征

长 QT 间期综合征（long QT syndrome，LQTS）是一组以 QT/QTc 间期延长（女性 QTc>480 毫秒；男性 QTc>470 毫秒）为特征（图 3-1-15），易发生尖端扭转性室性心动过速、心室颤动和心源性猝死的综合征。可分为先天遗传性与后天获得性两大类。先天遗传性根据基因分型分为 LQT1 型～LQT8 型，其中最常见的为 LQT1、LQT2、LQT3 三型。

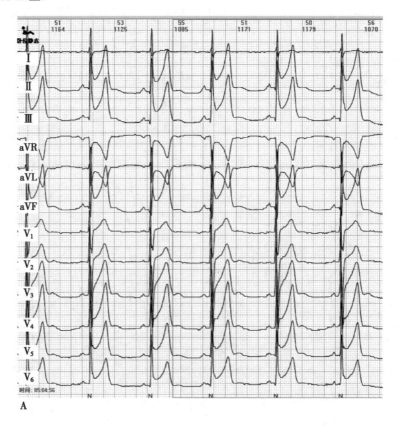

A

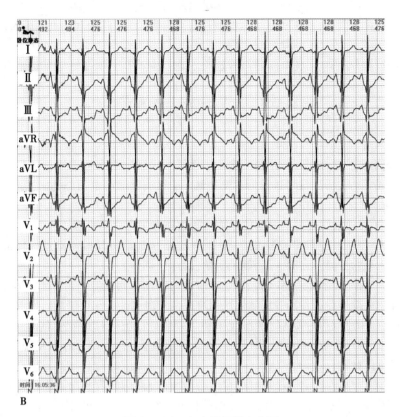

图 3-1-14 心室早复极心电图

A. 心率缓慢时,V₃～V₆和Ⅱ、Ⅲ、aVF 导联 ST 段上抬;B. 心率加快时,V₃～V₆和Ⅱ、Ⅲ、aVF 导联 ST 段回落。

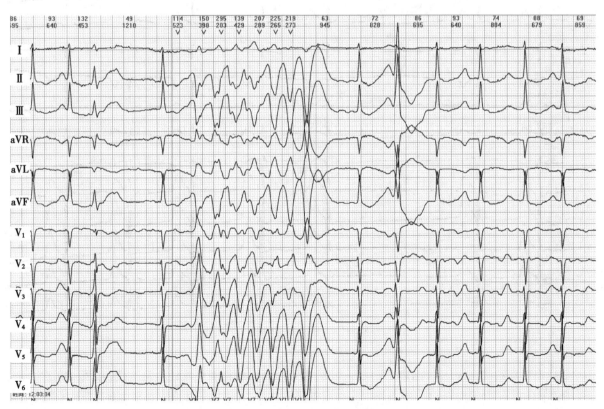

图 3-1-15 长 QT 间期综合征

QTc>480 毫秒,R-on-T 型室性期前收缩诱发尖端扭转型室性心动过速。

LQT1 心电图特征可表现为：①ST 段短促，T 波基底部宽大，顶部尖锐，QT 间期延长；②宽大单峰 T 波，QT 间期延长；③T 波形态正常，QT 间期延长；④ST 段延长，T 波形态正常。

LQT2 心电图特征主要表现为：QT 间期显著延长，T 波双峰，甚至第二峰与 U 波融合，类似于低钾心电图改变。

LQT3 心电图特征：ST 段平直或斜型延长，T 波尖锐，QT 间期延长

五、心律失常

正常人的心脏起搏点位于窦房结，并按正常传导系统顺序激动心房和心室。凡激动起源的部位、频率及节律发生改变和 / 或激动传导异常者统称为心律失常。心律失常的心电图分类如下：

（一）窦性心律失常

凡由窦房结冲动形成异常或窦房结冲动传导障碍所致心律失常称为窦性心律失常，主要包括以下五种：

1. 窦性心动过速 正常成人窦性心律的频率>100 次 /min 时称为窦性心动过速。常见于精神紧张、运动、发热、甲状腺功能亢进症、失血、贫血、心肌炎等情况。

2. 窦性心动过缓 窦性心律的频率<60 次 /min 时称为窦性心动过缓。老年人和运动员心率相对较慢，颅内压增高、甲状腺功能减退症或使用 β 受体阻滞剂等都可出现窦性心动过缓。

3. 窦性心律不齐 窦性心律的起源未变，但节律不规则，在同一导联中 PP 间期相差>0.12 秒时，称为窦性心律不齐。窦性心律不齐常与呼吸周期有关，称为呼吸性窦性心律不齐，多见于青少年或自主神经功能不稳定者，一般无临床意义。

4. 窦性停搏 亦称为窦性静止。在规则的窦性心律中，一段时间内窦房结停止发放冲动，心电图上表现为规则的 PP 间距中突然脱落一个 P-QRS 波，形成长 PP 间距，且长 PP 间距不是正常 PP 间距的整数倍（图 3-1-16）。窦性停搏后常出现逸搏或逸搏心律。多见于迷走神经张力增高或窦房结病变等。

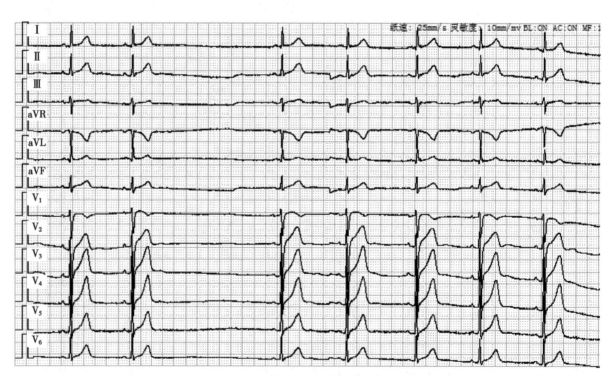

图 3-1-16 窦性停搏

5. 病态窦房结综合征 心电图可表现为：①药物难以纠正的持续性窦性心动过缓，心率<50 次 /min；②窦房传导阻滞或窦性停搏；③在显著窦性心动过缓的基础上，常出现快速性室上性心律失常（房性心动过速、心房扑动、心房颤动等），两者常交替出现，故称为快 - 慢综合征；④若病变同时累及到房室交界区，可伴有房室传导阻滞，交界性逸搏间期>2 秒，提示窦房结与房室结结构均有病变，此称为双结病变。

（二）异位心律

1. 逸搏与逸搏心律　逸搏与逸搏心律是一种较基本心律延迟出现的被动性异位心搏。若偶尔只出现 1～2 个延迟的异位搏动称为逸搏；若连续出现 3 次或 3 次以上则形成逸搏心律。逸搏按发生的部位不同可分为房性逸搏、房室交界性逸搏和室性逸搏三种，其中以房室交界性逸搏最多见，房性逸搏最少见。

（1）房性逸搏与房性逸搏心律心电图表现：①在一个长间歇之后，出现一个与窦性 P 波形态不同的 P′ 波，P′ 波可以直立、双相或倒置；②P′R 间期>0.12 秒；③QRS 波与窦性下传者相同；④逸搏的 P′ 波可与基本心律的 P 波形成房性融合波。房性逸搏若连续出现 3 次或 3 次以上则形成房性逸搏心律，其频率多为 50～60 次 /min。

（2）交界性逸搏与交界性逸搏心律心电图表现（图 3-1-17）：①在一个较窦性周期为长的心室间歇之后出现一个 QRS 波，其形态与正常窦性 QRS 波相同或有轻度差别，后者见于交界性逸搏伴室内差异性传导；②逸搏周期较恒定，多为 1.2～1.5 秒；③逆行 P′ 波可出现在 QRS 波之前（P′R 间期<0.12 秒）、之中（P′ 与 QRS 波重叠）或之后（RP′<0.20 秒）；④交界处的激动逆至心房，与窦性激动相遇时，各自控制心房的一部分，可产生房性融合波，其形态介于房性 P′ 波与窦性 P 波之间。如果连续出现 3 次或 3 次以上的交界性逸搏，则形成交界性逸搏心律，其频率多为 40～60 次 /min。

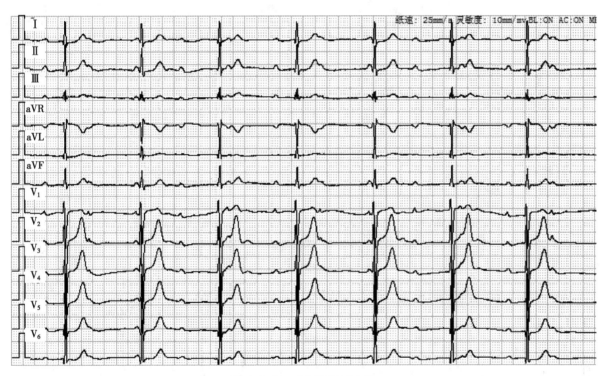

图 3-1-17　交界性逸搏心律

（3）室性逸搏与室性逸搏心律心电图表现（图 3-1-18）：①在一较长的心室间歇之后，出现一个宽大畸形的 QRS 波，时间≥0.12 秒；②QRS 波前无相关的窦性 P 波；③室性逸搏与下传的窦性激动可形成室性融合波，有时可出现室性逸搏 - 夺获二联律。如果室性逸搏连续出现 3 次或 3 次以上则形成室性逸搏心律，其频率多为 20～40 次 /min。

（4）加速性自主心律：又称为非阵发性心动过速，其频率比逸搏心律快，比阵发性心动过速慢，可发生在心房、房室交界区或心室，发作时多有渐起渐止的特点，多发生于器质性心脏病，为异位起搏点自律性增高引起。

1）加速性房性自主心律：①连续出现 3 次或 3 次以上的 P′-QRS-T 波，P′ 波形态与窦性 P 波不同；②P′R 间期>0.12 秒；③P′ 波频率为 70～140 次 /min，节律整齐；④QRS 波呈室上性。

2）加速性交界性自主心律：①心率为 70～130 次 /min；②P′ 波为逆行，可落在 QRS 波之前（P′R<0.12 秒）、之中（P′ 与 QRS 波重叠）或之后（RP′≤0.20 秒）；③QRS 波呈室上性，RR 间期匀齐。

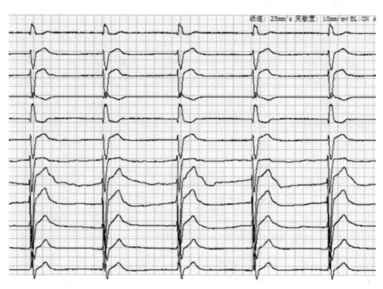

图 3-1-18　室性逸搏心律

3）加速性室性自主心律：①QRS 波宽大畸形，心室率为 60～100 次 /min；②可见室性融合波及心室夺获。

2. 期前收缩　指起源于窦房结以外的异位起搏点提前发出的激动，根据异位起搏点发生的部位不同，期前收缩可分为房性、交界性和室性。其中以室性期前收缩最为常见，房性次之，交界性较少见。

（1）房性期前收缩心电图表现：①提前出现的异常 P′ 波，其形态与窦性 P 波不同；②P′R 间期>0.12 秒；③大多呈不完全性代偿间期。

部分房性期前收缩的 P′R 间期可以延长，若异位 P′ 波后无 QRS 波，称为房性期前收缩未下传；有时异位 P′ 波下传心室引起 QRS 波增宽变形，多呈右束支传导阻滞图形，称房性期前收缩伴室内差异性传导（图 3-1-19），此时应注意与室性期前收缩相鉴别。

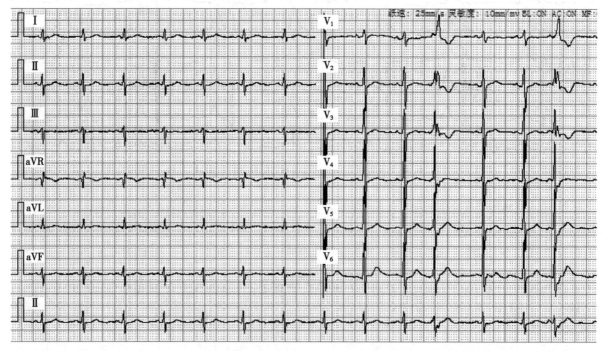

图 3-1-19　房性期前收缩伴室内差异性传导

（2）交界性期前收缩心电图表现：①提前出现的 QRS-T 波，QRS 波形态与窦性下传者基本相同；②P′ 波为逆行，可落在 QRS 波之前（P′R<0.12 秒）、之中（P′ 与 QRS 波重叠）或之后（RP′<0.20 秒）；③大多呈完全性

代偿间期。

（3）室性期前收缩心电图表现：①提前出现的宽大畸形的 QRS-T 波，QRS 波时限常>0.12 秒，T 波多与 QRS 主波方向相反；②提前出现的 QRS 波前无 P 波或无相关 P 波；③代偿间期大多为完全。

3. 异位性心动过速　是指异位节律点兴奋性增高或折返激动引起的快速异位心律（期前收缩连续出现 3 次或 3 次以上）。根据异位节律点发生的部位不同又可分为室上性及室性心动过速。室上性心动过速又常分为窦性心动过速、房性心动过速和阵发性室上性心动过速。

（1）房性心动过速：房性期前收缩连续出现 3 次或 3 次以上则形成房性心动过速。根据发生机制与心电图表现不同，其可分为自律性房性心动过速、折返性房性心动过速，以及紊乱性房性心动过速。其中折返性房性心动过速的机制为房内折返，因此需要与阵发性室上性心动过速鉴别。

房性心动过速心电图表现：①P′波形态不同于窦性 P 波；②心房率通常为 150～200 次 /min；③自律性房性心动过速发作与终止时可出现温醒与冷却现象；④常出现房内传导或房室结传导延缓，心电图表现为二度 I 型或 II 型房室传导阻滞，也可见 2∶1 房室传导，但心动过速不受影响；⑤刺激迷走神经和静脉注射腺苷不能终止心动过速，仅加重房室传导阻滞。

图 3-1-20 为紊乱性房性心动过速，亦称为多源性房性心动过速，常由多源性房性期前收缩发展而来，并为心房颤动的前奏。其心电图表现为：①心房率>100 次 /min；②同导联有 3 种或 3 种以上不同形态的异位 P′波；③P′-P′间距不齐，可有不同程度的房室传导阻滞。

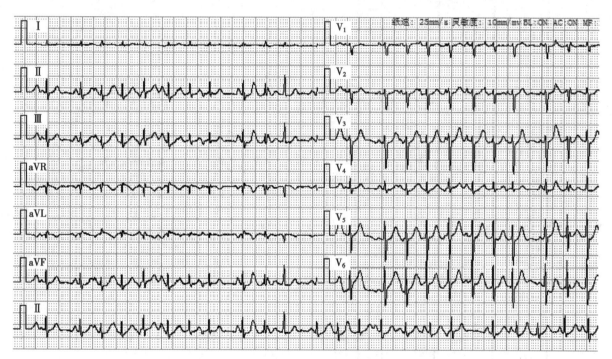

图 3-1-20　紊乱性房性心动过速（多源性房性心动过速）

（2）阵发性室上性心动过速：主要由折返引起，包括房室结折返性心动过速和房室折返性心动过速，以突发、突止为特点，又称为阵发性室上性心动过速。阵发性室上性心动过速发作时心电图表现为：节律快而规则，频率一般在 150～240 次 /min（心室率在 150 次 /min 左右时应排除心房扑动 2∶1 下传），其 P′波常不易辨识，QRS 波形态一般正常，伴有束支传导阻滞或室内差异性传导时，QRS 波可增宽。

1）房室结折返性心动过速：部分人群的房室结表现出纵向性功能性分离，即房室结存在着传导速度和不应期截然不同的双径路，由此引发的心动过速称为房室结折返性心动过速（atrioventricular nodal reentrant tachycardia，AVNRT）。AVNRT 可根据前向传导径路而分为慢 - 快型、快 - 慢型和慢 - 慢型，其中慢 - 快型 AVNRT 的发生率约为 90%。经典的慢 - 快型 AVNRT 形成折返的条件为：快径路传导速度快而不应期长，慢径路传导速度慢而不应期短；适当的室上性期前收缩下传时，因遇房室结快径路不应期而不能下传，激动只能沿慢径路下传并激动心室，随后又沿快径路逆传并逆向激动心房，之后再次沿慢径路下传、快径路逆传，如此反复，则形成慢 - 快型 AVNRT。激动从房室结同时向上传至心房或向下传至心室，心房与心室几乎同时激动，因而 P′ 波与 QRS 波几乎重叠在一起，心电图上 RP′ 间期常<90 毫秒（图 3-1-21）。

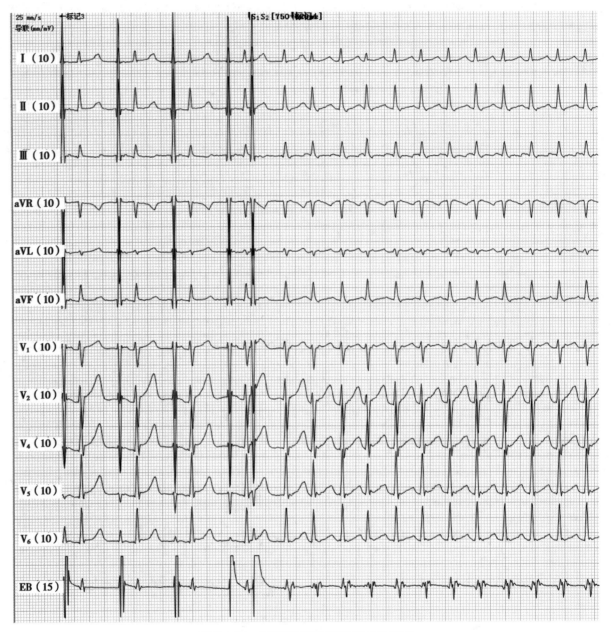

图 3-1-21　慢快型房室结折返性心动过速

EB. 食管导联。当 S₁S₂ 为 750 毫秒时，S₂R 为 400 毫秒，并诱发了慢 - 快型房室结折返性心动过速，心动过速发作时 RP′_E 间期<90 毫秒。

2）房室折返性心动过速：房室折返性心动过速（AVRT）可根据旁路传导方向而分为顺向型和逆向型，其中顺向型房室折返性心动过速（orthodromic AVRT，O-AVRT））占 90%。其形成折返的条件为：旁路传导速度快而不应期长，房室结传导速度慢而不应期短；适当的室上性期前收缩下传时受阻于旁路，激动只能经房室结前向传导至心室，然后经旁路逆传至心房；适当的室性期前收缩逆传时受阻于房室结，激动只能经旁路逆传至心房，再经房室结下传至心室；如此反复折返则形成 O-AVRT。因心房激动在心室之后，因而心电图上 P′ 波在 QRS 波之后，RP′ 间期常>90 毫秒（图 3-1-22）。

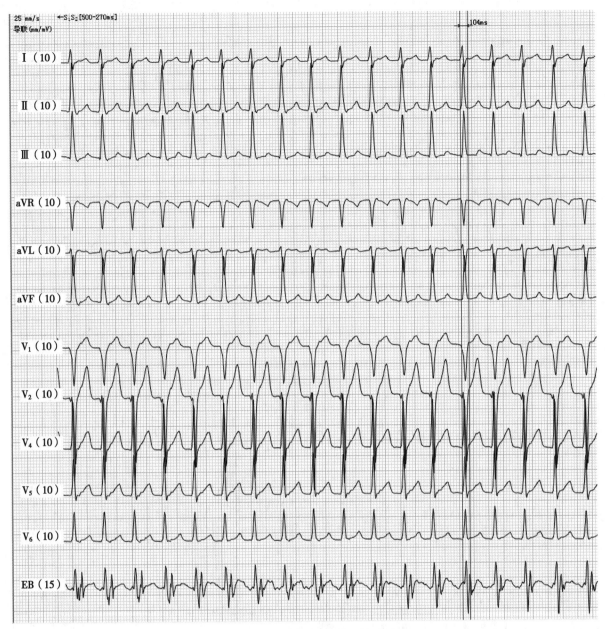

图 3-1-22　顺向型房室折返性心动过速

EB. 食管导联。心动过速发作时，RP′$_E$ 间期>90 毫秒。

（3）室性心动过速：简称"室速"，指起源于希氏束分支以下的传导系统和/或心室肌的心动过速，属于宽 QRS 波心动过速。心电图表现：①连续出现 3 次或 3 次以上的室性期前收缩，QRS 波宽大畸形，时间>0.12 秒；②频率一般在 150～200 次/min，节律可稍不均齐；③室房分离，心室率快于心房率；④偶见室性融合波和心室夺获。

1）特发性室性心动过速（特发性室速）：室性心动过速是一种严重的快速性心律失常，大多发生于结构性心脏病患者，但也可见于目前的诊断技术尚不能发现的心脏病患者，后者称为特发性室性心动过速。右心室流出道室性心动过速与左心室间隔部室性心动过速（左后分支型室性心动过速）是临床上最常见的两种特发性室性心动过速，一般预后良好。右心室流出道室性心动过速常由运动所诱发，其发生与儿茶酚胺依赖性异常自律性增高及环腺苷酸介导的钙依赖性的延迟后除极有关，发作时心电图呈左束支传导阻滞图形，Ⅱ、Ⅲ、aVF 导联呈巨大 R 波（图 3-1-23）；左后分支型室性心动过速为异常和正常的浦肯野纤维网参与的大折返性心动过速，也可由自律性增高引起，发作时心电图表现为右束支传导阻滞图形伴电轴左偏或极度右偏（图 3-1-24）。两者可通过射频消融治疗而根治。

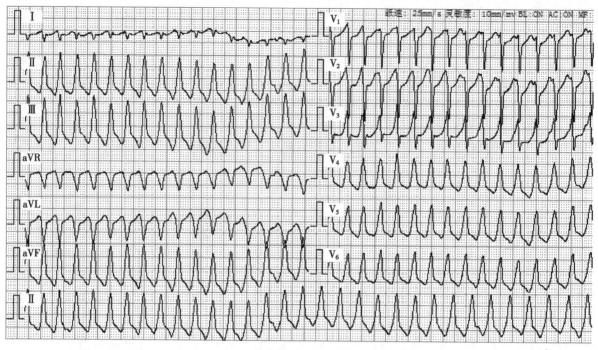

图 3-1-23　右心室流出道室性心动过速

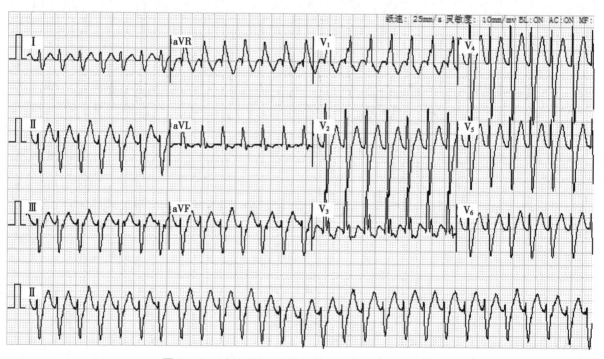

图 3-1-24　左心室间隔部(左后分支型)室性心动过速

2) 持续性室性心动过速(持续性室速):持续性室性心动过速是一种严重的快速性心律失常,大多发生于结构性心脏病患者。临床上一般将持续时间≥30秒或由于血流动力学不稳定需在30秒内终止的室性心动过速称为持续性室性心动过速。其心电图特征如下:①室性期前收缩连续出现,持续时间≥30秒;②QRS波群形态宽大畸形,时限≥0.12秒,ST-T方向与QRS波群主波方向相反;③心室率通常为100~250次/min;④节律规整,也可不匀齐;⑤室房分离;⑥心室夺获与室性融合波。

3) 多形性室性心动过速、双向性室性心动过速、尖端扭转型室性心动过速

①多形性室性心动过速:可见于结构性心脏病,亦可见于非结构性心脏病。非结构性心脏病的多形性室性心动过速多发生于遗传性心律失常综合征患者,如儿茶酚胺敏感性多形性室性心动过速、先天性

LQTS、短 QT 综合征（short QTS，SQTS）、Brugada 综合征或早期复极综合征等。心电图表现为（图 3-1-25）：QRS 波形态不一；心电图各波之间无明显等电位线和 / 或电轴多变，但可以清楚识别；心室率>100 次 /min。若心室率过快≥150 次 /min，可出现血流动力学障碍，甚至发展成心室颤动、导致心脏性猝死。

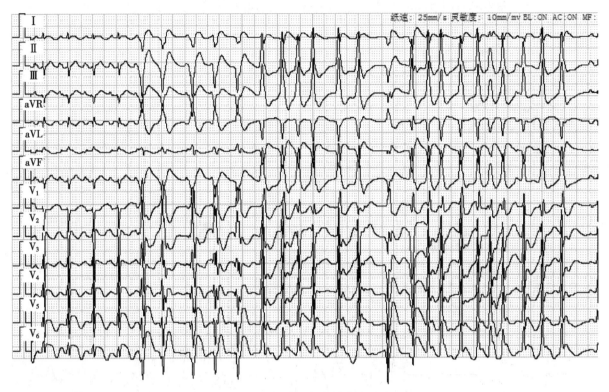

图 3-1-25 多形性室性心动过速

②双向性室性心动过速：QRS 波群方向呈交替变换者称双向性室性心动过速，多见于严重的器质性心脏病或洋地黄等药物中毒。心电图特点如下（图 3-1-26）：

A. QRS 波宽大畸形，时限一般为 0.14～0.16 秒，亦可≤0.12 秒或>0.12 秒。

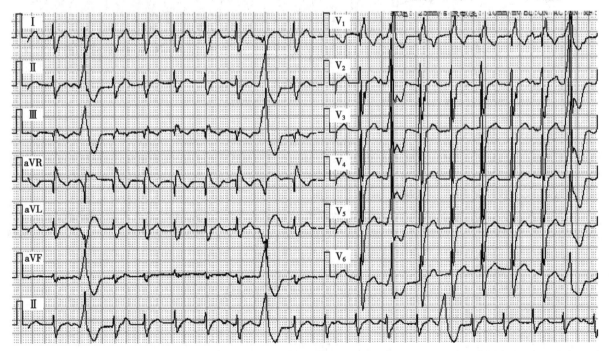

图 3-1-26 双向性室性心动过速

B. 两种除极向量的 QRS 主波方向发生交替性变化，即一次向上、一次向下；或某些导联 QRS 主波表现为一次较宽、一次较窄；或 QRS 主波表现为一次较高、一次较低；或交替出现一组 QRS 主波均向上、一组 QRS 主波均向下。

C. 节律大多整齐，同一导联相同形态 QRS 波的 R-R 间期规则，不同形态 QRS 波的 R-R 间期可不相等，呈长短交替性改变。

D. 标准肢导联交替出现电轴右偏和左偏。

E. 心室率多为 140～200 次 /min。

F. 发作持续数秒至数分钟，可自行终止，亦可反复发作。

G. 室性心动过速发作间歇可出现与双向性室性心动过速波形相似的双向性室性期前收缩。

H. V₁ 导联呈 QS 型或 R 型。

③尖端扭转型室性心动过速：属于一种特殊类型的多形性室性心动过速。常见于先天性 LQTS，严重的房室传导阻滞、逸搏心律伴巨大 T 波、低钾、低镁伴有异常 T 波及 U 波，某些药物如奎尼丁等。心电图表现为（图 3-1-27）：

A. 一串宽大畸形的 QRS 波群围绕基线不断扭转其主波方向，每隔 3～10 次心搏就扭转 1 次，每次发作持续数十秒，可自行停止，但反复发作，如不及时治疗，易进展为心室颤动。

B. 心室率可达 200～250 次 /min。

C. 心动过速常由落于 T 波顶峰附近的室性期前收缩（R-on-T 现象）诱发。

D. 发作间期，基础心律多缓慢且常伴有 QT 或 QU 间期延长。

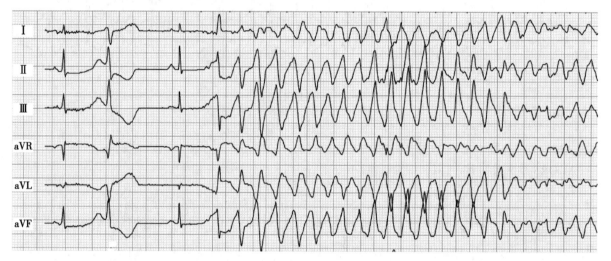

图 3-1-27 尖端扭转型室性心动过速

QT 间期延长，R-on-T 型室性期前收缩诱发了尖端扭转型室性心动过速，并蜕变为心室颤动。

4）鉴别诊断：室性心动过速属于宽 QRS 波群心动过速，应注意与其他宽 QRS 波群心动过速进行鉴别。临床上 80% 以上宽 QRS 波群心动过速为室性心动过速，其次为室上性心动过速伴束支传导阻滞或室内差异性传导，此外逆向型房室折返性心动过速，预激综合征合并房性心动过速、心房扑动或心房颤动，窦室传导等也为宽 QRS 波群心动过速，应注意鉴别。

鉴别要点如下：①室房分离、心室夺获和室性融合波是支持室性心动过速强而有力的诊断依据；②QRS 波越宽，室性心动过速的可能性越大；③额面电轴极度右偏（-90°～+180°）也强烈支持室性心动过速；④胸导联 QRS 主波方向一致向下可以肯定为室性心动过速，若一致向上须排除经旁路前传的心动过速才能诊断为室性心动过速；胸前导联 V₁ 呈右束支传导阻滞而 V₅、V₆ 导联以 S 型为主支持室性心动过速诊断（图 3-1-28）；⑤心室率绝对不匀齐或 >200 次 /min 应考虑预激综合征合并心房颤动（图 3-1-29）。

4. 心房扑动与心房颤动

（1）心房扑动：简称"房扑"，常发生于心房的特殊部位，折返激动是主要的发生机制。持续性心房扑动多见于器质性心脏病，比如心脏瓣膜病、先天性心脏病、高血压心脏病、甲状腺功能亢进性心脏病、心肌病

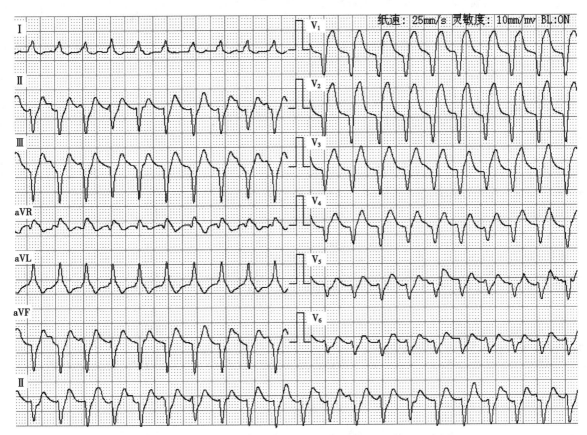

图 3-1-28　室性心动过速，电轴极度右偏，胸导联 QRS 主波向下

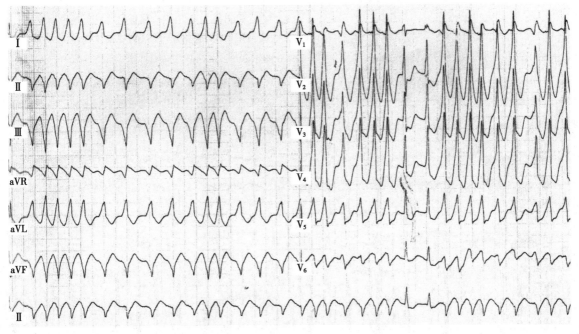

图 3-1-29　预激综合征合并心房颤动

等，也常见于心脏外科手术或射频消融术引起的心房瘢痕折返。阵发性心房扑动可发生于心脏结构正常的患者，饮酒过量等也常常发生阵发性心房扑动。

心电图表现为（图 3-1-30）：①P 波消失，代以大小、形态、间距一致的大锯齿状 F 波，F 波间无等电位线。②F 波多在 Ⅱ、Ⅲ、aVF 和 V₁ 导联中清晰可见。③F 波频率一般为 250～350 次/min，大多以固定的房室比例（2∶1 或 4∶1）下传，因而心室率规则。如果房室传导比例不规则或伴有文氏传导现象，心室率可不规则。

④按心电图特征通常可分为2型：Ⅰ型心房扑动F波频率一般在300次/min左右，Ⅱ、Ⅲ、aVF导联F波为负向，起搏治疗可以终止；Ⅱ型心房扑动F波频率在250次/min左右，Ⅱ、Ⅲ、aVF导联F波直立，起搏治疗无效。

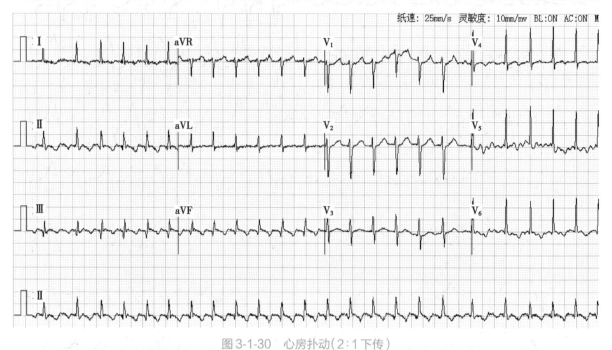

图3-1-30　心房扑动（2:1下传）

（2）心房颤动：简称"房颤"，是临床上最常见的心律失常之一，多发生于有器质性心脏病的患者，其发生与心房扩大和心肌受损有关，但少数患者无明显器质性心脏病。心房颤动的发生机制较复杂，通常为多个小折返激动所致。心房颤动时整个心房失去协调一致的收缩与舒张，心室率极不规则，心输出量下降，久之易形成附壁血栓。心电图表现为：①P波消失，代之以大小、形态、间距不等的颤动波（f波）；②f波的频率为350～600次/min；③RR间期绝对不齐；④QRS波多呈室上型，伴室内差异性传导时可增宽变形（图3-1-31）。持续性心房颤动患者如果心电图上出现RR间期绝对规则，且心室率缓慢，常提示发生完全性房室阻滞图（图3-1-32）。

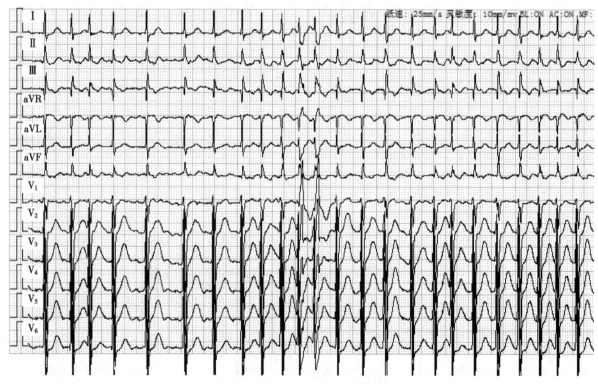

图3-1-31　心房颤动伴室内差异性传导

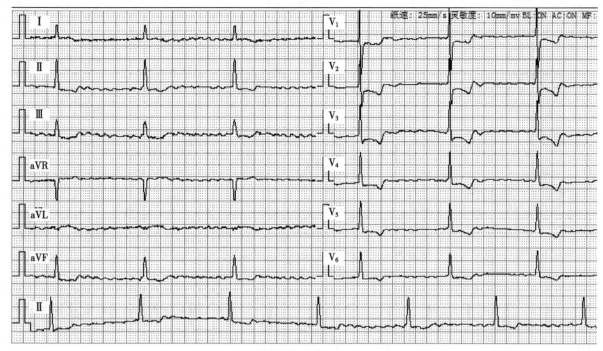

图 3-1-32　心房颤动伴交界性逸搏心律,三度房室传导阻滞

（3）心室扑动与心室颤动：多发生于有器质性心脏病的患者，尤其是左心室收缩功能减低的缺血性心脏病患者。心室扑动是心室肌产生环形激动的结果，常不能持久，不是很快恢复，便会转为心室颤动而死亡。心电图表现为（图 3-1-33）：P-QRS-T 波群消失，代之以连续快速而相对规则的大振幅波，形态类似于正弦波；频率在 150～250 次 /min。心室颤动大多为心室内多个折返中心形成不协调的冲动经大小、方向不一的传导途径到达心室各部而引起。其心电图表现为：P-QRS-T 波群消失，代之以大小不一、形态各异且极不规则的小颤动波，频率为 200～500 次 /min（图 3-1-34）。

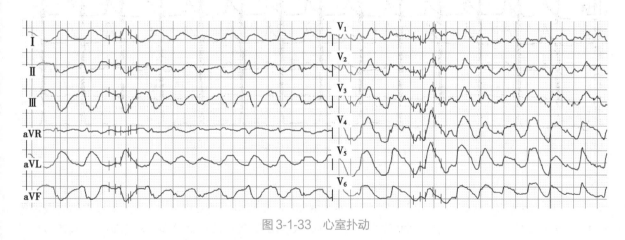

图 3-1-33　心室扑动

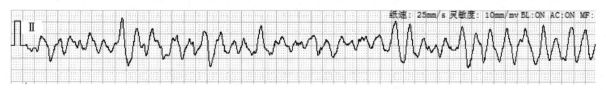

图 3-1-34　心室颤动

（三）激动传导异常

1. 窦房传导阻滞　窦房传导阻滞指窦房结激动传导至心房时发生延缓或阻滞。由于体表心电图不能

直接显示窦房结电活动,故一度窦房传导阻滞不能观察到,三度窦房传导阻滞与窦性停搏难以鉴别,只有二度窦房传导阻滞出现心房和心室漏搏时才能诊断。二度窦房传导阻滞分为Ⅰ型和Ⅱ型。

(1)二度Ⅰ型:又称为莫氏Ⅰ型窦房传导阻滞,即文氏型阻滞。心电图表现为 PP 间距逐渐缩短,直至脱漏而出现长 PP 间距,长 PP 间距短于基本 PP 间距的 2 倍,此型应与窦性心律不齐鉴别。

(2)二度Ⅱ型:又称为莫氏Ⅱ型窦房传导阻滞。心电图表现为规律的窦性 PP 间距中突然出现一个长间歇,此长间歇等于正常窦性 PP 间距的整数倍。

2. 房室传导阻滞 按房室阻滞程度及心电图表现不同可分为一度、二度和三度房室传导阻滞。

(1)一度房室传导阻滞:大多为房室结内传导阻滞,其次是由于心房内传导阻滞。心电图表现为(图 3-1-35):P 波增宽有切迹,PR 间期>0.20 秒或>0.22 秒(老年人),但 PR 段不延长,提示阻滞位于心房内;而房室结内阻滞表现为 PR 段延长,无 P 波增宽或切迹。一度房室传导阻滞应与房室结双径路中从慢径路下传的窦性激动相鉴别,后者常有 PR 间期短长突然变化,心电图表现为:在窦(或房)性频率相对稳定的情况下,PR 间期突然显著延长超过 0.06 秒(跳跃现象),此时快径路处于不应期,激动从慢径路下传心室。一度房室传导阻滞可见于迷走神经张力增高的正常人,也可见于器质性心脏病、药物中毒、电解质紊乱等。

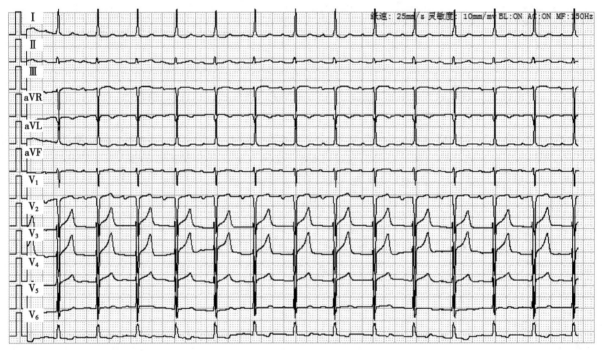

图 3-1-35 一度房室传导阻滞

(2)二度房室传导阻滞:可分为Ⅰ型和Ⅱ型。

1)二度Ⅰ型房室传导阻滞:又称莫氏Ⅰ型房室传导阻滞,多为功能性或房室结、希氏束近端的局限性损害引起,预后较好。心电图表现为:①P 波规律地出现,PR 间期逐渐延长直至脱漏一次 QRS 波,漏搏后传导阻滞得到一定恢复,PR 间期又趋缩短,之后又逐渐延长,如此反复出现,称为文氏型房室传导阻滞;②脱漏后的 RR 间距长于其前最后一个 RR 间距;③含有受阻 P 波的 RR 间距短于 2 个 PP 间距之和(图 3-1-36)。

2)二度Ⅱ型房室传导阻滞:二度Ⅱ型房室传导阻滞又称莫氏Ⅱ型房室传导阻滞,多有器质性损害,病变大多位于希氏束远端或束支部分,易发展成为高度或完全性房室传导阻滞,预后差。心电图表现为(图 3-1-37):①P 波规则出现,部分 P 波后无 QRS 波;②PR 间期可正常或延长,但 PR 间期固定。

如果房室传导中连续出现两次或两次以上的 QRS 波脱漏,称为高度房室传导阻滞。心电图表现为(图 3-1-38):房室传导呈 3∶1 或 3∶1 以上下传。高度房室传导阻滞时,因心室率过缓导致黑矇、晕厥等症状发生。

(3)三度房室传导阻滞:又称为完全性房室传导阻滞,阻滞部位常位于希氏束及希氏束以下。心电图表现为:①P 波与 QRS 波毫无关系,各自保持自身固有的节律;②心房率>心室率;③可出现交界性逸搏或室性

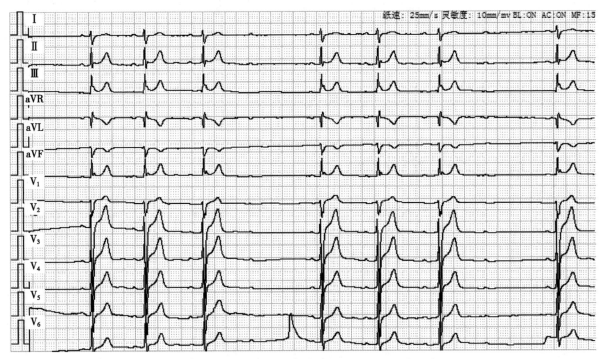

图 3-1-36　二度 I 型房室传导阻滞（房室 4：3 传导）

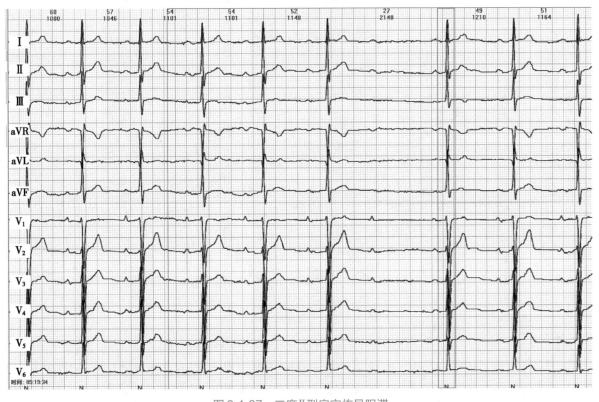

图 3-1-37　二度 II 型房室传导阻滞

逸搏心律（图 3-1-39）。心房颤动时，如果心室律变得缓慢而规则，应诊断为心房颤动合并三度房室传导阻滞。

　　3. 室内传导阻滞　希氏束以下的室内传导系统或心室肌发生传导障碍称为室内传导阻滞。室内传导阻滞可发生于左束支、右束支、左束支的分支、浦肯野纤维及心室肌等部位，心电图上主要表现为 QRS 时间延长及形态改变。

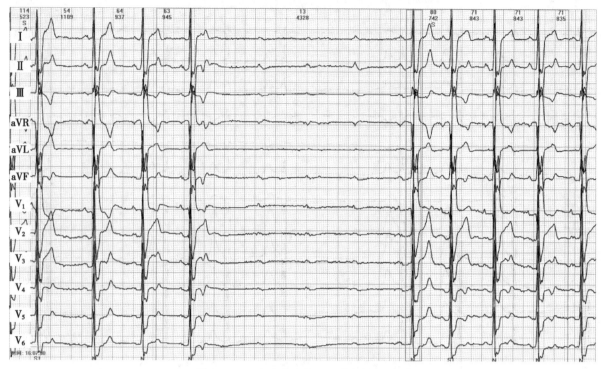

图 3-1-38　高度房室传导阻滞（5∶1 下传）

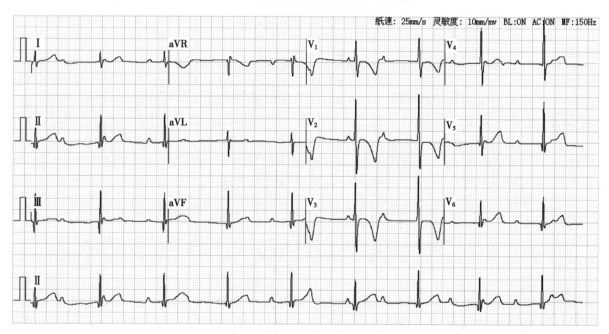

图 3-1-39　三度房室传导阻滞

（1）完全性左束支传导阻滞心电图表现（图 3-1-40）：①QRS 波时间≥0.12 秒；②V_1、V_2，甚至 V_3 导联呈 rS 型或 QS 型，S 波有切迹，R_{V_5}、R_{V_6}、R_I、R_{aVL} 导联无 Q 波，顶端粗钝有切迹；③电轴可左偏；④ST-T 方向与 QRS 主波方向相反。若心电图图形与上述改变相同，但 QRS 波时间<0.12 秒，称为不完全左束支传导阻滞。

（2）完全性右束支传导阻滞心电图表现（图 3-1-41）：①V_1 或 V_2 导联的 QRS 波呈 rSR′ 型或 M 型，aVR 导联则常呈 QR 型，其 R 波增宽而有切迹；②QRS 波时限增宽≥0.12 秒；③I、V_5、V_6 导联终末的 S 波粗钝而有切迹，其时限≥0.04 秒；④V_1、V_2 导联的 ST 段下移，T 波倒置，V_5、V_6 导联的 T 波直立。若心电图与上述改变相同，但 QRS 波时间<0.12 秒，称为不完全性右束支传导阻滞。

（3）非特异性室内传导阻滞：若成人 QRS 波群时限增宽超过 0.11 秒，心电图既不符合右束支阻滞亦不符合左束支阻滞标准，称为非特异性室内传导阻滞。

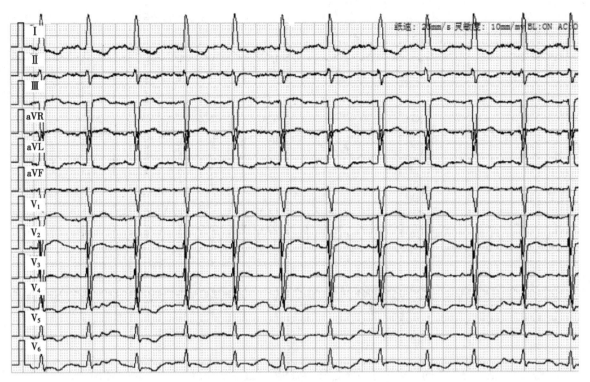

图 3-1-40 完全性左束支传导阻滞

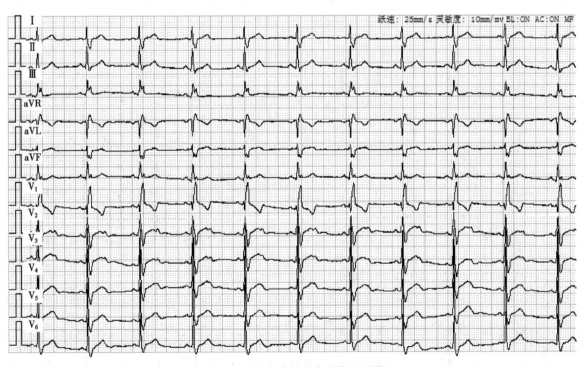

图 3-1-41 完全性右束支传导阻滞

（4）左前分支传导阻滞心电图表现：①额面电轴左偏超过 −45° 有较肯定价值；②Ⅰ、aVL 导联的 QRS 波呈 qR 型，Ⅱ、Ⅲ、aVF 的 QRS 波呈 rS 型，$S_Ⅲ > S_Ⅱ$；③QRS 波时间轻度延长，但<0.12 秒（图 3-1-42）。左前分支传导阻滞应与引起电轴左偏的其他原因进行鉴别，如横位心、左心室肥大、下壁心肌梗死、高钾血症、预激综合征、右心室起搏、胸廓畸形、肺气肿等。

（5）左后分支传导阻滞心电图表现：①额面电轴右偏，以≥+120° 有较肯定的价值；②Ⅰ、aVL 导联 QRS 波呈 rS 型，Ⅱ、Ⅲ、aVF 呈 qR 型，q 波时间<0.025 秒，$R_Ⅲ > R_Ⅱ$；③QRS 波时间<0.12 秒。左后分支传导阻滞应与引起电轴右偏的其他原因进行鉴别，如右心室肥大、急性肺梗死、高侧壁心肌梗死等。

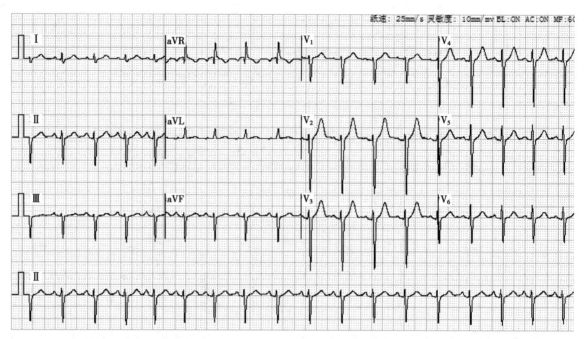

图 3-1-42 左前分支传导阻滞

4. 预激综合征 除正常的房室传导通路之外，激动还通过附加通道（旁路下传），使部分（或全部）心室肌预先激动，形成预激图形。当患者有心动过速病史时则称为预激综合征。预激综合征有以下几种类型：

（1）WPW 综合征：又称为经典型预激综合征。心电图表现（图 3-1-43）：①PR 间期<0.12 秒；②QRS 波起始部有预激波；③QRS 波增宽，但 P-J 间期正常；④伴有继发性 ST-T 改变。

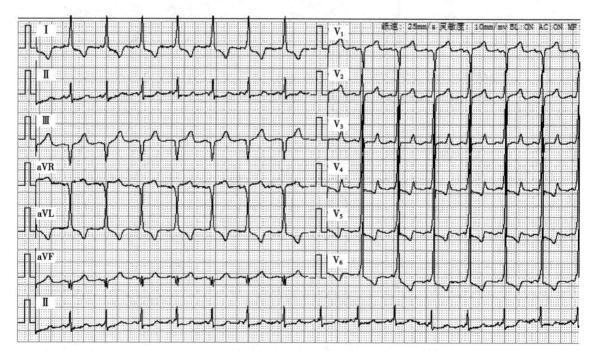

图 3-1-43 WPW 综合征

【旁路定位】

旁路所在位置不同，心电图表现也不同：当旁路位于左侧时，V₁ 导联预激波向上且 QRS 波以 R 波为主；当旁路位于右侧时，V₁ 导联预激波向下或 QRS 波以负向波为主。当旁路位于前侧时，Ⅲ、aVF 导联预激波向上且 QRS 波以 R 波为主；当旁路位于后侧时，Ⅲ、aVF 导联预激波向下且 QRS 波以 S 波为主。房室旁路定位时应注意如下几点：

（1）房室旁路的解剖分区尚无统一的标准，相邻旁路分区的心电图表现常有重叠，心电图有时难以严格区分相邻两壁旁路。例如右后间隔与右后壁近间隔旁路，右侧壁与右后侧壁旁路等。

（2）预激成分的大小对旁路的准确判断有较大影响。例如预激成分较小时，左后间隔旁路可以表现为右后间隔旁路的心电图表现。一般 QRS 时限>0.12 秒、预激成分达到最大化时判断位置较准确。必要时应进行抗心动过速起搏（antitachycardia pacing, ATP）试验或心房起搏刺激，以增加预激成分。

（3）合并其他异常，例如束支传导阻滞、严重心室肥大、心肌梗死、心外因素引起的心脏移位、Ebstein 畸形，以及存在多条旁路时，将使旁路定位较困难。

预激综合征伴发的心动过速可按旁路是否参与折返环的形成而分为如下两大类：

（1）旁路直接参与折返环的房室折返性心动过速（AVRT），如顺向型和逆向型房室折返性心动过速，旁路是折返环的组成部分。

1）顺向型房室折返性心动过速（O-AVRT）：发作时，激动从正常房室结传导系统下传，通过旁路逆传，引起窄 QRS 波心动过速（伴有功能性束支传导阻滞例外）。主要心电图特征如下（图 3-1-44A）：①QRS 波正常，心动过速时 RR 间期非常规则，频率 150～250 次/min；②RP′ 间期>90 毫秒，且 RP′ 间期常<P′R 间期；③同步记录食管心电图和 V₁ 导联心电图，可见偏心性室房传导顺序，即食管心电图 RP′ 间期与 V₁ 导联的 RP′ 间期相差>25 毫秒；④心动过速时若 I 导联 P′ 波倒置，提示为左侧旁路；⑤心动过速伴功能性束支传导阻滞时，若 RR 间期较正常 QRS 波延长 35 毫秒以上，提示旁路位于束支传导阻滞同侧，RR 间期延长主要因室房逆传时间（RP′）延长所致（图 3-1-44B）；⑥心动过速时 QRS 波常出现电交替，可能与 AVRT 时心率较快有关。

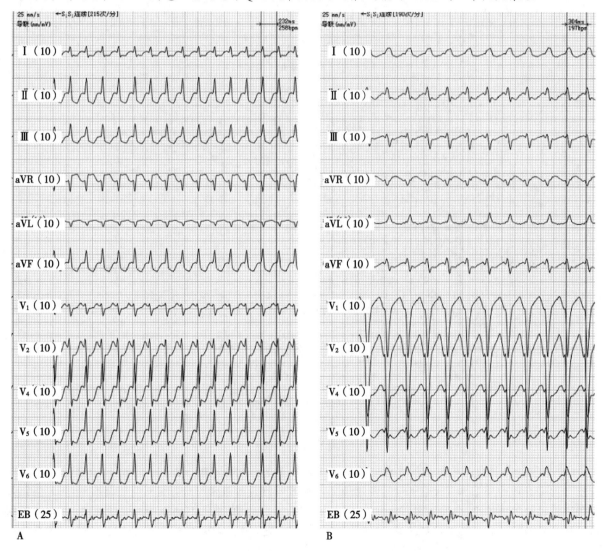

图 3-1-44　顺向型房室折返性心动过速（O-AVRT）心电图
A. O-AVRT；B. O-AVRT（左侧旁路）伴功能性左束支传导阻滞，RR 间期延长。

2）逆向型房室折返性心动过速（A-AVRT）：较少见，发生率为 5%～10%，此型心动过速主要见于 WPW 综合征（显性旁路）。A-AVRT 发作时，激动从旁路下传，通过房室结逆传，引起宽 QRS 波心动过速。其心电图特征如下（图 3-1-45）：①心动过速频率 150～250 次 /min；②QRS 波宽大畸形呈完全预激图形，其 delta（δ）波方向及 QRS 形态与窦性心律预激心电图相似；③食管心电图可见 QRS 与 P′ 波有固定关系，且 RP′>P′R，因心房激动从旁路下传，P′R 间期通常较短。

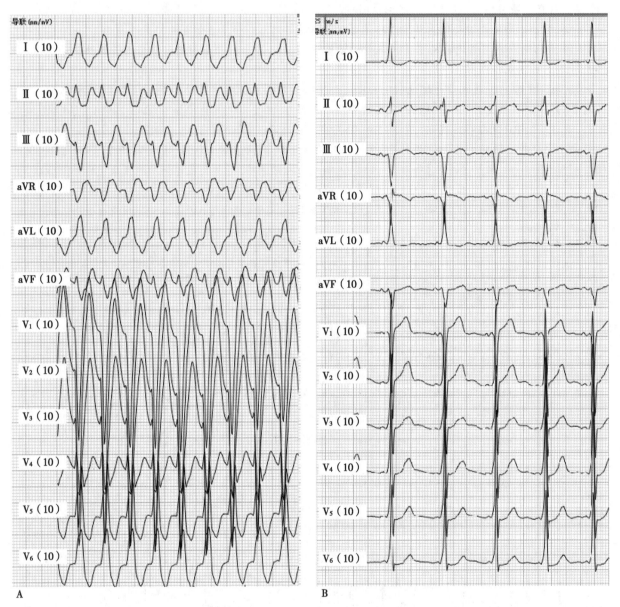

图 3-1-45 逆向型房室折返性心动过速（A-AVRT）心电图
A. δ 波方向及 QRS 形态与窦性心律预激波相似；B. 心室预激（右侧旁路）。

（2）预激综合征伴发的心动过速为非折返性或旁路不参与折返，主要分为以下两类：①室上性激动经房室之间存在的旁道前向传导，使心室部分或全部被旁道前传的激动除极，体表心电图显示 QRS 波呈显性预激图形的心动过速，例如预激综合征合并心房颤动、心房扑动（图 3-1-46）、房性心动过速；②由房室结双径路引发房室结折返性心动过速时，心房激动由旁路被动下传或者旁路与心动过速完全无关（旁路为旁观者）。

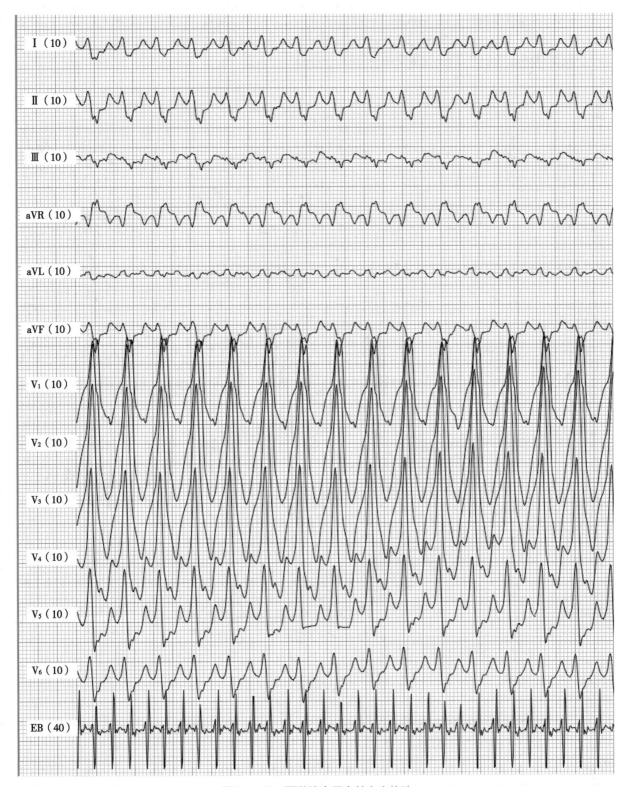

图 3-1-46　预激综合征合并心房扑动

（2）LGL 综合征：由 James 束引起的预激综合征称为 LGL 综合征，又称短 PR 综合征。James 束为连接心房与房室结下部或希氏束的一束纤维。心电图表现为：①PR 间期<0.12 秒；②QRS 波起始部无预激波。

　　（3）Mahaim型预激综合征：Mahaim纤维具有类房室结样结构和特征，传导速度缓慢且呈递减性，只能前传，不能逆传。故心电图表现为（图3-1-47）：①PR间期正常；②QRS波起始部有预激波；③QRS波增宽；④可引发宽QRS波的心动过速（左束支传导阻滞图形）。

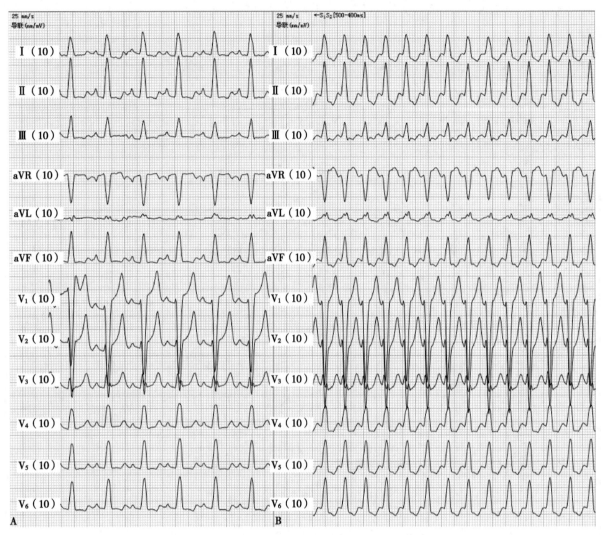

图3-1-47　Mahaim型预激综合征心电图

A. Mahaim型心室预激；B. Mahaim型旁路参与的心动过速。

六、电解质紊乱和药物对心电图的影响

（一）电解质紊乱对心电图的影响

　　1. 高血钾　随着血钾增高程度不同，心电图可有不同的表现。血钾超过5.5mmol/L时，心电图表现为T波高尖，基底较窄，QT间期缩短（图3-1-48）；血钾>7mmol以上时，心房肌可停止激动，窦房结激动通过结间束传至心室，出现窦室传导。心电图表现为：P波消失、QRS增宽、心率减慢、T波高尖甚至与QRS波融合呈正弦波，演变为心室颤动或心室骤停。

　　2. 低血钾　心电图表现为（图3-1-49）：ST压低，T波低平或倒置，U波明显，TU可融合呈驼峰状，使得QT间期（实际上是QU间期）延长；严重低血钾时甚至可出现心室扑动或颤动，心脏骤停。

　　3. 高血钙　心电图表现为（图3-1-50）：ST段缩短或消失，R波后继以突然上升的T波，QT间期缩短，常伴有U波；严重时T波可低平或倒置，出现室性期前收缩或房室传导阻滞。

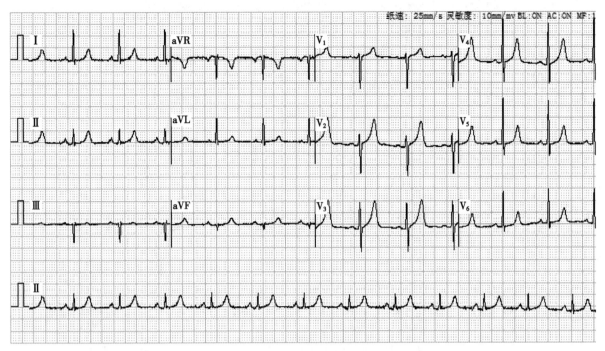

图 3-1-48　T 波高尖,提示高血钾

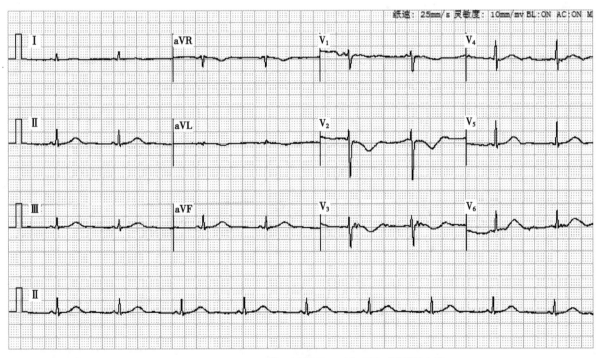

图 3-1-49　V$_2$、V$_3$ 导联 T 波倒置,U 波明显,提示低血钾

4. 低血钙　心电图表现为(图 3-1-51):ST 段延长,QT 间期延长。

(二)药物对心电图的影响

某些药物可直接或间接影响心肌的除极与复极及激动的传导,因而对心电图可造成一定的影响。

1. 洋地黄　洋地黄中毒心电图表现为(图 3-1-52):ST 段呈凹面向上型压低,T 波低平、负正双向或倒置,ST-T 呈"鱼钩形"改变,称为洋地黄效应。洋地黄中毒可引起多种心律失常:可发生快速心律失常包括

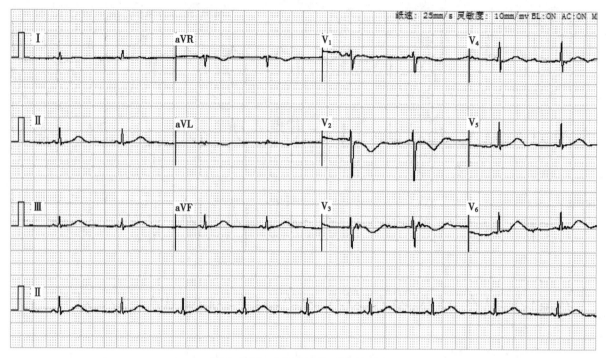

图 3-1-50 ST 段缩短,提示高血钙

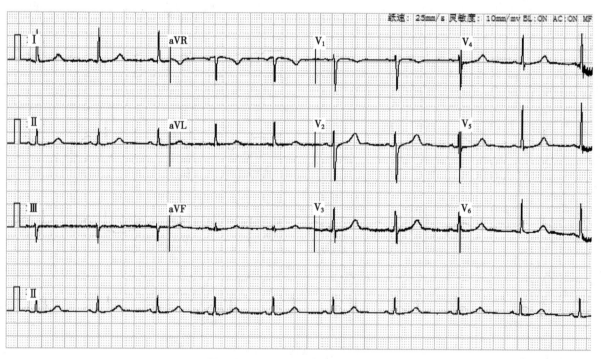

图 3-1-51 ST 段延长,提示低血钙

频发及多源性室性期前收缩,严重时出现室性心动过速(特别是双向性心动过速),甚至心室颤动,也可出现房性心动过速、心房扑动、心动颤动等;也可以引起缓慢心律失常包括窦性心动过缓、窦房传导阻滞或窦性停搏;房室传导阻滞也是常见的洋地黄中毒表现。当出现二度或三度房室传导阻滞时,表明为严重的洋地黄中毒。

2. **胺碘酮** 属于Ⅲ类抗心律失常药,可使 QTc 间期延长、PR 间期延长和 QRS 波增宽。

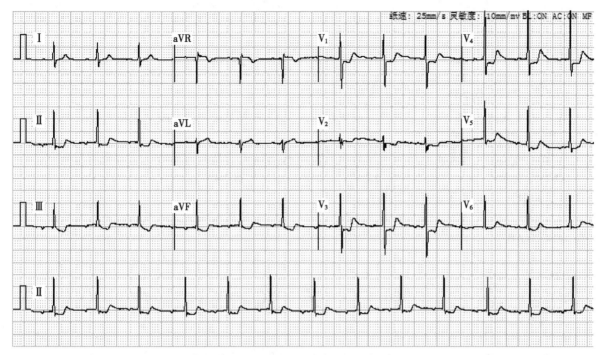

图 3-1-52　洋地黄效应，ST-T 呈"鱼钩形"改变

七、起搏器心电图

1. 起搏器 NBG 编码　北美、英国心脏起搏与电生理学会专家组制定和修改的起搏器 NBG 编码用 5 位字母表示，分别代表起搏心腔、感知心腔、感知后反应方式、频率应答功能、多部位起搏功能（表 3-1-1），其反映了起搏器的工作模式。

表 3-1-1　起搏器 NBG 编码

分类	起搏心腔	感知心腔	感知后反应方式	频率应答	多部位起搏
使用的字母	O—无	O—无	O—无	O—无	O—无
	A—心房	A—心房	T—触发	R—频率应答	A—心房
	V—心室	V—心室	I—抑制		V—心室
	D—双腔	D—双腔	D—双重		D—双腔
	（A+V）	（A+V）	（T+I）		（A+V）
厂商使用符号	S—单腔	S—单腔			
	（A 或 V）	（A 或 V）			

2. 起搏脉冲　起搏脉冲是人工心脏起搏器发放的电刺激在心电图上的具体反映，也称为起搏信号、刺激信号、钉样标记等，它代表了起搏器所释放出的电能。

3. 起搏器计时周期　起搏器自身具有复杂而完善的计时功能，可以通过设置心房、心室起搏 / 感知事件后各种不应期和时间周期，控制心房、心室起搏脉冲的发放，避免起搏电极感知到自身电信号或电极间发生交叉感知而出现不恰当的起搏或抑制，避免不良心律失常事件的发生。起搏器的计时周期通常以毫秒（ms）为计算单位，常用参数包括起搏间期与逸搏间期，通常分为单腔起搏器的计时周期与双腔起搏期的计时周期。

（1）起搏间期：指连续两个起搏脉冲信号之间的间距。

起搏频率（次 /min）=60/ 起搏间期（s）。

（2）逸搏间期（起搏逸搏间期）：指起搏脉冲信号与前一次自身心搏的间距。

（3）单腔起搏器计时周期

单腔起搏器起搏模式有以下几种：

VOO：心室起搏、无心房或心室感知功能。起搏器以固定起搏间期定期发放脉冲刺激心室，脉冲的发放与自身心率快慢无关。心室起搏间期：VP-VP。

VVI：心室起搏、心室感知，感知心室自身电活动后抑制起搏器脉冲的发放，又称为 R 波抑制型心室起搏或心室按需型起搏。VVI 模式下，心房信号不被感知。仅当"需要"时才发出脉冲起搏心室，起搏产生的心律实际上是一种逸搏心律。心室起搏逸搏间期：VS/VP-VP。

VVT：心室起搏、心室感知，感知心室自身电活动后触发起搏器脉冲的发放。弊端为耗电，临床不推荐作为心室单腔起搏模式应用。

VVIR：心室起搏、心室感知，感知心室自身电活动后抑制起搏器脉冲的发放，并具有频率应答功能。

AOO：心房起搏、无心房或心室感知功能。起搏器以固定起搏间期定期发放脉冲刺激心房，脉冲的发放与自身心率快慢无关。心房起搏间期：ΛP-ΛP。

AAI：心房起搏、心房感知，感知自身 P 波电活动后抑制起搏器脉冲的发放，即 AP-VS。心房起搏逸搏间期：AS/AP-AP。

AAT：心房起搏、心房感知，感知自身 P 波电活动后触发起搏器脉冲的发放。弊端为耗电，临床不推荐作为心房单腔起搏模式应用。

AAIR：心房起搏、心房感知，感知自身 P 波电活动后抑制起搏器脉冲的发放，并具有频率应答功能。

（4）双腔起搏器计时周期

双腔起搏器起搏模式有以下几种：

DDD：双腔起搏，双腔感知，感知自身 P 波后触发心室起搏，即 AP-VP。DDD 模式下只设置心房起搏逸搏间期 VA 间期：VS/VP-AP。VA= 基础起搏间期 -AV。VP 均由前面的 AS 或者 AP 触发，VP 不会主动发放，因此不设置心室起搏逸搏间期。

DDI：相当于 AAI+VVI，房室之间呈分离状态，房室之间无触发关系。

DVI：双腔起搏，心室感知，感知心室 R 波后抑制心室脉冲发放。房室之间无触发关系，心房无感知自身 P 波的功能，可出现竞争性心房起搏。

VDD：相当于 VAT+VVI，心室起搏，心房、心室均有感知功能，感知后发生抑制或触发反应。与 DDD 相比，仅减少了心房起搏功能。VDD 仅起搏心室，只需设置心室起搏逸搏间期。

4. 起搏心电图特点

（1）心房起搏心电图特点

1）高位右心房起搏时，其 P′ 波极性与窦性 P 波近似，即心房起搏信号后的 P′ 波在 Ⅰ、Ⅱ、aVF、$V_4 \sim V_6$ 导联直立，在 aVR 导联倒置，其他导联可直立、低平或双向。

2）AAI 起搏模式心电图（图 3-1-53）：心房起搏、心房感知，感知自身 P 波电活动后抑制起搏器脉冲的发放。其心电图特点如下：①起搏的 P′ 波前有起搏信号；②起搏信号距前次感知 P 波的间期等于心房起搏逸搏间期，即 AP-AS= 心房起搏逸搏间期，两次心房起搏之间的间期为基础起搏间期；③自身心房波可重整基础起搏间期；④心房起搏后有或无下传的 QRS 波。

（2）心室起搏心电图特点

1）右心室心尖部起搏心电图特点如下（图 3-1-54）：①QRS 波呈类左束支传导阻滞伴左前分支传导阻滞图形；②额面电轴左偏（−30°～−90°）；③左胸导联的 QRS 波较宽呈 QS 型，但不符合典型的左束支传导阻滞图形。

2）右心室流出道起搏心电图特点如下：①QRS 波呈类左束支传导阻滞伴左前分支传导阻滞图形；②额面电轴正常或右偏。

3）VVI 起搏模式心电图（图 3-1-55）：心室起搏、心室感知，感知自身 QRS 波电活动后抑制起搏器脉冲的发放。其心电图特点如下：①起搏的 QRS 波前有起搏信号；②起搏信号距前次感知 QRS 波的间期等于心室起搏逸搏间期，即 VP-VS= 心室起搏逸搏间期，两次心室起搏之间的间期为基础起搏间期；③自身心室波可以重整基础起搏间期；④自身心房波对起搏脉冲的发放无影响。

4）VAT 起搏模式心电图：心室起搏、心房感知，感知自身 P 波电活动后触发心室起搏器脉冲的发放。其心电图特点如下：①起搏的 QRS 波前有起搏信号；②心室起搏信号前有自身的 P 波，起搏信号距前次感知 QRS 波的间期等于心室起搏逸搏间期，即 VP-VS= 心室起搏逸搏间期，两次心室起搏之间的间期为基础起

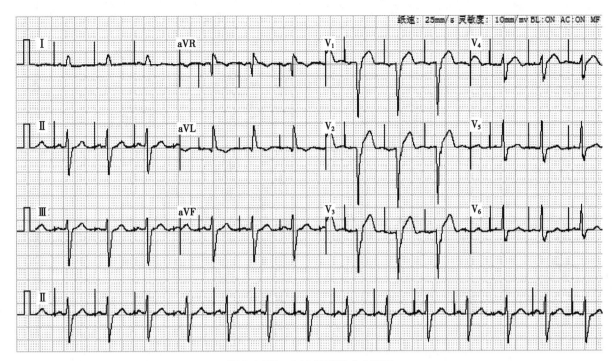

图 3-1-53　AAI起搏模式心电图

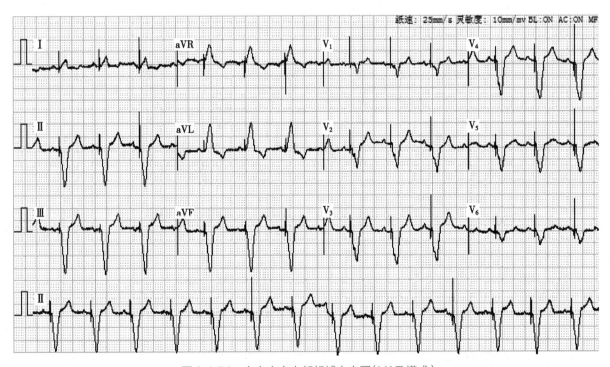

图 3-1-54　右心室心尖部起搏心电图（VAT模式）

搏间期；③自身心室波可以重整基础起搏间期；④自身心房波对起搏脉冲的发放无影响。VA= 基础起搏间期 -AV。VP 均由前面的 AS 或者 AP 触发，VP 不会主动发放，因此不设置心室起搏逸搏间期。

5）DDD 起搏模式心电图（图 3-1-56）：当自身心房率<基础起搏频率，PR 间期>PAV 间期时，起搏器以 DDD 起搏模式工作，即 AP-VP。其心电图特点如下：①起搏的心房 P′ 前有起搏信号；②起搏的心室 QRS 波前有起搏信号；③两次心房或心室起搏之间的间期为基础起搏间期，即 AP-AP=VP-VP= 基础起搏间期；④起搏的 AV 间期可以根据病情自行设置。

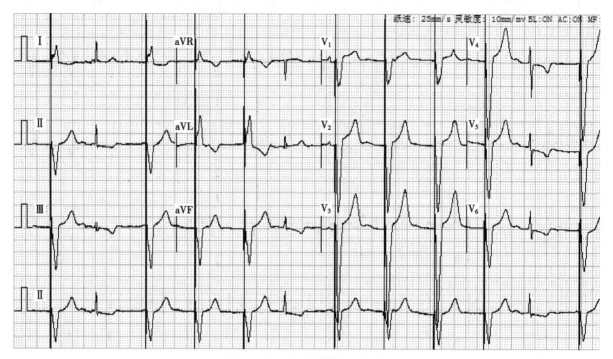

图 3-1-55　VVI 起搏模式心电图

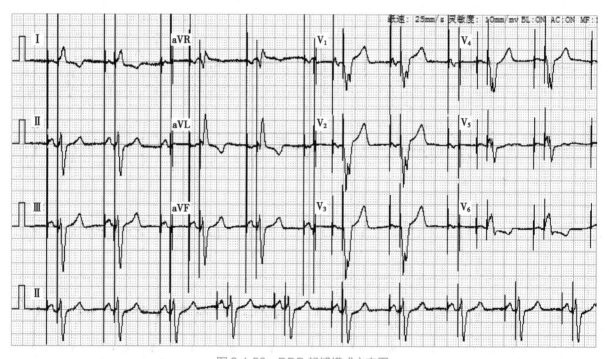

图 3-1-56　DDD 起搏模式心电图

八、典型病例分析

临床病例 1

　　患者，男性，23 岁，反复发作心慌 5 年，每次持续十余分钟至数小时，呈突发突止。平素做常规心电图检查见图 3-1-57。

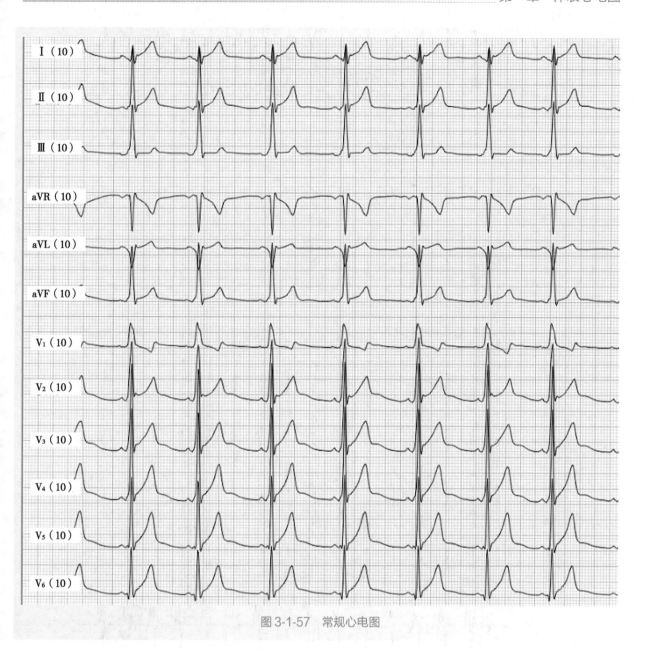

图 3-1-57　常规心电图

【问题 1】　图 3-1-57 最可能的心电图诊断是什么？

思路　患者心电图表现如下：①窦性心律；②PR 间期<0.12 秒；③QRS 波起始部有预激波，V_1 导联 QRS 主波向上呈 R 型；④QRS 波增宽，但 P-J 间期正常；⑤伴有继发性 ST-T 改变。根据心电图表现可诊断为心室预激（左侧旁路）。

【问题 2】　该患者还需要做哪些检查？

思路　该患者反复发作心慌 5 年，每次持续十余分钟至数小时，呈突发突止。根据患者症状与心电图表现可初步诊断为预激综合征，下一步还需做食管电生理检查，进一步明确患者是否发生室上性心动过速；同时需做超声心动图检查，了解患者心脏结构是否正常。

【问题 3】　该患者做食管电生理检查时诱发心慌，记录心电图见图 3-1-58，最可能的心电图诊断是什么？

思路　图 3-1-58 特征有 RR 间期绝对规则，心室率约 166 次 /min，RP′ 间期<P′R 间期，RP′E=120 毫秒，RP′V_1=180 毫秒。可诊断为顺向型房室折返性心动过速。顺向型房室折返性心动过速的折返径路如下：激动从正常房室结下传，通过旁路逆传，心房与心室是折返环的组成部分。该心动过速为窄 QRS 波心动过速（伴有功能性束支传导阻滞例外）。

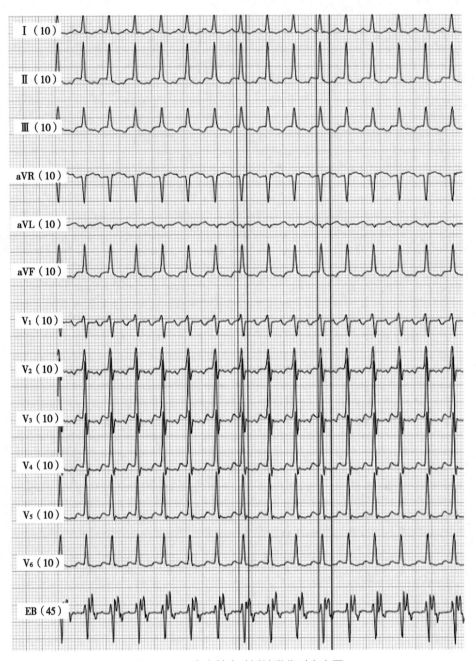

图 3-1-58　室上性心动过速发作时心电图

知识点

房室折返性心动过速

房室折返性心动过速是临床常见的阵发性室上性心动过速，常见于预激综合征患者。Kent 束旁路是房室折返性心动过速的发病基础，临床上主要包括顺向型房室折返性心动过速与逆向型房室折返性心动过速。顺向型房室折返性心动过速占房室折返性心动过速的 90%，其典型心电图表现为：窄 QRS 波心动过速，节律匀齐，心率介于 150～250 次 /min，RP′ 间期 >90 毫秒，RP′ 间期 <P′R 间期。折返径路：心房→房室结→希浦系统→心室→旁路→心房。

临床病例 2

　　患者，男性，38 岁，反复发作晕厥 6 年。晕厥发作时面色发绀，四肢抽搐，数分钟后恢复。图 3-1-59 为平素体检时心电图；图 3-1-60 为晕厥发作时心电图。

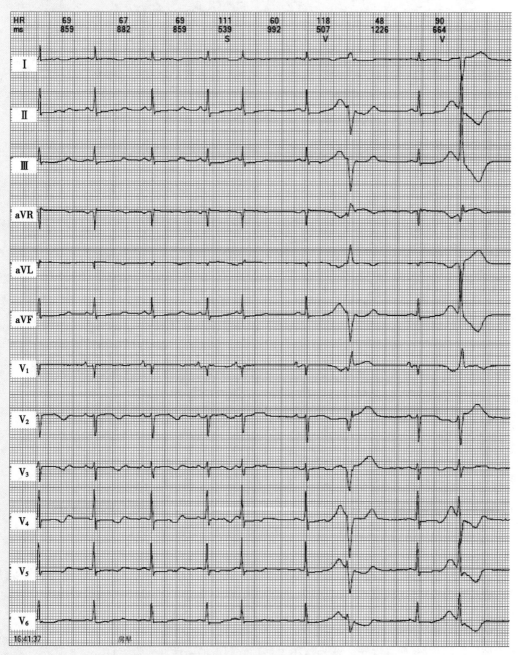

图 3-1-59　平素体检时心电图

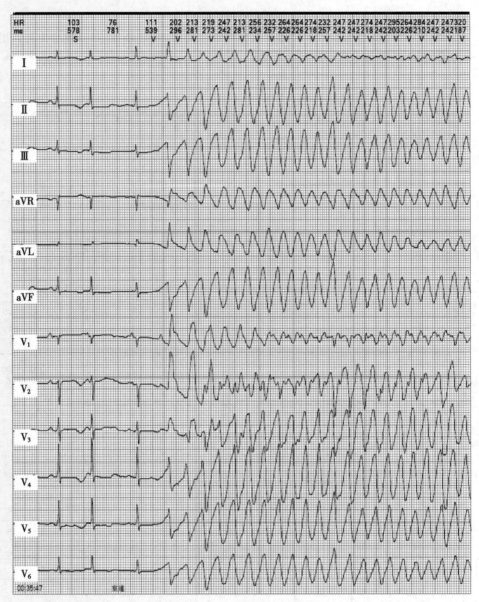

图 3-1-60　晕厥发作时心电图

【问题 1】 图 3-1-59 最可能的心电图诊断是什么？

思路 该心电图表现：①窦性心律；②偶发房性期前收缩（第 5 个 P'-QRS-T 波提前出现）；③第 7、9 个 QRS-T 波宽大畸形、提前出现，为多源室性期前收缩，可见 R-on-T 现象；④QT 间期延长。

【问题 2】 图 3-1-60 为晕厥发作时记录的心电图，其最可能的诊断是什么？

思路 该心电图特征：①第 4 个心跳为落在 T 波顶峰附近的室性期前收缩（R-on-T 现象），其诱发一连串宽大畸形的 QRS 波群并围绕基线不断扭转其主波方向，为尖端扭转型室性心动过速（Tdp）；②Tdp 发作时心室率达 200～250 次 /min；③发作间期，窦性心律时伴有 QT 间期延长（超过 0.47 秒）。

本例患者根据病史、临床表现与心电图特征可以诊断为长 QT 间期综合征（LQTS）。

【问题 3】 该患者还需要做哪些检查？

解析：LQTS 是指心电图上具有 QT 间期延长、室性心律失常、晕厥和猝死的一组综合征。临床上可分为两类：一类是获得性，由电解质平衡失调（低血钾、低血钙、低血镁）、药物作用（奎尼丁、丙吡胺、胺碘酮等抗心律失常药，吩噻嗪，三环类抗忧郁药）、某些卒中、二尖瓣脱垂等引起；另一类是先天性或家族性，有家族性者呈常染色体隐性遗传。患者还需进行血电解质检测、超声心动图检查及基因检测等，进一步明确其病因。

知识点

LQTS 临床诊断标准，见表 3-1-2。

表 3-1-2　长 QT 间期综合征（LQTS）临床诊断标准

心电图及临床表现		计分 / 分
心电图标准[①]	QTc[②]>0.48s	3
	0.46～0.47s	2
	0.45s（男性）	1
	尖端扭转型室性心动过速[③]	2
	T 波电交替	1
	3 个导联有切迹型 T 波	1
	心率低于同龄正常值	0.5
临床病史[④]	晕厥与体力或精神压力有关	2
	与体力或精神压力无关	1
	先天性耳聋	0.5
家族史	家族中有确定的 LQTS 患者[⑤]	1
	直系亲属中（<30 岁）发生不能解释的心性猝死	0.5

注：≤1 分，LQTS 诊断的可能性小；2～3 分，临界型；≥4 分，LQTS 诊断的可能性大。

①排除药物或其他疾患对心电图指标的影响。

②QTc 间期采用 Bazett 公式得出的 QT 计算值，即 QTc=QT/RR。

③若尖端扭转型室性心动过速与晕厥同时存在，计分只取两者之一。

④如果某家族成员同时具备临床病史中的前两项，计分只取两者之一。

⑤LQTS 计分≥4 分。

第二章 动态心电图

动态心电图（ambulatory electrocardiography，ΛECG）是指连续记录 24 小时或更长时间的心电图。此项检查技术是由美国学者 Norman J. Holter 发明，并于 1961 年首先应用于心脏电活动的研究，因而又称为 Holter 监测。动态心电图能够对受检者在日常活动情况下，以及身体和精神状况在不断变化的条件下进行连续的心电图监测和记录。与普通心电图相比，动态心电图更易获得一过性（心律失常、心肌缺血等）的心电变化，有助于明确症状及生活状态改变与心电图的关系，因此临床上已成为心血管疾病的常用无创性检查和诊断手段之一。

一、仪器的基本机构

动态心电图仪主要由记录系统和回放分析系统构成。

（一）记录系统

1. 导联线及导联体系　导联线是动态心电图心电信号采集记录的传输通道，其一端与固定在受检者身上的电极相连，另一端与记录器相连。目前，监测导联由单通道、2 通道、3 通道逐步发展到 12 导联同步实时监测。12 导联同步监测是采用 Mason Likar 改良后的 12 导联系统，即将常规体表心电图电极中的 3 个肢体电极和接地电极移至躯干与肢体连接部位，胸壁 $V_1 \sim V_6$ 导联电极安放位置与常规 12 导联心电图胸导联电极安放部位相同。

2. 记录器　记录器是可以随身携带的心电信息采集和存储设备，是动态心电图仪的核心部分。记录器通过导联线与受检者相连，目前记录器类型主要为数字固态式。

（二）回放分析系统

主要由计算机系统和心电分析软件组成。回放系统能对记录器记录到的 24 小时心电信号自动进行分析。分析人员通过人机对话方式对计算机分析的心电图资料进行检查、判定、修改和编辑。

二、动态心电图分析新技术——心电散点图

1. 定义及作图方法　心电散点图，亦称"Lorenz 散点图"，是用非线性方法描记的连续心电 RR 间期图。因其图形由散点组成，故又称散点图。心电散点图包含 RR 间期散点图、RR 间期差值散点图和时间 RR 间期散点图。其中 RR 间期散点图是目前最常用的一种散点图，其在预设的二维直角坐标系中，以任意 RR 间期（RRn）为横坐标的 X 值，紧挨其后的 RR 间期（RRn+1）为纵坐标的 Y 值，连续追踪作图。图中每个点的位置都取决于两个相邻的 RR 间期，前一散点的 Y 值是下一个散点的 X 值。根据数据分析的不同要求，二维散点图可制作成单象限图和四象限图。

2. 适用范围　心电散点图对反复发作的心律失常的诊断和鉴别诊断有独特优势。在动态心电图中，散点图对频发房性期前收缩与室性期前收缩的诊断、对心房颤动伴频发短联律间期宽 QRS 波的鉴别诊断、对显著窦性心律不齐与频发房性期前收缩的鉴别诊断、对心房扑动与心房颤动、房性期前收缩未下传与窦房或房室传导阻滞的鉴别等发挥着重要的作用。

三、临床应用

1. 与心律失常有关症状的评价　心律失常可产生心悸、气促、头昏、晕厥、胸痛等症状，动态心电图检测可连续记录此类症状发生时的心电图变化，作为症状发生是否与心律失常有关的初步判断。

2. 心肌缺血的诊断和评价，尤其是无症状性心肌缺血的诊断　动态心电图可识别 J 点后 60~80 毫秒处

ST 段偏移程度，绘制 ST 段趋势图。根据 ST 段趋势图可以总结出 ST 段偏移的发生时间、持续时间、偏移程度、与心率的关系，以及 24 小时 ST 段偏移负荷，并已注意到睡眠呼吸暂停综合征发生时出现的心率过快及体位改变所造成的假阳性改变。目前评价标准通常选用美国国家心肺血液研究所提出的"三个一"诊断标准，即 ST 段呈水平型或下斜型压低≥1mm，下移持续时间≥1 分钟，两次缺血发作时间间隔≥1 分钟。

3. 心肌缺血及心律失常治疗疗效的评价 动态心电图检测对于冠心病心肌缺血患者（包括无症状和有症状）的药物治疗、手术治疗及介入手术前后 ST 段改变定量分析、持续时间及其与症状的关系具有重要价值。抗心律失常药物治疗后复查动态心电图，若室性期前收缩增加数倍以上或出现新的快速性心律失常或由非持续性室性心动过速转变为持续性室性心动过速，出现明显的房室阻滞及 QT 间期延长等，应注意药物的致心律失常作用。

4. 心脏病患者预后的评价 通过观察复杂心律失常等指标，判断心肌梗死后患者及其他心脏病患者的预后。

5. 起搏器功能分析 动态心电图监测能连续记录患者自身心律及起搏的心电信号，获得起搏器工作状况、故障情况及引起的心律失常，判断有无电池耗竭及起搏和 / 或感知功能障碍等。

6. 心率变异性（heart rate variability，HRV）分析 HRV 是指在一段时间内窦性心律 RR 间期的变化程度及规律，是反映心脏自主神经张力的指标。动态心电图的心率变异性分析方法包括频域分析法和时域分析法。临床常用的指标是时域分析的 SDNN，即全部正常窦性心搏 RR 间期（NN 间期）的标准差，正常人 >100 毫秒。心力衰竭、心肌梗死等器质性心脏病患者 HRV 减低是心律失常事件和心脏性猝死的危险因素。

7. 心率振荡（heart rate turbulence，HRT）分析 HRT 是指一次室性期前收缩后窦性心搏的 RR 间期细微的波动现象。正常人在发生室性期前收缩后出现窦性心律先加速后减速的双向式变化，称为窦性心律震荡，是自主神经对单发室性期前收缩作出的快速调节反应。它反映了窦房结的双向变时功能。HRT 临床常用指标包括振荡起始（turbulence onset，TO）和振荡斜率（turbulence slope，TS）。心肌梗死后猝死高危患者常存在室性期前收缩后窦性心律震荡现象减弱或消失。

8. 心率减速力（deceleration capacity of rate，DC）分析 DC 检测是通过对受检者 24 小时心率的整体趋向性分析和减速能力的测定，定量评估迷走神经张力高低，进而筛选和预警猝死高危患者的一种无创心电技术。心率减速力降低时提示迷走神经兴奋性降低，其对人体的保护作用下降，患者猝死风险增加。

9. T 波电交替 是指 T 波每隔一个心搏激动交替便出现形态、幅度和极性的变化。常见于急性心肌缺血、急性心肌梗死、变异性心绞痛、扩张型心肌病、长 QT 间期综合征等，是患者发生心脏性猝死及复杂性室性心律失常强有力的独立预测指标。动态心电图上微伏级 T 波电交替分析系统的检测方法包括时域分析法和频域分析法。

近年来动态心电图临床应用新技术不断涌现，如初筛睡眠呼吸暂停综合征、频谱心电图分析等，为疾病的诊断和治疗提供重要的临床信息。需要指出的是，目前动态心电图大多采用回顾性分析方法，并不能了解患者的即刻心电变化。由于动态心电图是对标准 12 导联心电图进行改良后的模拟导联，故其并不能准确反映心脏房室的大小、房性和室性心律失常的定位，以及心肌梗死的诊断和定位等，此时仍需要结合常规 12 导联心电图检查。

四、典型图例分析

临床病例 1

患者，女性，66 岁，反复发作心悸 2 年。患者无诱因反复发作性心悸，持续数分钟左右，无胸痛、黑矇、晕厥等，多次检查常规心电图未见异常。

【问题 1】 该患者下一步应该行何种检查？

思路 反复出现阵发性心悸往往提示心律失常，由于心电图记录时间过短难以捕捉偶发的心电事件，因此需行动态心电图检查，以提高捕捉心律失常的概率。

【问题 2】 该患者动态心电图应如何分析？

思路 利用动态心电图分析新技术——心电散点图，将全部 RR 间期与正常（窦性）RR 间期的图形分别显示。图 3-2-1 为患者 24 小时的心电散点图，是由分布在 45°线的窦性棒球拍形、近端的心房颤动扇形和 2

个脱离45°线的房性相关的带状图形组成,表明该患者基本心律为窦性心律,伴短阵发作的心房颤动,以及频发的房性期前收缩。

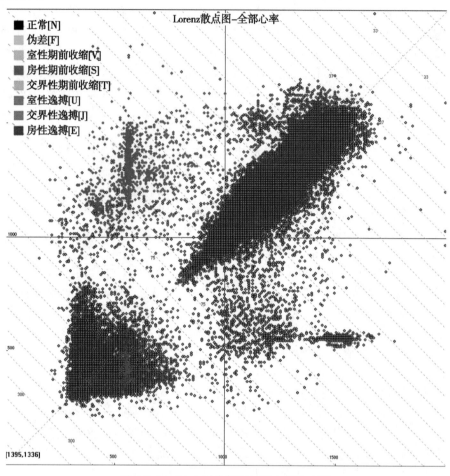

图 3-2-1　24 小时全程记录的心电散点图

【问题 3】 该患者的动态心电图说明什么问题?

思路　图 3-2-2 为患者诉心悸发作时的一段动态心电图记录。因此,通过动态心电图可以明确患者心悸的原因为房性期前收缩和阵发性心房颤动。

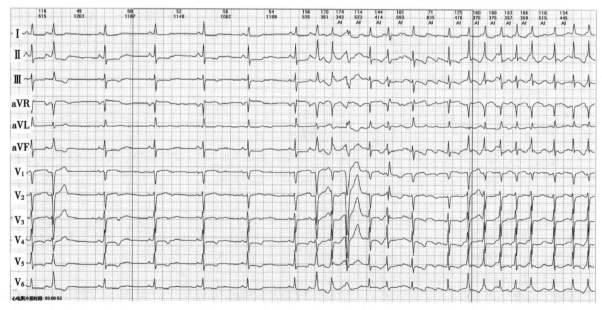

图 3-2-2　心悸时的动态心电图记录

临床病例 2

患者,男性,42 岁,间断头晕头痛 1 个月余,反复发作晕厥 3 天。患者 1 个月余前于活动时突然发生头晕、头痛,头晕前伴头枕部跳痛、心悸、出冷汗、黑朦,近 3 天反复发作晕厥,意识丧失持续约 1 分钟后可自行苏醒。

【问题 1】 该患者下一步应该行何种检查?

思路 经过详细询问病史及查体后,为明确该患者是否为心源性晕厥,首选进行常规心电图及动态心电图检查。

【问题 2】 该患者的动态心电图中应重点关注什么?

思路 分析该患者动态心电图首先要考虑是否有快速性或缓慢性心律失常,其次要考虑是否有 QT 间期异常、ST 段改变及束支传导阻滞等。因此在分析动态心电图时需重点关注最长 / 最短 RR 间期和最快 / 最慢心率。

【问题 3】 该患者的动态心电图提示什么?

思路 动态心电图检查示患者平均心率是 52 次 /min,全程大于 2.00 秒的停搏共 13 个,最长 RR 间期 6.35 秒(图 3-2-3,最长 RR 间期 5 秒以上),发生时间见于 17:21,因此考虑窦性心动过缓及窦性停搏是该患者晕厥的原因。

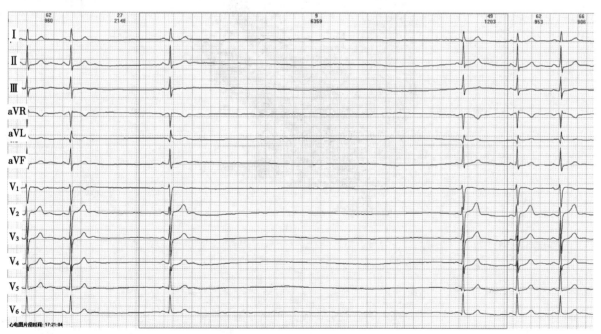

图 3-2-3 最长 RR 间期的动态心电图记录

临床病例 3

患者，女性，66 岁，心慌半个月。常规心电图显示频发单源室性期前收缩。

【问题 1】 动态心电图检查对于患者的频发室性期前收缩有何意义？

思路 动态心电图检查可提供一些有用信息。其一，可统计全天室性期前收缩的次数，及占总心搏的比例；其二，可根据室性期前收缩的形态明确是单源还是多源室性期前收缩，并结合常规心电图来判断起源部位；其三，可观察到室性期前收缩的昼夜分布规律，以推测其与自主神经张力的关系；其四，可对比观察治疗效果。

【问题 2】 该患者动态心电图应如何分析？

思路 动态心电图显示该患者全天室性期前收缩 14 686 次。图 3-2-4 为患者 24 小时心电散点图，由位于 45° 中线的窦性心律点、与 X 轴平行的期前收缩前点、位于快减速区的期前收缩点及位于慢加速区的期前收缩后点组成。图 3-2-5 为室性期前收缩直方图和心律失常总结表，显示该患者室性期前收缩主要发生于白天 6—8 时、11—22 时，夜间 1—8 时很少，提示该室性期前收缩与白天交感神经张力增高有关。

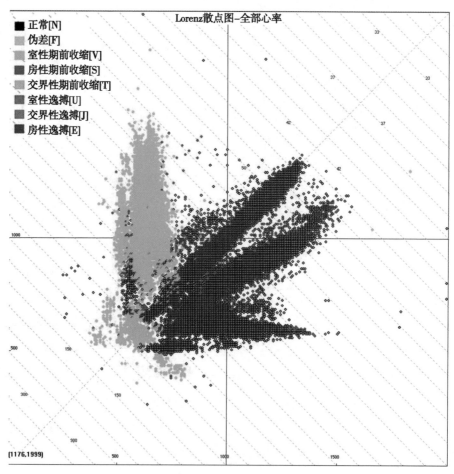

图 3-2-4　24 小时全程记录的心电散点图

知识点

心律失常等心脏事件受自主神经功能状态影响，常有昼夜时间规律。动态心电图有助于发现该规律，并指导治疗方案的制订。

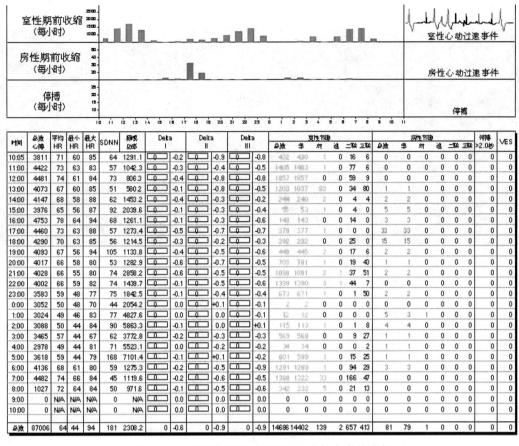

图 3-2-5 室性期前收缩直方图和心律失常总结表

临床病例 4

患者,男性,54 岁,间断胸痛 10 天。活动后胸痛,向左肩部放射,持续时间 5～10 分钟,近 2 天出现夜间睡眠时胸痛。胸痛时记录到心电图如图 3-2-6 所示,次日夜间胸痛时动态心电图 V₂ 导联记录见图 3-2-7。

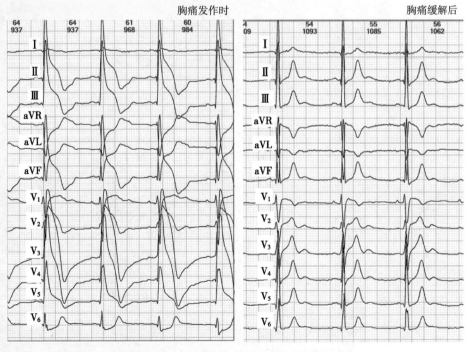

图 3-2-6 胸痛时和胸痛缓解后的心电图

图 3-2-7 胸痛时的动态心电图记录

【问题 1】 该患者最可能的诊断是什么？该病有何特点？

思路 临床诊断为变异型心绞痛。其特点是：心绞痛多在夜间发作，胸痛时心电图 ST 段呈动态性抬高的改变，随着胸痛缓解 ST 段可回落至基线，冠状动脉造影显示冠状动脉可有 / 也可无明显固定狭窄，其发病机制考虑为冠状动脉痉挛，发生心肌梗死的风险较高。

【问题 2】 该患者心电图和动态心电图有何特点？

思路 心电图 II、III、aVF、V₁～V₅ 导联 ST 段抬高，持续约 3 分钟，随着胸痛缓解，ST 段明显回落。次日夜间动态心电图记录中，V₂ 导联 ST 段一过性抬高，持续约 3 分钟。该患者冠状动脉造影显示左前降支近段重度狭窄。

知识点

心绞痛发作持续时间短，变异型心绞痛常在夜间发作，常规心电图难以捕捉。动态心电图有助于发现心绞痛时的心电图改变，为临床提供客观的诊断依据。

（蒋建刚）

第三章 运动平板试验

运动平板试验是心电图（electrocardiogram，ECG）运动负荷试验的一种，通过一定量的运动增加心脏负荷，观察心电图变化，对已知或怀疑患有心血管疾病，尤其是冠心病的患者进行临床评估的方法。在生理情况下，冠状动脉血流量能增加3～5倍以满足心脏做功增加导致的心肌耗氧量增加；当冠状动脉存在一定程度的狭窄（非重度狭窄）时，患者在静息状态下可以不发生心肌缺血，但当运动负荷增加伴随心肌耗氧量增加时，冠状动脉血流量不能满足相应需求，因而引起心肌缺氧、缺血，心电图上可出现与心肌缺血相关的异常改变。

运动负荷试验简便实用、费用低廉、无创伤、符合生理情况、相对安全。曾有不同的运动类型用于临床，包括马斯特二级梯运动试验（Master two-step exercise test）、踏车运动试验，以及运动平板试验。

1. 马斯特二级梯运动试验在20世纪30年代由马斯特创建，按年龄、性别、体重不同，以适当速度在规定时间内完成规定次数的二级梯登梯运动，由于负荷量小、灵敏度较差，因而假阴性率较高。目前，这一方法已基本淘汰。

2. 踏车运动试验是在装有功率计的踏车上作踏车运动，以蹬踏的速度和阻力调节运动负荷大小，主要优点是可以根据受试者的个人情况，达到各自的次极量负荷，还可用于部分不适宜进行运动平板试验的患者，如关节炎患者。

3. 运动平板试验让患者在类似跑步机的平板上走动，根据所选择的运动方案，仪器自动调整平板的速度及坡度以调节运动负荷量，直到患者心率达到次极量负荷水平，是目前应用最广泛的运动负荷试验方法。

运动平板

一、运动平板试验的适应证和禁忌证

运动平板试验的主要目的是检测运动时的心肌缺血情况及其可能伴随的症状，主要用于稳定型心绞痛心肌缺血的评估，也可以评估运动能力和治疗效果，具体适应证如下：

1. 对不典型胸痛或可疑冠心病患者进行鉴别诊断。
2. 已知或可疑冠心病患者的严重程度、心脏负荷能力、危险性分层和预后的评价。
3. 急性心肌梗死出院前预后评估、制订运动处方。
4. 评价冠心病的治疗效果。
5. 进行冠心病易患人群的流行病学调查筛选试验。
6. 了解运动相关症状的心脏原因。
7. 了解运动引起的心律失常。

由于运动可能诱发心肌缺血，因此对部分不稳定的患者会导致病情加重或危及生命，需要掌握绝对和相对禁忌证（表3-3-1）。

表3-3-1 运动平板试验的禁忌证

类别	具体内容
绝对禁忌证	急性冠脉综合征（心肌梗死48h以内或未能控制的不稳定型心绞痛）
	急性主动脉夹层
	有症状的或严重的主动脉瓣狭窄
	有症状的或血流动力学不稳定的心律失常

续表

类别	具体内容
绝对禁忌证	失代偿性心力衰竭
	急性心肌炎或急性心包炎
	急性肺栓塞或急性肺梗死
相对禁忌证	高度房室传导阻滞
	快速性或缓慢性心律失常
	电解质紊乱
	严重高血压（收缩压>200mmHg 或舒张压>110mmHg）
	梗阻性肥厚型心肌病

二、运动平板试验的负荷量和方案

运动负荷量分为极量与次极量，极量是指心率达到生理极限的负荷量，多采用统计所得的各年龄组的预计最大心率为指标，最大心率的粗略计算法为（220-年龄）。次极量是指运动时心率达到 85%～90% 最大心率的负荷量，例如，对 60 岁的患者来说，极量运动是患者需要运动直至心率增加到 160 次/min（220-60），而次极量运动是患者需要运动至心率增加到 136 次/min（160×85%），在临床上大多采用次极量运动平板试验。

运动负荷试验有几种，目前最常用 Bruce 方案，其为变速变斜率运动，优点是氧耗量及做功递增量较大，比较容易达到目标心率，但心功能较差者或病重患者不易耐受，也不易精确测定缺血阈值。

运动耐量是受试者在运动负荷试验中所能达到的最大运动量，是反映冠状动脉病变严重程度的一项重要指标，也是预测病死率的强有力因子。用代谢当量（metabolite equivalents，METs）作为运动量的计量单位，1METs 相当于仰卧休息时每分钟每千克体重氧耗的毫升数[ml/（min·kg）]，在不同个体间数值相同，均为 3.5ml/（min·kg），一般认为健康中年男性平均运动耐量为 10METs，如果冠心病患者运动耐量达到 13METs，无论其试验结果是否阳性，预后均良好，如果运动耐量低于 5METs，则其死亡率加高，一般认为，最大运动量女性 <5METs，男性 < 7METs 为异常。

试验前应禁食、禁烟 3 小时，不要饮用含咖啡因的饮料；穿着舒适的鞋子和宽松的衣服；12 小时内须避免剧烈体力运动；在试验前停用可能影响试验结果的药物，如洋地黄类药物，如果试验的目的为诊断心肌缺血，应在运动前停用抗心肌缺血的药物，包括 β 受体阻滞剂、钙通道阻滞剂和硝酸酯类，β 受体阻滞剂可能影响最大心率，而硝酸酯类具有抗缺血作用，对试验结果均会产生影响，但需要注意在长期服用这些药物的患者中，突然停药可能有反跳现象。试验前应描记受检者卧位和立位 12 导联心电图并测量血压作为对照。

三、运动平板试验时的监测

（一）心电图导联的选择

运动时同时采用 12 导联心电图连续监测系统，记录心电图。此外，采用 CM5 双极导联可以增强检测的灵敏度及稳定性，尤其对某些参数如 QTc、ST/HR 斜率等。

（二）生命体征监测

运动中需要连续监测血压、心率、心律及 ST-T 改变，并按预定的方案每 3 分钟记录心电图和测量血压一次。在达到预期亚极量负荷后，使预期心率保持 1～2 分钟再终止运动。运动终止后，每 2 分钟记录 1 次心电图，一般至少观察 6 分钟，有缺血型 ST 改变者需继续观察直至恢复到运动前图形。

（三）临床情况的监测

只要适应证掌握正确，运动平板试验总体是比较安全的，但有个别报道可引起心肌梗死和猝死。近来几个大规模病例报道，运动中或运动后需要住院、发生心肌梗死或猝死的危险分别为≤0.2%、0.04% 和 0.01%。因此，需要正确的临床评估以确定哪些患者能进行运动平板试验，并应全程在训练有素的专业医护人员监护下进行，密切注意观察受试者有无心绞痛、呼吸困难、疲劳，是否有脸色苍白、皮肤湿冷以及运动障碍包括跛行及下肢关节疼痛等。患者有明显心绞痛发作或眩晕、晕厥先兆等症状时要及时终止试验（表 3-3-2）。

（四）终止运动的指征

对于运动过程平稳的患者，运动平板试验通常在患者达到最大预计心率时并保持 1～2 分钟后终止，不过运动中可能在心率未达到预期值时就发生严重心肌缺血,同时出现心电图变化或相关的症状,需要及时终止运动平板试验,终止运动平板试验的指征见表3-3-2。

表3-3-2 终止运动平板试验的指征

类别	具体内容
绝对指征	①ST段抬高≥1.0mm(0.1mV)
	②收缩压下降>10mmHg,并伴有其他心肌缺血征象
	③中重度心绞痛
	④逐渐加重的神经系统症状(如共济失调、眩晕或晕厥前期)
	⑤低灌注体征(发绀或苍白)
	⑥持续性室性心动过速
	⑦因操作障碍而难以监测心电图或血压
	⑧受试者要求终止运动
相对指征	①ST段或QRS波群改变,如ST段水平型或下垂型压低>2mm(0.2mV)或明显的电轴偏移
	②收缩压下降>10mmHg,但不伴有其他心肌缺血征象
	③胸痛加重
	④乏力、呼吸困难、下肢痉挛或跛行
	⑤除持续性室性心动过速以外的心律失常,包括多源性室性期前收缩、短阵室性心动过速、室上性心动过速、传导阻滞等缓慢性心律失常
	⑥反应性高血压(无明显症状,但收缩压>220mmHg和/或舒张压>115mmHg)
	⑦面容的变化:湿冷或发绀

四、试验结果判断

运动平板试验需要对受试者的运动耐量、症状、血流动力学及心电图变化作出分析。运动平板试验时出现的缺血性胸痛,尤其是导致运动平板试验终止的心绞痛具有重要的临床意义。除了患者体力不支或下肢活动困难,或明显的反应性高血压导致运动平板试验终止外,表3-3-2中所列出的其他需要终止运动的情况均为运动时心肌缺血所致,应视同为阳性结果。

运动平板试验判断阳性结果的心电图表现包括:①运动后心电图上ST段(J点后60~80毫秒处)水平型或下垂型压低≥1mm(0.1mV),并持续2分钟以上。②如果上斜型ST段压低≥2mm(0.2mV),可考虑为心肌缺血,否则上斜型ST段压低应考虑为临界状态或阴性结果。③原有ST段下降者,运动引起的ST段在原有基础上再下降≥1mm(0.1mV),并持续2分钟以上。④无病理性Q波的导联上,运动后ST段抬高≥1mm(0.1mV)(V_1及aVR导联除外),持续超过2分钟。常提示病变位于近端或冠状动脉痉挛,心肌发生透壁性缺血。⑤运动诱发aVR导联出现ST段抬高,提示左主干病变或前降支近端严重狭窄,预示预后不良,当aVR伴V_1导联ST段抬高≥1mm(0.1mV),提示左主干病变。

运动诱发的心肌缺血还可能有其他表现,如一过性巨大高耸T波、QT间期延长和U波倒置。运动中出现的多源、频发或呈联律的室性期前收缩在冠心病高危人群很可能与心肌缺血相关,如果患者同时有心绞痛症状,即使无ST段改变,也应视为存在心肌缺血。运动后心率上升有限或心率反应减弱也是冠心病的表现。

一些因素会影响试验结果的判断(表3-3-3),需要引起注意,如果存在干扰运动后心电图上ST段改变的情况,应该选择其他负荷试验(如负荷超声心动图、负荷核素心肌显像等)。

表3-3-3 影响运动平板试验心电图分析结果的因素

	影响因素	对运动心电图的影响	措施
药物因素	洋地黄类	影响心肌细胞复极,可引起ST段异常改变	试验前应停药3~4个半衰期
	β受体阻滞剂	降低心率,对运动最大心率有影响,提高缺血阈值	为检出心肌缺血,建议试验前尽量停药48h,但需要注意反跳;如果运动平板试验的目的是评价治疗效果,可不停药

	影响因素	对运动心电图的影响	措施
药物因素	其他抗缺血药物（硝酸酯类、钙通道阻滞剂等）	提高运动时的缺血阈值，可能导致假阴性	为检出心肌缺血，建议试验前24h尽可能停药；如果运动平板试验的目的是评价治疗效果，可不停药
静息心电图异常	静息时ST段压低	诊断心肌缺血的阳性指标是在原有基础上ST段再压低≥1mm（0.1mV），或ST段压低≥2mm（0.2mV）	无论是否为冠心病患者，静息时ST段压低都是预测心脏事件的重要指标；识别静息心电图上ST段压低的原因（心室肥厚、肥厚型心肌病等）；梗阻性肥厚型心肌病是相对禁忌证
	左心室肥大伴复极异常	运动平板试验的特异度下降，但灵敏度不受影响	
	左束支传导阻滞	运动平板试验诱发的伴有左束支传导阻滞的ST段压低，不提示心肌缺血	不能进行运动平板试验
	右束支传导阻滞	运动平板试验诱发的伴有右束支传导阻滞出现的V_1～V_3导联ST段压低与心肌缺血无关。但右束支传导阻滞不影响左胸导联（V_5和V_6）或下壁导联（Ⅱ和aVF）上运动后ST段改变对心肌缺血诊断的灵敏度、特异度或预测价值	可以进行运动平板试验

五、运动平板试验的临床意义

运动平板试验有一定的假阳性和假阴性可能。一般来说，在冠心病高危人群中，其假阳性的可能性降低，假阴性的可能性增高；反之，在冠心病低危人群中，假阳性的可能性增高，假阴性的可能性降低。运动平板试验的灵敏度是指冠心病患者经运动平板试验发现异常的百分比，特异度是指无冠心病患者运动平板试验正常的百分比。

与冠状动脉造影显示的狭窄病变相比较，运动平板试验阳性对诊断有明显狭窄的冠状动脉病变的灵敏度68%～81%，特异度53%～77%，随病变累及范围和程度而异，单支、双支和三支或左主干病变中的假阳性率分别为57%、34%和8%，其中左主干病变的假阳性率仅1%。在单支病变中，诊断前降支病变的灵敏度最高，其次是右冠状动脉和左回旋支。运动平板试验的准确性存在性别差异，在女性中较低，有研究显示，女性中运动平板试验的灵敏度和特异度分别为61%和70%，在男性中则为68%和77%。

由于除了心外膜冠状动脉狭窄可导致运动后心肌缺血外，冠状动脉的受压（例如心肌桥）和微血管病变，甚至少部分运动诱发的冠状动脉血管痉挛（大血管和微血管）等均可能导致运动时的心肌缺血。因此，冠状动脉造影无明显狭窄病变并不能排除心肌缺血。需结合其他情况，包括临床症状或其他负荷试验结果综合判断。

运动诱发的ST段改变，在单支血管病变时不能准确反映冠状动脉病变部位，但如果运动平板试验引起ST段在多导联同时出现显著改变，则能较准确地提示多支冠状动脉病变。aVR伴V_1导联ST段抬高≥1mm（0.1mV），预示左主干病变。

运动平板试验可用于冠心病患者的预后判断，并可用于指导治疗方案的选择。常用Duke评分对冠心病进行预后判断（表3-3-4）。Duke评分 = 运动时间（min）-5×ST偏移数（mV）-4×心绞痛指数（无心绞痛为0，有心绞痛为1，心绞痛导致运动停止为2）。75岁以上的患者，Duke评分的预测价值有限。

表3-3-4 Duke评分进行冠心病患者危险分层

危险程度	Duke评分	1年病死率/%
低危	≥+5	0.25
中危	-10～+4	1.25
高危	≤-10	5.25

六、临床病例

患者，男性，47岁，因"反复胸痛1年余"就诊。近半年患者出现反复心前区疼痛，呈隐痛，多于夜间发作，持续数分钟后自行缓解。当地医院行冠状动脉计算机体层血管成像（CTA）显示左前降支中度狭窄，给予氯吡格雷75mg，1次/d，比索洛尔2.5mg，1次/d，以及阿托伐他汀20mg，1次/d，口服。但患者仍反复出现胸痛。外院行运动平板试验，结果为阳性。再次行冠状动脉CTA检查：左主干混合斑块伴中度狭窄，前降支近中段弥漫性混合斑块，轻中度狭窄，对角支中度狭窄。与2017年大致相仿。为进一步诊治收治入院。

否认高血压、糖尿病、高脂血症病史。

入院查体未见明显异常。

运动平板试验：测试使用Bruce协议。运动期总时间为10分35秒，结束于阶段5。最大负荷是METs 9.5。最大速度是5.0km/h，最大坡度是16.0。静止期的心率是86次/min，上升到最大心率为155次/min，是105%的目标心率（147次/min）（阶段4）（10分16秒）。运动期结束后1分钟，心率下降29次/min（从155次/min到126次/min），恢复期结束时心率是80次/min。

心电图变化：运动中干扰较大ST段显示不清，运动结束即可见Ⅰ、Ⅱ、aVL、V₂～V₅ ST段呈水平型压低0.1～0.4mV，aVR抬高0.2mV，运动结束后可见上述导联ST段呈下斜型压低。运动结束后7分钟各导联ST段未能恢复至运动前水平，给予患者舌下含服硝酸甘油，运动结束后18分钟各导联ST段基本恢复至运动前水平（图3-3-1）。

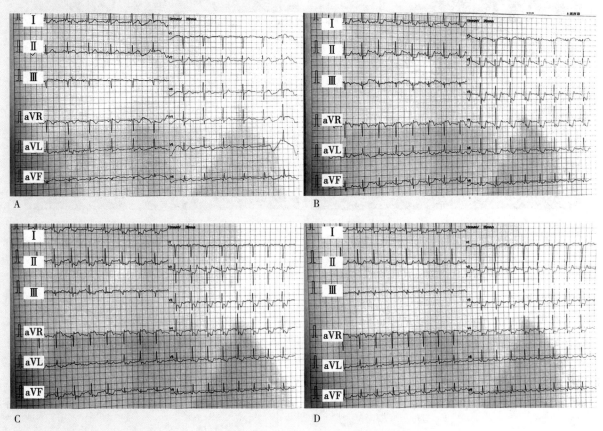

图3-3-1 运动平板试验心电图变化

A. 运动前；B. 恢复期02：56；C. 恢复期05：56；D. 恢复期06：58

临床表现：运动开始后5分钟患者感四肢稍乏力，至最大量时患者诉乏力明显，稍有心前区压缩感。

结束原因：到达目标心率。

运动平板试验结论：阳性。

实验室检查：肝肾功能、三大常规、血糖血脂、甲状腺功能、凝血功能、肌钙蛋白正常、脑利尿钠肽前体（proBNP）正常。

超声心动图：各房室大小正常，静息下左心室各节段收缩活动未见异常。射血分数62%。

介入前冠状动脉
造影

冠状动脉造影结果：左主干开口狭窄50%，左前降支开口狭窄70%，近中段狭窄80%，中远段未见明显狭窄，第一对角支粗大，开口及近段长病变，狭窄90%。左回旋支近中段未见明显狭窄，中远段局限性狭窄90%。右冠近段管壁不规则，狭窄20%，中远段未见狭窄，左心室后支细小，近中段狭窄80%，后降支未见明显狭窄。血管内超声示左前降支近中段至左主干大量纤维斑块形成伴管腔中重度狭窄，前降支近段最小管腔面积3.6mm²，斑块负荷65%，左主干开口偏心性纤维斑块形成，最小管腔面积3.78mm²，斑块负荷67%。前降支至左主干植入2枚药物涂层支架，第一对角支植入1枚药物涂层支架。回旋支植入1枚药物涂层支架。介入前后冠状动脉造影见图3-3-2。

介入后冠状动脉
造影

术后患者症状明显缓解。

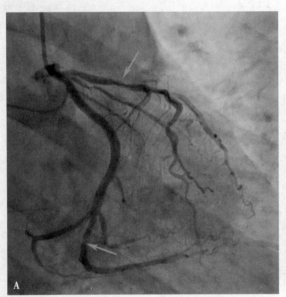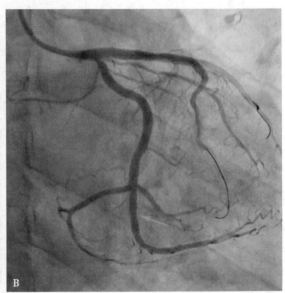

图 3-3-2 介入前后冠状动脉造影
A. 介入前，箭头示狭窄处；B. 介入后，箭头示病变植入支架后状况。

病例点评：

本例患者是一个非典型的稳定型劳累性心绞痛的患者，心绞痛症状不典型，也没有常见的危险因素。静息状态心电图和超声心动图都没有缺血的表现，同时两次冠状动脉CTA显示中等程度的狭窄，属于临界病变，这就为诊断和进一步的治疗带来一定的困扰。功能性检查运动平板试验对此类患者就非常有价值。该患者运动平板试验在运动后恢复期出现显著的水平型和下斜型压低，并持续了17分钟，强烈提示存在心肌缺血。冠状动脉造影和血管内超声结果证实了这点，并给予了积极的介入治疗。干预治疗后患者症状明显缓解。

推荐阅读文献

[1] 陈灏珠. 实用心脏病学. 5版. 上海：上海科学技术出版社，2016.

[2] 郭继鸿. 心电图学. 北京：人民卫生出版社，2002：1241-1270.

[3] 中国心电学会，中国心律学会. 心电图标准化和解析的建议与临床应用国际指南. 北京：中国环境科学出版社，

2009：113.

[4] GIBBONS R J，BALADY G J，BRICKER J T，et al. ACC/AHA 2002 guideline update for exercise testing：summary article：a report of the American College of Cardiology/American Heart Association Task Force on Practice Guidelines（Committee to Update the 1997 Exercise Testing Guidelines）. Circulation，2002，106（14）：1883-1892.

（钱菊英　王　箴）

第四章 动态血压

动态血压监测应用于临床已超过 30 年，是高血压诊断技术发展史上的重大创新，它可以测量一个人日常生活状态下的血压，既可测量轻 - 中度体力活动状态下的血压，也可测量睡眠过程中的血压，因而可更准确、更全面地反映一个人的血压整体情况，发现"隐匿性高血压"，甄别"白大衣高血压"，还可了解血压的变化趋势，包括血压在夜间的下降情况，晨起时的升高情况及一个昼夜中血压的总体变异情况等。因此，动态血压监测已成为高血压管理不可或缺的检测手段，可用于高血压的识别与诊断，评估心脑血管风险及降压治疗的效果评价等。

1. 测量方法

（1）确定动态血压计性能完好，电池电源充足。

（2）登记受检者所佩戴的动态血压计编号，核对受检者个人信息，确保无误。

（3）建议监测前先测量诊室血压，分别测量左右两侧上臂血压，若发现两侧上臂血压相差值≥ 10mmHg 时，应选择血压数值较高的一侧上臂进行监测；若两侧上臂血压相差值<10mmHg，则选择非优势臂。

（4）设置监测时间段：白天间隔 15～30 分钟测量 1 次；夜间间隔 30～60 分钟测量 1 次。

（5）评估受检者臂围，选择合适的袖带。袖带最好与上臂贴紧，建议内衬一件全棉薄内衣或一层纱布。袖带压力管应该在上臂外延向上伸出，确保前臂活动不受限制，并将袖带上的指示箭头对准前臂肱动脉搏动处，袖带下缘应位于肘弯上 2.5cm 左右，固定松紧需适宜，以能插入 1～2 手指为妥。将袖带压力管连接在动态血压计上，拧紧接口，将动态血压计放入外软包，然后斜挎在肩或挂在腰间。

（6）安装完成后，须手动测量 1～2 次以确保设备工作正常并告知患者注意事项：监测期间，要求受检者心情放松，保持正常的工作及生活状态；告知动态血压计测量时间规律，开始自动测压时，受检者会感觉袖带紧张，此时应该停止活动，佩戴袖带的手臂要尽量保持静止放松状态，勿讲话，直至该次测量完成；关注袖带位置是否移动和松脱，若发现需及时纠正，避免袖带压力管受压、扭曲、打折或连接管脱落。睡眠时应将动态血压计置于身体一侧，避免躯干压迫袖带压力管影响血压读数；要注意保护好血压计，切忌碰撞，避免剧烈震动、进水、避免接近强磁场及放射性环境；夜间进行血压测量一定程度上会影响睡眠，建议受检者尽量不要起床活动。

（7）检查完成后，回放分析记录的数据，打印报告并存储。

2. 数据分析

（1）记录数据质量要求：监测时间应尽可能达到 24 小时；有效血压读数次数应达到总监测次数的 70% 以上，将 24 小时分成两段：白天（6：00—22：00，共计 16 小时）、夜间（22：00—次日 6：00，共计 8 小时），建议受检者检查期间按上述时间作息，特别情况可根据受检者实际作息情况进行个体化时间定义。白天血压读数在 20 个以上，夜间血压读数在 7 个以上；每小时至少需有 1 次有效血压读数；若部分数据可信度较差，分析时应该舍弃。

（2）常用参数指标及正常值：

平均血压值：24 小时血压平均值<130/80mmHg；24 小时白天血压平均值<135/85mmHg；24 小时夜间血压平均值<120/70mmHg。

血压负荷值：监测过程中收缩压或舒张压测量值大于正常参考值次数的百分比（正常参考值：白天 140/90mmHg，夜间 125/80mmHg），>35% 提示异常可能，≥50% 确诊高血压。

动态脉压：近年来研究发现它是高血压心血管事件的独立预测指标。

血压变异系数：反映单位时间内血压波动的程度。采用各个时段动态血压的标准差除以动态血压均值可分别求出 24 小时、日间、夜间血压变异系数。

昼夜血压波动曲线：连续 24 小时监测的每个血压测量值所形成的曲线。

晨峰血压：起床后 2 小时内收缩压平均值 – 夜间睡眠时的收缩压最低值（包括最低值在内 1 小时的平均值），≥35mmHg 表示晨峰血压增高。

清晨血压值：动态血压记录的起床后 2 小时或早晨 6：00—10：00 的血压。清晨血压平均值 <135/85mmHg。

夜间血压下降率：判断昼夜节律状况的定量指标。计算方法：（白天血压平均值 – 夜间血压平均值）/ 白天血压平均值 ×100%，一般采用收缩压。夜间血压下降率（昼夜节律）正常范围：10%～20%。

（3）结论与评价：一份完整的报告应包括能描绘出 24 小时血压变化曲线图，并标记正常参考值曲线图，能显示平均收缩压、舒张压、心率及夜间血压下降比例等。

血压增高：24 小时平均血压值≥130/80mmHg；白天平均血压值≥135/85mmHg；夜间平均血压值≥120/70mmHg。

白天血压增高：符合白天平均血压值≥135/85mmHg。

白天收缩压增高：符合白天平均收缩压值≥135mmHg，或白天收缩压负荷>140mmHg 的百分比超过 50%。

白天舒张压增高：符合白天平均舒张压值≥85mmHg，或白天舒张压负荷>90mmHg 的百分比超过 50%。

夜间收缩压增高：符合夜间平均收缩压值≥120mmHg，或夜间收缩压负荷>125mmHg 的百分比超过 50%。

夜间舒张压增高：符合夜间平均舒张压值≥70mmHg，或夜间舒张压负荷>80mmHg 的百分比超过 50%。

血压间歇性增高：血压增高未超过平均值，但白天和 / 或夜间的收缩压、舒张压增高的百分比达 35%～50%，可提示相应白天和 / 或夜间血压间歇性增高。

昼夜节律减弱：夜间血压下降率<10%。

昼夜节律消失：夜间血压下降率为 0%。

昼夜节律倒置：夜间血压下降率<0%。

晨峰血压升高：晨峰血压值≥35mmHg。

清晨血压升高：清晨血压平均值≥135/85mmHg。

（王建安）

第五章　心脏X线影像诊断

X线片是对心脏大血管病变的标准、非侵袭性影像检查方法之一。心脏大血管位于胸腔内两侧含气肺组织之间,存在自然对比的密度差,适用X线检查。

【问题1】　应用心脏X线片观察什么?

思路　在观察1例疑为心脏病患者的X线片时,要心肺"兼顾":①必须观察心血管位置,评估心脏和大血管的体积及形状。由于心脏大血管的投影彼此重叠,在X线片上不能见到其内部结构和分界,但在心脏标准位置(三位片:后前位+右前斜位+左前斜位;或两位片:后前位+左侧位)上能显示各房室和大血管轮廓。②通过观察肺野,结合临床及病理生理基础,以确定有无心脏衰竭的证据或血流分布的变化等现象。

【问题2】　在心脏X线片上,正常大小轮廓界定的依据及标准是什么?

思路1　后前位(posterior anterior,PA)有助于了解心胸及肺循环概况。整个心脏体积在X线片中最易于评估,正常个体的心脏横直径通常小于胸部内直径的一半,即心胸比(cardiothoracic ratio,CTR)≤0.5(图3-5-1),>0.5~0.6为可疑,>0.6为异常。后前位心脏大血管有左右两缘:心右缘上段为升主动脉与上腔静脉的总合影;心右缘下段为右心房所构成。心左缘分为三段,上段为主动脉弓;中段为肺动脉主干(称肺动脉段或心腰);下段由左心室构成,左心室在下方形成心尖。左心室与肺动脉之间有长约10cm的一小段,由左心耳构成,正常时不能与左心室区分。

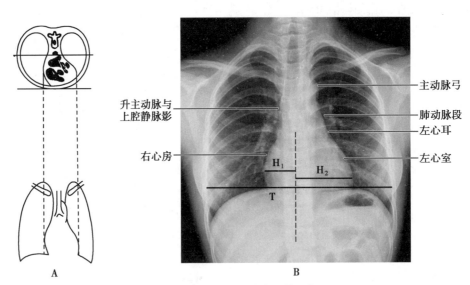

图3-5-1　心脏后前位X线影像

A.心脏后前位投照示意图;B.心脏后前位X线片【心胸比=$(H_1+H_2)/T$】。

思路2　标准右前斜位(right anterior oblique,RAO)为后前位向左旋转约45°所得影像。心前缘自上而下由主动脉弓及升主动脉、肺动脉、右心室漏斗部、右心室前壁和左心室下端构成。升主动脉前缘平直,弓部则在上方弯向后行;肺动脉段和漏斗部稍为隆起;心尖以上大部分为右心室构成。心前缘与胸壁之间有尖向下的三角形透明区称为心前间隙。心后缘上段为左心房,下段为右心房,两者无清楚分界。心后缘与脊柱之间透明区称心后间隙,食管在心后间隙通过,钡剂充盈时显影。右前斜位主要观察右心室流出道及左心房大小(图3-5-2)。

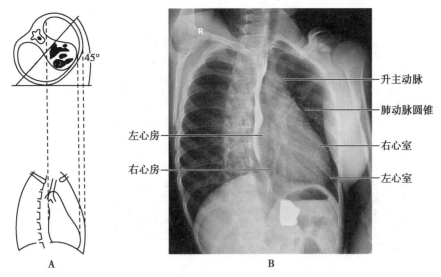

图 3-5-2 心脏右前斜位 X 线影像
A. 右前斜位投照示意图；B. 右前斜位（吞钡）X 线片。

思路 3 从后前位向右旋转约 60° 得到左前斜位（left anterior oblique，LAO），此时室间隔与中心 X 线接近平行。因此，两个心室大致是对称的分为两半，前方一半为右心室，后方一半为左心室。心前缘上段为右心房，下段为右心室，右心房段主要由右心耳构成，房室分界不清。右心房影以上为升主动脉，两者相交呈钝角。心后缘可分为上下两段，上段为左心房，下段则由左心室构成。左心室段的弧度较左心房大，两个不同弧度的交接点，可作为两者的分界。通过主动脉窗可见气管分叉，主支气管和肺动脉，左主支气管下方为左心房影。左前斜位可了解各房室和主动脉情况（图 3-5-3）。

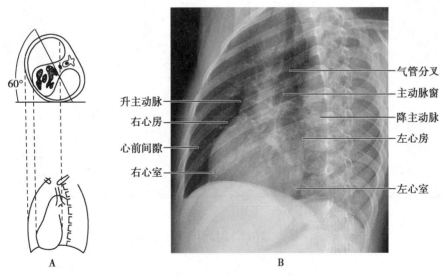

图 3-5-3 心脏左前斜位 X 线影像
A. 左前斜位投照示意图；B. 左前斜位 X 线片。

思路 4 在左侧位（left lateral view，LV）上，心影从后上向前下倾斜，心前缘下段为右心室前壁，上段则由右心室漏斗部与肺动脉主干构成，再往上为升主动脉前壁，直向上走行。这些结构与前胸壁之间的三角形透亮区称为胸骨后区。心后缘上中段由左心房构成，下段则由左心室构成。心后下缘、食管与膈之间的三角形间隙，为心后食管前间隙（图 3-5-4）。

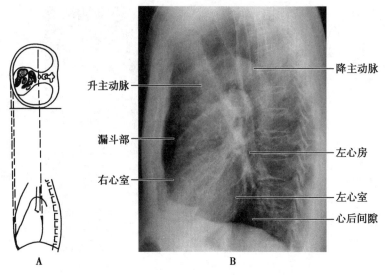

图 3-5-4 心脏左侧位 X 线影像
A. 左侧位投照示意图; B. 左侧位 X 线片。

【问题 3】 影响心血管形态的生理因素有哪些?

思路 正常心血管的大小和形态受年龄、呼吸相、体位和体型等因素的影响而有差异(图 3-5-5):新生儿纵隔阴影宽而短,随着年龄增长逐渐趋于狭而长;呼气时纵隔阴影相对地变宽而短,吸气时相对地变狭而长;卧位较立位时宽而短;瘦长型较矮胖型者狭而长。因此在判定心脏大小及测量时,需考虑生理因素造成的偏差。

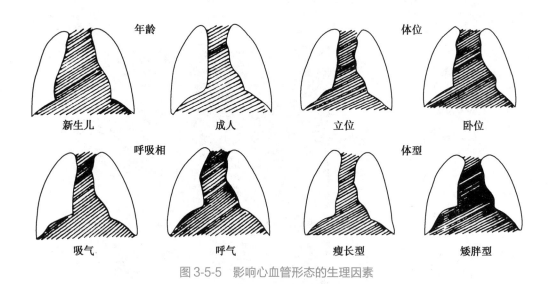

图 3-5-5 影响心血管形态的生理因素

【问题 4】 在心脏 X 线片上,如何判定房室增大?

思路 1 房室增大是诊断心脏大血管疾患的重要依据。在胸部 X 线片中评估心房体积,特别是左心房并不难,增大左心房的右缘会呈现为接近右侧心脏边缘的双重轮廓,它通常位于主要心脏阴影以内。当左心耳扩大时,就会在后前位像中呈现为位于肺动脉段下面的膨出阴影(图 3-5-6)。当它显著增大时,左主气管会被向上推移。左心房的后缘在侧面像中最易于评估。右心房增大会使右侧心脏边缘的弯曲度增大,右心房高与心高比大于 0.5,此变化常伴有上下腔静脉增宽的间接征象。

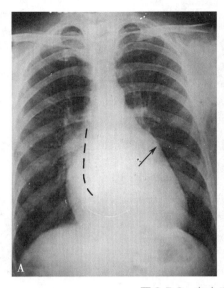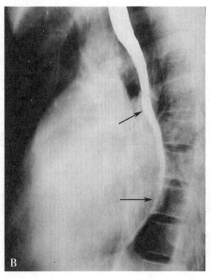

图 3-5-6　左心房增大Ｘ线影像

A. 二尖瓣疾病患者的左心房增大时，后前位片显示双轮廓征（虚线）及左心耳（LAA）扩大情形（箭）；B. 左侧位片示增大的左心房在上下两箭头之间将充满钡剂的食管向后推移。

　　思路 2　要在 X 线片中诊断心室增大是相当困难的事。在影像中只能见到任一心室的单侧或最多两侧的轮廓。何况单由观察心脏的外缘轮廓很难区别心室肥厚与扩大两种情形。在全身性高血压与主动脉瓣或肺动脉瓣狭窄等压力超负荷的情况中，肥厚的心壁会突入心室内，而心脏的外缘轮廓等到心室衰竭时，也只有轻微变化。在瓣膜闭锁不全、左向右分流与心肌受损等容量超负荷的情况下，虽然会造成有关心室的扩大，但它们在 X 线片中只会呈现心脏横径的全面增大。当一侧心室增大时，也会影响到另一侧心室的形状，这是另一项困难所在。

　　左心室位于心脏左后方，一般先向左下增大，然后向后膨隆。后前位片上心影呈"靴形"，左心缘下段延长，心腰凹陷；左侧（斜）位上可见心后缘与脊柱重叠（图 3-5-7）。右心室居前偏左，一般先向前及左上增大，继之向后膨隆。后前位片显示心影呈梨形，向两侧扩大，心尖圆隆甚至上翘，主动脉结小，肺动脉段突出；左侧位片心前缘前突，与胸骨接触面增大（图 3-5-8）。

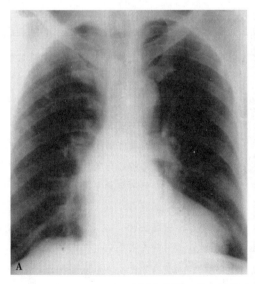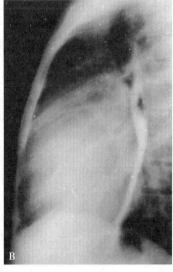

图 3-5-7　左心室增大Ｘ线影像

A. 高血压病患者的左心室增大时，后前位片显示心影呈"靴形"，左心室段延长，向左下膨突，心尖向下移位；B. 左侧位片示心后缘下段向后下膨突，与脊柱重叠。

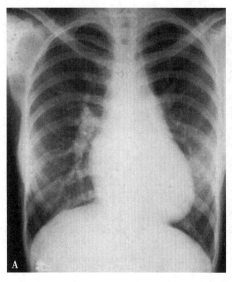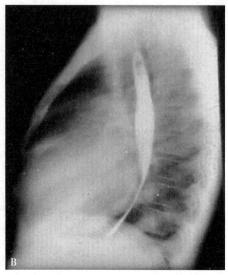

图 3-5-8　右心室增大 X 线影像

A. 右心室增大时，后前位片显示心影呈"梨形"增大，而心尖圆隆并上翘；B. 左侧位片示
增大情形全部发生在前面位置，右心室与胸骨接触面显著增多。

【问题 5】　引起心影增大的因素有哪些?

思路 1　引起各房室增大的因素有：①前负荷增加（容量负荷），如主动脉瓣关闭不全、房间隔缺损等原因造成的血容量增加，从而导致左心室或右心房室的扩张；②后负荷增加（阻力负荷），如主动脉瓣或肺动脉瓣狭窄所致排出阻力增加，从而引起左或右心室壁的肥厚，继而导致心室扩张；③泵功能减低，如心肌疾病或心力衰竭导致心腔血搏出量减少引起心腔扩张。

思路 2　全心增大（即普大型心脏）为左、右心负荷均增重的表现或为心外因素（心包积液、纵隔肿物等）导致，心影比较对称地向两侧增大，肺动脉段平直，主动脉结多属正常。常见于累及全心的心肌损害、大量心包积液或风湿性多瓣膜损害等。

知识点

造成心脏腔室扩大的常见原因见表 3-5-1。

表 3-5-1　心脏腔室扩大的常见原因

分类	具体病因
左心房增大	二尖瓣狭窄
	二尖瓣关闭不全
	左心房肿瘤
左心室增大	主动脉瓣与二尖瓣关闭不全
	主动脉瓣狭窄与高血压（失代偿）
	缺血性心脏病与各种类型的心肌病
	动脉导管未闭与室间隔缺损
右心房增大	右心室衰竭
	三尖瓣狭窄
	三尖瓣关闭不全
右心室增大	房间隔缺损
	三尖瓣反流
	肺动脉狭窄与肺动脉高压（右心室失代偿）

心脏和肺循环密切相关,肺循环是由肺动脉、肺毛细血管和肺静脉组成,通过肺循环沟通左右心腔,反映心脏血流动力学及功能状态。因此,任何心脏病变发展到一定阶段都会出现肺循环的异常,它的种种表现也是心血管病变 X 线诊断的另一重要依据。胸部 X 线片是可供评估肺血管的简单方法。

【问题 6】 在胸部 X 线片中,肺循环异常有哪些征象?

思路　包括肺血增多、肺血减少、肺动脉高压、肺静脉高压、肺动 - 静脉高压、肺动脉栓塞及肺梗死。

知识点

肺动脉血流量变化 X 线征象见表 3-5-2。

表 3-5-2　肺动脉血流量变化 X 线征象

肺动脉血流量变化	X 线征象
肺血增多(房间隔缺损、室间隔缺损、动脉导管未闭等左向右分流的先天性心脏病,甲状腺功能亢进、贫血等循环血量增加疾病)	肺内血管纹理成比例增粗,边缘清楚 两肺门增大,肺动脉段突出 肺野透亮度正常
肺血减少(肺动脉狭窄、法洛氏四联症、三尖瓣或肺动脉闭锁等右心排血受阻先天性心脏病)	肺血管纹理普遍变细,分布稀疏 肺门缩小,右下肺动脉干变细 肺野透亮度增加

【问题 7】 肺循环高压是怎么回事?

思路　肺血流量增多或肺循环阻力增加导致肺循环压力升高称为肺循环高压(图 3-5-9)。由肺充血引起,称为高流量性肺动脉高压;继发于肺内小血管痉挛或狭窄导致的肺循环阻力增大,属于阻塞性肺动脉高压;由肺静脉回流受阻所致的,称为肺静脉高压。肺静脉高压晚期可导致继发性肺动脉高压。

知识点

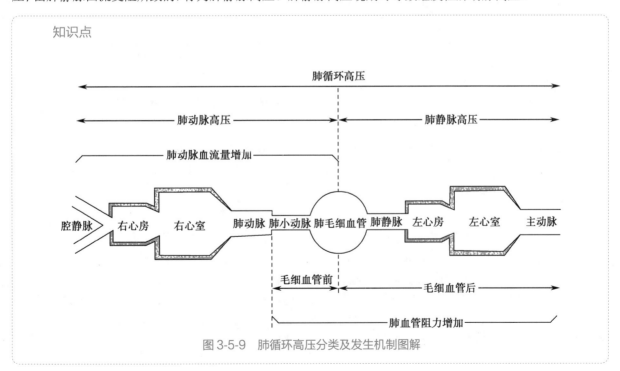

图 3-5-9　肺循环高压分类及发生机制图解

【问题 8】 肺循环高压的 X 线表现?

思路 1　肺动脉收缩压大于 30mmHg,或平均压大于 20mmHg 称为肺动脉高压。常见于肺心病、先天性心脏病肺血流量增多及肺动脉血栓栓塞等病变。肺动脉高压必须在相当严重时,才能在 X 线片中作诊断(图 3-5-10),大多数患者都难以判断其程度。

思路 2　如静脉回流受阻导致血液在肺内淤滞,称为肺淤血(图 3-5-11)。肺淤血的病因主要为二尖瓣狭窄和左心衰竭。当淤滞在肺静脉内的血液压力大于 10mmHg 时可导致肺静脉高压,X 线表现随压力升高程度而异。

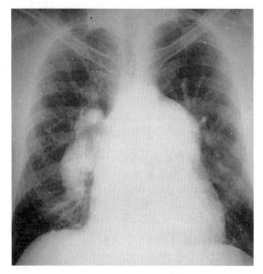

图 3-5-10　肺心病患者:肺动脉高压

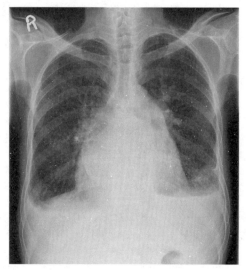

图 3-5-11　二尖瓣狭窄并关闭不全患者:肺淤血

知识点

肺循环高压 X 线征象见表 3-5-3。

表 3-5-3　肺循环高压 X 线征象

肺循环高压	X 线征象
肺动脉高压	高流量性肺动脉高压:肺动脉段突出,肺门动脉及其肺内分支成比例扩张增粗
	阻塞性肺动脉高压:肺门动脉显著扩张,外围肺动脉分支细小,呈"截断现象"
	以上两者均有右心室增大
肺静脉高压	肺淤血:上肺静脉扩张,肺血管增多模糊,肺门增大模糊,肺野透亮度减低
	肺水肿:间质性肺水肿表现为间隔水肿增厚的线状影;肺泡性肺水肿为以肺门为中心,"蝶翼状"分布的模糊影

【问题 9】　肺水肿的 X 线表现?

思路　当肺静脉内压力大于 25mmHg 时,肺毛细血管内液体大量渗入肺间质和 / 或肺泡即可引起肺水肿(图 3-5-12)。肺水肿根据其渗入部位不同又进一步分为间质性和肺泡性两种。

(1)间质性肺水肿:在肺淤血的基础上,肺野出现间隔线("Kerley B、C 和 A 线")。以 B 线最常见,长 2～3cm、宽 1～3mm,横向走行,位于肋膈角区;A 线较少见,表现为从肺野外围引向肺门的线状影,宽约 0.5～1.0mm。C 线为肺中下野网格状阴影。间质性肺水肿是肺淤血的结果,多见于慢性左心衰竭和二尖瓣狭窄。

(2)肺泡性肺水肿:表现为以肺门为中心,肺野中内带片状模糊影,可累及一侧或两侧肺,两肺受累呈"蝶翼状",为其典型表现;阴影"来去匆匆",在短期内变化较大,经恰当治疗可在数小时或数日内消失。多见于心脏病伴急性左心衰竭和尿毒症患者,本病 X 线表现先于临床症状出现,X 线检查有重要临床意义。

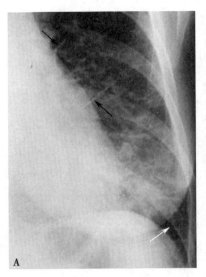
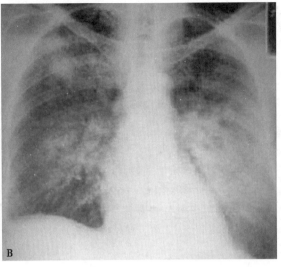

图 3-5-12　肺水肿 X 线影像

A. 间质性肺水肿：左上肺 Kerley A 线（黑箭头）及左肋膈角处 Kerley B 线（白箭头）；B. 肺泡性肺水肿：以肺门为中心，呈"蝶翼状"分布的斑片状模糊影。

【问题 10】　在胸部 X 线片中，主动脉异常有哪些征象？

　　思路 1　主动脉会因为年龄的增加而迂曲延长（图 3-5-13A）。延长时就会造成扩张现象，因为主动脉固定在动脉瓣与横膈上，其扩张的结果会使升主动脉与降主动脉分别向右侧与左侧偏离。主动脉迂曲扩张变化很容易与主动脉扩大混淆。

　　思路 2　动脉瘤、全身性高血压、主动脉瓣闭锁不全及主动脉狭窄可导致主动脉扩大（图 3-5-13B）。粥样硬化性动脉瘤会在其壁上形成钙化，这通常也能在 X 线片中看到。

　　思路 3　主动脉狭窄与右位主动脉弓两种先天性异常有时也能在胸部 X 线片中显示。出现右位主动脉弓时，可见到主动脉弓的软组织阴影位于气管下段右侧，而不在左侧。

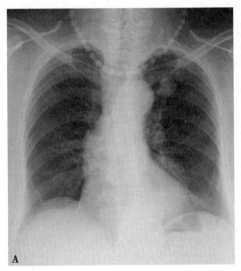
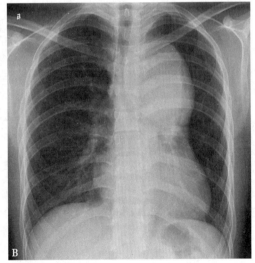

图 3-5-13　主动脉异常 X 线影像

A. 老年性主动脉迂曲；B. 动脉瘤所致主动脉扩大。

一、心力衰竭

心力衰竭早期为心室舒张压升高，进而使心房和静脉产生阻塞性充血和压力升高，引起体循环和 / 或肺循环的淤血。左心衰竭引起肺循环的淤积,主要表现为呼吸困难和运动耐量减低;右心衰竭主要引起体循环淤血、体液潴留;左、右心同时发生的心力衰竭称全心衰竭。

临床病例1

患者,女性,73岁,患者20年前起劳累后出现胸闷,胸闷位于心前区,呈紧缩感,持续约数分钟至数十分钟后,伴出汗,稍事休息后可逐渐缓解,无胸痛及肩背上肢放射痛,无心悸、头晕,无恶心、呕吐,无呼吸困难。其间间断性于社区医院门诊就诊,3天前患者夜间睡眠时再发胸闷不适伴心悸,胸闷症状性质同前,但持续时间较长约数十分钟,起床端坐后缓解明显,口服速效救心九后自觉症状缓解,3天来上述症状每天均有发作1~2次,患者自觉症状加重,来院就诊,门诊拟"冠心病、心绞痛"收住入院。入院摄片见图3-5-14。

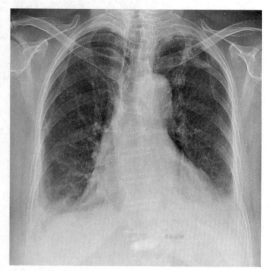

图3-5-14 充血性心力衰竭X线影像
胸片可见心影扩大,由于两侧胸腔积液遮蔽其边缘,而难以准确测量其大小。

【问题1】 根据胸部X线片能否诊断心力衰竭?

思路1 在胸部X线片中有时能见到下面单一或多项心力衰竭的征象。

(1)有或无特殊房室增大的心脏增大。

(2)肺静脉压增高的证据,亦即肺上部区域血管增粗。

(3)肺水肿的证据。

(4)胸腔积液的产生。

思路2 该患者胸腔积液的产生尚需结合临床病史,与感染性、肿瘤性、变态反应性以及创伤性等原因引起作鉴别分析。

【问题2】 引起左心衰竭的原因有哪些?

思路 引起左心室衰竭的原因主要有高血压病、冠心病、扩张型心肌病、主动脉瓣或二尖瓣关闭不全和急性肾炎等;引起左心房衰竭的原因多有二尖瓣病变和少见的左心房黏液瘤或活塞性血栓等。

注意:一般心力衰竭的X线征象与临床一致,但近1/4左心衰竭患者X线征象发现早于临床。本例患者在冠心病的基础上发生心功能不全。

临床病例2

患者,男性,29岁,因"咳嗽、咳痰半月,心肺复苏术后12小时"入院。患者半个月前受凉后出现阵发性咳嗽、咳白色黏痰。1天前出现发热,最高温度达39.2℃,伴畏寒,在当地医院予"复方氨基比林、阿莫西林克拉维酸钾"等治疗。在门诊输液过程中突然出现意识不清,伴有四肢抽搐,口吐白沫,急送抢救室后心电监护示心率、脉搏、呼吸为0,血压无法测出。立即予心肺复苏及气管插管接呼吸机辅助呼吸,抢救过程中患者出现心室颤动及室性心动过速,多次予以电除颤,复苏约90分钟后患者心律转为窦性心律,以"暴发性心肌炎、心源性休克、心肺复苏术后"收入当地医院ICU并予机械通气、抗休克、抑酸、营养心肌及维持水电解质平衡等处理但者仍表现为昏迷、循环需极大剂量血管活性药物维持、出现尿少。家属代诉患者既往健康,否认心脏病、高血压史,否认药物过敏史,为求进一步诊治转入院。入院摄片见图3-5-15A,治疗后摄片见图3-5-15B。

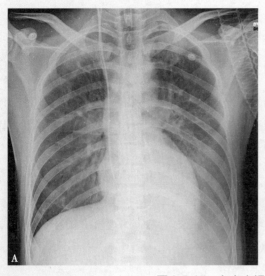
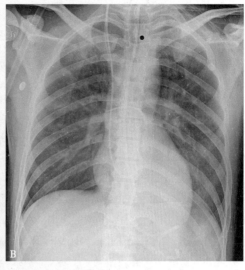

图 3-5-15　左心衰竭治疗前后 X 线影像

A. 以两肺门为中心的"蝶翼状"模糊影；B. 治疗后，肺水肿有所好转。

【问题】　急性左心衰竭的临床特点是什么？

思路　急性左心衰竭可致肺泡性肺水肿，此 X 线征象往往早于临床的特点，心脏可不见增大；其次，经临床恰当治疗后可明显改善或消失。

临床病例 3

患者，女性，38 岁，因"双下肢水肿四月"入院。患者 4 个月前无明显诱因出现双下肢水肿，水肿以下午时明显，呈凹陷性，伴有夜间阵发性呼吸困难，不能平卧；近 4 个月来患者水肿进行性加重，且活动耐量逐渐下降，遂来门诊就诊，拟以"心力衰竭"收住入院。入院摄片见图 3-5-16。

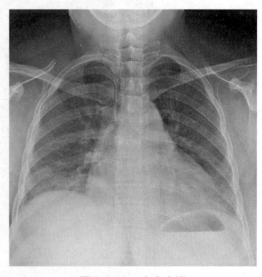

图 3-5-16　右心衰竭

右心房、右心室增大致两侧心缘膨隆，心影呈"梨样增大"。两肺纹理尚正常。

【问题 1】　根据胸部 X 线片能否诊断心力衰竭？

思路　右心增大为右心负荷增加的重要征象，并不等于功能衰竭。本例患者临床双下肢水肿进行性加重，说明右心血液不能完全泵入肺循环，而淤积于身体各部，使静脉压升高，出现下肢水肿。因此，结合临床符合右心衰竭 X 线表现。有些患者还有颈静脉怒张、胸腔积液、肝脾大、腹腔积液，以及恶心呕吐等消化道症状，X 线可见上腔静脉和 / 或奇静脉影扩张、胸腔积液、膈肌抬高征象。

【问题 2】　引起右心衰竭的原因有哪些？

思路　右心衰竭最常见的原因是左心衰竭所产生的肺循环高压、各种原因所致的肺动脉高压及房间隔缺损等。

注意：右心衰竭患者 X 线征象常晚于临床。

二、心肌病

主要是侵犯心肌的病变统称为心肌病，其中原因不明者称为原发性心肌病，已知病原和 / 或并发于其他系统疾病的心肌病变称为继发性心肌病。

世界卫生组织 / 国际心脏病学会联合会于 1995 年将心肌病分为：扩张型心肌病、肥厚型心肌病、限制型心肌病，以及不能分类的心肌病。后者指不易纳入上述任何一型的少数病例，它还包括一种称为"潜在心肌病"的轻度病变，可能但不一定发展成为明显的心肌病。

临床病例

患者，男性，65 岁，因"反复心悸、胸闷 7 年，加重伴双下肢乏力半月"入院。患者 7 年前活动、劳累后出现心悸、胸闷不适，无胸痛，无肩背部放射痛，无头晕头痛，无黑矇晕厥，休息后症状有所缓解，未予诊治，此后症状反复发作。后在当地医院行动态心电图示：频发室性期前收缩，短阵室性心动过速；超声心动图：左心室显著扩大，二尖瓣重度关闭不全，诊断为"扩张型心肌病"。

后来本院行冠状动脉造影术 + 单腔 ICD 植入术，冠状动脉无明显异常，术后长期服用"阿司匹林、福辛普利钠、酒石酸美托洛尔、呋塞米、螺内酯"等药物治疗。半个月前，患者活动、劳累后再次出现胸闷气促不适，伴双下肢乏力，偶咳嗽，咳少量白黏痰，无恶心呕吐、畏寒发热、腹痛腹泻、心悸等症状，夜间偶发气促，无阵发性呼吸困难、咳嗽咳痰等，为求进一步诊治来院，门诊拟"扩张型心肌病、心律失常、单腔 ICD 植入术后"收住入院。既往否认有高血压病、糖尿病病史。入院摄片及 CT 扫描见图 3-5-17。

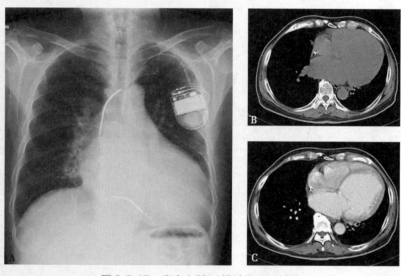

图 3-5-17 患者入院 X 线片及 CT 结果

A. 心影增大呈"主动脉型"，左心室增大明显；肺纹理增多，肺门影增大；B. 计算机体层摄影（CT）平扫显示心脏增大；C. CT 增强显示扩张的左心房、左心室心腔内充填对比剂。

【问题 1】 扩张型心肌病在胸部 X 线片有何特征？

思路 扩张型心肌病无特异性 X 线征象。可见心脏增大，心影多呈普大型或球型，一般各房室均可增大，而以左心室增大最为显著。肺血管视心功能而定，约半数有肺淤血乃至间质性肺水肿等左心功能不全的 X 线征象。认识上述阳性征象并密切结合临床，在此基础上排除其他心脏病，为其诊断要点。心脏呈普遍性高度增大和兼有肺体循环功能不全，即在肺淤血、间质肺水肿的基础上并有上腔静脉扩张者多系原发性扩张型心肌病。超声心动图、CT 及 MRI 检查更能直接地显示心腔扩大并判断收缩功能受损。

【问题2】 肥厚型心肌病与限制型心肌病在胸部X线片是否也不具有特征性?

思路 X线片对这两型心肌病的诊断效果有限。超声心动图简便、易行,但对"亚型"诊断有一定困难度。CT和MRI视野更大,能直接显示心肌及心腔的形态变化及其相互关系,诊断更为全面,空间和对比分辨率均优于超声(图3-5-18、图3-5-19)。

梗阻性肥厚型心肌病MRI动态图像

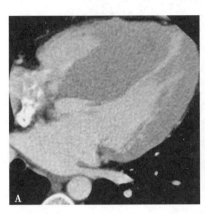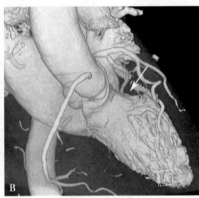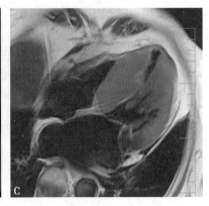

图 3-5-18 肥厚型心肌病

A.长轴位:室间隔明显肥厚,收缩期致左心室流出道狭窄,心尖变形;B.虚拟仿真图:左心室变形,主动脉瓣下呈漏斗样狭窄(箭头);C.磁共振T_2加权像,室间隔明显肥厚。

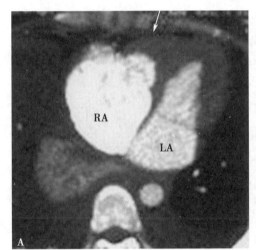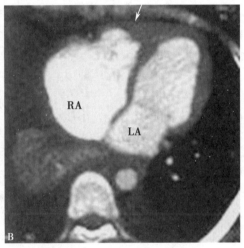

图 3-5-19 限制型心肌病X线影像

A.收缩期;B.舒张期。右心室心腔不规则,右心室心尖部闭塞(箭头)。RA.右心房;LA.左心房。

三、瓣膜性心脏病

各种获得性或先天性原因导致瓣膜僵硬,从而限制心瓣膜的正常关闭即瓣膜性心脏病。获得性瓣膜性心脏病以风湿性最常见,二尖瓣最常受累,其后依次为主动脉瓣、三尖瓣和肺动脉瓣,瓣膜狭窄与关闭不全及多瓣膜病变常同时发生。

临床病例 1

患者,女性,43岁,因"活动后胸闷心悸4年,加重1个月"入院。患者为进一步手术治疗来院就诊,门诊以"风湿性心脏病、二尖瓣狭窄,心功能Ⅳ级"收入院。查体:二尖瓣面容,胸廓无畸形,两肺呼吸音清,未闻及干湿啰音。心前区无隆起,心浊音界向左侧扩大,胸骨左缘有抬举样搏动,心尖区扪及舒张期震颤。心率100次/min,心律绝对不齐,心音强弱不等。心尖区第一心音亢进,可闻及3/6级舒张中晚期"隆隆样"杂音，左侧卧位时明显。肺动脉区第二心音亢进。入院摄片见图3-5-20A，手术治疗后摄片见图3-5-20B。

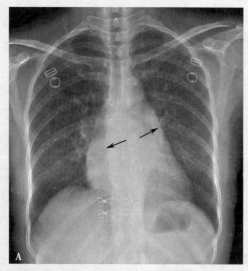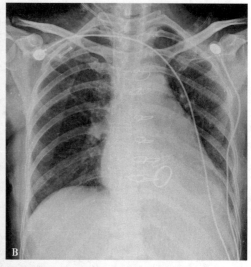

图3-5-20　瓣膜性心脏病X线影像
A. 后前位片呈现增大的左心房，在心右缘处有双重轮廓（左侧箭头），左心耳也增大（右侧箭头）；
B. 后前位片示二尖瓣重度狭窄伴轻微关闭不全术后改变。

【问题】　二尖瓣狭窄的X线表现及其血流动力学分析？

思路　二尖瓣狭窄的患者在胸部X线片中能见到左心房增大的情形，不过通常很难根据左心房的体积评估二尖瓣狭窄的严重度。由于瓣口面积减小，舒张期左心房压力增加，导致左心房扩大，左心房压力继续升高，则逆传至肺静脉，引起肺静脉压升高——肺淤血；同时肺动脉为克服阻力，肺动脉压相应增高，肺小动脉收缩，加重右心室负荷，导致右心室扩大。基本X线征象包括肺淤血、心影"二尖瓣"型、左心房和右心室增大及不同程度的肺循环高压。

临床病例2

患者，女性，53岁，因"发作性心悸十年，加重2个月"入院，患者十年前无诱因出现心悸不适，持续约数分钟后自行缓解，后反复出现心悸不适，多见于劳累后，傍晚好发，发作时伴气促明显，当地医院行超声心动图示"二尖瓣脱垂，重度关闭不全，肺动脉高压"。为求进一步诊治来院就诊。查体：两肺呼吸音清，未闻及干湿啰音。心前区无隆起，心尖部闻及粗糙的全收缩期吹风样杂音，向腋窝传导，未触及震颤，心脏相对浊音界稍增大，心率82次/min，律绝对不齐，第一心音强弱不等。入院摄片见图3-5-21。

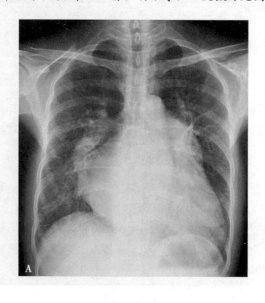

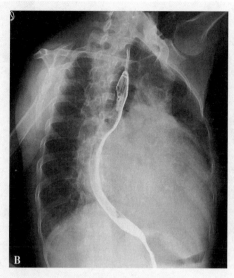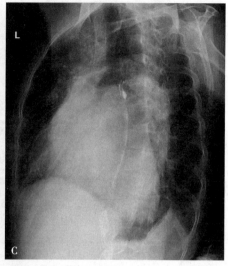

图 3-5-21　二尖瓣关闭不全 X 线影像

A. 后前位片显示两肺纹理增多模糊,呈淤血改变,肺门影增浓,右下肺动脉增粗,远段纤细,
心影明显增大,左心房增大致气管分叉角增大,右心缘弧形突出,左心耳段凸起与左心室弧
形分界,左心室明显增大并向左下方延伸;B. 右前斜位片示重度增大的左心房将充满钡剂
的食管向后推移与脊柱重叠;C. 左前斜位片可见心后缘隆起与脊柱重叠,心后间隙消失。

【问题 1】　二尖瓣关闭不全的 X 线表现及其血流动力学分析?

思路　由于瓣膜关闭不全,收缩期左心房容量负荷增加,左心房扩大,舒张期左心室容量负荷同样增大,左心室亦增大。早期心室舒张压受影响不大,静脉回流无影响,晚期心室舒缩受限,左心房压恒定升高并波及肺静脉,出现肺循环高压。左心房增大与肺静脉压力增高是二尖瓣关闭不全患者在胸部 X 线片中的重要表现。大多数二尖瓣关闭不全患者的左心房体积都能与病变的严重程度吻合。它与二尖瓣狭窄的重要差别是它会引起左心室增大。

【问题 2】　二尖瓣狭窄并关闭不全的 X 线表现如何?

思路　二尖瓣狭窄并关闭不全的患者在胸部 X 线片中不易准确判断,一般根据:①心脏增大程度;②以哪个房室增大为主;③肺循环改变;④结合临床资料综合判断分析。通常情况下,二尖瓣狭窄并轻度关闭不全表现为二尖瓣狭窄征象 + 左心室增大;二尖瓣关闭不全并轻度狭窄表现为关闭不全征象,X 线片辨认难度较大;二尖瓣狭窄并关闭不全表现为两者改变之和。

【问题 3】　其他瓣膜的狭窄与关闭不全问题?

思路　大血管瓣膜(主动脉瓣、肺动脉瓣)的狭窄在胸部 X 线片中所表现的重要变化是瓣膜钙化与狭窄后扩张(包括升主动脉、肺动脉主干);主动脉瓣关闭不全时在胸部 X 线片中可见到升主动脉的扩大,而当主动脉瓣反流很严重时,也会导致左心室增大,并在发病早期就可见到。当主动脉瓣反流的严重程度增加时,左心房就会因肺静脉压增高而扩大。三尖瓣狭窄与关闭不全都会造成右心房与上腔静脉的增大。它们几乎都不会是单独发生的异常,并且经常会被同时存在的二尖瓣病变或肺动脉高压的表现遮盖了。

四、缺血性心脏病

由于心肌供血失调引起的心脏病变统称为缺血性心脏病,最常见的为冠状动脉粥样硬化所致的冠心病。WHO 将其临床表现分为 5 个类型:①原发性心脏停搏;②心绞痛;③心肌梗死;④心力衰竭;⑤心律失常。室壁瘤、心室破裂、室间隔穿孔和乳头肌断裂等是冠心病心肌梗死的重要并发症,其诊断根据临床症状、心电图与酶学检查及影像学资料获得。

临床病例

患者,男性,87 岁,因“体检发现血糖升高六年,下肢乏力伴食欲缺乏半个月”,以“糖尿病、脑梗死”入院,患者既往有胸闷病史 6 年余。入院摄片见图 3-5-22。

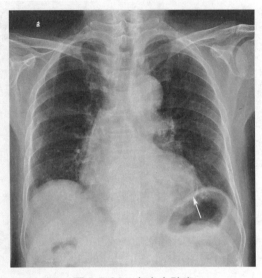

图 3-5-22 左心室壁瘤
心影增大,左心尖区域可见不规则钙化(箭头)。

【问题 1】 X 线片对缺血性心脏病的价值如何?

思路 冠状动脉不能在普通 X 线片中显示,因此不能产生直接征象支持。心室增大只有在真正有心肌损伤时才会发生。若发现左心缘局限性膨隆,与邻近心脏轮廓突然分界,其边缘可见弧形钙化,则考虑有室壁瘤的可能。

【问题 2】 何种检查对缺血性心脏病具有较高的临床价值?

思路 1 冠状动脉造影是诊断本病的确诊性方法。其主要征象有:冠状动脉狭窄、管腔阻塞、动脉变细伴走行僵直,以及病变远段可有侧支循环血管,个别可见动脉局限性扩张,甚至形成动脉瘤。左心室造影显示室壁节段性运动障碍,根据室壁无运动或反向运动诊断室壁瘤。还可发现乳头肌断裂和室间隔穿孔等心肌梗死的并发症。

思路 2 近年来冠状动脉内超声被认为是诊断冠心病新的"金标准"。研究表明,对血管腔形态、病变性质及狭窄程度的检测,冠状动脉内超声明显优于冠状动脉血管造影。动脉粥样硬化早期,冠状动脉造影可以正常,而血管内超声已显示广泛的粥样斑块。冠状动脉内超声提供了交叉组合的血管壁成像,可得到整段血管的切面像,不但显示其管腔,还显示其血管壁的结构、厚度、形态等,还可对斑块的特征及各种类别进行分析,根据不同的超声回声来辨认钙化、纤维化和脂质池(图 3-5-23)。

注意:两者的缺点均为有创性检查。

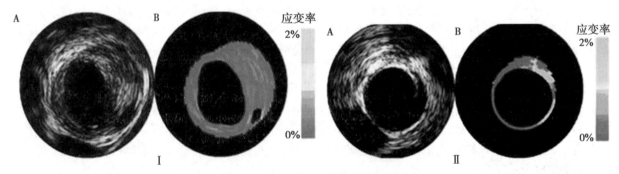

图 3-5-23 冠状动脉内超声回声区别
A. 血管内超声图;B. 血管内超声弹力图。Ⅰ. 脂质斑块图像;Ⅱ. 纤维斑块图像。

【问题 3】 对缺血性心脏病具有较高的临床诊断价值,又是无创性的检查是什么?

思路 冠状动脉 CT 血管成像(CT angiography,CTA)可观察冠状动脉主要分支有无狭窄及其部位、范围和形态,根据斑块的密度可大致判断斑块的类型(图 3-5-24)。MRI 对冠心病可从形态、功能、心肌灌注及心肌存活方面进行综合评价。二维超声心动图能提供左心室容积及其壁上各段的运动资料。

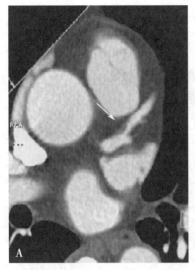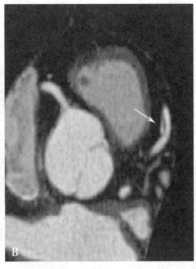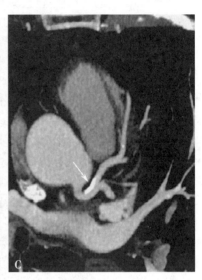

图 3-5-24　冠状动脉计算机体层血管成像的最大密度投影(MIP)图像
A. 软斑块;B. 混合斑块;C. 钙化斑块(箭头)。

五、高血压心脏病

由于全身小动脉广泛痉挛,周围循环阻力增加,动脉血压升高。左心室为克服阻力,必须增强收缩力,逐渐使心肌肥厚,当心肌代偿功能不全时,则左心室扩张,称为高血压心脏病。主动脉因管腔内压力持续增高,早期为动力性扩张,以后主动脉壁发生退行性改变,很容易产生粥样硬化。

临床病例

患者,男性,62 岁,因"发现血压升高 20 余年,头晕伴左下肢乏力半个月"入院。患者 20 余年前体检发现血压升高,为 150/90mmHg,无头晕、头痛,无恶心、呕吐,无胸闷、气喘,未予重视,未诊治。后定期体检监测血压,最高可达 180/70mmHg,无明显不适症状,间断服用降压药物(具体不详),述血压控制在 150~160/60~70mmHg 范围。近半个月来,患者无明显诱因下再次出现头晕症状,伴左下肢乏力,无头痛,无恶心、呕吐,自测血压波动较大,活动或情绪激动后血压可达 200/110mmHg,今为进一步诊治于门诊就诊,拟"高血压病 3 级(极高危)"收住入院。入院摄片见图 3-5-25。

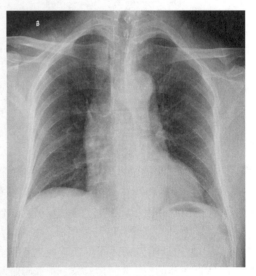

图 3-5-25　左心室增大,主动脉迂曲延长

【问题】　高血压心脏病的X线片有何特点?

思路　心脏呈主动脉型,主动脉结大,向左向上移位,肺动脉段凹陷,左心室增大。主动脉迂曲、延长,密度增高。尽管高血压心脏病与主动脉瓣关闭不全的X线表现相似,但后者左心室及主动脉的搏动强烈为其特征,结合临床体征不难鉴别。

六、肺源性心脏病

肺源性心脏病是继发于慢性支气管炎、肺气肿、其他肺胸疾病或肺血管病变的心脏病,可引起肺动脉高压致右心负荷过重,最终发生右心衰竭。

临床病例

患者,男性,78 岁,因"全身水肿 1 年,加重半个月"入院,患者 1 年前无诱因出现双下肢水肿,后逐渐累及腹部、双上肢,无胸闷、胸痛、心悸不适,无呼吸困难,无畏寒、发热、皮疹,无腹胀、腹痛、腹泻,无咳嗽、咳痰,就诊于当地医院,考虑为"水肿查因",给予利尿消肿等对症治疗后好转。后反复间断出现双下肢水肿,自行服用利尿剂后好转。半个月前再次无诱因出现双下肢水肿,逐渐累及大腿、腹部、双上肢,自行服用利尿剂后效果不佳,门诊拟"水肿查因"收住院,自发病以来一般情况差,活动受限,卧床为主,无咳嗽、咳痰、发热,无皮疹,无明显胸闷、胸痛、气促,食欲不振,夜眠尚可。既往有"慢性支气管炎、肺气肿、哮喘"病史 10 年,平素偶尔服用抗炎药物。无"高血压、糖尿病、脑梗死、冠心病"病史。入院后摄片见图 3-5-26。

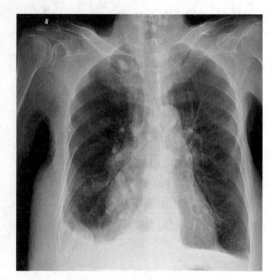

图 3-5-26 肺源性心脏病

【问题 1】 肺源性心脏病的 X 线片特点?

思路 表现为两个方面:①慢性胸肺病变,如肺气肿、弥漫性肺间质纤维化、肺结核和尘肺等肺原发病变及胸部术后改变;②心血管改变,如右下肺动脉增宽(>15mm)、肺周围动脉变细的"残根截断征"及肺动脉段凸出等肺动脉高压的征象,右心室扩大。

注意:①肺动脉高压常出现于心形态改变之前;②右心室增大,心影呈"梨形",心胸比率大于正常者不多,部分病例心比正常为小,与肺气肿、膈低位等因素有关。

【问题 2】 肺源性心脏病的形成机制是什么?

思路 胸肺疾患[80% 是慢性阻塞性肺疾病(chronic obstructive pulmonary disease,COPD)]及肺血管疾患(如肺动脉栓塞)→有效毛细血管床减少→肺血管阻力↑→肺动脉高压→肺小动脉收缩→缺氧,红细胞及血容量↑→右心室肥厚→右心室扩大、右心衰竭。

七、心包疾病

心包为一坚韧的纤维浆膜囊,包裹着心脏和大血管根部,其病变以心包积液常见,多继发于全身性疾病,如感染、肿瘤转移、结缔组织疾病、创伤等,临床表现为心前区疼痛、呼吸困难及其他心脏压塞症状。心包积液在 300ml 以下,X 线片难以发现。心包积液在 300~500ml 以上者 X 线片才有异常改变。典型者表现为心影短期内迅速增大而肺野清晰,心脏向两侧扩大,呈烧瓶样或球状(图 3-5-27A),上腔静脉增宽,主动脉变短,心脏搏动明显减弱而主动脉搏动正常。CT、MRI 可直接显示心包积液情况(图 3-5-27B)。急性心包炎后可导致心包的脏、壁两层粘连,影响心脏收缩和舒张功能,从而产生一系列临床症状和体征,称为缩窄性心包炎,约 50% 的缩窄性心包炎患者可见心包钙化现象(图 3-5-28)。

八、动脉瘤

动脉某个部位的病理性扩张称为动脉瘤。按病理解剖和瘤壁的组织结构分为真性动脉瘤和假性动脉瘤。主动脉瘤样扩张一般瘤壁含有三层组织结构;若主动脉内膜与中膜有破口形成动脉壁内血肿或出血,称为主动脉夹层。假性动脉瘤系动脉壁完全破裂后由周围结缔组织包绕形成的局部血肿。

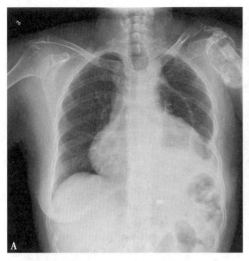
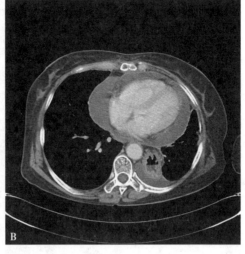

图 3-5-27　患者，女性，65 岁，食管癌术后 12 年

A. X 线胸片示心影增大呈"烧瓶样"；B. 计算机体层摄影（CT）增强扫描可见心脏周围环形无强化水样密度影。

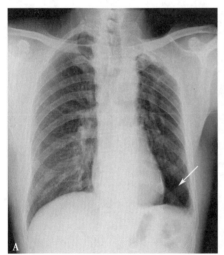
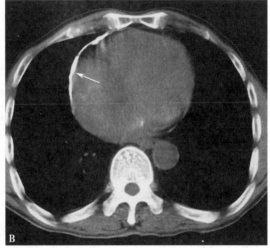

图 3-5-28　缩窄性心包炎

A. 后前位 X 线胸片，心脏左下轮廓边缘可见钙化（箭头）；B. 计算机体层摄影（CT）断面（箭头示钙化）。

临床病例

　　患者，男性，72 岁，因"持续胸背部疼痛 2 小时"入院。患者 2 小时前搬重物时突然感到剧烈胸痛、背痛，疼痛难以忍受，出汗较多，伴乏力，无恶心、呕吐、呼吸困难，无晕厥、黑矇、眩晕，自行含服"复方丹参滴丸"两次共 20 粒，症状似有所缓解。门诊心电图提示：窦性心律 ST-T 异常，以"冠心病、急性冠脉综合征"入院。既往史：既往高血压病史半年，最高血压 180/90mmHg，未规律应用降压药物，血压控制情况不详。否认药物过敏史，否认手术史。查体：血压 176/102mmHg，体温、脉搏、呼吸均正常，无其他阳性体征。

　　初步诊断：

1. 胸背痛查因：冠心病？急性冠脉综合征？主动脉夹层？

2. 高血压病 3 级（极高危）

临床处理：静脉应用硝酸甘油；查 TnT（肌钙蛋白 T）及胸部 X 线片（图 3-5-29A）

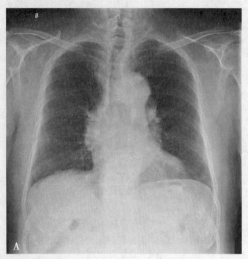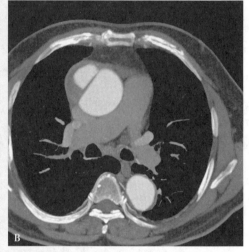

图3-5-29 夹层动脉瘤

A. 后前位片显示纵隔增宽；B. 计算机体层血管成像（CTA）显示真腔、假腔与内膜片。

【问题1】 胸部X线片发现何种异常？

思路 X线胸片发现纵隔影增宽，主动脉迂曲，升主动脉局部增宽、膨出，考虑主动脉瘤可能，建议CTA检查。

> 知识点
>
> 胸痛"三联征"在影像学专业一般是指以胸痛为表现的发病凶险、误诊率和死亡率都很高的三种疾病：急性心肌梗死、肺动脉栓塞和主动脉夹层。在临床上还指以胸痛、呼吸困难和咯血三个主要表现为主的临床症状。

【问题2】 胸部CTA提供何种证据？

思路 CTA可清晰显示真腔、假腔与内膜片（图3-5-29B），确诊由主动脉夹层造成。尚须仔细分析夹层的类型、破口的位置、累及的范围、分支情况。

> 知识点
>
> ### 主动脉夹层的临床分型与临床意义
>
> 1. DeBakey分型分为三型
> Ⅰ型：夹层广泛，破口在升主动脉。
> Ⅱ型：局限于升主动脉，破口也在升主动脉。
> Ⅲ型：局限或广泛，破口均在降部上端。
> 2. Stanford分型分为两型
> A型：累及升主动脉。
> B型：不累及升主动脉。
> 3. 临床意义 不累及升主动脉的患者可使用覆膜支架封堵破口。

九、先天性心脏病

先天性心脏病种类繁杂，其复杂的解剖特点和血流动力学因素使临床诊断通常依靠超声及各种造影检查。根据胸部X线片的肺血管分布表现，结合临床有无发绀可分为三大类病变：肺血流增多类、肺血流减少类及肺血流变化不明显（表3-5-4）。

知识点

表 3-5-4　常见的先天性心脏病：根据血管形态所作的诊断

分类	肺血流增多（左向右分流）	肺血流减少（双向或右向左分流）	肺血流不变
无发绀类	房间隔缺损、室间隔缺损、动脉导管未闭	肺动脉瓣狭窄、肺动脉及分支狭窄、原发性肺动脉高压	主动脉缩窄、右位心
有发绀类	大动脉转位、永存动脉干、肺静脉异位引流、单（共同）心房/室、艾森门格综合征	法洛氏四联症、三尖瓣闭锁、三尖瓣下移（Ebstein 畸形）伴房水平右向左分流	无

临床病例 1

　　患者，女性，22 岁，因"体检发现心脏异常 13 天"入院。患者 13 天前体检查心电图示：①窦性心律；②不完全性右束支传导阻滞。后查超声心动图示：房间隔缺损。患者平时日常生活、爬楼、剧烈运动后无胸闷胸痛，无心悸气喘，无咳嗽、咳痰，无黑矇、晕厥，无头昏、头痛，无肢体乏力。查体：心尖搏动位于胸骨左缘第 5 肋间内侧 0.5cm 处，未触及震颤，心前区杂音不明显。为进一步治疗，门诊以"房间隔缺损"收入院。入院摄片见图 3-5-30。

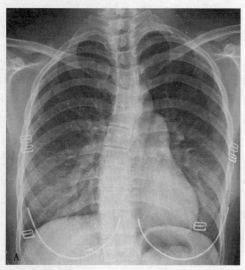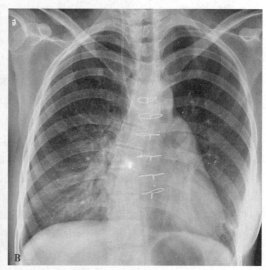

图 3-5-30　房间隔缺损 X 线影像
A. 两肺纹理增多、增粗，右下肺动脉扩张，心影饱满呈"二尖瓣型"，主动脉结正常，肺动脉段突出，心尖圆钝。脊柱侧弯；B. 术后可见肺血大致正常。

　　【问题 1】　如何分析该病例的胸部 X 线片？
　　思路　该患者胸部 X 线片首先可见肺血增多，考虑为左向右分流的先天性心脏病；再根据心影以右心房室增大为主，主动脉结大小正常，结合临床症状与体征（无杂音与发绀），符合房间隔缺损改变。该患者肺动脉段隆起明显，右下肺动脉扩张，考虑已有肺动脉高压产生。
　　【问题 2】　房间隔缺损的血流动力学改变如何？
　　思路　①由于两心房压差 4～5mmHg，通过缺损的血液为左向右分流，从而使右心系统的血容量增多，肺血增多，右心系统增大；②当肺循环血量达到体循环的 2～3 倍以上时，肺动脉压开始增高，最终导致肺动脉高压。

临床病例 2

　　患者，女性，17 岁，因"自幼发现先天性心脏病"入院。患者自幼体检发现先天性心脏病，未予治疗。外院行超声心动图提示：室间隔巨大缺损，右心室流出道狭窄，为行进一步手术治疗来院就诊，门诊拟"先天性心脏病、室间隔缺损"收治入院。病程中有活动后心悸、胸闷，遇冷时有口唇发绀，活动量较差，爬三层楼梯后自感气喘明显，无咳嗽、咳痰，无咯血，无双下肢水肿，夜间睡眠可平卧。查体：心尖搏动在正常范围，未及明显震颤。心率 85 次/min，律不齐，心尖部及胸骨左缘第 3 肋间可闻及 3/6 级"隆隆样"舒张期杂音。入院摄片见图 3-5-31。

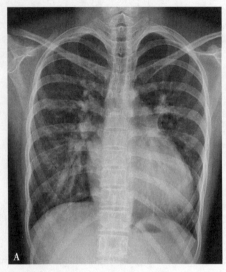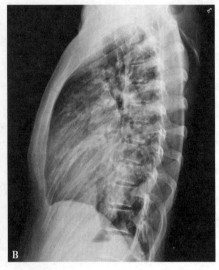

图3-5-31　室间隔缺损X线影像

A. 两肺血增多,心影呈梨形,主动脉结正常,肺动脉段突出,左、右心室增大;B. 左侧位片示增大的左心室向后下与脊柱重叠;右心室与胸骨接触面显著增多。

【问题1】　如何分析该例胸部X线片?

　　思路　室间隔缺损同样是无发绀类肺血增多性先天性心脏病,心影呈"梨形",主动脉结正常,肺动脉段突出,左、右心室增大。若缺损不大,以左心室增大为主;缺损较大,则右心室增大为著。

【问题2】　室间隔缺损的血流动力学改变如何?

　　思路

　　1. 正常右心室压为左心室压的1/4,室间隔缺损所致压力差使血液左向右分流,从而使左右心室负荷增大,心腔扩大。分流造成肺循环血量增加,逐渐形成肺动脉高压。

　　2. 当右心室压接近左心室压时,心室水平即出现右向左为主的双向分流,导致发绀,即艾森门格综合征,此时右心室增大明显,肺动脉高压征象更显著,肺血增多的程度减轻。

【问题3】　对于先天性心脏病(如房室间隔缺损),如何优选影像学检查?

　　思路

　　1. 超声检查为首选,心脏超声检查能显示各个心脏腔室的大小,并直接显影心房或心室间隔的缺损处。即使无法见到缺损,只要见到某一腔室的增大,就可能作出正确的诊断。例如在发现肺动脉血流量增加,而左心室并未增大时,就表示有心房间隔缺损。彩色多普勒超声波对于显示间隔缺损特别有用,四室彩色血流多普勒超声波像能显示彩色血流的流动。

　　2. CTA检查能多平面直观显示心内房室间隔的缺损、骑跨等;另一个主要优点是能很好地显示心外大血管及气管支气管的发育异常(图3-5-32)。

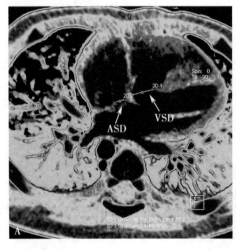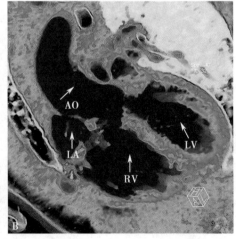

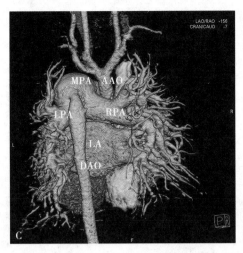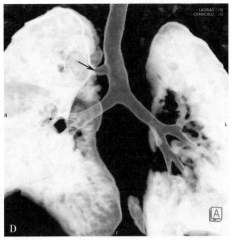

图 3-5-32　计算机体层血管成像（CTA）的虚拟仿真图像

A. 心内房间隔、室间隔缺损；B. 主动脉骑跨；C. 心外大血管的主动脉弓离断；D. 气管性支气管形成（黑箭头）。

ASD. 房间隔缺损；VSD. 室间隔缺损；AO. 主动脉；LA. 左心房；RV. 右心室；LV. 左心室；MPA. 主肺动脉；LPA. 左肺动脉；DAO. 降主动脉；RPA. 右肺动脉；AAO. 升主动脉。

临床病例 3

　　患者，女性，21 岁，因"自幼发现先天性心脏病 20 年"入院。患者自幼发现先天性心脏病，未行特殊治疗，无特殊不适主诉，无胸闷、胸痛，无咳嗽、咳痰，无发绀，无发热，活动耐力正常。今日为行进一步治疗来院就诊，门诊拟"先天性心脏病、动脉导管未闭"收治入院。查体：胸廓无畸形，两肺呼吸音清晰，未闻及干、湿啰音。心尖搏动在正常范围，未及明显震颤。心率 76 次 /min，律不齐，胸骨左缘第 2～3 肋间可闻及粗糙响亮的持续性机器样杂音。入院摄片及CTA检查见图 3-5-33。

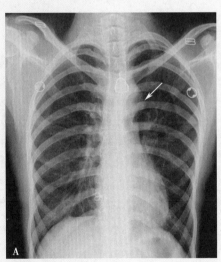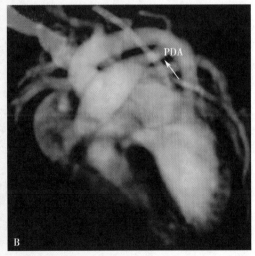

图 3-5-33　动脉导管未闭（PDA）

A. 主动脉结增宽，呈"漏斗征"样改变（箭头）；B. 计算机体层血管成像（CTA）显示动脉导管的位置及长宽度（箭头）。

【问题 1】　如何分析该例胸部 X 线片？

　　思路　动脉导管未闭的肺血增多，其特征性改变是主动脉结增宽，呈"漏斗征"样表现（图 3-5-33A，箭头），其病理基础是动脉导管起始部主动脉管腔的漏斗状扩张及在后前位上的投影。另外，左心室增大，肺动脉段轻度凸出。当然，临床查体中胸骨左缘第 2～3 肋间可闻及粗糙响亮的持续性机器样杂音是诊断的重要依据。

【问题 2】　动脉导管未闭的血流动力学改变如何？

　　思路　①由于主肺动脉压差，通过动脉导管未闭的血液为左向右分流，从而使肺循环的血容量增多，肺血增多,左心室负荷增大;②若未闭的导管孔径较大,肺循环血量增多明显,肺小动脉损害导致肺动脉高压,右心室负荷增大。

临床病例4

患者,女性,3岁,因"发现心脏杂音两年"入院。患者两年前体检发现心脏杂音,当地医院心脏超声检查示:先天性心脏病、法洛四联症。患儿哭闹后或活动后出现发绀,无呼吸困难,无心前区疼痛。今来院为进一步诊治,以"先天性心脏病、动脉导管未闭"收治入院。查体:胸廓无畸形,两肺呼吸音清,未闻及干、湿啰音。心前区无隆起,心尖搏动位于胸骨左缘第5肋间锁骨中线外0.5cm处,心率100次/min,心律齐,胸骨左缘第2~4肋间可闻及Ⅱ~Ⅲ级喷射性收缩期杂音,肺动脉瓣区第二心音减弱。入院摄片见图3-5-34。

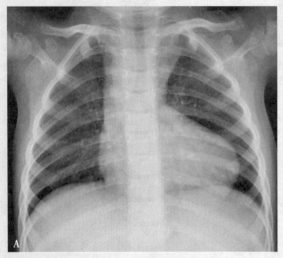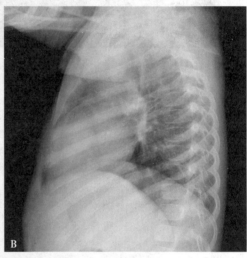

图3-5-34 动脉导管未闭X线影像
A. 肺血减少,心脏呈"靴形";B. 左侧位片示右心室增大。

【问题1】 如何分析该例胸部X线片?

思路 肺血减少,心脏呈"靴形",心底部增宽,心腰明显凹陷或平直,心尖圆隆、上翘,右心室增大。若肺内出现粗乱血管影或中下肺野及肺门附近有网状血管纹理,则为体动脉侧支循环的表现,提示重度肺动脉狭窄。

【问题2】 法洛四联症的血流动力学改变如何?

思路 最常见的发绀属于先天性心脏病之一,占先天性心脏病的30%~50%。巨大室间隔缺损、重度肺动脉狭窄,导致两心室压力接近,室水平右向左分流量上升,体动脉血氧含量下降;肺动脉狭窄,使肺血流量下降,进而加重缺氧。

(马根山)

第六章 超声心动图

一、超声心动图检查途径

1. 经胸检查法（TTE） 将探头放在胸骨旁、胸前区心尖部、肋下区、胸骨上窝等无肺组织遮盖的心腔窗口处，使声束可避开肺组织通过心腔。

2. 经食管检查法（TEE） 将探头直径小到 1.5cm 以下，即可送入食管内，声束经食管前壁和侧壁通过心脏。

3. 血管内及心腔内超声显像 探头减小到 2mm 以下与导管相接，可直接送入血管内，检查冠状动脉及其他血管或送入心腔内，从内部观察心腔。

二、超声心动图基本技术

（一）M 型超声心动图和二维超声心动图

M 型超声心动图（M-mode echocardiography，ME 的操作是采用一个固定脉冲超声束用于心腔的一些部位，通过心脏各层组织反射回波构成距离时间曲线图。

二维超声心动图（two-dimensional echocardiography，2DE）（或切面超声心动图）是应用脉冲反射的超声提供了心脏的空间准确的实时显像，并可用录像带和类似血管电影图像方法记录。

多普勒超声心动图对比超声心动图都是在 ME 和 2DE 图像上叠加新信息形成的新技术，并依靠前者定位，而三维超声心动图则是不同角度、不同水平的 2DE 断层图，按原位组合的心腔或大血管立体图。

（二）多普勒超声心动图

多普勒超声心动图应用超声来记录心血管系统的血流速度、方向和类型。其分类如下。

1. 脉冲波多普勒频谱显示法（pulsed wave Doppler，PW） 频谱纵轴代表血流速度，横轴代表时间；零线划分血流方向，向上表明血流朝向探头，向下表明血流背向探头；斜率代表加 / 减速度；频宽表示流速分布；频谱面积为流速积分；与心电图对应，可划分和测定心动周期的各时相。

2. 连续多普勒频谱显示法（continuous wave Doppler，CW） 本法可测高速血流，频谱为充填型。根据简化伯努利方程可计算狭窄处压差，进一步算出各心腔压力。根据流体连续方程计算狭窄口面积、每搏输出量、心输出量、心排血指数等。

3. 彩色多普勒血流显像（color Doppler flow imaging，CDFI） 为全心血流截面显示法，一般均重叠在相应的 2DE 断面上。可显示：①血流方向，红色表示血流朝向探头，蓝色背离探头；②血流速度，正常范围内，速度与亮度成正比；③血流性质，正常层流为单一颜色，红或蓝，异常湍流多表示为五彩镶嵌样；④血流时相，可用电影回放法确定血流的时相；⑤血流途径，CDFI 特别适合于追踪曲折而较长的血流管道，通过追踪血流帮助 2DE 显示异常结构。

三、超声心动图的常用切面

（一）2DE 临床常用基本切面

1. 胸骨旁左心室长轴切面（parasternal long axis view of left ventricle） 受检者左侧 45° 卧位，将超声探头放于胸骨左缘 3、4 肋间，探头方向指向右肩，声束纵向扫描心脏。显示左心室、左心房、室间隔、右心室、主动脉、主动脉瓣与二尖瓣等。

2. 胸骨旁短轴切面（parasternal short axis view） 与长轴切面探头位置相同，只是探头的方向和角度有所变化。可获得系列不同的切面,观察瓣膜的形态、开放幅度、心室大小、室壁运动等。

(1)大动脉水平:在胸骨旁长轴切面的基础上顺时针旋转 90°,探头方向由指向右肩转为指向左肩,同时将探头向上倾斜,即可获得大动脉短轴切面。

(2)二尖瓣水平:将探头向上倾斜可以获得二尖瓣水平短轴切面。

(3)乳头肌水平:将探头继续向左上倾斜可获得乳头肌水平切面。

(4)心尖水平:将探头继续往心尖部倾斜,可显示右心室和左心室心尖部。

3.心尖切面(apical view) 受检者平卧,超声探头放于心尖部肋间,声束横向扫描心脏;如角度有所不同获得的切面也有区别,图像也不同。

(1)心尖四腔切面:将探头放在心尖部,方向指向左肩,可获得四腔心脏图像。

(2)心尖五腔切面:将探头顺时针旋转 15°~20°,可获得出现心脏五腔切面。

(3)心尖二腔切面:在心尖四腔切面上逆时针旋转探头 30°左右,可获得心尖二腔切面。

(4)心尖长轴切面:在二腔切面的基础上继续逆时针旋转,探头声束基本纵向扫描心脏,可显示此切面。

4.剑突下四腔切面(subxiphoid 4-chamber view) 将探头置于剑突下,声束指向左下方,即可显示剑突下四腔切面。此切面的解剖结构主要包括下腔静脉、右心房、三尖瓣、右心室、室间隔、左心室、二尖瓣、左心房和房间隔。该切面是观察房间隔缺损和心包积液的重要切面。剑突下不仅可以显示四腔切面,还可以显示长轴切面、大动脉短轴切面及其他切面。一般是儿童和体型较瘦的人剑突下切面易于显示,成年人且体型肥胖者此切面往往显示不清。

5.胸骨上窝切面(suprasternal view) 其为显示主动脉弓常用的标准切面。将探头置于胸骨上窝,声束指向左下,即可显示升主动脉、主动脉弓及其分支、降主动脉起始部、部分右肺动脉。

(二)ME 常见波群与曲线

1.心底波群(echo pattern of the heart base) 可于胸骨左缘第 3 肋间探及,在左心长轴观或心底短轴观上经由主动脉根部取样,其解剖结构自前至后依次为胸壁、右心室流出道、主动脉根部及左心房。以上结构均位于心底部,因而称心底波群。

2.二尖瓣波群(echo pattern of the mitral valve) 可于胸骨左缘第 3~4 肋间探及,在左心长轴切面上,经过二尖瓣前叶取样时,可见一组较特异的波群,其内有一条活动迅速、幅度较大的曲线,经解剖定位与声学造影证实为二尖瓣前叶之反射。以此为标志,可以向前或向后逐层识别其他的解剖结构。由于二尖瓣在这些结构中特异性最强,故命名为二尖瓣波群。该波群自前至后,所代表的解剖结构为胸壁、右心室前壁、右心室腔、室间隔、左心室(二尖瓣波群及其内的腱索)与左心室后壁。二尖瓣前叶曲线正常人呈双峰,分别表示心室快速充盈期和缓慢充盈期。

3.心室波群(ventricular echo pattern) 于胸骨左缘第 4 肋间探查,在左心长轴切面上,经由二尖瓣腱索水平取样时可见心室波群。自前至后,所代表的解剖结构分别为胸壁、右心室前壁、右心室腔、室间隔、左心室(及其内的腱索)与左心室后壁。该波群为测量左心室内径、室间隔和左心室后壁厚度的标准区。

4.三尖瓣波群(echo pattern of the tricuspid valve) 于胸骨旁四腔心切面检查,选择经过三尖瓣前叶取样线,可见一双峰曲线,活动幅度较大,距体表较近,此为三尖瓣前叶反射曲线。当声束向右上倾斜时,依次可见胸壁、右心室前壁、右心室腔、三尖瓣、右心房、房间隔与左心房。而当声束斜向左下时,在三尖瓣之后依次为室间隔、左心室腔(有时其内可见二尖瓣)及左心室后壁。

5.肺动脉波群(echo pattern of the pulmonary valve) 于胸骨左缘第 2、3 肋间,右心室流出道长轴切面基础上引导取样线记录 M 形曲线。肺动脉瓣叶于收缩期朝后移动,舒张期朝前移动。肺动脉瓣波群通常只能记录到一个瓣叶活动,常为后瓣曲线。

(三)频谱多普勒超声心动图

包括 PW、CW、频谱曲线,横轴代表时间,纵轴代表多普勒频移大小或血流速度。从频谱曲线上可评价血流方向、流速、性质等。

(四)彩色多普勒超声心动图

在心尖四腔心切面和左心室长轴切面上,正常二尖瓣口和三尖瓣口血流显示为舒张期朝向探头的红色血流信号,而左心室流出道和主动脉瓣口的血流显示为收缩期背离探头的蓝色血流信号。

四、常见心血管疾病的超声表现

（一）心脏瓣膜病

1. 二尖瓣狭窄

（1）2DE：①二尖瓣叶增厚，回声增强，尤以瓣尖为重，呈结节状；②舒张期瓣叶开放受限，前叶呈舒张期圆隆状，后叶活动差；③二尖瓣短轴图可见瓣叶回声增粗、增强。瓣口缩小，开放呈鱼嘴状，可直接测量瓣口面积；④左心房大，右心室肥大。

（2）ME：①二尖瓣前叶呈"城垛样"改变（EF斜率降低，A峰消失）；后叶与前叶同向或中间位活动；②瓣叶回声变宽增强，左心房增大。

（3）PW/CW：①在心尖四腔切面，取样容积放置于二尖瓣左心室侧，可见舒张期高速湍流，并可测得二尖瓣舒张期最大速度；②根据压力减半时间，可获得二尖瓣口功能面积。该方法能较准确地测定舒张期跨二尖瓣的压差和二尖瓣口面积，其结果与心导管法测定结果具有良好相关性，可较准确地判断狭窄严重程度。

（4）CDFI：其可实时观察二尖瓣狭窄的射流，有助于连续多普勒的正确定向。见舒张期二尖瓣口五彩镶嵌血流。

（5）经食管超声有利于左心耳及左心房附壁血栓的检出。

2. 二尖瓣关闭不全

（1）2DE：可显示二尖瓣装置形态特征，如瓣叶或瓣叶下结构的增厚、缩短、钙化，瓣叶冗长脱垂、连枷样瓣叶，瓣环扩大或钙化、赘生物、左心室扩大和室壁矛盾运动等，有助于明确病因。

（2）ME：①主要用于测量左心室超容量负荷改变，如左心房、左心室增大；②二尖瓣回声增强、粗糙，前叶活动增强。ME及2DE不能确定二尖瓣关闭不全。

（3）PW/CW：将取样容积置于二尖瓣左心房侧，可于收缩期在左心房内探及高速射流，从而确诊二尖瓣反流。

（4）CDFI：可见收缩期由左心室经二尖瓣进入左心房的五彩镶嵌的血流信号。彩色多普勒血流显像诊断二尖瓣关闭不全的灵敏度可达100%，可对二尖瓣反流进行半定量及定量诊断。半定量诊断标准为：若反流局限于二尖瓣环附近为轻度，到左心房中部为中度，直达心房顶部为重度。

3. 主动脉狭窄

（1）2DE：①左心室长轴切面可见主动脉瓣回声增强，瓣叶增厚。收缩期瓣膜开放呈圆顶样，瓣口缩小；②大动脉短轴切面可见主动脉瓣叶数目，瓣叶面积缩小；③左心室后壁及室间隔对称性肥厚，左心房可增大，主动脉根部狭窄后扩张等，可发现二叶、三叶主动脉瓣畸形。

（2）ME：主动脉瓣回声增粗增强，瓣膜开放幅度缩小（<15mm），室间隔、左心室后壁增厚，左心室内径增大。

（3）PW/CW：取样容积放置于心尖五腔主动脉瓣远心端，可见高速的收缩期湍流频谱，可测定心脏及血管内的血流速度。通过测定主动脉瓣口的最大血流速度，可根据简化的伯努利公式计算最大跨瓣压力阶差（左心室-主动脉收缩期峰压差）及瓣口面积，从而评估其狭窄程度。

（4）CDFI：可见血流于瓣口下方加速形成五彩镶嵌的射流，从主动脉瓣口延伸至主动脉内。

4. 主动脉瓣关闭不全

（1）2DE：①可见主动脉瓣增粗，回声增强，瓣叶在舒张期对合不良，左心室扩大；②二尖瓣短轴切面可见二尖瓣前叶中央部分开放受限而呈平坦波形；③心底短轴切面可见舒张期瓣叶不能对拢，间隙常>3mm。

（2）ME：左心室增大，左心室流出道增宽；主动脉瓣开放及关闭速度加快，关闭呈双线回声。

（3）PW/CW：将取样容积置于心尖五腔主动脉瓣下，可显示主动脉瓣下方（左心室流出道）探及全舒张期反流，为诊断主动脉瓣反流高度敏感及准确的方法，与心血管造影术有高度相关性，可定量判断其严重程度）。

（4）CDFI：可见舒张期起自主动脉瓣口、向左心室腔内延伸的反流信号，呈火焰状或五彩镶嵌的反流束。

（二）心肌疾病

1. 扩张型心肌病（dilated cardiomyopathy，DCM） 超声心动图是诊断及评估 DCM 最常用的重要检查手段。疾病早期可仅表现为左心室轻度扩大，后期各心腔均扩大，以左心室扩大为著。室壁运动普遍减弱，心肌收缩功能下降，左心室射血分数显著降低。二尖瓣、三尖瓣本身虽无病变，但由于心腔明显扩大，导致瓣膜在收缩期不能退至瓣环水平而关闭不全。

（1）ME：①心腔明显增大，以左心室最明显；②室壁运动幅度明显降低，室壁收缩期增厚率 <30%，左心室平均短轴缩短率 <25%；③二尖瓣运动幅度降低，呈钻石样小开口。

（2）2DE：①左心室长轴切面见左心房，左心室扩大，以左心室扩大明显，室间隔常呈新月形向右心室凸出，左心室后壁呈弓形后移，左心室流出道增宽，室壁运动普遍减弱，二尖瓣前后叶开放幅度小；②心尖四腔图可见心腔明显扩大，以左心室更为显著，室壁运动普遍减弱，有时见附壁血栓。

频谱和彩色多普勒可测到二尖瓣、三尖瓣或肺动脉瓣反流。主肺动脉收缩期血流频谱显示加速时间缩短，提示肺动脉高压。

2. 肥厚型心肌病 超声心动图是临床最主要的诊断手段。心室不对称肥厚而无心室腔增大为其特征。舒张期室间隔厚度达 15mm。伴有流出道梗阻的病例可见室间隔流出道部分向左心室内突出二尖瓣前叶在收缩期前向活动（systolic anterior motion，SAM）、左心室顺应性降低致舒张功能障碍等。值得强调的是，室间隔厚度未达标不能完全除外本病诊断。静息状态下无流出道梗阻需要评估激发状态下的情况。部分患者心肌肥厚限于心尖部，尤以前侧壁心尖部为明显，如不仔细检查，容易漏诊。

（1）2DE：室间隔肥厚及运动异常，室间隔厚度 >1.5cm，与左心室后壁心肌厚度之比 >1.3。病变部位心肌回声增强不均匀，纹理不清，左心室流出道变窄 <2.0cm。

（2）ME：左心室流出道受限时，二尖瓣前叶收缩期 CD 段向室间隔呈弓形隆起，SAM 征阳性。

（3）PW/CW：肥厚型心肌病伴有左心室流出道狭窄，取样容积置于左心室流出道，可测到增快的血流速度，峰值后移。

（4）CDFI：伴有左心室流出道狭窄时，在心尖及四腔切面上可显示左心室流出道内以蓝色为主的混叠色彩信号。

（三）心包疾病

1. 心包积液 超声心动图对诊断心包积液简单易行，迅速可靠。心脏压塞时的特征为：整个心动周期可见脏层心包与壁层心包之间存在积液，大量时呈"游泳心"，舒张末期右心房塌陷及舒张早期右心室游离壁塌陷。此外，还可观察到吸气时右心室内径增大，左心室内径减少，室间隔左移等。超声心动图可用于心包积液定量、定位，并引导心包穿刺引流。

（1）2DE：左心室长轴切面可观察到左心室后壁及右心室前壁心包内液性暗区，左心室短轴切面观察可显示左心室不同部位的心包积液。

（2）ME：右心室前壁前方和 / 或左心室后壁后方心包腔内可见液性暗区。

2. 缩窄性心包炎 超声心动图是临床最常用的无创检测手段。典型的表现为心包增厚、粘连，心脏变形，室壁活动减弱，室间隔舒张期矛盾运动，即室间隔抖动征，下腔静脉增宽且不随呼吸变化。

（1）2DE：双心房明显扩大，双心室相对较小，心包膜明显增厚，尤以房室瓣环部位为著。剑突下四腔心观察可清晰显示心包增厚、回声增强程度，心室舒张和收缩均受到限制，室壁运动受限。

（2）ME：左心室后壁部位心包膜增厚，回声增强。舒张期舒张速度加快。

（四）高血压心脏病

（1）2DE：室间隔及左心室后壁呈均匀的向心性增厚，主动脉内径和左心房内径轻度扩大。

（2）ME：主动脉波群的重搏波消失，呈圆拱形，二尖瓣前叶的 A 峰高于 E 峰。左心房可轻度增大，室间隔及左心室后壁增厚。

（3）PW/CW：二尖瓣血流频谱 A 峰高于 E 峰。

（五）冠心病

超声对于早期冠心病的诊断价值有限，但对于心肌缺血及心肌梗死有很大的价值。

（1）2DE：缺血部位心肌可显示室壁变薄、纤维化等室壁形态结构的变化、节段性室壁运动减弱，矛盾运动和向外膨出形成室壁瘤，部分患者在心尖部探及附壁血栓。

（2）ME：节段性室壁运动异常，室间隔及左心室后壁舒张速度明显下降，室壁收缩期增厚率降低（<30%）。

（3）PW/CW：心肌缺血或心肌梗死引起乳头肌功能不全时，取样容积置于二尖瓣左心房侧，可探及收缩期高速血流频谱，可实测反流速度。

（4）CDFI：显示收缩期五彩镶嵌的反流血流束。

（六）主动脉夹层

超声心动图受患者体型、胸廓畸形、肺气肿等因素影响，使图像质量欠佳，特别是对于超声远场的降主动脉胸段显示欠佳，易造成降主动脉夹层的误诊和漏诊。对于主动脉内膜破口的显示，因受技术、仪器分辨率及患者透声条件的影响，难以全部显示。

（1）2DE、ME：①升主动脉瘤样扩张在左心室长轴切面以及主动脉短轴切面，显示升主动脉内径增宽，尤以窦部为主，内径在40mm以上，短轴切面可见显著扩张的主动脉窦部压迫后方的左心房。②升主动脉夹层动脉瘤左心室长轴切面及五腔心切面可见主动脉内径增宽，主动脉管腔内可见内膜撕脱，内膜撕脱的类型多种多样，有的内膜撕脱呈螺旋形延伸，也可呈套叠状，显示主动脉腔分为真腔和假腔。撕裂的内膜随心动周期波动，收缩期由真腔向假腔移动，舒张期反向移动。夹层动脉瘤可环形侵及管壁或部分管壁，于主动脉短轴切面可显示前者主动脉根部呈同心圆状，内层低回声环为内膜，外层强回声环为中层及外层，其间为无回声区。沿主动脉纵轴方向追踪纵切或横切扫查，可以发现夹层的起止部位及剥离形态。若有内膜大片撕裂，则可在管腔内显示纤细的内膜回声。

（2）CDFI：真腔内血流色彩鲜明，假腔内血流暗淡，假腔内有附壁血栓形成时，管腔内仅可见血栓反射回声，而无血流信号。真腔与假腔相互交通，第一破口处血液收缩期由真腔流入假腔，舒张期血液很少流动或由假腔流向真腔。第二破口处血流方向相反。由于主动脉解环扩大导致主动脉瓣不同程度的关闭不全。

（3）超声心动图的诊断依据：①主动脉管腔内可见线状撕裂的主动脉内膜回声，撕裂的内膜将主动脉管腔分为真腔和假腔；②真腔收缩期扩张，血流速度较快，而假腔内收缩期受压，血流速度慢，可有云雾状回声和血栓形成；③破口处内膜回声中断；④主动脉内径多有扩张；⑤可有主动脉瓣脱垂、主动脉瓣反流、左心室扩大等征象。

（七）肺栓塞

（1）直接征象：主肺动脉远端及左、右肺动脉或右心房、右心室内显示血栓样回声。

（2）间接征象：①右心扩大，左心室变小；②肺动脉干增宽；③右心室壁运动减低或消失，慢性肺栓塞右心室壁增厚；④三尖瓣反流及肺动脉高压。

右心腔、肺动脉主干或其分支的血栓可以通过超声检查明确诊断肺栓塞。超声心动图的间接征象可提示临床进一步做其他影像学及化验室检查。部分急性肺栓塞病例虽然无显著的右心扩大，但已产生了血流动力学变化，超声可根据亮度增高的三尖瓣反流信号，迅速检测肺动脉压，为肺栓塞的诊断提供有价值的信息。有的病例虽然三尖瓣反流量较少，但反流束亮度增高，此时，应使用连续多普勒检测反流速度并估测肺动脉压力。

（八）先天性心脏病

1. 房间隔缺损　常用来观察房间隔是否延续的切面包括剑突下四腔切面和剑突下双心房切面、大动脉短轴切面、心尖四腔切面和胸骨旁四腔切面。在2个或以上切面显示房间隔局部回声失落。回声失落处的房间隔断端可有回声增强、增宽。原发孔型ASD缺损位于房间隔下部，十字交叉部分缺失。继发孔型ASD位于房间隔中上部，十字交叉存在。静脉窦型ASD回声中断出现在房间隔顶部。

（1）2DE：右心房、右心室、右心室流出道扩大，肺动脉增宽，房间隔回声中断。

（2）ME：①右心室流出道增宽，室间隔与左心室后壁呈同相运动；②肺动脉高压时，肺动脉瓣曲线ef段抬高，a波消失，开放呈"V"形或"W"形。

（3）PW/CW：房间隔低速分流信号，可测量分流速度。单纯ASD的左向右分流呈典型三相频谱，速度通常在0.8~1.2m/s之间。在重度肺动脉高压时，右心房内压力超过了左心房压力，可导致右向左分流，这时可探及反向、低速的右向左分流频谱。

（4）CDFI：可见房间隔回声中断处以红色为主的五彩镶嵌血流束，通过房间隔进入右心房，是房间隔缺损的直接超声诊断依据。间接征象可包括右心房、右心室、肺动脉增大及肺动脉高压。

2. 室间隔缺损　心底短轴对于鉴别VSD的类型有参考价值：单纯膜部缺损显示在"9点钟"位置，膜周部缺损显示在 10～11 点处, 嵴内型缺损在"12 点钟"处, 干下型缺损在肺动脉瓣下"1 点钟"的位置。肌部缺损可在胸骨旁、心尖和剑突下四腔等切面显示。

（1）ME：左心室扩大、左心房轻度扩大、室间隔和左心室后壁运动幅度增加、右心室流出道增宽。肺动脉高压时, 右心室扩大, 右心室壁增厚。

（2）2DE：左心房、左心室增大, 右心室流出道增宽, 室间隔回声连续中断, 断端回声增强。

（3）PW/CW：可见收缩期高速湍流信号, 并能检测分流速度。没有肺动脉高压时单纯室间隔缺损的频谱为全收缩期、单峰、高速（4m/s 以上）的正向湍流频谱。重度肺动脉高压时, 收缩期仍为左向右分流, 舒张期主要是右向左分流。

（4）CDFI：可见室间隔回声中断处穿过室间隔五彩镶嵌血流束, 是室间隔缺损的直接超声诊断依据, 肺动脉高压时可以出现双向分流。间接征象可包括左心室、左心房、右心室增大及肺动脉高压。

3．动脉导管未闭

（1）2DE：大动脉短轴切面及胸骨上窝主动脉弓长轴切面显示肺动脉与降主动脉之间异常管道, 左心房、左心室增大, 主肺动脉增宽。

（2）ME：左心房、左心室增大, 室间隔和左心室后壁运动幅度增加。

（3）PW/CW：取样容积置于胸骨左缘大动脉短轴的 PDA 主肺动脉端, 可获得连续性高速血流频谱。在肺动脉内连续的分流频谱最大分流速度一般大于 4m/s。通过三尖瓣反流频谱还可估算肺动脉收缩压力。

（4）CDFI：于大动脉短轴或胸骨上窝主动脉弓长轴切面, 在主肺动脉与降主动脉峡部间的异常管道中, 整个心动周期均可探查到五彩镶嵌的血流束, 是 PDA 的直接超声诊断依据。多数分流束进入主动脉、肺动脉后沿其左侧壁逆行肺动脉瓣。当有明显肺动脉高压时会出现双向分流。收缩期分流束为蓝色, 而舒张期分流束仍为红色。艾森门格综合征时超声表现仅有蓝色花彩血流自主、肺动脉流向降主动脉。间接征象可见左心室、左心房增大为主及肺动脉高压。

4．法洛四联症

（1）ME：右心室增大、右心室前壁增厚, 右心室流出道狭窄, 主动脉内径增宽、前壁右移（前移）, 从主动脉向二尖瓣波群扫描时, 主动脉前壁与室间隔的连续性中断, 主动脉骑跨于室间隔上。

（2）2DE：①主动脉前壁和室间隔连续中断, 多用胸骨旁长轴和心尖五腔切面观察, 可见主动脉根部和升主动脉扩张, 主动脉骑跨于室间隔的残端；②显示室间隔缺损的部位和大小, 多用大动脉短轴切面观察, 室间隔缺损一般较大（1.0～2.5cm）, 大多数缺损为嵴下型, 少数为肺动脉干下型；③右心室肥厚：可伴右心室扩大, 左心室不大或者偏小, 室间隔向左侧偏移；④肺动脉口狭窄, 在胸骨旁动脉短轴切面充分显示肺动脉及其分支, 判断肺动脉的发育情况, 狭窄部分在右心室血液入肺动脉的任何部位, 如漏斗部、瓣膜、瓣环、右心室腔内和肺动脉及其分支。

（3）多普勒超声心动图：取样容积置于右心室流出道或肺动脉内可显示高速湍流频谱, 并可实测血流速度。由于室间隔缺损较大, 分流速度可能不快。右心室流出道狭窄频谱呈典型的倒匕首征, 肺动脉瓣狭窄频谱呈对称的抛物线形。通过肺动脉口压力阶差可以判断肺动脉的狭窄程度。

（4）CDFI：于左心室长轴、大动脉短轴、心尖四腔心和心尖五腔心切面均可显示室水平的右向左分流的血流束, 右心室流出道及肺动脉内见五彩镶嵌的血流信号。

（于 波）

推荐阅读文献

[1] 杨天伦. 心血管内科住院医师手册. 北京：科学技术文献出版社, 2009.

[2] 葛均波, 徐永健, 王辰. 内科学. 9 版. 北京：人民卫生出版社, 2018.

[3] 金征宇, 龚启勇. 医学影像学. 3 版. 北京：人民卫生出版社, 2015

[4] 李春伶, 侯海军. 轻松掌握超声心动图：五进阶学习法. 北京：人民军医出版社. 2010.

[5] 王新房, 谢明星. 超声心动图学. 5 版. 北京：人民卫生出版社, 2016.

[6] 徐克, 龚启勇, 韩萍. 医学影像学. 8 版. 北京：人民卫生出版社, 2018.

[7] 朱天刚, 霍勇, 张运. 超声心动图规范化培训教材. 北京：人民卫生出版社, 2012.

第七章 电 复 律

　　电复律是将一定强度的电流瞬间通过心脏，使大部分心肌同时除极，抑制异位兴奋灶、消除折返，由心脏传导系统中自律性最高的窦房结重新主导心脏节律。其中，将心室颤动转复为窦性心律的电复律又称为电除颤。

电除颤/电转复
操作（视频）

　　按工作方式，直流电复律可分为：同步电复律和非同步电复律。按需进行电复律的紧急程度，可分为：紧急电复律和择期电复律。

　　由于其终止快速性心律失常的高效性，电复律已广泛应用于临床。

临床病例 1

　　患者，男性，78 岁，因"心悸头晕 1 小时"来急诊就诊。

　　1 小时前患者洗澡时突发心悸，持续不缓解，伴有头晕、黑矇、全身乏力、全身大汗，家属急将其送至急诊就诊。既往冠心病、冠状动脉支架植入病史，平素规律服用阿司匹林、阿托伐他汀、美托洛尔等药物。查体：体温 36.5℃，脉搏 200 次/min，呼吸 22 次/min，血压 78/50mmHg，神志清，精神萎靡，呼吸浅快，全身湿冷，两肺未闻及干湿啰音，心率 200 次/min，律齐，各瓣膜听诊区未闻及病理性杂音。辅助检查：心电图提示室性心动过速（图 3-7-1）。

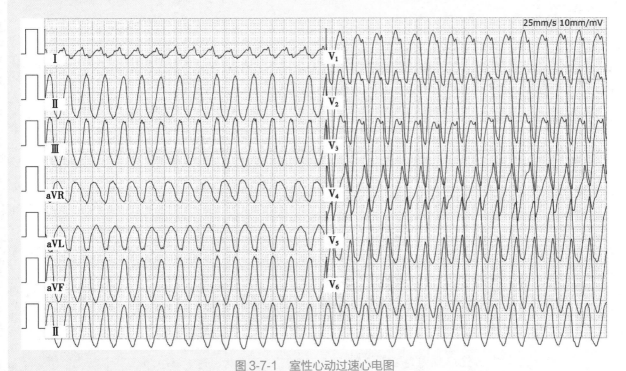

图 3-7-1　室性心动过速心电图

　　【问题 1】 根据以上临床资料，该患者的诊断是什么？

　　思路　患者心悸发作，持续时间长，发作时心电图（图 3-7-1）提示室性心动过速。心律失常 - 持续性室性心动过速诊断明确，结合既往冠心病、冠状动脉支架植入病史，室性心动过速发作考虑与冠心病相关，为器质性室性心动过速,预后较差,应交代病危。

【问题2】　此时应采取什么紧急处置措施?

思路　患者出现头晕、黑矇、全身湿冷,测血压78/50mmHg,表现为血流动力学不稳定,需紧急电复律。

知识点

哪些情况下需采取紧急电复律?

任何引起血流动力学不稳定的异位快速性心律失常,如心室颤动、心室扑动、室性心动过速、房颤伴预激综合征旁道前传等。

【注】血流动力学不稳定的表现:胸痛、呼吸困难、意识障碍、严重低血压、急性心力衰竭。

【问题3】　同步电复律与非同步电复律,该患者如何选择?

思路　该患者心电图表现为单形性室性心动过速,R波易于识别,选择同步电复律。

知识点

同步电复律与非同步电复律

1. 同步电复律　除颤器设有同步装置,放电前选择同步选项,可使电流与R波同步,此时电流刺激落在心室绝对不应期,避免在心室易损期放电诱发室性心动过速或心室颤动。心室扑动、心室颤动以外的心律失常应选择同步电复律。

2. 非同步电复律　主要用于心室颤动;心室颤动发作时无正常的心动周期,无QRS波,无法识别R波或心室易损期。少数情况下,多源室性心动过速或心房颤动合并预激综合征伴旁道前传可出现宽大不规则的QRS波和T波,此时选择同步模式,除颤器难以识别R波,无法及时放电,权衡利弊,此时可选择非同步电复律。

【问题4】　该患者如何实施电复律?

思路　该患者为持续性室性心动过速发作,出现血流动力学障碍,应尽可能1次复律成功,可选择较大复律能量,单相波复律用360J,双向波复律用200J。

知识点

电复律实施步骤

1. 患者仰卧于硬板床上,吸纯氧。

2. 连接除颤器和心电监护仪,选择一个R波高耸的导联进行示波观察。

3. 建立静脉通道,静脉注射咪达唑仑或丙泊酚进行麻醉(若患者意识丧失省去该步骤)。

4. 将除颤电极板均匀涂以专用导电胶。

5. 选择"同步"(除颤器默认"非同步",若为心室颤动发作,则省去该步骤)。

6. 选择能量(根据心动过速类型选择合适能量)。

7. 电极板位置安放:"STERNUM"电极板放置于胸骨右缘第2、3肋间(心底部),"APEX"电极板放置于心尖部。两个电极板之间距离不小于10cm,电极板需紧贴皮肤并有一定压力。

8. 充电。

9. 确定操作者和周围人员与患者无接触。

10. 再次观察心电示波,确定电复律指征,双手拇指同时按压放电按钮。

11. 放电后继续紧按电极板,观察心电示波,有无复律为窦性心律。

12. 若恢复为窦性心律,移开电极板。(若为心室颤动或其他无脉性电活动,则进行心肺复苏)。

13. 心电监护至少8小时(根据病情决定监护时间)。

病情变化

患者电复律后恢复窦性心律,心悸症状消失,经过适当补液、升压等治疗后,血压恢复正常。

【问题5】 电复律可能会出现哪些并发症?

思路 电复律后出现并发症的可能性较低,但一旦出现,应积极予以处置。

(1)心律失常:①缓慢性心律失常,以窦性停搏、窦性心动过缓、房室传导阻滞等多见,可能与直流电刺激迷走神经、复律前应用抗心律失常药物,以及本身已存在的窦房结功能不全或房室阻滞等相关,一般短时间内可消失,若持续时间较长,可应用阿托品或异丙肾上腺素,必要时行临时起搏器植入;②室性心动过速或心室颤动,可能与同步装置不良、心肌本身病变、洋地黄中毒、低钾、酸中毒等因素有关,可予以静脉注射抗心律失常药物,再予以电复律。

(2)血栓栓塞:有以下三方面原因。①复律前心脏内已存在血栓;②部分复律前经食管超声心动图排除左心房血栓的心房颤动患者,复律后心房机械收缩延迟恢复导致血栓形成;③电击本身具有致血栓作用。

(3)低血压:持续时间短暂,可很快恢复。

(4)急性肺水肿:常在电击后1～3小时内发生,可能与左心房、左心室功能不全有关。按急性肺水肿治疗原则处置。

(5)心肌损伤:多因电击能量过大或多次电击引起,可表现为心电图 ST-T 改变、心肌酶谱升高。

(6)皮肤灼伤:常表现为局部皮肤红斑,一般无须特殊处理。

临床病例2

患者,男性,52岁,因"反复心悸1年,再发20小时"入院。

患者1年前开始反复发作心悸,每次发作持续数分钟至半小时不等,可自行终止,未捕捉到发作时心电图。20小时前心悸症状再发,急诊查心电图提示心房颤动,予以胺碘酮静脉泵入未能复律,患者症状明显,自愿选择电复律。查体:体温36.8℃,脉搏80次/min,呼吸20次/min,血压136/80mmHg,神志清,精神欠佳,两肺未闻及干湿啰音,心率138次/min,第一心音强弱不等,心律绝对不齐,心界无扩大,各瓣膜听诊区未闻及病理性杂音。辅助检查:心电图提示心房颤动(图3-7-2)。

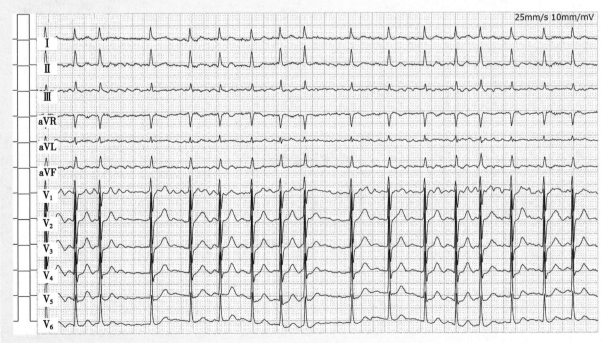

图 3-7-2 心房颤动心电图

【问题1】 根据临床资料,该患者考虑的诊断是什么?

思路 患者心悸发作时心电图提示心房颤动。诊断为心律失常-阵发性心房颤动。

【问题2】 患者为择期电复律,需进行哪些准备?

思路

(1)向患者及其家属交代病情,并让其签署知情同意书。

(2)择期复律前进行评估:相关实验室检查包括血气分析、电解质、肝肾功能、甲状腺功能,对正在抗凝或需进行抗凝治疗者,完善出凝血指标;经胸超声心动图评估心脏结构功能,心房颤动患者需行经食管超声心动图排除左心房血栓。

(3)心房颤动患者复律前需进行抗凝,对于持续48小时以内的心房颤动患者,经食管超声心动图排除左心房血栓后,应用肝素或低分子量肝素抗凝,对于持续48小时以上者,复律前至少3周达标抗凝,复律后至少维持4周。

(4)对于心房颤动患者,应用抗心律失常药物可提高复律成功率并有助于复律后窦性心律维持,常用胺碘酮。

(5)禁食6小时。

(6)复律前除了除颤器,抢救车、气管插管等抢救设备须准备到位。

(7)复律步骤参见"电复律实施步骤"。

知识点

哪些情况下采取择期电复律? 电复律能量如何选择?

各种室上性心动过速,药物治疗后心动过速难以终止且症状明显,可选择择期电复律。

电复律能量选择:

(1)单相波除颤器:心房颤动100~200J;心房扑动50~100J;阵发性室上性心动过速100~150J;室性心动过速100~200J;心室颤动、心室扑动200~360J。

(2)双向波除颤器:室上性心动过速(包括心房颤动、心房扑动)25~50J起始;稳定型室性心动过速50J起始;不稳定型室性心动过速或心室颤动、心室扑动100~200J。

【注】 电复律会造成心肌损伤,随着能量的增加而增加,在临床条件允许情况下,建议从最低的有效电能逐渐增加能量。

病情变化

患者相关检查未见明显异常,电复律后恢复窦性心律,心悸症状消失,生命体征平稳。

(陈明龙)

推荐阅读文献

[1] 黄从新,张澍,黄德嘉,等. 心房颤动:目前的认识和治疗的建议(2018). 中华心律失常学杂志,2018,22(4):279-346.

[2] ZIPES D P, LIBBY P, BONOW R O, et al. Braunwald's heart disease. 11th ed. Philadelphia: Elsevier, 2018.

第八章　心包穿刺术

心包穿刺术是采用经皮穿刺的方法通过特殊的导管,将心包内异常积液或出血抽吸或通过引流管引流出来,以缓解心脏压塞或获取心包积液,达到治疗或协助临床诊断的操作方法。

心包穿刺术

知识点

心包穿刺术的目的

1. 解除心脏压塞,挽救生命。
2. 减少心包积液量,缓解症状。
3. 获得心包积液标本,用于诊断。

在积液量少、用其他方法能明确诊断或经特异性治疗后可缓解的状态下,不建议积极行该项有创操作。

【适应证】

1. 心脏压塞,应施行紧急心包穿刺术。
2. 需要心包内注入药物进行治疗。
3. 虽经特殊治疗,心包积液仍进行性增长或持续不缓解。
4. 化脓性心包炎。
5. 原因不明的心包积液,需要获取积液进行诊断。

【禁忌证】

1. 绝对禁忌证　主动脉夹层。穿刺引流可能导致心包内出血增加和夹层扩展,危及生命。
2. 相对禁忌证
(1) 患者不能配合,不能保证安全操作。
(2) 未纠正的凝血障碍、正在接受抗凝治疗、血小板计数 $<50×10^9/L$。
(3) 积液量少,位于心脏后部,已被分隔的心包积液。
(4) 无心胸外科后备支持。

临床病例

患者,女性,67 岁,因"间断性胸痛半个月"收入院。入院诊断:急性冠脉综合征。行选择性冠状动脉造影提示右冠 2 段 95% 狭窄,球囊扩张后植入 3.5mm×30mm 冠状动脉药物洗脱支架,后扩张过程中患者突发胸痛、抽搐,立即造影显示右冠状动脉破裂。X 线透视显示存在心包积液(图 3-8-1)。

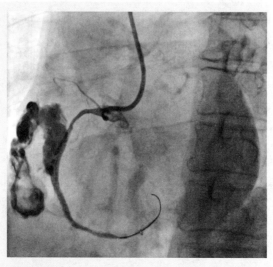

图 3-8-1　患者冠状动脉介入术,球囊扩张后造影,可见造影剂经冠状动脉溢出

【问题 1】　患者心包积液的原因是什么?应该怎样处理?

思路 1　患者冠状动脉介入治疗过程中出现急性心脏压塞,与介入操作有关。该患者考虑为冠状动脉破裂。

思路 2　患者有明显心脏压塞,出现血流动力学和生命体征不稳定,应立即行心包穿刺术。

思路 3　同时给予适当扩容、支持生命,如升压药物、吸氧等治疗。

知识点

常见的引起心脏压塞的心血管疾病介入诊疗操作和原因

心血管疾病介入诊疗操作引起的心脏压塞,多与操作不当和特殊解剖部位或解剖异常相关。

1.经皮冠状动脉介入治疗　导丝穿孔、钙化病变、球囊过度扩张,可导致冠状动脉破裂。

2.电生理检查和射频导管消融　鞘管操作不当、消融导管张力、接触力过大,能量选择过大、组织气化的爆裂伤;消融部位特殊,如薄弱部位(心耳、冠状窦、憩室等);房间隔穿刺不当。

3.起搏器植入　导线张力过大。

4.结构性心脏病介入　鞘管操作不当,左心耳相关操作,加硬导丝穿孔。

知识点

心包穿刺术需要的人员和设备

1.操作人员　心血管专科医师 1～2 名,进行操作和协助;护士 1 名,负责协助操作或抢救治疗。

2.操作场所　有 X 线导引的心导管室;有超声心动图导引的冠心病重症监护室(coronary heart disease care unit,CCU)、重症监护病房(intensive care unit,ICU)或床旁、心导管室或手术室。

3.设备和器械

(1)超声心动图或 X 线摄影仪。

(2)心电监测除颤仪、血压监测设备、心电图机、复苏设备和抢救药品。

(3)无菌手套、帽子、口罩、消毒液。

(4)麻醉药品常用 1%～2% 利多卡因;5ml 注射器。

(5)标本送检的试管、培养瓶等。

(6)穿刺包:包括无菌纱布、消毒碗、治疗巾、洞巾、穿刺针(18 号斜面薄壁)、手术刀、血管钳、弯钳。

　　(7) 引流物品:0.035 " ～0.038 " J 型导丝、扩张管、引流管(多选用中心静脉导管或多侧孔猪尾导管)、缝合针线、持针器、三通连接管、延长管、引流袋。

　　(8) 贴膜、胶布。

　　【问题2】 心包穿刺需要做哪些准备?

　　思路1　该患者情况危急,应尽快实施心包穿刺抽液,挽救生命。不能等待床旁超声进一步确定。实际上 X 线透视即可满足心包穿刺的影像学要求。

　　思路2　紧急情况下,必须尽快实施穿刺,选择18 号斜面薄壁穿刺针、导丝、注射器即可,必要时抽取 3ml 造影剂,用于穿刺成功时注射造影确定是否在心包腔内。穿刺成功后立即抽取积液,缓解心脏压塞。

　　思路3　准备鞘管、猪尾导管用于后继的心包积液引流。尽量不选用深静脉留置管,因其管壁软、管腔小,不利于抽取积液和判断病情。

　　思路4　穿刺引流成功后,必要时应置入血流导向气囊导管(又称"Swan-Ganz 导管"),给予血流动力学监测,可快速准确判断病情变化。

知识点

择期心包穿刺的术前准备

1. 患者及其家属签署知情同意书。
2. 进行 X 线及超声检查,术者亲自核实定位,做好标记。
3. 确定适应证,排除禁忌证。
4. 检查穿刺引流设备、检测设备,描记心电图。
5. 择期操作建议禁食4～6小时。
6. 建立静脉通道。
7. 选择合适体位应与进行 X 线及心脏超声检查定位时相同,一般取坐位或半卧位。
8. 根据需要选择检查指标,开好标本检查申请单,取得标本送检的容器。

　　【问题3】 怎样进行心包穿刺定位?

　　思路1　该患者在心脏导管室,在 X 线引导下行平卧位心包穿刺。

　　思路2　穿刺途径选择剑突下途径:选择胸骨剑突与左肋缘夹角处,肋缘下 1.0～1.5cm,穿刺针与皮肤成30°～40°,进针方向指向左肩。

知识点

常见心包穿刺途径

　　穿刺部位选择一般在超声引导下,确定进针方向有较大量心包积液,无胸膜及肺组织覆盖。常选择以下途径:

　　1. **心尖途径**　胸骨左缘第五肋间,心浊音界内 1～2cm,针尖指向后内侧脊柱方向。注意避开肋骨下缘,以免损伤肋间动脉。

　　2. **剑突下途径**　胸骨剑突下与左肋缘夹角处,肋缘下 1.0～1.5cm,穿刺针与皮肤成30°～40°,进针方向指向左肩。

　　3. **其他穿刺途径**　①右第四肋间处、心脏浊音界内侧约 1cm 处;②背部左第 7 或 8 肋间,肩胛骨中线处,患者左臂高举;③胸骨剑突与右肋缘形成角度处;④剑突的正下方处;⑤左第 4 肋间处,仅在疑为左侧包裹性心包积液时应用;⑥右第 5 肋间,心脏浊音界内侧 1～2cm 处。特殊途径均需超声引导,心包积液量大,或常规途径不能达到时根据临床情况。

【问题4】 该患者进行心包穿刺术的操作程序和要点有哪些？

思路1 心导管操作导致的急性心脏压塞,病情急重,应紧急抢救,在X线指引下进行心包穿刺引流,不必等超声心动图检查。

思路2 应熟悉心包积液的X线特征。①透视下心脏外轮廓影正常或增大;②心脏外轮廓影内可见一半环形透亮带,距心脏外轮廓影边缘1~2cm,常分布在心尖部、前壁和下壁心尖段。透亮影内侧即为搏动的心脏影,后者与不动的心脏外轮廓对比明显,很容易识别。

思路3 剑突下途径,X线透视下负压进针,如进针时有落空感并抽出液体,表示针头已进入心包腔,应停止进针,固定穿刺。经穿刺针注入少量对比剂,如观察到心影下部缓慢的对比剂流动,提示穿刺针进入心包腔内。

思路4 穿刺成功后置入导丝,确认在心包内后,置入猪尾导管用于引流。

知识点

择期心包穿刺的操作程序和要点

1. 应在心电监测血压下,严格无菌操作,穿刺部位消毒,铺无菌巾单。

2. 用5~10ml注射器抽取1%~2%利多卡因,于穿刺点皮下注射成皮丘,然后沿预定穿刺途径负压进针,逐层浸润麻醉至心包。

3. 于穿刺点做一个2mm小切口,钝性分离皮下组织。使用5ml注射器接18号薄壁短斜面穿刺针。

4. 沿预定途径和方向缓慢负压进针。如进针时有落空感并抽出液体,表示针头已进入心包腔,应停止进针,固定穿刺针。缓慢抽取心包积液时流出不畅,可能因针头斜面未完全进入心包腔,在严密观察心律下缓慢进针1~2mm,如完全进入可顺利抽出积液。

5. 如负压进针过程中穿刺深度达到操作前超声预测的深度而无落空感或未抽到液体时,应将针头退出,冲洗穿刺针后重复操作。

6. 操作过程中应持续观察患者状况和心电图变化,严防患者肢体活动、大幅度呼吸动作,注意平稳进针,避免横向摆动,穿刺成功后及时固定针头。

【问题5】 心包引流的操作和要点是什么？

思路 穿刺针进入心包腔后取下注射器,经穿刺针送入J型导引钢丝至心包腔内,一般送入15~20cm。快速撤出穿刺针,保留导引钢丝。沿导引钢丝送入静脉扩张管,注意扩张管不要进入心包腔,扩张皮下后即撤出。沿导引钢丝送入猪尾导管,一般送入15~20cm。固定静脉导管,缓慢撤出导引钢丝,导管尾端接注射器,检查回抽是否顺畅。如心包积液抽取顺畅,取下注射器,接三通连接管。可将闭式引流装置或50ml注射器连接在三通上进行心包引流。引流结束后,可在猪尾导管内注入1~2ml肝素盐水,以防凝血块堵塞。缝合固定中心静脉导管于皮肤上,使用贴膜或无菌纱布覆盖,常规包扎。

【问题6】 心包穿刺术后观察的重点和处理措施是什么？

思路1 继续心电血压监测,观察患者心脏压塞症状是否缓解,观察生命体征、意识状态、颈静脉和心肺体征、末梢循环。

思路2 注意穿刺处渗液,渗出较多时应更换无菌纱布。记录心包积液引流量。术后常规行胸部X线胸片,定时复查心脏超声。留置导管时应予抗生素预防感染。

思路3 注意穿刺并发症的发生,及时发现早期处理。

思路4 穿刺引流成功后还需要治疗引起心包积液/心脏压塞的病因,如冠状动脉穿孔或破裂,需要在导管室进行压迫处理,严重冠状动脉破裂,需要植入覆膜支架,微小穿孔需要明胶颗粒封堵。

思路5 心导管操作导致的急性心脏压塞,如心包引流积血超过350ml,仍不能维持血流动力学稳定或积血引流不畅且患者症状无改善或加重,需紧急联系心外科手术引流并修补破损部位。

知识点

心包穿刺及引流术的并发症

近来心包穿刺引流术在心电监测和超声引导下进行,并发症已明显减少。但仍应尽量避免以下并发症。

1. 刺破心脏或导致冠状动脉撕裂,引起心包积血或心脏压塞加重。
2. 血管迷走反射。
3. 心律失常。
4. 损伤邻近脏器或组织导致气胸或血气胸、腹腔脏器损伤。
5. 急性肺水肿。与心包减压过快,静脉回流和右心室充盈迅速增加有关。
6. 气体栓塞。

患者转归

该患者确认冠状动脉破裂后立即使用球囊在冠状动脉近段压迫。在X线引导下顺利穿刺成功并置入猪尾导管,抽出心包积血270ml并经股静脉回输,呼吸困难症状改善,血压恢复至130/84mmHg,X线透视下心脏外轮廓影开始搏动。患者一般情况、生命体征恢复正常,穿刺股动脉,置入第2根指引导管,采用"乒乓技术",对破裂口处植入覆膜支架,确认无造影剂外溢,转CCU。猪尾导管持续负压引流,可见少量血性心包积液,复查心脏彩超未见心包积液,术后2天拔出猪尾导管,1周后痊愈出院。

（张　钲）

推荐阅读文献

[1] 杨跃进,华伟. 阜外心血管内科手册. 2版. 北京:人民卫生出版社,2013.

[2] ZIPES D P, LIBBY P, BONOW R O, et al. Braunwald's heart disease. 11th ed. Philadelphia: Elsevier, 2018.

[3] MAISCH B, SEFEROVIC P M, RISTIC A D, et al. Guidelines on the diagnosis and management of pericardial diseases executive summary. The task force on the diagnosis and management of pericardial diseases of the European society of cardiology. Eur Heart J, 2004, 25(7): 587-610.

第九章 心脏起搏术

心脏起搏术（cardiac pacing）是通过暂时或长期植入的脉冲发生器（即心脏起搏器，cardiac pacemaker）发放低能量电脉冲，通过导线电极的传导，刺激心肌使心脏收缩，主要用于治疗缓慢性心律失常。随着心脏起搏技术的快速发展和心律失常机制的研究深入，更符合生理的起搏理念（如希氏束-浦肯野系统起搏）逐渐深入人心，新型心血管植入电子装置（如无导线起搏器）不断涌现，心脏起搏术的适应证也不断拓展，如植入型心律转复除颤器防治心脏性猝死和持续性室性心律失常，心脏再同步化治疗慢性心力衰竭等。

临床心脏起搏器
植入术

临床病例

患者，男性，54岁，因"活动后头晕心悸2年，加重1周"入院。患者2年前活动后出现头晕、心悸，休息数分钟可自行缓解，无视物模糊、旋转，无黑矇、晕厥，无活动后胸闷、胸痛、呼吸困难等不适，于当地医院就诊考虑"窦性心动过缓"，具体诊治经过不详；近1周患者诉活动后症状明显加重，难以自行缓解，为进一步诊治就诊。患者自发病以来精神较差，饮食、睡眠、大小便正常，体力活动较差，体重无明显改变。既往：有高血压病史15年，最高170/100mmHg，服用硝苯地平缓释片、培哚普利片、呋塞米，血压控制在130/80mmHg。否认冠心病、糖尿病史；有吸烟、饮酒史；无药物过敏史及手术史。入院查体：神志清楚，查体合作，体温36.5℃，脉搏30次/min，脉搏30次/min，呼吸18次/min，血压138/70mmHg，双肺呼吸音清，未闻及干湿啰音，律齐，未闻及杂音，腹部平软，无压痛、反跳痛。神经生理反射存在，未引出病理反射。彩色多普勒超声心动图：左心室射血分数51%，左心室舒张末内径58mm。入院心电图见图3-9-1，术前心电图见图3-9-2。

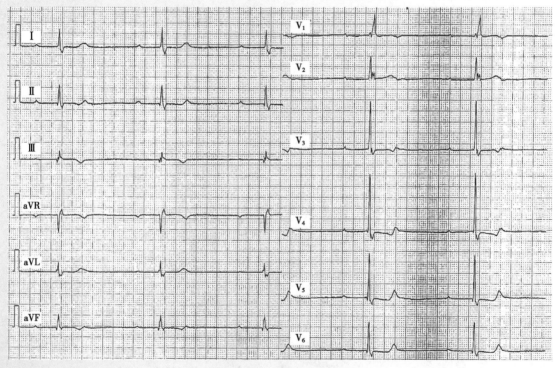

图3-9-1 入院心电图

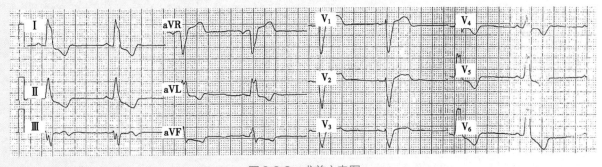

图 3-9-2 术前心电图

【问题1】 该患者入院诊断和下一步治疗方案为?

思路 根据患者病史及心电图,初步诊断为"心律失常、病态窦房结综合征、窦性心动过缓、间歇Ⅰ度房室传导阻滞、完全性右束支传导阻滞、完全性左束支传导阻滞;高血压病3级、很高危"。患者有头晕、心悸等心动过缓及供血不足表现,符合2008年《ACC/AHA/HRS植入器械治疗心脏节律异常指南》[美国心脏病学会(American College of Cardiology,ACC)、美国心脏协会(American Heart Association,AHA)、美国心律协会(American Heart Rhythm Association,HRS)]中Ⅰ类适应证:病态窦房结综合征引起症状者及交替性束支传导阻滞,因此下一步治疗应植入心脏永久起搏器。

知识点

心脏永久起搏器植入的Ⅰ类适应证

1. 病态窦房结综合征引起症状者。
2. 由于某些疾病必须使用某些类型和剂量的药物治疗,而后者又可引起或加重症状性心动过缓者。
3. 任何阻滞部位的症状性二度(包括二度Ⅰ型)及以上房室传导阻滞。
4. 无症状的高度或三度房室传导阻滞,但已证实心室停搏≥3秒或清醒状态时逸搏心率≤40次/min,或逸搏心律起搏点在房室结以下者。
5. 射频导管消融房室交界区及心脏外科手术后导致的三度和高度房室传导阻滞。
6. 神经肌源性疾病伴高度或三度房室传导阻滞,无论是否有症状。
7. 无症状的心房颤动,有一次或更多至少停搏5秒的长间歇。
8. 无心肌缺血下运动时出现的二度或三度房室传导阻滞。
9. 交替性束支传导阻滞。

【问题2】 该患者应植入何种类型永久起搏器?

思路 患者窦房结功能不全,房室传导功能受损,需要房室同步及频率适应性起搏,故应首选双腔频率应答型(dual chamber rate response,DDDR)起搏器。窦房结功能不全患者植入永久起搏器选择流程图见图3-9-3。术后心电图见3-9-4。

知识点

双腔起搏器植入的一般步骤

1. 静脉选择 通常选择患者习惯用手对侧的头静脉或锁骨下静脉或腋静脉穿刺,穿刺成功后送入导丝和鞘管。
2. 心室电极导线 在X线透视下,将被动或主动螺旋固定电极导线经三尖瓣口固定于右心室心尖部,或采用主动螺旋固定电极将导线放置到右心室流出道间隔部。要求R波振幅≥5mV,起搏阈值≤1V,阻抗300~1 000Ω。

---

3. 心房电极导线 在 X 线透视下，将"J"形被动固定电极导线或直的主动电极导线固定于右心耳或低位房间隔。要求 P 波振幅≥2mV，起搏阈值≤1.5V，阻抗300～1 000Ω。

4. 起搏器的埋置 一般放置于电极导线同侧的胸部筋膜与胸大肌之间，或者胸大肌与胸小肌之间的筋膜层。

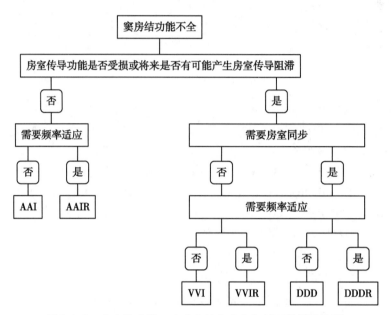

图 3-9-3 窦房结功能不全患者植入永久起搏器选择流程图

AAI. 心房按需型单腔起搏器；AAIR. 心房按需频率应答型单腔起搏器；VVI. 心室按需型单腔起搏器；VVIR. 心室按需频率应答型单腔起搏器；DDD. 双腔起搏器；DDDR. 频率应答型双腔起搏器。

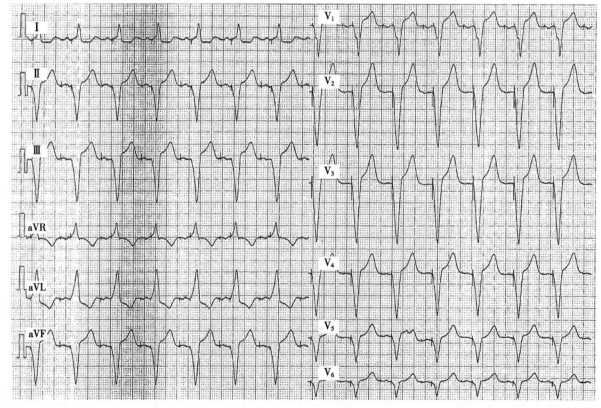

图 3-9-4 术后心电图

【问题3】 起搏器植入的并发症及其处理方式有哪些?

思路

1. 与植入手术相关　①感染可累及起搏器囊袋或整个起搏系统,严重时可引起脓毒血症,甚至败血症。处理:局部有脓肿应尽早切开、清创,拔除电极导线,取出起搏器,并使用足量抗生素。择期于感染对侧植入新的起搏器系统。②局部出血常来自囊袋内小静脉渗血,也可能来自动脉或沿起搏导线逆行溢出的静脉血液。处理:根据出血量可采用局部压迫,停用抗血小板、抗凝药物,不主张引流,以防增加感染机会,但应严密观察。③锁骨下静脉穿刺易引起气胸、血胸:肺压缩<30%,症状不明显,可密切观察,不作特殊处理,肺压缩>30%,且症状明显,应行胸腔穿刺排气;血胸视量的多少酌情处理,多需外科手术治疗。误入锁骨下动脉时应拔除针头或导引钢丝并局部加压,切勿插入扩张管。

2. 与脉冲发生器相关　①局部肌肉跳动。确认脉冲发生器正面朝上,降低输出能量。1个月后如仍不消失,可重新手术将脉冲发生器套上绝缘套。若证实脉冲发生器漏电,需重新手术。近年来,因电极导线已由单极改成双极导线,此种现象较少发生,脉冲发生器也无须一定正面朝上。②起搏感知功能不良。螺丝钉松脱、导线尾端未插到起搏器插孔的最远端等不能构成电源回路,因而导致不起搏、间歇起搏及感知不良,需重新手术。

3. 与电极导线相关

(1)脱位与微脱位:多见于术后早期,表现为起搏阈值升高而电极导线阻抗正常(微脱位)或降低(脱位)。心电图表现为起搏失夺获而感知正常(微脱位)或感知不良(脱位)。电极导线微脱位,多为电极导线顶端1~2mm微小脱位,一般很难通过X线检查发现。明显的脱位在X线下能观察到电极导线(电极头)离开原植入位置。疑诊电极导线脱位后,应进行起搏器程控,明显脱位需重新电极导线复位,微脱位可暂时观察,必要时仍需电极复位。

(2)心脏穿孔:起搏器电极穿孔症状多样,如胸痛、气胸、血气胸、心前区疼痛和/或心包摩擦音,心包积液和低血压等,或无症状,仅在检查时发现。植入起搏器后出现不明原因的胸痛,起搏程控发现电极阈值、阻抗升高,感知不良,心电图提示起搏障碍时应警惕电极穿孔。胸部X线检查、胸部计算机体层摄影(CT)及超声心动图可以明确诊断。早期穿孔可在超声心动图引导和心外科支持下,经静脉途径拔除导线,重置电极,密切监测有无心脏压塞。晚期穿孔由于电极导线与周围心肌组织粘连严重,经静脉拔除电极风险高,拔除电极导线应在心外科支持下进行。

(3)导线折断或绝缘层破裂:常见部位在导线进入锁骨下静脉处,大多由于锁骨与第一肋骨间隙较窄,活动时易磨损导线。可以表现为局部肌肉跳动,程控可见起搏阈值升高,或失夺获,电极阻抗降低(磨损)或升高(折断)。胸部X线检查有助于明确诊断,X线片上可见导线绝缘层影像缺损。多需重新植入新的导线。

【问题4】 起搏器植入术后注意事项有哪些?

思路　①植入起搏器的一侧上肢可以轻微活动,但应避免抬高患肢及剧烈活动;②植入起搏器切口处加压包扎,注意引流和定期更换敷料;③预防性使用抗生素;④出院前行起搏器程控,出院后1、3、6个月程控复查起搏器,如无异常可每年复查一次,临近电池耗竭时应缩短随访间期。

【问题5】 若该患者入院时合并慢性症状性心力衰竭,且优化的药物治疗效果较差,应该如何处理?

思路　如果患者已经给予药物优化治疗至少3个月,入院时仍存在症状性心力衰竭,超声心动图提示左心室射血分数≤35%,心电图提示窦性心律,完全左束支传导阻滞,应植入CRT/CRT-D,纠正心脏失同步状态,以改善心力衰竭症状,降低远期死亡率。

知识点

CRT 植入的适应证

1. 窦性心律,QRS时限≥150毫秒,左束支传导阻滞,左心室射血分数≤35%的症状性心力衰竭患者(Ⅰ,A)。

2. 窦性心律,QRS时限≥150毫秒,非左束支传导阻滞,左心室射血分数≤35%的症状性心力衰竭患者(Ⅱa,B)。

3. 窦性心律，QRS 时限 130～149 毫秒，左束支传导阻滞，左心室射血分数≤35% 的症状性心力衰竭患者（Ⅰ，B）。

4. 窦性心律，130 毫秒≤QRS 时限<150 毫秒，非左束支传导阻滞，左心室射血分数≤35% 的症状性心力衰竭患者（Ⅱb，B）。

5. 需要高比例（>40%）心室起搏的射血分数降低的心力衰竭患者（Ⅰ，A）。

6. 对于 QRS 时限≥130 毫秒，左心室射血分数≤35% 的心房颤动患者，如果心室率难控制，为确保双心室起搏可行房室结消融（Ⅱa，B）。

7. 已植入起搏器或植入型心律转复除颤器（ICD）的射血分数降低的心力衰竭患者，心功能恶化伴高比例右心室起搏，可考虑升级到 CRT（Ⅱb，B）。

（周玉杰）

推荐阅读文献

[1] 林果为，王吉耀，葛均波. 实用内科学. 15 版. 北京：人民卫生出版社，2017.

[2] 王辰，王建安. 内科学. 3 版. 北京：人民卫生出版社，2015.

[3] 张澍. 心律失常介入诊疗培训教程. 北京：人民卫生出版社，2018.

[4] 张澍，华伟，黄德嘉，等. 植入性心脏起搏器治疗：目前认识和建议（2010 年修订版）. 中华心律失常学杂志，2010，14（4）：245-259.

[5] 中华医学会心血管病学分会心力衰竭学组，中国医师协会心力衰竭专业委员会，中华心血管病杂志编辑委员会. 中国心力衰竭诊断和治疗指南 2018. 中华心血管病杂志，2018，46（10）：760-789.

[6] EPSTEIN A E，DIMARCO J P，ELLENBOGEN K A，et al. ACC/AHA/HRS 2008 guidelines for device-based therapy of cardiac rhythm abnormalities：a report of the American College of Cardiology/American Heart Association Task Force on Practice Guidelines（Writing Committee to Revise the ACC/AHA/NASPE 2002 Guideline Update for Implantation of Cardiac Pacemakers and Anti-arrhythmia Devices）：developed in collaboration with the American Association for Thoracic Surgery and Society of Thoracic Surgeons. Circulation，2008，117（21）：e350-408.

第十章　经皮冠状动脉造影

1958 年，美国医生 Sones 在给 1 例风湿性心脏病患者进行主动脉造影时，无意中将 30ml 的造影剂注入其右冠状动脉，但患者安然无恙，由此 Sones"意外"地造就了人类首例选择性冠状动脉造影。近年来，经桡动脉介入治疗（transradial intervention，TRI）在我国飞速发展，已成为冠脉介入治疗的首选入路。自 2012 年以来，桡动脉入路的比例一直保持在 80% 以上。2015 年，我国经皮冠状动脉介入治疗（percutaneous coronary intervention，PCI）总例数为 567 583 例，其中桡动脉入路为 89.45%，比例达到历史新高，这是非常具有中国特色的 PCI 数据，也标志着中国已完全进入 TRI 时代。因此，对于心血管医生而言，掌握冠状动脉造影尤其是经桡动脉冠状动脉造影的相关知识和技巧显得至关重要。

经桡动脉冠状动脉造影术

临床病例

患者，男性，53 岁，因"突发胸痛 2 小时"来急诊就诊。初步的病史采集如下。

2 小时前于睡眠时突发胸前区压榨性疼痛，放射至背部，持续不缓解，伴大汗，无头晕、头痛、黑矇，无恶心呕吐，体温升高。自服硝酸甘油症状不缓解，为求诊治就诊。既往史高血压病史 15 年。查体：血压 120/70mmHg，脉搏 85 次 /min，体温 36.1℃，呼吸 19 次 /min，心肺（-），心电图示Ⅱ、Ⅲ、aVF 导联 ST 段抬高 0.3mV，cTnI 13.54μg/L。

【问题 1】　该患者是否需要行 PCI？其适应证是什么？

思路 1　进行病史采集、初步检查后，初步诊断考虑为：急性下壁心肌梗死，心功能 Ⅰ 级（Killip 分级）。

思路 2　对于此类患者，除抗血小板、抗凝、扩冠、调脂等治疗外，临床上随之需要考虑行冠状动脉造影及 PCI。

思路 3　患者行冠状动脉造影术应排除手术禁忌证。

知识点

冠状动脉造影的适应证

冠状动脉造影的适应证非常宽，冠状动脉造影的适应证大致分为两大类。

1. 以确立冠状动脉疾患诊断为目的时，其适应证包括如下几点：

（1）不典型胸痛：如胸痛综合征、上腹部症状如包括胃、食管及胆囊等所致症状，临床上难以与心绞痛进行鉴别，为明确诊断者。

（2）有典型的缺血性心绞痛症状，无创性检查如运动平板试验、心肌核素显像等提示心肌缺血改变者。

（3）无创性检查如动态心电图、运动平板试验及心肌核素显像等提示有心肌缺血改变，而无临床症状者。

（4）不明原因的心律失常，如恶性室性心律失常或新发传导阻滞。

（5）不明原因的左心功能不全，主要见于扩张型心肌病或缺血性心肌病，为进行鉴别。

（6）冠状动脉腔内成形术（激光、旋切、旋磨或 PCI 等）或冠状动脉旁路移植术（coronary artery

bypass grafting，CABG）术后反复发作的难以控制的心绞痛。

（7）无症状但疑有冠心病，在高危职业如：飞行员、汽车司机、警察、运动员及消防队员等或医保需要。

（8）非冠状动脉病变如先天性心脏病和瓣膜病等重大手术前，其易合并有冠状动脉畸形或动脉粥样硬化，可以在手术的同时进行干预。

2. 以治疗冠状动脉疾病或评价治疗效果为目的时，其适应证包括如下几点：

（1）稳定型心绞痛：内科治疗效果不佳，影响学习、工作及生活。

（2）不稳定型心绞痛。

（3）原发性心脏骤停复苏成功，左主干病变或前降支近端病变的可能性较大，属高危组，需冠脉评价，尽早干预。

（4）发作6小时以内的急性心肌梗死或发病在6小时以上仍有持续性胸痛，拟行急诊PCI手术；急性心肌梗死早期合并室间隔穿孔、乳头肌断裂，导致心源性休克或急性泵衰竭，经积极内科治疗无好转，需行急诊手术治疗；梗死后心绞痛，经积极内科治疗不能控制；冠脉内溶栓治疗者；静脉溶栓失败，胸痛症状持续不缓解；溶栓治疗有禁忌证者；静脉溶栓成功后再闭塞或心肌梗死后早期（2周内）症状复发者。

（5）陈旧性心肌梗死（old myocardial infarction，OMI）伴新近发生心绞痛，经内科药物保守治疗无效者；OMI伴心功能不全，临床和辅助检查如心电图、心脏彩超等提示室壁瘤形成者；OMI伴乳头肌功能障碍者；OMI无创检查提示与原梗死部位无关的缺血改变者；OMI为进一步明确冠状动脉病变性质如范围、部位及程度。

（6）其他：高龄患者如原发性心肌病、高血压心脏病、风湿性心脏病及糖尿病等，为明确是否合并冠状动脉疾患及选择治疗方案时。

【问题2】 患者有无冠状动脉造影的禁忌证？

知识点

冠状动脉造影的相对禁忌证

（1）碘过敏或造影剂过敏。

（2）有严重的心肺功能不全，不能耐受手术者。

（3）未控制的严重心律失常如室性心律失常、快速心房颤动及室上性心动过速等。

（4）未纠正的低钾血症、洋地黄中毒及电解质紊乱和酸碱平衡失调等。

（5）严重的肝肾功能不全者。

（6）出血性疾病如出血和凝血功能障碍患者。

（7）患者身体状况不能接受和耐受该项检查者。

（8）发热及重度感染性疾病。

（9）其他原因。

目前，在临床实际操作中冠状动脉造影禁忌证是相对的，只要做好充分的术前准备，某些患者如碘过敏试验阳性、心律失常等也可行冠状动脉造影，甚至由于心脏原因而危及患者生命急需行冠状动脉造影，无须考虑其禁忌证。

该患者未发现冠状动脉造影的禁忌证，可以行冠状动脉造影术。

【问题3】 冠状动脉造影的术前准备有哪些？

思路1 患者拟行冠状动脉造影术，则应进行相关术前准备。

知识点

冠状动脉造影的术前准备

1. 医生应全面了解患者临床情况，向患者和 / 或家属解释操作的大致过程及须与医生配合的事项，并签署知情同意书。

2. 术前完善超声心动图、X 线片、生化、三大常规、凝血功能等检查。当日术前做心电图，测血压；了解血、尿、便常规及生化指标有无异常，检查双侧桡动脉、股动脉有无异常。

3. 抗血小板治疗 既往长期服用阿司匹林的患者，术前可根据患者情况给予 100～300mg 阿司匹林，对既往未服用过阿司匹林而需急诊 PCI 者应于治疗前立即给予 300mg 口服。对计划行支架植入术者还应口服氯吡格雷，负荷剂量 600mg（急诊 PCI 可于术前立即服用），此后 75mg/d；或者是口服替格瑞洛，负荷剂量 180mg，此后 2 次 /d，每次 90mg。急性冠脉脉综合征的患者还可在综合评估患者出血以及血栓形成的风险后，考虑合用血小板膜糖蛋白 IIb/IIIa（glycoprotein IIb/IIIa，GP IIb/IIIa）受体拮抗剂。术前均应按时服用已应用的药物，不应临时暂停或漏服。

4. 对合并慢性肾功能不全的患者应于术前 24 小时开始持续静脉滴注生理盐水直至术后出现充足尿量。

思路 2 患者拟行冠状动脉造影术，如何进行入路选择？

知识点

经桡动脉手术者，术前做 Allen 试验。

Allen 试验：

- 同时压迫桡、尺动脉。
- 主动握拳 6～7 次。
- 伸开手指，持续压迫桡、尺动脉，此时手颜色变为苍白。
- 松开尺动脉，仍压迫桡动脉。
- 手在 10 秒内恢复正常颜色，为阳性结果或无缺血，可以经此入路。
- 手在 10 秒内未恢复正常颜色，为阴性结果或有缺血，禁忌此入路。

【问题 4】 冠状动脉造影桡动脉入路与股动脉入路对比？

知识点

桡动脉的解剖、目前应用情况及与股动脉的对比

桡动脉为肱动脉的终支之一，在桡骨颈高度分出。于起点不远处发出桡侧返动脉，经外上髁前面上行，参与肘关节动脉网的组成。本干先行于肱桡肌深面，后经肱桡肌腱和桡侧腕屈肌腱之间下行，在该处位置浅表，可以摸到脉搏，桡动脉的下段在桡骨茎突尖端处斜过拇长展肌和拇短伸肌腱深面转至腕骨外侧缘，沿舟骨和大多角骨背面下行至手背。桡动脉在桡腕关节稍上方发出掌浅支入手掌，与尺动脉末支吻合构成掌浅弓。

桡动脉位置浅表，术后易于压迫止血。与股动脉路径比较穿刺部位出血、血肿、假性动脉瘤明显减少。手部由尺、桡动脉双重动脉供血，不易发生手部缺血及功能受损并发症。不易损伤神经造成患者不适，也极少发生穿刺部位动 - 静脉瘘。局部压迫止血，操作简便，且无体位限制。患者痛苦小，心理压力轻，有利于患者术后恢复，可以减少住院时间和住院费用。

目前，我国介入治疗的主要入路为桡动脉途径，其所占比例已达 80% 以上。中国急性 ST 段抬高心肌梗死诊断和治疗指南，推荐急性 ST 段抬高心肌梗死（ST-segment elevation myocardial infarction，STEMI）患者急诊介入治疗优先选择经桡动脉入路（Ⅰ，B），重症患者可考虑经股动脉入路。但是在欧美国家，介入治疗的主要入路仍以股动脉途径为主。对于桡动脉和股动脉途径的比较，需要从多个方面进行，具体参见表 3-10-1。

表 3-10-1　经桡动脉与经股动脉入路的优缺点

方法	优点	缺点
经股动脉	技术容易掌握	需要严格卧床休息
	血管直径大，适合较大器械	闭合设备昂贵
		血管并发症较多，需要输液，可发生尿潴留、神经病变
经桡动脉	双重供血，安全性高	学习曲线相对较长
	适合于严重主动脉髂动脉病变、背痛、肥胖、心力衰竭的患者	血管内径小，设备选择小
	可以早期活动	桡动脉痉挛常见
	不需要闭合设备	
	较少顾及凝血的问题	
	设备成本更低	
	血管并发症少见	
	患者容易接受	

对于该患者，可选择经桡动脉入路行冠状动脉造影术。

【问题 5】　冠状动脉的解剖情况如何？

知识点

冠状动脉解剖（图 3-10-1）

1. 主要分支包括：
左冠状动脉（left coronary artery，LCA）
左主干（left main coronary artery，LM）
左前降支（left anterior descending branch，LAD）
左回旋支（left circumflex branch，LCX）
右冠状动脉（right coronary artery，RCA）

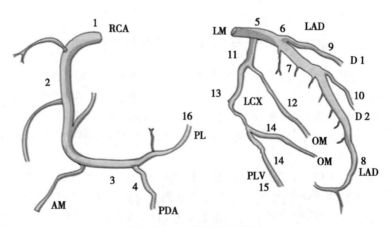

图 3-10-1　冠状动脉解剖
RCA. 右冠状动脉；AM. 锐缘支；PDA. 后降支；PL. 左心室后侧支；OM. 钝缘支；LAD. 左前降支；D. 对角支；LM. 左主干；LCX. 左回旋支。阿拉伯数字表示冠脉分段。

2. 左冠状动脉包括：

（1）LAD。

（2）对角支（diagonal，D）：从 LAD 发出 1~3 支至左心室游离壁。约 37% 的心脏第 1 对角支由左主干上 LAD 和 LCX 之间发出，称中间支（intermediat Ramus，IR）。

（3）前间隔支（septal，S）：从 LAD 向室间隔垂直发出 5~10 支。

（4）LCX：呈近乎直角从 LAD 发出，约 10% 呈左优势型，此时 LCX 延伸至后降支（posterior descending，PD）。

（5）钝缘支（obtuse marginal，OM）：从 LCX 发出 1~3 支。

（6）左心房旋支：从 LCX 近侧端发出 1~2 支至左心房。

3. 右冠状动脉包括：

（1）圆锥支（conus branch，CB）：右冠状动脉的第 1 分支。

（2）窦房结支（sinus branch，SN）：向右后上方走行。

（3）锐缘支（acute marginal，AM）。

（4）后降支（posterior descending，PD）：从 RCA 由后十字交叉处分出，沿后室间沟下行至心尖与 LAD 吻合。

（5）左心室后侧支（posterolateral，PL）：为 RCA 越过后十字交叉后的延续，沿途发出数支分支。

【问题6】 冠状动脉的影像分析。

知识点

冠状动脉造影常用观察体位及影像分析

　　冠状动脉造影只能观察到心外膜支及其第 2、3 级分支，第 4 级分支是看不见的。冠状动脉造影检查的最佳投照位是斜位。正 RAO 和 LAO 有导致冠状动脉分支重叠和假性缩短的缺点，故投照时几乎总要伴随头和足向的倾角。头位投影冠状动脉近中段短缩，足位可充分显示中远段血管。冠脉造影显示病变必须采用两个相互垂直的角度，例如 LAO 与 RAO 成垂直角度，头位与足位成垂直角度。具体见图 3-10-2～图 3-10-10。

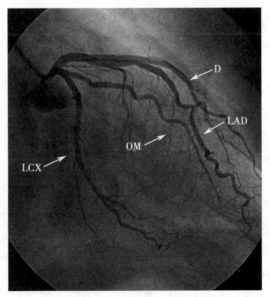

图 3-10-2　左冠状动脉（右前斜位）

D. 对角支；LCX. 左回旋支；OM. 钝缘支；LAD. 左前降支。

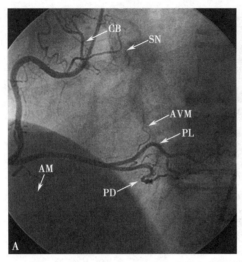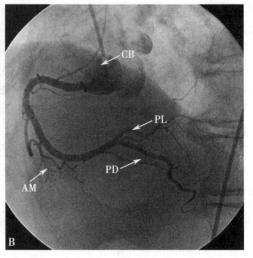

图 3-10-3 A. 右冠状动脉左前斜 45°；B. 左前斜 30° 加头位 30°。充分显示右冠状动脉、后降支、左心室后侧支后三叉血管

CB. 圆锥支；SN. 窦房结支；PL. 左心室后侧支；AM. 锐缘支；PD. 后降支。

左前位+足位

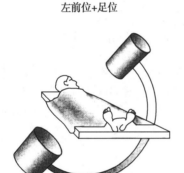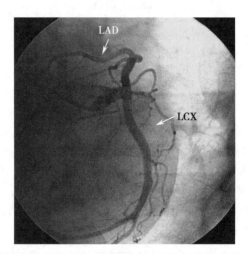

图 3-10-4 左前位 + 足位：充分显示左主干、左主干与前降支及回旋支分叉、前降支近端、回旋支近中段

LCX. 左回旋支；LAD. 左前降支。

后前位+足位

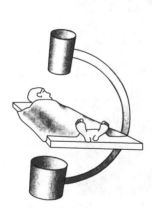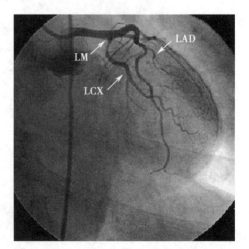

图 3-10-5 后前位 + 足位：显示左主干、前降支，前降支近端短缩，中远段充分显示

LM. 左主干；LCX. 左回旋支；LAD. 左前降支。

后前位+头位

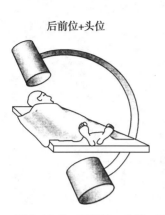

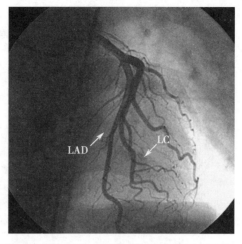

图 3-10-6 后前位+头位：显示前降支近中远段，近段短缩，充分展示中远段
LCX. 左回旋支；LAD. 左前降支。

左前斜位

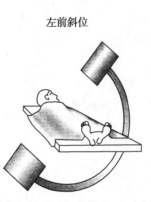

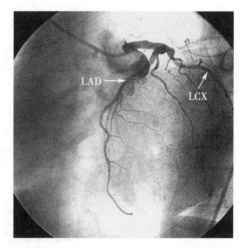

图 3-10-7 左前斜位：左主干、左前降支及左回旋支分叉重叠，左前降支、左回
旋支近段重叠短缩，充分展示左前降支及左回旋支中远段
LCX. 左回旋支；LAD. 左前降支。

右前斜位

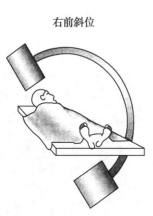

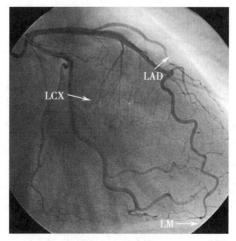

图 3-10-8 右前斜位：左主干、左前降支及左回旋支分叉重叠，充分展示左前降支及左回旋支中远段
LCX. 左回旋支；LAD. 左前降支。

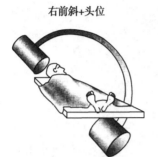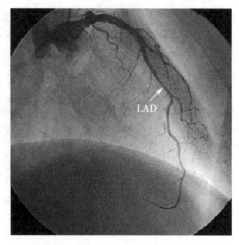

右前斜+头位

图 3-10-9　右前斜 + 头位：左主干、左前降支及左回旋支分叉重叠，充分展示左前降支及左回旋支中远段，左回旋支重叠显示不清
LCX. 左回旋支；LAD. 左前降支。

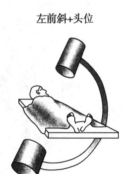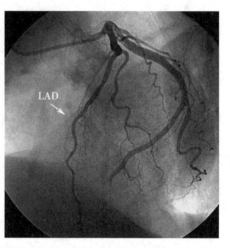

左前斜+头位

图 3-10-10　左前斜 + 头位：左主干、左前降支及左回旋支分叉重叠，充分展示左前降支及左回旋支中远段，易显示对角支及开口
LAD. 左前降支。

知识点

冠状动脉的狭窄分析及临床意义

冠状动脉狭窄的评估可以通过肉眼、量化冠状动脉造影、冠脉内超声等方式进行。冠状动脉狭窄可用狭窄直径减少的百分比或者狭窄面积减少百分比来表示。肉眼评估时多用直径减少百分比表示（图 3-10-11）；直径狭窄 50%，相当于面积狭窄 75%；大于 50% 的直径狭窄和大于 75% 的面积狭窄通常可以认为会在运动中诱发血流下降，大于 85% 的直径狭窄可以引起静息时血流下降；如果一根血管有数个程度相同的狭窄，其对血流的影响呈累加效应。如在前降支只有一个 50% 的狭窄，可能没有很多临床症状，但如果有两个以上的 50% 的狭窄，则临床意义与 90% 的狭窄相

血管直径	血管横截面积
2/3≈67%	90%
1/2=50%	75%
1/3≈33%	50%

图 3-10-11　冠状动脉狭窄的评估

同。在一条心血管上有数个不同程度的狭窄,应以最重的狭窄为准。如果狭窄程度相同,长管状狭窄对血流的影响大于局限性病变。

【问题 7】 如何阅读冠状动脉造影结果?

思路　根据美国心脏病学会(American College of Cardiology,ACC)及美国心脏协会(American Heart Association,AHA)的建议,冠状动脉病变可分为 A、B、C 型三种(表 3-10-2),其中 B 型又分为 B1、B2 型(仅符合一项 B 型病变的为 B1 型,符合 2 项或以上的 B 型病变特征的为 B2 型)。

表 3-10-2　ACC/AHA 冠状动脉病变分型建议

A 型	B 型	C 型
局限性病变(<10mm)	长管状病变(10~20mm)	弥漫性病变(>20mm)
向心型病变	离心型病变	近段血管过度扭曲的病变
非成角病变(<45°)	近段血管中度扭曲病变	严重成角病变(>90°)
较少或无钙化病变	中度成角病变(45°~90°)	大于 3 个月的闭塞病变和/或出现桥侧支血管
非完全闭塞病变	中度至中度钙化病变	无法对主要分支血管进行保护的病变
非开口病变	小于 3 个月的闭塞病变	退行性静脉桥血管病变
主要分支血管未受累病变	开口病变	
非血栓病变	需要两根导丝的分叉病变	
	血栓性病变	

注:ACC,美国心脏病学会;AHA,美国心脏协会。

【问题 8】 术后患者出现了穿刺部位血肿,应如何预防和处理?

知识点

桡动脉穿刺术的主要并发症及预防处理

1. 动脉痉挛　预防措施:术前嘱患者充分放松,选用润滑剂涂层动脉鞘或长鞘,经鞘给予硝酸甘油 200μg+ 地尔硫䓬 5mg+ 利多卡因 50mg 注入预防动脉痉挛,尽量做到高穿刺成功率、动作轻柔,操作时间短。

2. 局部出血或血肿　预防措施:应立即局部压迫至少 5 分钟至出血停止或血肿无进行性扩大,若局部血肿进行性扩大,应立即拔出鞘管,加压包扎,如果伴有前壁血肿,需局部弹力绷带加压包扎。

3. 局部疼痛　耐心向患者解释并检查是否有局部并发症。

4. 桡动脉闭塞　预防措施:术前认真做好 Allen 试验。

5. 腕管综合征　预防措施:选好穿刺部位,保护好穿刺血管,减少穿刺点渗血或出血,做好压迫止血及监测局部循环情况,适当调整压迫止血压力。

【问题 9】 冠状动脉造影的主要并发症及其预防和处理?

知识点

冠状动脉造影的主要并发症及其预防和处理

1. 冠状动脉痉挛　造影导管刺激冠脉开口可出现冠状动脉痉挛,怀疑冠脉痉挛时可以向冠状动脉内注射硝酸甘油每次 100~300μg,必要时可重复应用,也可冠状动脉内注射维拉帕米每次 0.1~0.2mg,总量 1.0~1.5mg;或地尔硫䓬每次 0.5~2.5mg,总量 5~10mg。

2. 冠状动脉夹层　注射造影剂过猛可造成冠脉夹层,轻度内膜撕裂通常不影响手术结果,可逐渐恢复。严重的夹层，如螺旋状夹层、血流减慢或完全闭塞者，需要紧急置入支架。

3. 冠状动脉急性闭塞　可由于冠状动脉痉挛、血栓形成、动脉夹层或上述三个因素间的组合所引起。在术中发现冠状动脉急性闭塞应立即在冠状动脉内注射硝酸甘油，除外冠状动脉痉挛。若不能缓解，可重新沿导引钢丝插入球囊导管，在闭塞处扩张，使血管再通，并置入支架。对急性血栓闭塞可静脉注射血小板 GPⅡb/Ⅲa 受体拮抗剂。血流动力学不稳定时，除用升压药物外，应立即经皮穿刺插入主动脉内球囊反搏导管。对急性闭塞造成大面积心肌缺血，尤其血流动力学不稳定者，若介入治疗不能使之再通，应及早行急诊冠状动脉旁路移植术。若闭塞血管较小或在血管远端，心肌梗死范围小，一般情况良好，试图血管再通不成功，也可内科药物治疗。术后回病房后突发急性胸痛，心电图提示冠状动脉闭塞者，应急诊冠状动脉造影，根据情况按上述原则分别处理。

4. "无复流"(no-reflow)现象　多见于急性冠脉综合征富含血栓的病变及退化的大隐静脉旁路移植血管病变的介入治疗及斑块旋磨术治疗时，可造成严重后果。应立即在冠状动脉内注入硝酸甘油或钙拮抗药(用法及剂量见本知识点的冠状动脉痉挛)，也可试用腺苷冠状动脉内注射。血流动力学不稳定者，除用升压药物外，应立即开始主动脉内球囊反搏。无复流的预防：对富含血栓的病变可考虑术前应用血小板 GPⅡb/Ⅲa 受体拮抗剂，术中可使用远端保护装置。

5. 严重心律失常　右冠状动脉造影时，导管易误入圆锥支，若术者未发现而进一步行冠状动脉造影，很容易发生恶性心律失常，包括心室颤动和室性心动过速，须立即电转复治疗。

(周玉杰)

推荐阅读文献

[1] 霍勇，方唯一. 冠心病介入治疗培训教材(2018版). 北京：人民卫生出版社，2018.

[2] 马长生，霍勇，方唯一，等. 介入心脏病学. 2版. 北京：人民卫生出版社，2012.

[3] 中华医学会心血管病学分会，中华心血管病杂志编辑委员会. 急性 ST 段抬高型心肌梗死诊断和治疗指南. 中华心血管病杂志，2015，43(5)：380-393.

[4] 周玉杰，马长生，霍勇，等. 经桡动脉冠心病介入治疗. 北京：人民卫生出版社，2006.

[5] ROFFI M，PATRONO C，COLLET J P，et al. 2015 ESC guidelines for the management of acute coronary syndromes in patients presenting without persistent ST-segment elevation: task force for the management of acute coronary syndromes in patients presenting without persistent ST-segment elevation of the European Society of Cardiology(ESC). Eur Heart J，2016，37(3)：267-315.

第十一章　心脏电生理检查及射频导管消融术

　　心脏电生理检查（electrophysiological study，EPS）技术和基本原理是心脏介入电生理学的基础。电生理检查的目的是从窦房结、心房、房室结、希氏束 - 浦肯野系统和心室及其相关的结构如肺静脉等心脏的各个层面进行检查，确定正常或异常，任何层面的异常均可引起心动过速和 / 或心动过缓。

临床病例

　　患者，女性，37 岁，因"发作性心悸 10 年，再发 1 天"急诊就诊。患者 10 年前开始间断发作心悸、胸闷，多于劳累、睡眠欠佳等时发作，突发突止，持续数分钟至半小时，无胸痛、大汗，无肩背反射痛，无头晕、黑矇，无意识障碍，无恶心、呕吐，症状可自行缓解。1 天前无诱因再次发作上述症状，持续 1 小时未缓解，为求诊治就诊。既往高脂血症 5 年。否认高血压病、糖尿病、冠心病等病史。查体：体温 36.3℃，脉搏 78 次 /min，呼吸 19 次 /min，血压 115/70mmHg，心肺（-），就诊心电图如图 3-11-1 所示。

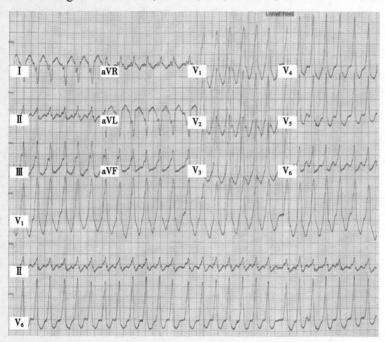

图 3-11-1　患者心电图

　　根据患者病史、查体结果和发作时心电图表现，初步诊断考虑为：心律失常、预激综合征、阵发性室上性心动过速、高脂血症。对于此类患者，若症状反复发作，可考虑行心脏电生理检查及射频导管消融术。

　　【问题 1】　该患者进行电生理检查有何适应证？

知识点

电生理检查的适应证

参阅美国心律学会（Heart Rhythm Society，HRS）和中华医学会起搏与电生理分会的心脏电生理检查和射频导管消融的指南,电生理检查的适应证可分为三类:缓慢性心律失常、快速性心律失常和晕厥。

1. 缓慢性心律失常 可由窦房结功能障碍、房室结疾病或者结下传导系统疾病引起。

2. 快速性心律失常 在诱导折返性心律失常中的作用通常优于由于触发机制或自律性增高导致的心律失常。电生理检查可记录解剖或生理上的导致心律失常的部位,探明心律失常发生的电机制和其相关的血流动力学反应并指导治疗。

3. 晕厥 缓慢性心律失常或者恶性室性心律失常可能是不明原因晕厥患者隐藏的病因,这部分患者可从电生理检查中获益。

【问题2】 术前需要哪些准备?

知识点

电生理检查准备

1. 患者的准备

(1)心理准备:操作医生应在术前对患者及其家属解释检查的必要性和操作过程,必要时可应用镇静药物以消除和控制紧张情绪;以合适的方式详细解释电生理检查所有可能的风险等。

(2)备皮:对导管入路的穿刺部位进行备皮,如腹股沟区和锁骨下穿刺处应该剃除阴毛和胸毛。

(3)禁食:在检查中,由于快速刺激心脏或迷走反射等原因,患者可能出现反射性呕吐,可能发生误吸。因此通常应在心电生理检查前8~12小时禁食。

(4)术前停药:术前应停用抗心律失常药物至少5个半衰期。

2. 工作人员的准备

(1)具有丰富经验、掌握血管介入技术的高年资心电生理专科医生,亲自操作或指导下级医生进行操作。

(2)负责管理心脏刺激技术及记录心内电图的医师。

(3)一名护士协助操作及监护、安慰患者。三维标测技术则需要专人操作Carto、Ensite等系统。

3. 麻醉 在穿刺前需对穿刺处进行局部麻醉,局麻药物在注射后很快阻断相应神经末梢的感觉冲动;利多卡因是最常用的局麻药,剂量一般为1%利多卡因5~10ml。对于儿童、少数耐受力差的成人,以及部分行射频导管消融治疗的心房颤动患者可在专业麻醉医师的指导下选择静脉麻醉。

【问题3】 常见的穿刺部位有哪些?

知识点

电生理检查的常规入路

1. 股静脉穿刺 最常用的穿刺部位。股静脉在大腿根部,位于股三角内,股动脉一般位于腹股沟韧带1/2到内1/3之间,股静脉在股动脉内侧0.5~1.0cm处与之平行走行。

2. 股动脉穿刺 股动脉是髂外动脉至腹股沟韧带以下的部分,操作者可在股三角腹股沟韧带中点,或中内1/3交点之间或其下方触到股动脉的搏动。

3. 颈内静脉穿刺 颈内静脉下段位于锁骨、胸锁乳突肌锁骨头(外侧)和胸骨头(内侧)形成的三角内,颈内静脉最好的穿刺部位是在此三角的顶部。

4. 锁骨下静脉 腋静脉的延续,锁骨下静脉从外下向内上行走,与第一肋骨交叉后转至走行于锁骨下动脉前下方(锁骨中1/3的后面)。

知识点

电生理刺激技术

1. 刺激单位　通常用频率或周长。频率用每分钟心搏多少次来表达；周长通常用毫秒(ms)作为单位，精准描述连续心搏或刺激对心律失常特殊事件及其后果的影响。

2. 刺激强度和脉宽　绝大多数电生理实验室采用起搏阈值2～4倍(计量单位为 mA 或 V)的刺激强度和1～2毫秒的刺激脉宽。

3. 刺激方法　频率递增起搏(S_1S_1)、程序期前刺激($S_1S_2/S_1S_2S_3$……$RS_2S_3S_4$)。期前刺激的设计：S_2从舒张晚期开始，10毫秒递减扫描直到不应期，然后以比局部不应期长30～50毫秒设计 S_3，依此类推。猝发刺激(Burst 刺激)：高频率短阵刺激、拖带刺激。

4. 刺激部位　心房、冠状静脉窦、心室、希氏束等。

5. 标测方式　起搏标测、激动标测等。

6. 信号滤波　体表心电图(0.1～100.0Hz)；心内信号(30～500Hz)。

【问题4】　常用的标测技术有哪些？

知识点

标测技术

1. 双极标测法　双极标测法作为常规标测方法，广泛应用于各种心律失常的射频导管消融中。其优势在于可以最大限度地去除远场电活动的干扰，仅保留局部的电信号。

2. 单极标测法　单极标测法作为独立的标测方法或是双极标测的重要补充，其优势在于除提供有关时间的参数以外，心内电图上的形态特征也可以被用于判定异位激动的起源部位以及电极与组织接触的质量好坏。

3. 激动顺序标测法　激动顺序标测法是最普遍使用的标测技术，主要应用于以自律性增高或触发激动为根本机制的快速性心律失常(如局灶性房性心动过速)以及旁路参与的室上性心动过速的射频导管消融治疗中。激动标测的关键在于选择一个稳定出现的波形作为参照系(如体表心电图的 P 波)，将不断移动的标测电极记录到电位的时间与之比较，直到寻找出满意的最早激动部位，即释放射频能量的靶点。

4. 起搏标测法　通过激动顺序标测法寻找到消融靶点，可通过导管顶端的电极对心腔进行起搏，然后把起搏时的心脏激动顺序与心动过速时的激动顺序相比较。

5. 拖带标测法　拖带标测是一种类似于起搏标测的技术，主要应用于以折返为根本机制的房性或室性心律失常中。当起搏导管位于折返的环路上，或通过保护性峡部与环路上的某一个部位连接，在该部位以比心动过速更快的频率进行起搏时，心脏的激动顺序以及获得的心电图形态与心动过速时的完全一致，称为隐匿性拖带；相反，如果获得的波形与激动顺序与心动过速时不完全一致，则称为显性拖带，提示该起搏点位于折返环以外的部位，即旁观者部位。

【问题5】　射频消融的机制是什么？

思路　1985 年 Huang 首先将射频消融应用于动物心律失常模型的治疗，在过去的二十多年时间里，射频已成为导管消融的最常用能源，目前射频消融广泛应用于心房颤动、房室结双径路、房性期前收缩与房性心动过速、室性期前收缩与室性心动过速、房室旁路等心律失常的消融。

射频能量是一种特殊的交流电，通过电加热局部组织从而产生组织热效应、组织脱水，蛋白质变性、凝固性坏死。射频电流一般以单极形式释放，其完整的电回路包括消融导管顶端电极，阻抗介质和皮肤电极板。当电流通过阻抗介质(如心肌)时，电压逐渐下降，电能就转换成热能(原理同白炽灯泡)。该热能为阻抗热，只有与导管紧密接触的很小范围的心肌是直接被加热的，其他紧邻心肌都是通过热传导的方式形成损伤。同时，这种热能也通过对流弥散到血液当中。局部组织的温度需达到50℃才能形成不可逆性损伤。

能否有效损伤致心律失常组织取决于导管与心肌组织的接触情况、导管稳定性和导管顶端的表面积。损伤的大小取决于组织与导管接触性、组织温度、消融功率、消融时间、电极大小和是否使用灌注导管等因素。临床应用的射频频率多为500～750kHz。

【问题6】 如何判断预激综合征旁道来源？

心脏射频消融术

知识点

显性房室旁道的评估

最常见的传导旁路依次位于左侧游离壁、后壁区、房室隔后区、右侧游离壁和房室隔前区（图3-11-2）。

显性旁道（预激综合征）可以通过体表心电图定位（图3-11-3）

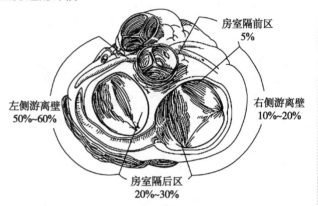

图 3-11-2 常见的传导旁路位置

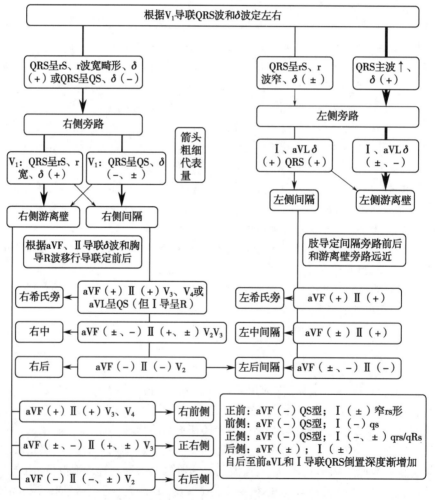

图 3-11-3 通过体表心电图定位显性旁道位置

+、-、±仅表δ波极性；+.δ波正向；-.δ波负向；±.δ波在等电位线。

【问题7】 电生理检查与射频导管消融的并发症及处理方式有哪些？

思路

1. 心律失常并发症及处理

（1）房室传导阻滞：快速性心律失常的射频导管消融中均有发生不同程度房室传导损伤的可能，造成严重后果且需积极处理的是三度房室传导阻滞，三度房室传导阻滞多发生于房室结慢径以及右前或中间隔旁路消融时，左侧旁路消融亦偶有发生。常见原因：①消融位置过高；②同次操作中，慢径消融失败而改行快径消融；③放电次数及放电部位过多，造成局部损伤大，炎症反应重，致迟发三度房室传导阻滞；④老年、房室结功能减退者；⑤放电过程中，消融导管不恰当移位；⑥消融引起房室结动脉痉挛、损伤，血栓形成及闭塞。一过性Ⅲ度房室传导阻滞可自行恢复，不能恢复者，应考虑安置起搏器治疗。

（2）窦性心动过缓：血管穿刺或血管内和心腔内导管操作引起迷走神经反射是发生心动过缓的重要原因，严重者可给予阿托品和多巴胺静脉注射；穿刺准确、导管操作轻柔可避免或减少迷走神经反射的发生。消融中也可引起一过性窦性心动过缓、窦性停搏或窦房传导阻滞，多发生在心房游离壁、冠状静脉窦口附近，肺静脉口部及近段放电时，心动过缓持续时间短，停止放电亦消失。

（3）心室颤动：射频导管消融中心室颤动偶有发生，器质性室性心动过速消融时相对多见。主要原因为导管刺激心室，超速或程控刺激心室终止心动过速、在易引起室性心动过速的部位放电、仪器接触不良而漏电等。心室颤动一旦发生，应立即电除颤。

2. 心脏损伤并发症及处理

（1）心脏压塞：射频导管消融早期导致患者死亡的重要原因之一。①心脏破裂穿孔；②冠状动脉窦破裂；③肺静脉或左心耳破裂：严重心脏压塞立即行心包穿刺，必要时送入猪尾导管做心包引流，若病情无明显缓解，应行外科手术处理。为了避免或减少射频导管消融中发生心脏压塞，导管操作应轻柔和规范化，尤其是在冠状静脉窦、右心房、右心室等薄壁腔内，心房颤动消融、合并瓣膜病和扩张型心肌病患者尤应小心，宜选用柔软的导管和尽量减少导管与心肌接触时的张力。

（2）瓣膜损伤：经股动脉逆行插管消融左侧旁路或左心室室性心动过速，为寻找理想消融靶点，消融导管进入心室后，常需多次弯曲、旋转送入或退出，此时可能与心室内腱索相互缠绕，如用暴力抽送可引起腱索损伤，甚至断裂，导致二尖瓣出现不同程度反流。为防止类似并发症发生，消融导管跨过主动脉瓣进入心室时，应弯进直出，遇到阻力时切不可盲目用力推送。

（3）急性冠状动脉缺血及心肌梗死：主要原因为消融导管误入冠状动脉或在靠近冠状动脉处（如主动脉窦、心中静脉内）放电所诱发的冠状动脉痉挛。预防措施：术者应具备冠状动脉解剖及影像学知识，消融时从小能量开始，密切观察阻抗、患者临床症状和心电图改变，一旦出现缺血表现，立即停止放电。

（4）左心房-食管瘘：是心房颤动射频导管消融最严重并发症，主要见于左心房线性消融术，表现为败血症等全身感染表现，一旦出现绝大多数致命。建议在左心房后壁进行盐水灌注消融时，放电功率<25W，而两侧肺静脉环形消融线之间的连线尽可能位于左心房顶部。建议术后应用多磷酸盐、进食温凉食物，减少黏膜损伤，一旦出现栓塞等情况，及时外科处理。

3. 血管损伤并发症及处理

（1）下肢静脉血栓形成和栓塞：股静脉穿刺损伤、术后加压包扎和长时间卧床可发生下肢深静脉血栓，血栓脱落导致肺栓塞是少见而严重的并发症，常常是手术后猝死的重要原因。适当缩短加压包扎时间和卧床制动时间，并适当活动下肢，可能会减少肺栓塞的发生。

（2）股动静脉瘘和假性动脉瘤：造成股动静脉瘘的主要原因是穿刺针通过股静脉后又进入股动脉，并引入指引导丝和扩张鞘管，也有因压迫不当而产生的。预防方法：穿刺动脉时，力求做到定位准确；拔出血管鞘时，最好先拔出动脉鞘，压迫止血后再拔出静脉鞘。部分动静脉瘘可经加压包扎后消失，少数患者需外科手术进行修补。假性动脉瘤主要与股动脉压迫止血不好有关，股动脉穿刺口不闭合，血液进入组织间隙形成血肿，血肿内压与动脉压使血液在动脉穿刺口进出。穿刺部位包块、搏动和血管杂音为主要表现，超声多普勒检查可确诊。部分患者经局部加压包扎和适当制动后穿刺口可闭合，血肿吸收而痊愈。少数患者需外科手术清除血肿和修补血管。

（3）气胸：锁骨下静脉穿刺易引起气胸，发生率为1%～2%。主要原因是进针方向不恰当或患者合并胸廓畸形。少量气胸可自行吸收，大量气胸需胸膜腔穿刺抽气，必要时留置引流管。

【问题8】 冷冻消融技术是什么?

思路 冷冻消融是应用制冷物质和冷冻器械产生0℃以下的低温,破坏致心律失常心肌组织,从而达到治疗目的。冷冻消融有两种消融模式:①"冷冻标测"模式,即将电极的温度调至-30℃,消融80秒;在此温度下,心肌的损伤是可逆的。②"冷冻消融"模式,将导管的温度设置为-75℃消融4分钟,以造成不可逆性损伤。目前冷冻球囊有两种大小:23mm和28mm。冷冻消融可用于希氏束旁或间隔旁路、房室结双径路、心房扑动、心房颤动消融。

(周玉杰)

推荐阅读文献

[1] 马长生,霍勇,方唯一,等. 介入心脏病学. 2版. 北京:人民卫生出版社,2012.

[2] 马长生,赵学. 心脏电生理及射频消融. 2版. 沈阳:辽宁科学技术出版社,2013.

[3] 张澍. 心律失常介入诊疗培训教程. 北京:人民卫生出版社,2018.

索　引